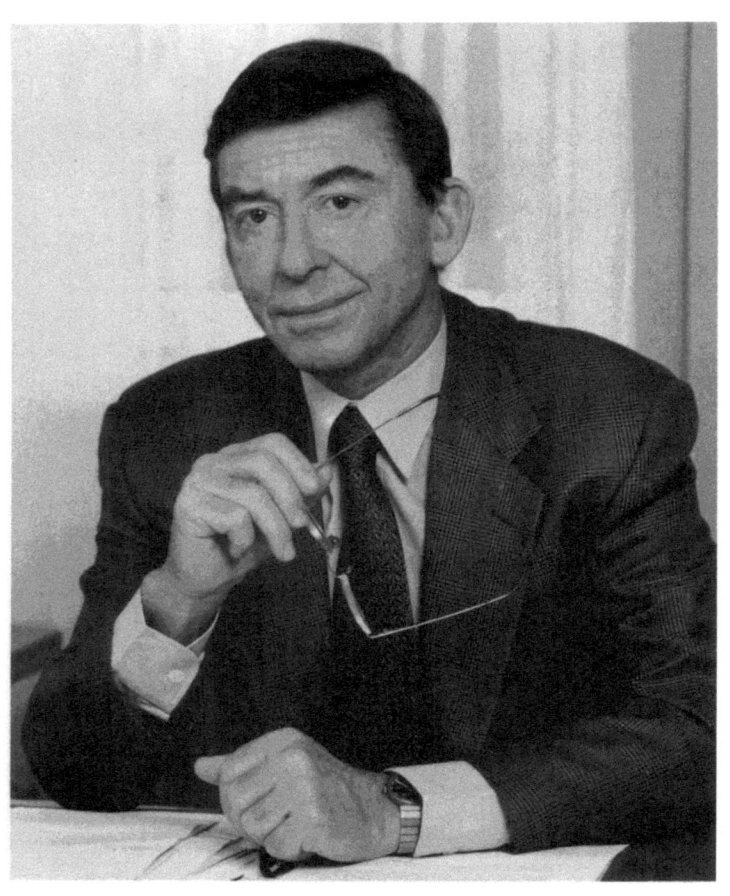

Suchtkrankheit

Das Kalksburger Modell und die
Entwicklung der Behandlung Abhängiger

Festschrift für Rudolf Mader zum 60. Geburtstag

Herausgegeben von
A. Springer, S. Feselmayer, W. Burian,
I. Eisenbach-Stangl, S. Lentner, R. Marx

Springer-Verlag Wien New York

Univ.-Prof. Dr. Alfred Springer
Dr. Senta Feselmayer
Dr. Wilhelm Burian
Univ.-Doz. Dr. Irmgard Eisenbach-Stangl
Dr. Susanne Lentner
Dr. Rudolf Marx

Anton Proksch-Institut
Mackgasse 7–9, A-1237 Wien

Das Werk ist urheberrechtlich geschützt.
Die dadurch begründeten Rechte, insbesondere die der Übersetzung, des Nachdruckes, der Entnahme von Abbildungen, der Funksendung, der Wiedergabe auf photomechanischem oder ähnlichem Wege und der Speicherung in Datenverarbeitungsanlagen, bleiben, auch bei nur auszugsweiser Verwertung, vorbehalten.

© 1994 Springer-Verlag/Wien

Die Wiedergabe von Gebrauchsnamen, Handelsnamen, Warenbezeichnungen usw. in diesem Buch berechtigt auch ohne besondere Kennzeichnung nicht zu der Annahme, daß solche Namen im Sinne der Warenzeichen- und Markenschutz-Gesetzgebung als frei zu betrachten wären und daher von jedermann benutzt werden dürfen.
Produkthaftung: Für Angaben über Dosierungsanweisungen und Applikationsformen kann vom Verlag keine Gewähr übernommen werden. Derartige Angaben müssen vom jeweiligen Anwender im Einzelfall anhand anderer Literaturstellen auf ihre Richtigkeit überprüft werden.

Satz: Datenkonvertierung durch Bernhard Computertext KG, A-1030 Wien

Gedruckt auf säurefreiem, chlorfreiem Papier-TCF

Mit 68 Abbildungen

Die Deutsche Bibliothek – CIP-Einheitsaufnahme

Suchtkrankheit: Das Kalksburger Modell und die Entwicklung der Behandlung Abhängiger; Festschrift für Rudolf Mader zum 60. Geburtstag / hrsg. von A. Springer ... – Wien; New York: Springer, 1994
ISBN-13:978-3-211-82573-0   e-ISBN-13:978-3-7091-6907-0
DOI:10.1007/978-3-7091-6907-0

NE: Springer, Alfred [Hrsg.]; Mader, Rudolf: Festschrift

ISBN-13:978-3-211-82573-0

Vorwort

Wie schon der etwas strapaziöse Titel des vorliegenden Buches andeutet, will diese Publikation zugleich zwei Zielen dienen. Zum einen stellt sie eine Festschrift anläßlich des 60. Geburtstages von Rudolf Mader dar und will seine Bedeutung für den heute erreichten Standard in der Behandlung Suchtkranker in unserem Lande dokumentieren, zum andern soll aber auch dieser Entwicklungsprozeß selbst in wesentlichen Grundzügen beschrieben werden. Dafür, daß mit gutem Recht davon gesprochen werden kann, daß die Entwicklung des Anton Proksch-Instituts unter Maders Führung als exemplarisch für die österreichische Situation gesehen werden kann, fühlen sich seine Mitarbeiter zu Dank verpflichtet, den sie auf diesem Wege öffentlich dokumentieren wollen.

Wie groß dieses Anliegen war, läßt sich daraus erkennen, daß tatsächlich Vertreter aller Berufsgruppen, deren Zusammenarbeit für die Funktionalität einer Institution wie des API eine unerläßliche Voraussetzung ist, von sich aus bereit waren, ihr Arbeitsgebiet und die Entwicklung, die dieses unter Maders Leitung genommen hat, zu beschreiben. Auf diese Weise entstand eine ungewöhnlich komplexe Leistungsüberschau.

Dafür wieder wollen wir als Herausgeber allen jenen danken, die keine Zeit und Mühe gescheut haben, ihren Beitrag zu leisten. Besonderer Dank gilt Frau H. Mader, die das Lektorat besorgte, Frau H. Köcher, die die Konzeption und Organisation betreute und den Herrn Mag. E. C. Zach und Dr. A. Uhl, die für die EDV-gerechte Aufbereitung des Textes verantwortlich sind.

Wien, Frühjahr 1994 *Die Herausgeber*

Grußadressen

Die Stiftung Genesungsheim Kalksburg ist untrennbar mit Primarius Dr. Rudolf Mader verbunden. Sie wurde 1961 von Univ.-Prof. Dr. Hans Hoff, dem Vorstand der Wiener Psychiatrischen Universitätsklinik, mit Unterstützung des damaligen Sozialministers Anton Proksch, dessen Namen sie derzeit trägt, und des Chefarztes der Wiener Gebietskrankenkasse und des Hauptverbandes Dr. Emil Tuchmann geschaffen. Was als Experiment in der Behandlung und Erforschung von Suchtkrankheiten ins Leben gerufen wurde, ist inzwischen als „Modell Kalksburg" zu einer richtungsweisenden Institution für das In- und Ausland geworden. Mit ein Anlaß dafür war und ist Mader mit seinem Team. Die aus Anlaß des 60jährigen Geburtstages von Primarius Dr. Rudolf Mader der Öffentlichkeit vorgelegte Festschrift bestätigt das.

Primarius Dr. Mader gehört der „Mannschaft" in Kalksburg bereits über 20 Jahre an. Seit 1973 ist er, von der Wiener Psychiatrisch-Neurologischen Universitätsklinik kommend, in Kalksburg tätig. 1976 wurde Mader dessen ärztlicher Leiter. Jene Kenntnisse und Erfahrungen, die er unter Hans Hoff erwarb, inzwischen vertiefte, dem veränderten gesellschaftlichen Umfeld anpaßte, haben gepaart mit hohem persönlichen Einsatz und Geschick wesentlich das therapeutische Konzept der Stiftung Kalksburg mitbestimmt.

Österreich ist bedauerlicherweise nach wie vor ein Land, in dem der Alkohol einen nicht unbeachtlichen Stellenwert im gesellschaftlichen Leben einnimmt. Die gesundheitlichen Schäden, die er an leider nicht wenigen Menschen verursacht, werden in Kalksburg und mit ihm vergleichbaren medizinischen Einrichtungen mit großem Erfolg bekämpft. Dem Genesungsheim Kalksburg kommt dabei eine zentrale Rolle zu: Die außerordentlich hohe Quote erfolgreich Behandelter und wieder in die Gesellschaft integrierter Patienten zeigt die Richtigkeit des in Kalksburg beschrittenen Weges.

Außer Zweifel steht, daß die Drogenabhängigkeit ein gesamtgesellschaftliches Problem ist, dessen Bewältigung nur durch gemeinsame Anstrengungen aller erreichbar ist. Auch die Sozialversicherung hilft mit, was bereits durch deren Stellung als einer der Gründer der Stiftung unterstrichen wird. Zahlreich sind die Maßnahmen, mit denen dem Alkohol- und Drogenmißbrauch entgegen zu wirken versucht wird. Ein wichtiger Baustein ist neben ärztlicher und psychotherapeutischer Hilfe auch die Gesundheitsvorsorge (Prävention).

Unser Jubilar ist auch als Autor vieler Publikationen zum Thema der Abhängigkeiten bekannt. Als Präsident der Stiftung freue ich mich besonders, daß wir mit der gegenständlichen Festschrift ihm persönlich für seine Leistungen und sein Wirken herzlichst danken können.

Dr. W. Geppert
Präsident des Anton Proksch-Instituts

Die vorliegende Festschrift illustriert anschaulich welche Beiträge das Anton Proksch-Institut für die Fortschritte auf dem Gebiete der Behandlung und Erforschung von Suchtkrankheiten erbracht hat. Diese Leistungen, die nicht nur in Österreich sondern weltweit anerkannt wurden und eine Modellfunktion ausübten, geschlossen und übersichtlich anläßlich des 60. Geburtstages von Rudolf Mader darzustellen, erscheint besonders sinnvoll, da ihr Zustandekommen zu einem guten Teil sein persönliches Verdienst ist. Die Rolle, welche Mader bei der Entfaltung des Genesungsheimes Kalksburg gespielt hat, läßt sich nicht einfach auf die Tatsache zurückführen, daß er es nunmehr seit über zwanzig Jahren leitet. Sie kann vielmehr erst dann richtig eingeschätzt werden, wenn man die Umstände wieder in Erinnerung ruft, unter welchen das Institut errichtet wurde: Dies geschah in jener optimistischen Aufbruchstimmung, welche in den Nachkriegsjahren durch die Psychohygiene-Bewegung in den europäischen Ländern entfacht wurde: Angeregt durch die in Amerika erarbeiteten Ansätze zu einer umfassenden Neuorientierung der psychiatrischen Versorgung aus der Perspektive einer multifaktoriellen Genese psychischer Störungen, in welcher dem gesellschaftlichen Umfeld eine wichtige Rolle beigemessen wurde, versuchte man mit Enthusiasmus neue Behandlungs- und Betreuungsstrukturen für seelisch Gestörte zu planen und zu verwirklichen. In Österreich war es Hans Hoff, der sich besonders energisch dieser Aufgabe widmete und die Gründung einer Reihe von Institutionen erwirkte, die zu den grundlegenden Aufbauelementen eines differenzierten psychiatrischen Versorgungsnetzes in unserem Lande wurde. Eine dieser Institutionen war das Genesungsheim Kalksburg.

Wie die weltweite Erfahrung lehrt, darf man sich jedoch nicht der Illusion hingeben, daß mit der Gründung entsprechender Einrichtungen das von ihnen zu bewältigende Problem schon gelöst ist. Mancherorts haben sich psychosoziale Dienste und spezialisierte Betreuungsinstitute in Routinemaßnahmen verstrickt, die dem Wandel der Lebensumstände nicht mehr gerecht werden und die Notwendigkeit einer begleitenden Forschung aus dem Auge verlieren. In Österreich war das nicht der Fall, weil es gelang, aufgeschlossene Persönlichkeiten in die entsprechenden Führungspositionen zu berufen. Hiefür ist das Genesungsheim Kalksburg ein besonders eindrucksvolles Beispiel: Hoff betraute Kryspin-Exner mit der Leitung der Anstalt, der die Grundlagen für ihren Ausbau zu einem modernen Therapie- und Forschungsinstitut legte. Dieser Aufgabe hat sich Rudolf Mader, als er nach der Berufung Kryspin-Exners zum Vorstand der psychiatrischen Universitätsklinik Innsbruck dessen Nachfolge antrat, mit bewundernswertem Geschick und Ausdauer gewidmet. Dank seiner ständigen Innovationsbereitschaft und seines Koordinationstalentes hat er auch in einer Zeit, in der die Psychohygiene-Bewegung weitgehend ihren Elan verloren hatte, unermüdlich das Anton Proksch-Institut den aktuellen Erfordernissen angepaßt: Neue Einrichtungen wurden geschaffen, moderne Therapie- und Diagnosemethoden wurden eingeführt, die Forschungskapazität wurde vervielfältigt, die internationalen Kontakte wurden ausgebaut und die Personalstruktur wurde so modifiziert, daß sie den geänderten Bedingungen entsprach. Daß es Mader gelang, all diese komplexen Probleme mit viel Geschick zu lösen, ist wohl nicht nur seiner außergewöhnlichen fachlichen Kompetenz zuzuschreiben. Hiezu hat sicherlich auch seine an Sport interessierte Persönlichkeitsstruktur beigetragen: Er ist immer „am Ball geblieben". Dadurch ist das Anton Proksch-Institut eine der international anerkanntesten Einrichtungen auf dem Gebiete der Suchtbetreuung und -forschung geworden und geblieben. Diese Festschrift legt hiefür ein eindrucksvolles Zeugnis ab.

Univ.-Prof. Dr. P. Berner
Vizepräsident des Anton Proksch-Instituts

Its a particular pleasure and a privilege for me to write a few words in this publication which is dedicated to Dr. Rudolf Mader.

Rudolf Mader is, beyond any doubt, one of the recognized handful of leaders that we have in Europe in the addictions field. His longstanding investment in this area, both from a professional and from a personal point of view, has brought and continues to field great benefits to numerous individuals who have been affected by the harmful effects of alcohol or drug abuse and to substance abuse as a special area in public health.

Traditionally, the use of alcohol has been an important social and economic factor in many societies in Europe, in particular in countries with a culture of wine production such as Austria. The use of alcohol has brought conviviality, relaxation and pleasure to many people, it has also brought misery and sickness to many people.

At the time when Dr. Mader started to work and invest in this area, practices, policies, attitudes and opinions about almost every subject in this particular area looked quite different. Not so long ago, for example, the status of the professional worker engaged in the treatment, or the prevention of substance abuse was quite different from what it is now. As a matter of fact, it was not seldom that colleagues engaged in other fields of medicine or psycho-social assistance would look down upon those working in this area. Society as a whole, and professionals alike, regarded the area as a kind of backwater, where moral judgement and beliefs, rather than accurate knowledge, could dominate what happened.

This image has clearly changed. Substance abuse is now being recognized as one of the most important areas in public health. This must be concluded for many political statements about society and health. Investments made in this area have proven to be very effective in terms of gains for public health. There have been great advances in the development of methodologies and of policies and programmes. Few other livestyles and public health issues provide so much room for innovation than this one. Treatment, rehabilitation and prevention concepts which have been developed in this area find applications in other areas of public health. And there is quite an impressive services network in place now in most countries.

These changes have not come automatically. It is men like Rudolf Mader, who have worked continously to improve the changes of finding a way out of dependence and for a better image of the workers in this area, who have determined the current thinking and practices about addictions today. It is through his leadership, and people like him, that substance abuse has become a respected field in health care and in public health. Their stamina, their ideas and ideals and their willingness to persist have formed the current practices und policies.

This does not mean that we now can sit back and relax. There are new challenges ahead: The liaison with the rest of the health care system; the tendency to alleviate the regulatory mechanisms to control the availability of alcohol, drugs and tobacco; the substance abuse problems in Eastern Europe; to mention just a few.

I have always been very impressed how Dr. Mader has built up the services network, how he has managed the right combination of clinical practice and research, how he has been able to give direction to the policy developments in international collaboration in this field. He deserves our praise and gratitude.

C. Goos
Europäisches Büro der WHO, Kopenhagen

Wir leben in einer schnellebigen Zeit. Die laufenden Veränderungen in der Suchtszene, die Verheissung neuer Therapien ebenso wie das Damokles Schwert der Kosten sind Versuchungen genug, Bewährtes aufzugeben.

Herrn Primarius Dr. Rudolf Mader gehört der besondere Verdienst, ein Modell bio-psycho-sozialer Diagnostik und Therapie für Suchtkranke erfolgreich behauptet und durchgesetzt zu haben. Dieses Modell hat über die Landesgrenzen hinaus lebhafte Beachtung gefunden. Dr. Mader war und ist ein erfolgreicher Promotor, der den stetigen Prozeß wissenschaftlich begründeter Weiterentwicklung der Einrichtung unterhalten hat. In der Suchtkrankenarbeit leitend tätig zu sein, setzt ein hohes Maß an Kompetenz, Flexibilität und Menschlichkeit voraus. Es geht nicht allein darum, das „richtige" Tun des Mitarbeiters zu sehen. Die Anforderungen an jeden Mitarbeiter innerhalb des therapeutischen Systems, das als solches wieder mit einer Vielzahl anderer Systeme vernetzt ist, sind hoch. Diese Dynamik wahrzunehmen, setzt die Etablierung von Strukturen voraus, die Lernfähigkeit fördern. Dies ist eine der essentiellen Voraussetzungen eines effizienten Behandlungsmodelles. In Kalksburg ist es gelungen, Grundanliegen der Behandlungsqualität, der Interdisziplinarität und der Kontinuität von Behandlungen nicht nur innerhalb der Einrichtung zum Standard zu machen. Dieses Modell hat darüber hinaus geholfen, die Akzeptanz des Suchtkranken generell und wesentlich zu fördern. Die Vielfalt der hierzu notwendigen stattgefundenen Veränderungen wird gern vergessen. Der vorliegende Band, als Festschrift zum 60. Geburtstag für Prim. Dr. Mader konzipiert, beleuchtet wichtige Veränderungen und Anliegen auch an die Zukunft. Zukunft ist nicht ohne Forschung denkbar. Es ist zu hoffen, daß Forschung im psychopathologischen, im somatischen und im sozialwissenschaftlichen Bereich, auch international weiterwächst, an relevanten klinischen Fragestellungen.

Mit diesem Wunsch verbinden sich die Anerkennung und der Dank aus dem Kreise einer kleinen internationalen Gemeinde klinischer Forscher und Sucht-Therapeuten.

Univ.-Prof. Dr. D. Ladewig, Basel

Inhaltsverzeichnis

Springer, A.: Der Stellenwert der Suchtkrankheit in Österreich 1

Eisenbach-Stangl, I.: Ein „Alkoholportrait" Österreichs. Alkoholkonsum, Alkoholwirtschaft, alkoholbezogene Probleme und alkoholbezogene Kontrollen 29

Eisenbach-Stangl, I.: Abstinenzsanatorium – Trinkerheilstätte – offene Anstalt für Alkoholkranke. Zur österreichischen Geschichte der stationären Behandlung Alkoholkranker bis zur Gründung des Anton Proksch-Instituts 43

Schneider, S.: Das Anton Proksch-Institut – Stiftung Genesungsheim Kalksburg – rechtliche und finanzielle Grundlagen 53

Lentner, S.: Das Modell der geschlossenen Behandlungskette im Anton Proksch-Institut 61

Kaiser, F.: Internistische Aspekte des Alkoholismus 67

Andorfer, Ch.: Die Aufgaben des medizinischen Labors 93

Uhl, A.: Die Anstalt und ihre Patienten unter besonderer Berücksichtigung geschlechtsspezifischer Unterschiede 97

Preinsperger, W., Beiglböck, W., Lentner, S.: Das therapeutische Konzept der Behandlung substanzabhängiger Männer 135

Puchinger, H., Feselmayer, S., Hauk, E., Kostrba, A., Beiglböck, W.: Indikationsabhängige Gruppenpsychotherapie bei substanzabhängigen Frauen. Das Therapiekonzept der Frauenstation des Anton Proksch-Instituts 143

Feselmayer, S., Beiglböck, W., Marx, R., Hauk, E., Zach, E. C., Fischer, Ch., Narath, U., Waigmann, S.: Klinische Psychologie und Gesundheitspsychologie in Behandlung und Prophylaxe von Suchtkrankheiten 153

Frank, H., Rustembegovic, A.: Elektrophysiologische Aspekte des Alkoholismus: kognitive Potentiale 177

Beiglböck, W., Burian, W., Feselmayer, S., Marx, R.: Psychotherapie in der Behandlung Substanzabhängiger 201

Marx, R., Zach, E. C., Gursch, A., Stark-Tomsicek, E., Antensteiner, G.: Aktivierung durch Arbeitstherapie, Beschäftigungstherapie, Ergotherapie, Sport und Weiterbildung ... 227

Mader, H.: Physiotherapie im Anton Proksch-Institut 245

Dachauer, R.: Rolle und Funktion des Krankenpflegepersonals im Anton Proksch-Institut 247

Loydolt, R.: Sozialtherapeutische Beratung 251

Kendlbacher, M.: Arbeitslosigkeit und Alkoholismus 265

Schmidt, E.: Ambulante Betreuung von Alkoholkranken in Wien 271

Lesch, O. M., Walter, H., Musalek, M.: Ein Betreuungsmodell mit Begleitforschung 291

Preinsperger, W.: Gemeindenahe Suchtkrankenversorgung unter ländlichen Bedingungen am Beispiel des Burgenlandes 297

Tordy, Ch., Zips, A.: Das Übergangswohnheim für Alkoholkranke 311

Burian, W.: Das Mödlinger Modell. Die psychodynamische Behandlung der Drogenabhängigkeit und die Arbeit in der Therapeutischen Gemeinschaft 315

Höld, E.: Station für Entzug und Kurzzeittherapie „517" der Drogenabteilung des Anton Proksch-Institutes 333

Brosch, R.: Die Drogenambulanzen des Anton Proksch-Institutes 343

Schobel, W.: Das Half-Way-House in der Drogentherapie 353

Kostrba, A.: Anwendung der Akupunktur im Rahmen der Behandlung Substanzabhängiger 357

Werdenich, W., Lentner, S., Ertl, R.: Das Favoriten-Kalksburg-Projekt. Ein Jahrzehnt Erfahrung mit einem neuen Modell der Therapie von alkoholkranken Straftätern 365

Scholz, H.: Ergebnisse der Zusammenarbeit regionaler Institutionen für Suchtkrankentherapie in Österreich. Aus dem Krankenhaus de la Tour – Psychiatrisches Sonderkrankenhaus zur Behandlung von Abhängigkeitserkrankungen 377

Springer, A.: Forschungsschwerpunkte im Anton Proksch-Institut und das Ludwig Boltzmann-Institut für Suchtforschung; die Wiener Zeitschrift für Suchtforschung 381

Feselmayer, S., Springer, A.: Öffentlichkeitsarbeit 387

Zach, E. C.: Das Kalksburger Informationssystem im Anton Proksch-Institut ... 391

Köcher, H.: Das Dokumentationszentrum und die wissenschaftliche Bibliothek des Anton Proksch-Institutes 401

Veröffentlichungen 403

Autorenverzeichnis 407

Der Stellenwert der Suchtkrankheit in Österreich

A. Springer

1. Einleitung

Wie in den andern Ländern der westlichen Kultur spielt auch in Österreich seit dem Ende des 19. Jahrhunderts die Auseinandersetzung um den Gebrauch psychoaktiver Substanzen und dem damit zwangsläufig verbundenen Problem der stoffgebundenen Abhängigkeitskrankheiten eine große und immer noch zunehmende Rolle im sozial- und gesundheitspolitischen Diskurs. Dieser spielt sich auf den verschiedensten Ebenen ab. In diesem Aufsatz soll versucht werden, die Entwicklung dieses Problembereiches in großen Zügen und möglichst überschaubar nachzuzeichnen. Damit soll der gesellschaftliche Hintergrund, vor dem sich die Entwicklung der Behandlung Suchtkranker nach heutigem Standard vollzogen hat, transparent gemacht werden. Es soll aber auch klar gemacht werden, daß der besondere Stellenwert, der der Suchtkrankheit in unserer Gesellschaft heute zugeschrieben wird, dazu führt, daß die Behandlung dieser Krankheit unter unüblichen Bedingungen abläuft, ihr Heilungsanspruch auf unüblichen Prämissen beruht und daß sie auf ebenfalls unübliche Weise mit anderen Formen des gesellschaftlichen Respons interagiert.

2. Historischer Rückblick

2.1. Das 19. Jahrhundert und das frühe 20. Jahrhundert

In der Mitte des 19. Jahrhunderts kam vermehrtes Wissen um exotisch erscheinende Drogen auf verschiedenen Wegen nach Europa. Umgang mit diesen Stoffen setzte sowohl im Freizeitbereich wie auch im Bereich der medizinischen Forschung ein. Eines der europäischen Zentren, das sich der entsprechenden Forschung widmete, war das Wiener Pharmakologische Institut unter Schroff. Dort wurden Experimente mit Haschisch, Kokain und anderen Drogen durchgeführt. Auch Sigmund Freuds Kokainexperimente, die ihn bereits vor seiner Entdeckung der Bedeutung des Unbewußten für die abnormen seelischen Prozesse bekannt machten, sind in diesem Kontext zu verstehen. Auf diese Weise entstanden in Wien Meilensteine der Pharmakologie/Psychopharmakologie, der Suchtforschung, der experimentellen Psychopathologie: eine sehr frühe Veröffentlichung über eine „Vergiftung mit Haschisch" von Schroff aus dem Jahr 1857 (sie wurde in der Wiener Zeitschrift für Suchtforschung wiederabgedruckt), die Kokaintexte von Freud, die Entdeckung der lokalanästhetischen Wirkung des Kokain und der damit verbundenen Bedeutung für die Schmerzbekämpfung bei äußerst schmerzhaften Eingriffen, deren Durchführung, wie in der Ophthalmologie, ohne allgemeine Narkose zweckmäßig ist, durch Koller.

Zugleich mit der ausgedehnten medizinischen Anwendung dieser Stoffe und einem möglicherweise recht freizügigen außermedizinischen Gebrauch, wurden auch Beobachtungen über unerwünschte Nebeneffekte der Substanzen gemacht: Dazu zählte neben dem Vorkommen akuter Vergiftungen auch die Beobachtung von Abhängigkeitsprozessen und von stoffspezifischen Psychosen.

Dennoch galt hinsichtlich der Abhängigkeitserkrankungen das Augenmerk überwiegend dem Alkoholismus.

Bis in die Mitte des 20. Jahrhunderts existieren dementsprechend keine detaillierten Angaben über das konkrete Ausmaß des Suchtproblemes. Insbesondere gibt es keine Angaben zur Inzidenz des Morphinismus außerhalb des engeren medizinischen Kreises. Man weiß, daß es innerhalb der Ärzteschaft und des medizinischen Personals Morphinismus gab; weiters, daß es einen iatrogenen Morphinismus gab (schließlich waren Opiate die einzig verfügbaren Analgetika), und man weiß schließlich, daß eine kleine Gruppe von Angehörigen der Boheme und der Halbwelt – die „Dekadenten" – zu Drogen aller Art griff. Aus diesem Wissen resultiert die Schätzung, daß der Morphinismus eventuell im späten 19. Jahrhundert weiter verbreitet war als heute, mehr Frauen als Männer betraf und jedenfalls schwerer ausgeprägt sein mußte als die heute zumeist beobachtbare Erscheinungsform, da es sich ja damals um Abhängigkeiten von reinen medizinischen Spezialitäten handelte, während heute Personen zumeist von verfälschten und verwässerten Schwarzmarktprodukten abhängig werden. Das klinische Bild des Morphinismus wurde dementsprechend in den alten Texten exquisit beschrieben. Allerdings werden in den alten Darstellungen oftmals Akutwirkungen der Drogen und Entzugserscheinungen nicht ausreichend voneinander abgegrenzt. Dadurch entstand ein Bild der Suchtkrankheit, das ein buntes Konglomerat aus den verschiedenen Phasen und Stadien, die diese Erkrankung charakterisieren, widerspiegelt.

Bis zu den 20-er Jahren des 20. Jahrhunderts galt die Abhängigkeit von andern psychoaktiven Substanzen als dem Alkohol als eher exotisches Phänomen und nicht als gesellschaftlich relevantes gesundheitliches Problem. Stransky schrieb z. B. im 1919 erschienenen zweiten Band seines Psychiatrischen Lehrbuches, daß sowohl der Kokainismus wie auch der Morphinismus auf einen recht engen Personenkreis beschränkt seien: auf Mediziner und Intellektuelle mit Suchtdisposition. Damit vertrat er einen Standpunkt, der auf Beobachtungen zurückging, die bereits im 19. Jahrhundert gemacht worden waren. Ein Wiener Autor hatte 1897 darüber berichtet, daß von insgesamt 650 ihm bekannten Morphinisten 287 dem Ärztestand und weitere 21 dem Apothekerstand angehörten (Rodet, Allgemeine Wiener Medizinische Zeitung. 1897, Nr. 27).

Verläßliche Angaben über die Häufigkeit von Entzugs- und Entwöhnungsbehandlungen liegen ebenfalls nicht vor. Schließlich galt damals Sucht nicht als meldepflichtige Krankheit und die Suchtkranken ließen sich im allgemeinen freiwillig aufnehmen. Meldungen liegen aber nur über Zwangsaufenthalte und andere Aufnahmen in geschlossene Abteilungen vor. Zum Informationsdefizit auf diesem Bereich trägt weiters auch bei, daß derartige Behandlungen von einer Fülle von privaten Einrichtungen angeboten wurden, deren Geschichte noch unzureichend aufgearbeitet ist.

Weiters sind auch deshalb keine verläßlichen Vergleiche mit der aktuellen Situation anzustellen, da definitorische und damit diagnostische Unterschiede gegenüber der heute erreichten Übereinstimmung hinsichtlich der Kriterien bestehen, die die Feststellung einer Sucht ermöglichen. Linz hat diesen Umstand bereits in einem Aufsatz aus dem Jahr 1952 ausführlich bearbeitet.

2.2. Die Zwischenkriegszeit

In der Zeit nach dem Ersten Weltkrieg kam es zu einer starken Zunahme des Kokaingebrauches, die damals nicht ohne Auswirkung auf das medizinische Versorgungssystem blieb. Es wurde nunmehr erstmals von einem gesundheitspolitisch relevantem Ausmaß einer anderen Abhängigkeitskrankheit als dem Alkoholismus gesprochen. Der ständige Korrespondent Österreichs für das „Journal of the American Medical Association" lieferte in dieser Zeitschrift am 17.November 1924 statistische Daten über die aktuelle österreichische Situation. Danach kannte die Polizei in dieser Zeit die Namen von 200 „notorischen Kokainabhängigen männlichen und weiblichen Geschlechts" und waren 150 Händler wegen illegaler Verkäufe verurteilt worden. Aufgrund von Sicherstellungen von Kokain und nach Kontrollen bei lizensierten Händlern wurde errechnet, daß rund 150 kg Kokain entweder in Österreich außermedizinisch gebraucht oder ins Ausland verbracht worden waren. Der Korrespondent berichtete weiters darüber, daß sich die Aufmerksamkeit der Öffentlichkeit 1924 besonders auf die Kokaingefahr richtete, da in diesem Jahr 5 tödlich verlaufende Vergiftungen durch diese Droge bekannt geworden waren und weitere Zwischenfälle zweifellos verheimlicht worden waren. Und weiters meinte er wörtlich: „Die Ernte des Verbrechens, die dem Erwachen des Kokainismus folgt, lastet als schwere Bürde auf dem System der Gesundheitsversorgung." Diese Belastung wurde auch an einer starken Zunahme der kokainbedingten Aufnahmen in der Wiener Psychiatrischen Klinik deutlich: Waren in den 10-er Jahren nur maximal 1,5 Fälle pro 1000 Aufnahmen in diesem Sinne diagnostiziert worden, betrug die entsprechende Zahl 1923 3 und 1924 9,75. In der Wiener Psychiatrischen Universitätsklinik wurde 1925 ein steiler Gipfel in den Aufnahmen wegen Kokainismus und Morphinismus erreicht (Albrecht, 1927). Albrecht analysierte den sozialen Hintergrund der Abhängigen, die in diesem Zeitraum in dieser Klinik Aufnahme gefunden hatten, und kam zum Schluß: „Es geht daraus hervor, daß der Alkoholismus zum weitaus größten Teile unter den Arbeitern zu finden ist, der Morphinismus, ..., nicht mehr ein trauriges Reservat ärztlicher Kreise, jetzt die verschiedensten Berufe erfaßt hat und daß der Kokainismus der Boheme und der Prostitution gehört."

Wir haben in der Wiener Zeitschrift für Suchtforschung eine Reihe von Originaltexten aus dieser Zeit zum Wiederabdruck gebracht.

Mit dieser Entwicklung gliederte sich das junge Österreich in die Tendenz ein, die europaweit zu beobachten war. Beobachter der Szene, wie etwa der Berliner Nervenarzt Kauffmann, sprachen damals davon, daß „diese beiden Seuchen (sowohl der Morphinismus wie auch der Kokainismus) während des Krieges, ganz besonders aber in den Nachkriegsjahren in ganz Europa eine vorher nie geahnte Verbreitung gewonnen haben." (Kauffmann, 1925). Damit verbunden traten auch neue Konsumsitten in Erscheinung. Das Schnupfen von Kokain und in geringerem Ausmaß auch von Heroin wurde erstmals beschrieben.

2.3. Die Nationalsozialistische Ära

Da über den Umgang mit den Suchtproblemen aus dieser Zeit nur wenig bekannt geworden ist, bzw. kaum Literatur vorliegt, die sich diesem Aspekt der Nationalsozialistischen Politik widmet (vgl. Eisenbach-Stangl, 1991) möchte ich die Gelegenheit wahrnehmen an dieser Stelle einige Information zu liefern, die ich Originaltexten dieser Zeit entnehme.

Nach der Annexion Österreichs durch Hitlerdeutschland im März 1938 galten für unser Land die Rechtsnormen und Regeln des Deutschen Reiches. Das bedeutet, daß der § 42 c StGB des nationalsozialistischen Gesetzes vom 24. 11. 1933 gegen gefährliche Gewohnheitsverbrecher und über Maßregeln der Sicherung und Besserung in Kraft trat, nach dem im Falle einer Straftat, die von einem Süchtigen in Zusammenhang mit seiner Sucht begangen wurde – wozu auch der illegale Erwerb von Suchtgiften zählte – das Gericht neben der Strafe auch die Unterbringung in einer Entziehungsanstalt anordnete, wenn dies notwendig erschien, um den Straffälligen an ein gesetzmäßiges oder geordnetes Leben zu gewöhnen. Nach § 42 b StGB ordnete das Gericht gegen denjenigen, der eine Straftat im Zustand der Unzurechnungsfähigkeit oder verminderter Zurechnungsfähigkeit verübte, die Unterbringung in einer Heil- oder Pflegeanstalt an, wenn die öffentliche Sicherheit dies erforderte. In derart gelagerten Fällen konnte nach dem damals geltenden § 126 a StPO bereits im Vorverfahren die einstweilige Unterbringung vom Gericht verfügt und dadurch der Haftbefehl ersetzt werden. Außerdem galten die chronisch Süchtigen auch als „unsittlich" und auch sonst erbbiologisch minderwertig und unterlagen somit dem „Gesetz zur Verhütung des erbkranken Nachwuchses". Interessant ist, daß sie jedoch nach der Machtübernahme durch die Nationalsozialisten nicht mehr ausschließlich wegen ihrer Sucht entmündigt werden konnten (Gabriel, 1944). Wir wissen nicht, wieviele Suchtkranke in Lagern interniert oder zwangssterilisiert wurden. Daß diese Maßnahmen in Fällen von chronischem Alkoholismus zur Anwendung kamen ist hingegen wohlbekannt. Meggendorfer schrieb 1940 in seiner Darstellung des „schweren Alkoholismus" im „Handbuch der Erbkrankheiten, daß im Zeitraum 1934–1936 bei 3,4% der nach dem Gesetz zur Verhütung erbkranken Nachwuchses unfruchtbar Gemachten, die Maßnahme wegen der Diagnose „schwerer Alkoholismus" gesetzt wurde. Diese Zahl schien Meggendorfer allzu gering, er forderte Unfruchtbarmachung in größerem Maßstab. Hinsichtlich der anderen Abhängigkeiten bestand außerdem ein zusätzliches rassistisches Interpretationsmodell. Pohlisch 1938 meinte: „Juden verfallen auch in Europäischen Ländern dem Morphinismus sehr viel häufiger als dem Alkoholismus, was deutlich auf ihre rassische Verschiedenheit hinweist". Dieser Interpretation folgt eine Darstellung der Wiener Verhältnisse aus dem Jahr 1944: „Die Seltenheit der Alkaloidsucht unter den Ärzten ist auffallend, da wir sie vor dem Umbruch wesentlich häufiger beobachten konnten; allerdings waren es fast ausschließlich Juden. Daß diese, wenn sie süchtig wurden, viel eher zu Alkaloiden und anderen Betäubungsmitteln als zum Alkohol griffen, ist ja bekannt und wurde vielfach als rassisch bedingt angesehen. Auch unsere Beobachtungen sprechen dafür."

Als im Dezember 1940 eine Verordung des Reichsgesundheitsführers erging, Zentralstellen für Suchtgiftbekämpfung in den Gauen" zu errichten, die der Aufgabe dienen sollten, zusätzliche Maßnahmen zu ergreifen, und im Dezember 1941 eine „Reichsmeldestelle für Suchtgiftbekämpfung" gegründet worden war, die unter anderem die organisatorische Zielsetzung verfolgte, diese „Zentralstellen in den Gauen" sowie „Arbeitsgemeinschaften für Suchtgiftbekämpfung" zu organisieren, wurde eine derartige Zentralstelle auch in der Region Österreich, damals den Gauen Wien und Niederdonau, eingerichtet (Gabriel, 1944). Auch eine „Arbeitsstelle für Suchtgiftbekämpfung" wurde 1943/1944 in Wien gegründet, die nach Gabriel, 1944, „reibungslos mit der Reichsmeldestelle zusammenarbeitete." Diese Arbeitsgemeinschaften waren ein beratendes Gremium für die Zentralstellen, das mindestens zweimal im Jahr zusammentrat. Es umfaßte Vertreter der beamteten und freien Ärzteschaft einschließlich der Zahn- und Tierärzte, der Wehrmacht, der Apothekerschaft, der Sozialversicherungsträger, der Staatsanwaltschaften, der Kriminalpolizei und weiters Personen, die sich als geeignet erkennen ließen, die geplanten Arbeiten sowohl auf praktischem wie wissenschaftlichem Gebiet zu fördern. Eine besondere Zielgruppe der Arbeit all dieser behördlichen Einrichtungen war die Ärzteschaft. Es ging vor allem darum, den legalen Zugang zu Betäubungsmitteln möglichst zu beschränken und die Früherfassung und Behandlung von Abhängigen zu fördern. Zu den in dieser Hinsicht angewandten Mitteln zählten Zwangsbehandlung und eine großzügig gehandhabte Meldepflicht. Gemeldet wurden als süchtig bekannte Personen, weiters solche, die ein Betäubungsmittel über einen längeren Zeitraum als 3 Monate verordnet erhielten, sowie „gesperrte Personen", das heißt solche, denen in keiner Weise und aus keiner Indikation heraus ein Betäubungsmittel verschrieben werden und nur in Ausnahmsfällen und unter strengsten Kautelen direkt verabreicht werden durfte, da sie als chronisch süchtig oder suchtgefährdet bekannt waren. Die Namen des letztgenannten Personenkreises wurden zusätzlich im deutschen Ärzteblatt öffentlich kenntlich gemacht. Die Sperre galt für alle dem Opiumgesetz unterstellten Stoffe: Opiate, Dolantion, Kokain, Amphetamine. Es wurde explizit der Standpunkt vertreten, daß das Interesse der „Volksgemeinschaft und der Volksgesundheit" ein höheres Gut darstelle als das Interesse des Einzelnen an seinen persönlichen Rechten und auch der Ärzteschaft an der Schweigepflicht. Dadurch, daß die Staatsanwaltschaften in die „Arbeitsgemeinschaften für Suchtgiftbekämpfung" eingebunden waren, konnten sie von sich aus aktiv werden und die Zwangsbehandlung von gemeldeten Süchtigen veranlassen. Über die Ergebnisse dieser Verordnungen und der Arbeit der Kontrollorgane liegen Berichte vor. In diesen wird behauptet, daß eine Entwicklung in die erwünschte Richtung eingetreten sei. Vor allem bei Kokain und Heroin wurde ein großer Einbruch im Verbrauch bewirkt, der Gebrauch dieser Substanzen wurde nur mehr als unwesentlich erachtet. Als Indikator einer allgemeinen Abnahme der Häufigkeit der Süchtigkeit wurde auch das Verhalten der Ärzteschaft georted. Gabriel berichtete 1944 darüber, daß in Wien und Niederösterreich nur mehr ein Arzt und eine Ärztin alkaloidabhängig waren und sich Entziehungskuren unterziehen mußten. Diese Entwicklung wurde als Ergebnis einer „schärferen Gesetzgebung, eingespielter Kontrolle und einer schlagkräftigen Polizei" interpretiert (Linz, 1944). Einen gewissen Umfang nahm jedoch der Gebrauch neu entwickelter Morphiumabkömmlinge und der Amphetamine an.

Über die Verhältnisse des Schwarzmarktes im Dritten Reich liegen hingegen keine verläßlichen Dokumente vor. Jedoch können einzelne Äußerungen von Experten und politischen Funktionären aufgespürt werden, die darauf schließen lassen, daß die Kontrollinstitutionen nicht imstande waren, den außermedizinischen und illegalen Suchtgiftgebrauch auszumerzen. Der Leiter der Reichszentrale, Kosmehl, meinte 1944, daß sowohl Käufe auf dem Wege internationalen Schmuggels, als auch der Kleinschleichhandel unter Süchtigen, die die Substanzen, die sie selbst verordnet bekommen, auf den Markt bringen, häufiger seien als man allgemein annehmen möchte. Er berichtet darüber, daß in den Jahren 1933 bis 1943 gegen 4100 straffällige Personen ermittelt wurde, die durch kriminelle Handlungen Betäubungsmittel erlangt hatten. Er meinte, daß im Monat durchschnittlich gegen 34 süchtige Rechtsbrecher neu ermittelt worden sei. In diesen statistischen Angaben sind wohl auch Personen enthalten, die dem österreichischen Raum entstammten.

2.4. Die Zeit nach dem Zweiten Weltkrieg und die Fünfziger Jahre

Nach dem Zweiten Weltkrieg und der Zeit des Wiederaufbaues der Zweiten Republik lebte in Österreich eine überschaubare Zahl von Opiatabhängigen, die während des Krieges als Folge von medizinischen Eingriffen, in denen Morphium als Analgetikum zum Einsatz gebracht worden war, bzw. im Gefolge der Behandlung schwerer ev. chronisch gewordener Schmerzzustände abhängig geworden waren. Patzak analysierte 1956 den Suchtgiftgebrauch der Österreicher und kam dabei zum Schluß, daß der Verbrauch absolut normal und im Verhältnis zu andern Ländern äußerst niedrig sei. Österreich lag in einer tabellarischen Auflistung des Suchtgiftverbrauches in den europäischen Ländern bei Morphium an achter, bei Kokain an neunter, bei Pethidin (Dolantin) an 10. Stelle. Lediglich Methadon, das am 1. Mai 1950 den Bestimmungen für Suchgifte unterworfen worden war, wurde in stärkerem Ausmaß gebraucht. Hinsichtlich des Verbrauches dieser Substanz lag damals Österreich europaweit an dritter Stelle. Die von gemeldeten Suchtkranken bevorzugten Stoffe waren Morphium und in steigendem Maße Methadon. Kokain hatte in der Nachkriegszeit seine Bedeutung völlig verloren. Von 1947 bis 1955 wurde kein einziger Fall von Kokainabhängigkeit gemeldet. Zur Entwöhnungsbehandlung wurden in den Jahren 1951–1955 durchschnittlich im Jahr 60 Personen in geschlossene Anstalten aufgenommen. Das bedeutete pro Jahr eine Internierung auf rund 111 000 Einwohner. Auffällig war, daß auch in dieser Zeit die Prävalenz der Sucht im Ärztestand erneut überzufällig hoch war. 22% der im Jahr 1954 wegen Sucht internierten Fälle gehörten dem Ärztestand an. Man errechnete damals aufgrund der Meldungen ans Volksgesundheitsamt, daß von etwas über 6 Promille der Ärzte anzunehmen sei, daß sie abhängig seien. In einem weiteren Aufsatz aus den 50-er Jahren meinte Langer noch 1957, daß die Suchtgiftabhängigkeit in Österreich kein Problem sei, das zur Beunruhigung Anlaß geben müßte. Der illegale Handel sei praktisch unterbunden und die Verschreibung werde laufend und streng kontrolliert. Auch die Kontrolle der selbst süchtigen Ärzte und Apotheker könne durch einen am 6. 2. 1950 von seiten des Bundesministeriums für soziale Verwaltung ergangenen Erlasses als geregelt gelten.

3. Die aktuelle Situation seit den 60-er Jahren

3.1. Die 60-er und frühen 70-er Jahre; Klinik und Epidemiologie

Die oben beschriebene Situation änderte sich nur wenige Jahre später schlagartig.

In den 60-er Jahren kam es in vielen europäischen Ländern zu einer neuen und ungewohnten Ausprägung des Suchtverhaltens. In zunehmendem Maße griffen Jugendliche zu psychoaktiven Stoffen. Auch in Österreich beobachtete man erstmals 1964 „eine besondere, auf Jugendliche beschränkte Form des Suchtmittelmißbrauches" (Mader und Sluga, 1972). In den späten 60-er und frühen 70-er Jahren erschien denn auch eine Fülle von Arbeiten, die von verschiedenen Positionen aus diese Entwicklung beschrieben. Die psychiatrische Position wurde in den Jahren 1967–1973 in einer Reihe von Aufsätzen von Bruck, Mader, Sluga und Spiel und später von Kryspin-Exner, Springer und Springer-Kremser in Wien, von Gastager und Kleiter und Mitarbeitern in Salzburg vertreten. Eine nicht klinische und im Feld erhobene Darstellung „öffentlich bekannt gewordner" Inhabitanten der Wiener Drogenszene in den späten 60-er Jahren lieferte Löschenkohl

1971. Die psychiatrischen Autoren hatten das neue Suchtgiftproblem als ein der sozialen Mittelschicht eigenes Verhalten identifiziert und als eine Art von Wohlstandsverwahrlosung mit unscharfen Protestmotivationen und ästhetisch-intellektueller Ausrichtung bei gleichzeitig bestehender psychiatrisch relevanter „Grundstörung" interpretiert. Löschenkohl korrigierte diese Annahme. Er konnte finden, daß die von ihm untersuchten Jugendlichen aus verschiedenen sozialen Lagen stammten und daß ihre Hauptmotivation zum Drogengebrauch darin bestand, daß die Droge als Kommunikationsmedium in einer Gegengesellschaft/Gegenfamilie benutzt wurde und daß die Art der Einnahme Leistungsmotivationen diente.

Eine repräsentative Schülerbefragung wurde 1971 von Bodzenta und Mitarbeitern veröffentlicht. Diese Autoren konnten finden, daß insgesamt 3% der befragten Jugendlichen, die im Alter von 15–18 Jahren waren, Erfahrung mit Drogen aufwiesen. Man fand, daß Schüler in Berufsschulen ein höheres Erfahrungsniveau, nicht aber höheres Interesse für den Drogengebrauch aufwiesen als Mittelschüler. Leider läßt sich der Veröffentlichung über diese Studie keine Angabe über die regionale Verteilung des Gebrauches entnehmen. Die Autoren führten jedoch auch eine Sekundäranalyse von Polizeiakten über Suchtgifttäter durch, und dieser läßt sich entnehmen, daß bereits damals Wien, Tirol und Oberösterreich die zumeist betroffenen Regionen waren. 24% der zur Anzeige gebrachten Fälle stammten aus Wien, 18% aus Tirol und 16% aus Oberösterreich. 11% der Angezeigten waren damals jünger als 17 Jahre. Auch Bodzenta und seine Mitarbeiter konnten die psychiatrische These von der Wohlstandsverwahrlosung als kausalen Hintergrund des aktuellen Drogenproblems nicht bestätigen. In nur drei von 100 Fällen konnte der angezeigte Jugendliche der gehobenen Sozialschicht zugeordnet werden.

Auffällig war bereits an der ersten Gruppe, die das Suchtproblem jener Tage repräsentierte, ihre polytoxikomane Tendenz. Löschenkohl listete neben Alkohol und Nikotin 13 psychoaktive Substanzen auf, von denen zumeist eine Vielzahl von seinen Probanden parallel gebraucht wurde. Auf jeden Fall hatten sie alle Erfahrung mit mehr als einer Droge hinter sich. Sie gebrauchten die Substanzen auch in verschiedenen in der Szene entwickelten Kombinationen: Cannabis und Dextrometorphan (Romilar); Cannabis und Peracon (Opioidfreies in hoher Dosis halluzinogen wirksames Hustenmittel); Opium und zentrale Stimulantien; Opium und Barbiturate; Opium und Dextrometorphan; Amphetamine und Barbiturate, Ipesandrin und Anticholinergica. Barbiturate, Amphetamine, Dextrometorphan und Anticholinergica wurden außerdem mit Alkohol kombiniert. Ein damals auffälliges Verhalten bestand in der intravenösen Applikation konzentrierter Alkoholika. Immerhin 20% der Löschenkohlschen Klientel wiesen Erfahrung mit dieser Gebrauchsform auf.

3.2. Der Suchtgiftgebrauch in der Bevölkerung in den 80-er Jahren

Leider wurden in Österreich nicht in regelmäßigen Zeitabständen Erhebungen über die Verteilung des Drogengebrauches gemacht. Regelmäßige

Jahresberichte werden lediglich von seiten der Zentralstelle für die Bekämpfung der Suchtgiftkriminalität des Bundesministeriums für Inneres erstellt. Ihnen läßt sich wenigstens der kriminalisierte Anteil des Drogenproblems sowie die Verteilung der illegalen Substanzen auf dem Schwarzmarkt entnehmen. Aus der Suchtgiftüberwachungsstelle, die im Bundesministerium für Gesundheit eingerichtet wurde, gelangen keine regelmäßigen Berichte an die Öffentlichkeit. Ihnen wäre die Statistik über Meldungen als abhängig bekannt gewordener Personen zu entnehmen. Weder die Polizeistatistik noch die gesundheitsbehördliche Meldestatistik allerdings können ein realistisches Bild von dem Ausmaß und der Verteilung des Drogengebrauches in der Gesamtbevölkerung bieten. Sie haben jedoch den Stellenwert von Indikatoren.

Eine erste umfassende und repräsentative, im ganzen Bundesgebiet durchgeführte, Erhebung des Cannabisgebrauches, wobei jedoch auch Informationen über Erfahrung mit anderen Suchtgiften gesammelt wurden, führte das Ludwig Boltzmann-Institut für Suchtforschung im Auftrag des Bundesministeriums für Gesundheit im Jahre 1984 durch (Springer, Uhl, Maritsch, 1987). Damals konnte man finden, daß neben dem Konsum von Alkohol und Nikotin der zumindest experimentelle Gebrauch von Hanfdrogen die weiteste Verbreitung gefunden hatte. Man konnte darauf schließen, daß unter Berücksichtigung einer Dunkelziffer 1/5–1/4 der österreichischen Bevölkerung im Alter von 15–40 Jahren zumindest auf Probiererfahrung mit Hanfprodukten zurücksehen könne. Etwa 7% gaben damals intensiveren Cannabisgebrauch an. Opiate hatten 1984 außermedizinisch 1–2% der Stichprobe gebraucht, 0,7% gaben häufigeren Mißbrauch an; die Kokainerfahrung war in etwa gleich verteilt wie die Opiaterfahrung. Mit Halluzinogenen wiesen 2% Probierfahrung auf. 1,5% der Stichprobe hatten bereits mehrere derartige Erfahrungen hinter sich gebracht. Auch diese Studie ließ erkennen, daß die am stärksten betroffene Gruppe ein polytoxikomanes Gebrauchsmuster aufwies. Es konnte nämlich eine zahlenmäßig kleine Teilpopulation identifiziert werden, die gleichzeitig Mißbrauch verschiedenartiger psychoaktiver Stoffe betrieb. Es ging aus den Angaben der Befragten deutlich hervor, daß in jener Population, in der einheitlich angegeben wurde, Cannabis über das Probierausmaß hinaus zu gebrauchen, auch andere psychoaktive Stoffe in weit größerem Ausmaß probiert oder regelmäßig eingenommen wurden.

3.2.1. Verteilung des Gebrauches hinsichtlich Alter und Geschlecht

1984 ließ sich finden, daß die Altersgruppe der 20–29-jährigen am stärksten zum Gebrauch von Suchtgiften tendierte. Als dominierendes Einstiegsalter imponierte eventuell das Alter von 19–20 Jahren. Auf jeden Fall ließ sich in dieser Gruppe ein Sprung in diese Richtung erkennen. Ebenso zeichnete sich ab, daß die Bereitschaft zum Drogengebrauch bei jenen, die sich in ihren Mittdreißigern befanden, deutlich abnahm.

Hinsichtlich der geschlechtlichen Verteilung ließ sich feststellen, daß gewisse Differenzierungen bestanden. In der Generation der über 30-Jährigen hatten eindeutig die Männer mehr Drogenerfahrung hinter sich gebracht, während in den jüngeren Jahrgängen dieser Unterschied verwischt wurde, eventuell sogar eine Trendumkehr bestand. Diese Tendenz bestand sowohl hinsichtlich der Cannabiserfahrung wie auch hinsichtlich des Gebrauches anderer psychoaktiver Stoffe.

3.2.2. Regionale Verteilung der Drogenerfahrung

Obwohl der außermedizinische Gebrauch psychoaktiver Stoffe in allen Regionen Österreichs vorkommt, sich Gruppen von Konsumenten in subkultureller Art auch in ländlichen Gebieten zusammenschließen und dann auch dort Abhängigkeit zur Entwicklung kommt, handelt es sich doch im großen und ganzen um ein Phänomen, das bevorzugt unter städtischen/ großstädtischen Bedingungen in Erscheinung tritt.

Regionale Differenzierungen treten auch hinsichtlich der Konsumsitten auf. In den 80-er Jahren wurde in Ostösterreich und ganz besonders in Wien von opiatabhängigen Personen bevorzugt Mohnstroh gebraucht. Die Abhängigen kochten Mohnkapseltee oder aßen zerstoßene Kapseln, die teilweise aus heimischem Anbau stammten und teilweise aus Ungarn oder Polen importiert worden waren. In Westösterreich war eine vergleichbare Entwicklung nicht zu beobachten. 1989 wurde am Institut für Pharmakognosie in Graz der Opiumertrag der in Österreich kultivierten Mohnsorten geprüft. Es wurde festgestellt, daß in Ostösterreich angebauter Mohn durchaus zur Gewinnung von Opium und Morphin nutzbar ist. In der Wiener Psychiatrischen Klinik schätzte man, daß 1990 allein in Wien etwa 8 000 Opiatabhängige sich regelmäßig mit Mohnkapseltee versorgt haben dürften (Kartnig, 1990).

3.2.3. Drogengebrauch und soziale Schicht

Die zugänglichen Daten lassen keine eindeutigen Aussagen über Zusammenhänge zwischen der Zugehörigkeit zu einer bestimmten sozialen Schicht und dem illegalen Gebrauch psychoaktiver Substanzen zu.

3.2.4. Drogengebrauch in der Drogenszene

Die österreichische drogengebrauchende Subkultur neigt traditionell zum polytoxikomanen Gebrauchsmuster. Diese Neigung wurde bereits in den 60-er und frühen 70-er Jahren von Mader und Sluga, Kryspin-Exner und Löschenkohl dokumentiert und schien sich in der zweiten Hälfte der 80-er Jahre noch zu akzentuieren. Diese Beobachtung machten sowohl Rudas, Hermann und Divis, 1989, in der „Zentralstelle für Suchtkrankenhilfe" in Wien, wie auch wir selbst im Kontext einer katamnestischen Untersuchung an Opiatabhängigen (Uhl, Springer und Maritsch, 1988). Auch die Zuzöglinge zur Drogenszene ließen ein entsprechendes Konsummuster erkennen. Eine neue Gruppe junger Substanzmißbraucher, die sich in Wien Mitte der 80-er Jahre in der Öffentlichkeit zeigte, vor allem in U-Bahnhöfen, und zu erheblicher Unruhe führte, war dadurch charakterisiert, daß sie vor allem verschreibbare Substanzen wie Hustensäfte, Hypnotika, Tranquilizer und zentrale Stimulantien in verschiedenen Mischungen eventuell auch in Kombination mit Alkohol mißbrauchte.

Das polytoxikomane Gebrauchsmuster wurde auch in einer drogengebrauchenden studentischen Population beobachtet. Domesle verfaßte eine Diplomarbeit über diese Gruppe. Sie beschrieb, daß die von ihr interviewten Studenten alle sowohl mit Halluzinogenen experimentiert als auch Cannabiserfahrung aufgewiesen hatten und darüber hinaus auch mehr als eine halluzinogene Substanz versucht hatten. Die Palette dieser Stoffe umfaßte: LSD, Mescalin, TMA, Psilocybin, Dibenzpyren, Isoxazol-Derivate, Olioliuqui, Anticholinergica, Äther, Lachgas, Ketamin, Dextrometorphan und in damals noch vereinzelten Fällen Designer-Drogen wie MDA oder MMDA.

3.3. Die Verhältnisse im Spiegel der Kriminalstatistik

Die Kriminalstatistik läßt die Zunahme der Überschreitungen des Suchtgiftgesetzes in den späten 60-er Jahren deutlich erkennen. Wurden 1966 nur noch lediglich 63 Personen wegen dieses Deliktes zur Anzeige gebracht und kam es bis 1969 zu einer Steigerung auf 362 entsprechende Anzeigen, ergab sich ein erster Sprung im Jahr 1970, in dem erstmals mehr als 1000 Verstöße gegen das SGG gemeldet wurden. Es folgte eine kontinuierliche Steigerung in diesen Anzeigen bis in die Mitte der 70-er Jahre. 1975 wurden 2387 derartige Verstöße zur Anzeige gebracht. Bis Ende der 70-er Jahre war eine stetige Zunahme auf über 3 000 Anzeigen zu beobachten. 1980/1981 ergab sich ein weiterer Sprung. Im letztgenannten Jahr kamen 5 804 Verstöße gegen das SGG zur Anzeige. Damit war ein Gipfel erreicht, der bis 1991 nicht mehr erreicht werden sollte. Ganz im Gegenteil kam es in den 80-er Jahren wieder zu einer leichten Entspannung, die Anzeigen wurden rückläufig, hielten sich auf jeden Fall auf einem Niveau unter 5 000. Erst 1991 wurde diese Grenze wieder überschritten, indem 5 392 Verstöße gegen das SGG angezeigt wurden.

Hinsichtlich der Substanzsicherstellungen überwiegt regelmäßig das Cannabis. An zweiter Stelle rangieren traditionell das Heroin und andere Opiumprodukte. Entsprechend der Struktur des Schwarzmarktes, die wieder abhängig ist von der politischen Situation in den Erzeugerländern, kommt es immer wieder zu leichten Schwankungen in Angebot und Gebrauch der verschiedenen Substanzen und auch hinsichtlich der entsprechenden Aufgriffe. So kam es Mitte der 80-er Jahre zu einer merklichen Steigerung des Kokainumsatzes und Anfang der 90-er Jahre als Folge der politischen Umwälzungen in den östlichen Nachbarländern zu einer merklichen Steigerung des Heroinangebotes und -gebrauches.

3.4. Die Angaben der Suchtgiftüberwachungsstelle

Die Analyse der Daten, die in der Suchtgiftüberwachungsstelle gewonnen werden, bringt für eine globale Betrachtung des Problems kaum wesentliche Unterschiede zu den Feststellungen der Sicherheitsbehörde zutage, gewährt uns jedoch einen besseren Einblick in die Konsumstruktur. Etwa zwei Drittel der an diese Stelle gemeldeten Fälle betreffen den Mißbrauch von Cannabisprodukten. Der Mißbrauch von Heroin gipfelte im Jahre 1985, ging dann ebenso wie der Mißbrauch von Halluzinogenen zurück, um Anfang der 90-er Jahre wieder anzusteigen. Hingegen sprechen die Meldungen dafür, daß der Mißbrauch von Kokain in den späten 80-er Jahren steigende Tendenz zeigte. Erlacher beschreibt in ihrer Analyse der Daten, 1993, daß sich Anfang der 90-er Jahre über Verschiebungen hinsichtlich der Beliebtheit einzelner Suchtgifte hinaus prinzipielle und gravierende Veränderungen in der Epidemiologie des Drogengebrauches ergeben haben dürften. Seit 1991 stieg die Zahl der Personenmeldungen stark an, wobei besonders zu vermerken ist, daß einen hohen Anteil davon erstmals erfaßte Personen repräsentierten und ergab sich außerdem eine Verjüngung der Szene; der Anteil der 15–20-jährigen Gemeldeten stieg von 1991 auf 1992 stark an. In dieser Altersgruppe kam es in dieser Zeit außerdem zu besonders deutlichen Veränderungen der Konsumgewohnheiten: Hatte es bei den 15–16-Jährigen 1990 keine Meldungen über Heroinkonsum gegeben, 1991 bereits 12 und 1992 schließlich gab es bereits 36. Bei den 17- und 18-Jährigen verdreifachte sich der Heroinkonsum von 1991 auf 1992.

4. Der gesellschaftliche Respons

4.1. Psychiatrie zwischen Behandlung und Kontrolle

Blickt man in die Geschichte der Kontrolle des Suchtproblems in unserem Land zurück, wird deutlich, daß die Bemühungen der Gesundheitspolitiker zunächst zentral der Bekämpfung des Alkoholismus als vorrangigem Problem galten. Von den anderen Süchten nahm man zwar an, daß sie ein gewisses Problem für das Gesundheitssystem seien, folgte aber im allgemeinen der Einschätzung, die Aschaffenburg noch 1933 in der dritten Auflage seines ursprünglich bereits Ende des 19. Jahrhunderts erschienenen Standardwerks „Das Verbrechen und seine Bekämpfung" vertrat: Zu Volksgiften würden wohl weder Morphium noch Kokain jemals werden. Neben Einschränkungen, die gesetzlich definiert wurden, kam der medizinisch-psychiatrischen Kontrolle große Bedeutumg zu, die in der Entmündigungsordnung auch gesetzlich festgeschrieben wurde. Dieser Aspekt der österreichischen Geschichte ist deshalb besonders hervorzuheben, weil hierzulande -im Gegensatz zu den Regeln, die damals in Deutschland bestanden- andere Suchtkrankheiten dem Alkoholismus gleichgestellt waren. Der entsprechende Gesetzestext (§ 2, Punkt 2 der Entmündigungsordnung vom 28. 6. 1916) lautete: „Volljährige können ferner beschränkt entmündigt werden ... 2. wenn sie wegen gewohnheitsmäßigen Mißbrauches von Alkohol (Trunksucht) oder von Nervengiften sich oder ihre Familie der Gefahr des Notstandes preisgeben oder die Sicherheit anderer gefährden oder eines Beistandes zur gehörigen Besorgung ihrer Angelegenheiten bedürfen."

Damals bestand ein gewisser Unterschied im Umgang mit Alkoholikern und anderen Abhängigen: Im Falle von Alkoholismus konnte das Gericht ohne Einschaltung von Sachverständigen die Entmündigung aussprechen, bei anderen Abhängigen waren die Regeln in Kraft, die sonst Geisteskranken gegenüber galten; nach diesen konnte ein richterlicher Entscheid erst dann gefällt werden, wenn 1–2 Sachverständige ihre Meinung zur Notwendigkeit und Berechtigung der Maßnahme in dem bestimmten Fall abgegeben hatten. Wagner-Jauregg, 1923, stellte fest, daß diese Entmündigung als Maßregel zur Bekämpfung des Suchtgiftmißbrauches verstanden werden sollte und nicht den Trinker (bzw. Süchtigen) treffen sollte, der aufgrund seines Verhaltens bereits geisteskrank geworden sei. Er ordnete ihr präventiven Wert zu. Sie solle als „angedrohtes Übel, den Trinker (Suchtkranken) bewegen, daß er den richtigen Weg einschlage, um sich von seiner Leidenschaft zu befreien." Ein Indiz dafür, daß die Bereitschaft dafür, sich auf den rechten Weg zu begeben, vorliege, sah in Österreich der Gesetzgeber darin, daß der Süchtige sich für eine gewisse Zeit in eine geeignete und vom Gericht bestimmte Anstalt zur Entwöhnung begab. In diesem Falle konnte die Beschlußfassung über die Entmündigung vertagt werden. Wagner-Jauregg wies darauf hin, daß die österreichische Rechtsprechung in diesem Zusammenhang weiter gehe als die deutsche. Nicht nur, daß diese für den Alkaloidmißbrauch keine entsprechende Regulierung kannte, genügte ihr auch im Falle des Alkoholismus die „Aussicht auf Besserung" um die Entmündigung nicht auszusprechen. Wir wissen nicht, wie oft tatsächlich die Entmündigung als präventive Maßnahme zum Einsatz gebracht wurde. Daß man sich ihrer in Österreich bediente – und auch schon vor 1916 – ist jedoch zumindest an einem bekannt gewordenen Fall zu erkennen, über den wir an anderer Stelle ausführlicher geschrieben haben (Springer, 1979): 1912 ließ der bekannte Grazer Rechtsmediziner Hans Groß seinen nicht weniger bekannten Sohn, den Dozenten für Psychiatrie und Psychoanalytiker Otto wegen seiner Sucht entmündigen und in der Wiener Anstalt „Am Steinhof" festhalten. Der Kontroverse, die um diesen Fall einsetzte – führende Literaten und Intellektuelle in Deutschland setzten sich für Otto Groß ein – liegt neben freundschaftlichen Motiven wohl auch der Umstand zugrunde, daß eben Bürger des damaligen Deutschland für eine Vorgangsweise kein Verständnis aufbringen konnten, die ihrem eigenen Rechtsempfindens aufgrund der in ihrer Heimat geltenden rechtlichen Verhältnisse fremd und übermäßig repressiv erscheinen mußte.

Diesem Detail der österreichischen Rechtsordnung ist zu entnehmen, daß man in jener Zeit bemüht war, für die Behandlung der Suchtkrankheiten Modelle zu entwickeln, die auch präventiven Wert haben sollten, und daß man annahm, auf ein gewisses Ausmaß von Zwang als motivierendes Agens nicht verzichten zu können.

Interessant ist, daß in dieses Modell „sanfter Kontrolle" in den 20-er Jahren in Wien im Falle der Betreuung von Alkoholikern die Polizei eingebaut wurde. Am 23. 10. 1923 wurde mit dem Erlaß der Polizeidirektion Wien der Ausbau der „polizeilichen Trinkerrettung und -fürsorge" verfügt. Es wurde angestrebt, in allen Polizeikommissariaten je eine Fürsorgestelle für Trunkgefährdete zu errichten, in der der Polizeiarzt die ärztlichen Aufgaben übernahm, in denen die praktische Beratungsarbeit aber vor allem von Angehörigen von Abstinenzverbänden quasi im Sinne ehrenamtlicher Mitarbeiter getragen wurde. Die Klienten dieser Stellen waren „Alkoholbeanstandete", Personen also, die wegen ihres Alkoholgebrauches auf irgendeine Weise sozial auffällig geworden waren. Interessant ist, daß bereits damals von diesen Stellen das heute so aktuelle Konzept „Therapie statt Strafe" verwirklicht wurde: Wegen „Alkoholanständen" Bestrafte konnten unter Umständen zur Begnadigung mit der Wirkung der bedingten Verurteilung empfohlen werden. Die Bedingungen, die den Alkoholikern auferlegt wurden, reichten von Maßnahmen im Sinne des außergerichtlichen Tatausgleiches bis zur Verpflichtung zur Teilnahme an Abstinenzverbänden binnen kürzester Frist (Eisenschiml, 1926; Brandl, 1930).

Die einstellungsmäßige Basis all dieser Strategien bildete wohl der gegenüber Suchtkranken unter Berufung auf Kraepelin traditionell vorherrschende therapeutische Nihilismus, der durch ein Zitat aus einem ungezeichneten Artikel, der in Bettauers Wochenschrift 1924 unter dem Titel „Aus dem Journal eines Irrenarztes" erschien, trefflich illustriert werden kann: „Als Therapie jedoch bleibt ihm (dem Kokainisten, der Verfasser) nichts anderes als die Internierung in die psychiatrische Zelle. Der Erfolg ist in den meisten Fällen fraglich." Und der anonyme Autor schreibt in diesem für den damals regierenden Zeitgeist äußerst liberalen populären Medium, dessen Herausgeber gerade wegen dieser seiner Einstellung einem politischen Attentat von rechts außen zum Opfer fiel, weiters noch: „Unter den sozialen Fragen ist die der Unterbringung und Versorgung der Psychopathen als da sind: Alkohol-, Kokain-, Morphium-Süchtige, der moralischen Schwächlinge, der Haltlosen und dergleichen mehr, eine der trostlosesten. Will man einerseits die Gesellschaft vor allen Schädlingen schützen, da die Gesellschaft ein Recht darauf hat; will man aber andererseits nicht in die unmenschliche Härte verfallen, alle diese Schädlinge durch Tötung unschädlich zu machen, so bleibt schließlich nur eine lebenslängliche Internierung in einer Anstalt übrig, in der alle diese Degenerierten durch verschiedene Feld- und Werkstättenarbeit für ihren eigenen Lebensunterhalt sorgen". Obwohl dieser Standpunkt heute in vergleichbarer Schärfe nur mehr von wenigen öffentlich artikuliert wird, ist dennoch kaum zu übersehen, daß die Tendenzen, die in der Zwischenkriegszeit entstanden sind, einerseits den schrecklichen Geschehnissen unter der Herrschaft des Nationalsozialismus den Weg bahnten, andererseits aber auch durchaus als Vorläufer des gemischt therapeutisch-punitiven Zuganges in der Betreuung der Abhängigen imponieren müssen, der heute vorherrscht und über den in der Folge noch berichtet werden soll.

4.2. Das Suchtgiftgesetz

In Österreich wurde 1928 ein Giftgesetz geschaffen, das nach dem Zweiten Weltkrieg 1946 wieder in Kraft gesetzt wurde. 1948 und 1951 wurde dieses Gesetz durch Novellierungen erweitert. Schließlich ging aus ihm das Suchtgiftgesetz in seiner heute gültigen Form hervor. Es handelt sich dabei um ein explizites Kontrollgesetz, das in enger Anlehnung an internationale Abkommen Regeln für den Umgang mit Suchtgiften definiert. Erwerb und Besitz auch kleinster Mengen der als Suchtgifte definierten Substanzen sind nach ihm ebenso strafbar wie Export, Import, Erzeugung und das „in Verkehr-Setzen" dieser Stoffe. Auch der medizinische Einsatz der Suchtgifte wird durch den § 5 dieses Gesetzes geregelt. Die Entwicklung des Suchtgiftgebrauches in den späten 60-er Jahren führte zu einem massiven gesellschaftlichen Respons aufgrund großer öffentlicher Besorgnis und zu einer Fülle von Maßnahmen sowohl im gesetzgeberischen Raum wie auch im Versorgungssystem. 1971 wurde in diesem Kontext eine Neuformulierung des Gesetzes notwendig. In der Folge wurde das Suchtgiftgesetz 1980 und 1985 novelliert. In diesen Novellierungen wurde die zweifache Stoßrichtung des Gesetzes weiter ausgebaut. Das SGG ist nämlich, wie bereits gesagt, ein Kontrollgesetz, gleichzeitig wurde jedoch in ihm bereits frühzeitig dem Krankheitscharakter der Sucht Rechnung getragen. Schon im Gesetz von 1971 wurden entsprechende Passagen eingeführt, die diesen Aspekt berücksichtigten. Damals wurde etwa festgeschrieben, daß bei Ersttätern bei Besitz einer sogenannten „Wochenration" eines Suchtgiftes die Strafe für eine Probezeit ausgesetzt werden konnte, wenn der Betroffene sich einer ärztlichen Behandlung unterzog. Die Novellierungen 1980 und 1985 bauten diesen Therapieansatz weiter aus. Die diversen Möglichkeiten der Therapieregelungen innerhalb der strafrechtlichen Verfolgung der Verstöße gegen das SGG wurden in entsprechenden Paragraphen (§§ 17–19, § 23a SGG) festgeschrieben. Es wurde eindeutig klargestellt, daß wann immer sie im Einzelfall als notwendig, möglich und zumutbar erkannt wurde, der Behandlung Vorrang vor der Bestrafung eingeräumt werden solle.

4.3. Österreich als Vertragspartner in der internationalen Kontrolle des Suchtgiftproblemes

Österreich trat bereits dem Haager Opiumabkommen vom 28. Jänner 1912 bei und schloß sich auch weiterhin der Tendenz an, die Bekämpfung der Rauschgiftsucht in internationalen Vertragswerken zu regeln. Dementsprechend trat es auch den Genfer Opiumkonventionen vom 19. Februar 1925 und vom 13. Juli 1931 bei. Daß der österreichische Delegierte eine aktive Rolle bei der Entstehung der Konvention 1931 hatte, geht aus den Protokollen der Genfer Konferenz 1931 hervor. Knaffl-Lenz, der österreichische Delegierte trat heftig für eine strikte Kontrolle des Heroingebrauches ein (Springer, 1991). Dafür, daß er als Delegierter über eigene Erfahrungen berichtete und der Heroingebrauch in Österreich damals wirklich ein Problem darstellte, liegen allerdings keine Dokumente vor. Auch spätere Entschließungen zur internationalen Suchtgiftkontrolle wurden ratifiziert (Strobl, 1951). 1950 trat Österreich dem internationalen Suchtgiftübereinkommen bei, und 1978 ratifizierte es die Einzige Suchtgiftkonvention. Bislang wurden weder die Psychotropenkonvention aus 1971 noch das Abkommen über die Kontrolle des illegitimen Handels aus 1987 unterzeichnet.

4.4. Der Ausbau des Kontrollsystems

4.4.1. Der gesundheitsbehördliche Bereich

Die Sektion 2 „Gesundheitswesen" im Bundesministerium für Gesundheit, Sport und Konsumentenschutz entspricht der in der Einzigen Suchtgiftkonvention vorgesehenen besonderen Verwaltungsdienststelle, die alle behördlichen Maßnahmen im Zusammenhang mit Suchtgiften zu koordinieren hat. Die Zusammenarbeit der befaßten Behörden ist gesetzlich definiert und soll ein koordiniertes Vorgehen ermöglichen. Weiters ist die Suchtgiftüberwachungsstelle (SÜST) in diesem Ministerium die besondere Verwaltungsdienststelle, in der Meldungen über Personen, die gegen das SGG verstoßen haben, zentral erfaßt werden. Das Meldewesen (die Berichtspflicht) wurde im § 25 SGG in der Novelle des SGG 1980 umfassend geregelt. Dieser Stelle werden von Krankenanstalten und Bezirksverwaltungsbehörden Betreuungen und Behandlungen von Suchtgiftmißbrauchern und von den zuständigen Strafverfolgungsbehörden Anzeigen, Verfahrensausgänge und Verfahrensmitteilungen wegen Nichteinhaltung der Suchtgiftbestimmungen zur Kenntnis gebracht. Andere meldende Stellen sind Schulen und Schulbehörden, das Bundesheer und das Sicherheitsbüro. Die SGG-Novelle 1985 erbrachte insofern eine Änderung als in ihr festgesetzt wurde, daß Personen, die sich freiwillig in Behandlung begeben, nicht gemeldet werden müssen.

Fünf Jahre nach dem Eintreffen der letzten belastenden Meldung über eine bestimmte Person müssen die, diese betreffenden, Aufzeichnungen von der SÜST gelöscht werden. Das Meldesystem umfaßt nicht nur die Personen, sondern auch die von ihnen verwendeten Suchtgifte.

4.4.2. Der sicherheitsdienstliche und exekutive Bereich

Die Kontrollmöglichkeiten der Organe des öffentlichen Sicherheitsdienstes wurden im Laufe der Zeit immer mehr ausgebaut. Entsprechende Bedürfnisse wurden von seiten der Exekutive immer wieder und seit Mitte der 70-er Jahre immer heftiger geäußert. So wurde 1977 unter Verweis auf Empfehlungen internationaler Kontroll- und Exekutivgremien angeregt, den österreichischen Sicherheitsorganen spezielle rechtliche Befugnisse einzuräumen. Dabei ging es vorwiegend um den Bereich der verdeckten Fahndung und eventuell auch des „agent provokateur". 1980 bereits kam es im Kontext der SGG-Novelle sowohl zu einer personellen Aufstockung und zur Bildung einer speziellen Einsatzgruppe wie auch zu einer Erweiterung der Befugnisse, insofern, daß sich der Ausschuß für Gesundheit und Umweltschutz ausdrücklich zur verdeckten Fahndung bekannte (Jahresbericht 1980 des BMI, Abt. II/8). In der Novelle des SGG im Jahre 1985 wurde dann dem SGG der § 13a neu eingefügt, der den Organen des öffentlichen Sicherheitsdienstes ein erweitertes Personendurchsuchungsrecht an der Bundesgrenze, in Grenzbahnhöfen, an Flugplätzen und an Landungsplätzen für Wasserfahrzeuge, wo Waren zollrechtlich abgefertigt werden, zuerkennt. Dadurch sind an diesen Orten Personendurchsuchungen auch bei (nicht gegen eine bestimmte Person gerichteten) dringendem „Orts"-Verdacht zulässig. Für die Zusammenarbeit zwischen Sicherheits- und Zollorganen bei der Bekämpfung der Suchtgiftkriminalität wurden von den zuständigen Zentralstellen entsprechende Richtlinien erstellt.

5. Suchtbezogene Problembereiche

5.1. Gesundheit

In Österreich gibt es keine Schätzwerte bezüglich der Kosten, die dem Gesundheitssystem aus dem Mißbrauch illegaler psychoaktiver Stoffe erwachsen. Einer katamnestischen Studie an Opiatabhängigen, die wir über den Zeitraum 1980/81 bis 1986/87 durchführten, lassen sich aber Daten über den schlechten Gesundheitszustand der abhängigen Population entnehmen (Uhl, Springer, Maritsch, 1988). Wir fanden eine hohe Morbidität hinsichtlich Erkrankungen der Leber (88%), des Verdauungstraktes und der Haut. Weiters wiesen unsere Probanden eine hohe Belastung hinsichtlich abgelaufener Geschlechtskrankheiten auf (Gonorrhoe in 36%). Das größte Ausmaß an Krankheitsbelastung wies jene Teilpopulation auf, bei der ein deutlich ausgeprägtes polytoxikomanes Gebrauchsmuster bestand. In den 80-er Jahren ergab sich im Kontext der suchtbezogenen Gesundheitsprobleme ein neuer Schwerpunkt: die Gefährdung injizierender Drogengebraucher sich mit dem HI-Virus zu infizieren. Die entsprechende österreichische Population ist in dieser Hinsicht im internationalen Vergleich mittelschwer betroffen, wobei große regionale Unterschiede bestehen. Insgesamt stieg der Prozentanteil der injizierenden Drogenabhängigen an den AIDS-Kranken von 23% im Jahre 1985 auf 28% im Jahre 1990 an und hielt sich dann stabil. Zum Beispiel wurde im Überblick über das Jahr 1992 vom Europäischen Zentrum für AIDS-Überwachung in Saint-Maurice für Österreich erneut ein Anteil von 28,1% angegeben. Damit liegen in unserem Land die Verhältnisse zwar deutlich günstiger als in den südlichen Ländern Europas, jedoch ungünstiger als in Frankreich, Deutschland und den Skandinavischen Ländern.

5.2. Das Behandlungssystem

Das Netz, das der Behandlung der Abhängigen zur Verfügung steht, wurde in der Zeit, die seit den 60-er Jahren verstrichen ist, bedeutsam und in manchen Bereichen auch recht großzügig ausgebaut. Es kam in diesem Zeitraum auch zu entscheidenden Veränderungen der therapeutischen Zielsetzungen und Zugänge. Insbesondere trat ein „Paradigmenwandel" vom Prinzip totaler Abstinenz, als einzig legitimer therapeutischer Zielvorstellung, zur Akzeptanz von Suchtbegleitung und eine Aufwertung der medizinischen Möglichkeiten in der Suchtkrankenhilfe ein (Springer, 1991).

Heute spielt sich professionelle Hilfe auf mehreren Ebenen ab:

5.2.1. Niedrigschwellige, suchtbegleitende, bzw. im Sinne von Streetwork nachgehende Betreuung

Dieses Behandlungskonzept erfuhr entscheidende Impulse durch die HIV-Situation in Österreich (Eisenbach-Stangl, 1989; Springer, 1990). Um der weiteren Ausbreitung der tödlichen Infektion und der Übertragung in die Gesamtbevölkerung wirksam zu begegnen, war es notwendig, mit den Abhängigen ins Gespräch zu kommen, ihnen den Zugang zur Betreuung zu erleichtern und jene Versorgungsstrategien zu verwirklichen, die in den letzten Jahren unter dem Schlagwort „Risikominimierung" international diskutiert werden. Dazu zählen Anlaufstellen, in denen Abhängige sich medizinisch untersuchen und gegebenfalls behandeln lassen können, in denen ihnen aber auch Nahrung, Schlafplätze und Hilfe bei der Arbeitssuche zur Verfügung stehen, Spritzen- und Nadeltauschprogramme um den mehrfachen und kollektiven Gebrauch von Injektionsbesteck zu verhindern und, in geeigneten Fällen von Opiatabhängigkeit, Substitutionsprogramme.

5.2.2. Ambulante Versorgung

Diese bildet ein Netzwerk aus begleitender Betreuung, Beratung, Therapie, Kontrolle, Substitution und psychosozialer Hilfe in multiprofessionellen Spezialambulanzen aber auch in Einrichtungen der Krisenintervention und der Bewährungshilfe sowie bei niedergelassenen Ärzten und Psychotherapeuten und in den Zentren der primären Gesundheitsversorgung.

Der Ausbau der ambulanten Versorgung wurde durch die entsprechenden Therapieparagraphen im Suchtgiftgesetz entscheidend gefördert. Im § 22 SGG wird unter anderem auch festgeschrieben, daß der Bundesminister für Gesundheit durch Verordnung kundzumachen habe, welche Vereinigungen und Einrichtungen zur Beratung und Betreuung von Personen im Hinblick auf Suchtgiftmißbrauch anerkannt sind. In diesem Paragraphen wird auch geregelt, inwieweit und auf welche Weise derartige Institutionen aus Bundesmitteln gefördert werden können. Die Behandlung in diesen Einrichtungen ist kostenlos, die Mitarbeiter unterliegen der Verschwiegenheitspflicht. Derartige Stellen gibt es in allen Bundesländern. Ihre Zahl beläuft sich auf 50. Sie dokumentieren, daß der Staat den Abhängigen gegenüber zwar seinen Kontrollanspruch aufrecht erhält, jedoch gleichzeitig seine Verantwortung für die Behandlung der Abhängigkeit anerkennt, und die Betreuungseinrichtungen als Instrumente der Entpönalisierung des Drogenmißbrauches im Bereich der geringen Delinquenz und der Abhängigkeit versteht. In diesen Bereichen herrscht dementsprechend „weiche", dem qualifizierten Handel gegenüber hingegen „harte" Kontrolle vor. Den Abhängigen stehen jedoch auch andere ambulante Betreuungsstellen zur Verfügung als die „anerkannten Einrichtungen". Insgesamt beträgt ihre Zahl rund 90. In der ambulanten Behandlung langjährig Opiatabhängiger ergab sich 1987 eine Umwälzung, nachdem am 25. 9. dieses Jahres die Sektion VI des Bundeskanzleramtes, die damals die Funktion des

Gesundheitsministeriums innehatte, auf dem Erlaßwege die medizinische Versorgung dieser Klientel mit opiathältigen Arzneimitteln legitimierte. In diesem „Erlaß zur oralen Substitutionsbehandlung von i. v. Drogenabhängigen gemäß § 5 SGG", der bereits 1991 novelliert wurde, wird festgestellt, daß in bestimmten Fällen schwerer Opiatabhängigkeit eine Abstinenz von schweren Suchtgiften nicht erreichbar scheint, und in diesen Fällen die Verschreibung von suchtgifthältigen Arzneimitteln vorzuziehen ist. Nach genauer Beurteilung des Einzelfalles darf dementsprechend der behandelnde Arzt, wenn eine andere Heilbehandlung aussichtslos scheint, als ultima ratio suchtgifthältige Arzneimittel verschreiben, wenn nur dadurch eine Abstinenz von schwereren Suchtgiften (z. B. von Heroin) erreicht werden kann. In diesem Erlaß sind sowohl Indikationen modellhaft erstellt, als auch die Voraussetzungen der peroralen Substitution definiert. Es werden darüber hinaus Richtlinien für die Durchführung der Substitution erstellt, und psychosoziale Begleitbetreuung und kontrollierende Maßnahmen gefordert. Auch in diesem Bereich gewannen die anerkannten Einrichtungen nach § 22 SGG eine wichtige Funktion. Obwohl man bei der Substitutionsbehandlung auf alte Behandlungskonzepte zurückgreifen konnte, und sie de facto niemals den Regeln des SGG widersprochen hätte, wurde ähnlich wie im Falle der Errichtung niedrigschwelliger Betreungsstellen auch die Akzeptanz der peroralen Substitution durch die AIDS-Bedrohung entscheidend mit-motiviert. Die Substitutionsbehandlung kann auf mehrfache Weise als HIV-präventive Maßnahme verstanden werden. Ganz zentral ist in dieser Hinsicht die Umstellung vom injizierenden Gebrauch auf das Trinken einer opiathältigen Lösung. Damit wird der Infektionsweg selbst vermieden. Darüber hinaus soll aber auch erreicht werden, daß HIV-positive Personen, die substituiert werden, sich einerseits aus der Drogenszene zurückziehen – wodurch das diesem Sozialverband immanente Infektionsrisiko reduziert wird – und andererseits nicht mehr gezwungen sind, sich das Geld für ihre Substanz auf dem Wege der Beschaffungsprostitution zu verschaffen, wodurch wieder das Risiko der hetero – und homosexuellen Übertragung in die Gesamtbevölkerung reduziert wird. Unabhängig von der AIDS-Problematik besteht ein weiteres zentrales Anliegen der Substitutionsbehandlung auch darin, die Opiatabhängigen in besseren Kontakt zum medizinischen Versorgungssystem zu bringen, da sie ja auch in anderer Weise gesundheitlich beeinträchtigt sind, und mehrere Studien ergeben haben, daß von ihnen die medizinische Behandlung nur unzureichend in Anspruch genommen wird. Auch wurde in nur indirektem Bezug mit der AIDS-Situation mit dem Erlaß auf die Entwicklung reagiert, daß die Drogenszene immer älter wurde. In den 80-er Jahren ließ sich beobachten, daß weniger junge Personen zur Gruppe der Opiatgebraucher stießen, daß aber andererseits immer mehr Personen bereits viele Jahre opiatabhängig lebten und weder durch Behandlung noch durch Gefängnisaufenthalte dazu gebracht werden konnten, drogenabstinent zu leben.

Seit dem Ergehen dieses Erlasses sind kumulativ rund 2 000 Personen bereits in Substitutionsbehandlung gestanden, aktuell beziehen etwa 1 500 Personen Methadon oder ein anderes peroral wirksames Opiat. Die meisten Substitutionsbehandlungen werden in Wien durchgeführt, weitere Schwerpunktregionen sind Tirol, Vorarlberg und Oberösterreich. Wir haben 1991 eine repräsentative Überprüfung über die ersten 4 Jahre der Methode durchgeführt und haben durchaus günstige Resultate erheben können (Uhl, Springer, Werner, 1992). Insbesondere schien damals die gesundheitspolitische Rechnung aufgegangen zu sein: der medizinische Versorgungszustand hatte sich signifikant gebessert. Substitutionsbehandlungen werden auch im Sinne des § 23 a SGG als Instrumente des Prinzipes Therapie statt Strafe akzeptiert.

Insgesamt werden die ambulanten Einrichtungen für die Suchtkrankenhilfe auch unabhängig von der Substitutionsbehandlung von den Abhängigen gerne in Anspruch genommen. In einer Studie über Verläufe von Opiatabhängigkeit nach Entzugsbehandlung konnten wir finden, daß ein hohes Ausmaß von Mehrfachbetreuung bestand; viele Patienten ließen sich in mehreren Stellen behandeln. 1986 wurde in Wien errechnet, daß in der größten ambulanten Einrichtung, der „Zentralstelle für Suchtkrankenhilfe" jährlich etwa 1 700 Personen anfallen. Das bedeutet, bezogen auf die Gesamtbevölkerung Wiens im Altersegment von 15–65 Jahren, daß jährlich allein in dieser Stelle etwa 1,8/1000 Einwohner wegen Suchtproblemen ambulant Behandlung finden.

5.2.3. Stationäre Versorgung

Dafür bestehen sowohl spezielle Einrichtungen für die Entwöhnungsbehandlung wie auch Entgiftungsstationen und Stationen, die einen medikamentös gestützten Entzug anbieten können.

Der stationären Behandlung der Suchtkranken stehen 7 spezialisierte Einrichtungen zur Verfügung. Die Bettenanzahl hat sich in den 80-er Jahren kontinuierlich erhöht: von 445 im Jahre 1984 auf 506 im Jahre 1988. Eine erneute Erweiterung erfuhr das Bettenangebot dann auch im Jahre 1989 durch die Eröffnung einer 10 Betten umfassenden Station für die Kurzzeit-Behandlung im Anton Proksch-Institut.

5.3. Der Drogentod

Die Todesfälle im Drogenmilieu werden registriert und eigens ausgewiesen. Die Definition der Zuordnung zu dieser Kategorie hat allerdings im Laufe der Jahre eine gewisse Modifikation erfahren. Sprach man in den 70-er Jahren von Personen, deren Tod mit Grund auf Mißbrauch von Drogen im Sinne des SGG zurückgeführt werden kann und später einfach von Todesfällen oder „Suchtgifttoten", wurde 1990 der Begriff „Drogenopfer" eingeführt. Diese Veränderung beruht darauf, daß seit dieser Zeit die Todesfälle genauer analysiert und auf die Art des Bezuges zum Suchtgiftmißbrauch überprüft werden. Die entsprechenden Analysen werden im Bundesministerium für Gesundheit durchgeführt. Die Toten, als deren gemeinsames Merkmal gilt, daß sie zu Lebzeiten als Suchtgiftkonsumenten vorgemerkt waren, und ihr Tod als direkte oder indirekte Folge ihres Suchtgiftkonsums anzusehen ist, werden nach drei Kategorien klassifiziert: Überdosierung, Selbstmord, vorzeitiger Tod. Die Zahl der unter diesen Kategorien erfaßten Todesfälle stieg zunächst in den 70-er Jahren stark an. 1971 und 1972 wurden je 5 Drogenopfer gemeldet, 1973 4, 1975 bereits 20 und 1979 30. Ein Sprung ergab sich dann im Jahre 1980, als 57 Drogenopfer gezählt wurden. Diese Zahl stellte allerdings eine Ausnahme dar. Die Anzahl der Todesfälle ging in den frühen 80-er Jahren wieder stark zurück. Erst 1986 wurden wieder 58 Drogenopfer gezählt. Eine deutliche und nunmehr stabile Zunahme zeichnet sich jedoch seit Ende der 80-er Jahre ab. 1988 wurden 86 entsprechende Todesfälle gezählt, 1991 wurde erstmals die Grenze von 100 Todesfällen im Drogenmilieu in ganz Österreich überschritten (116 Todesfälle). Im Jahr 1992 verstarben dann allein in Wien 115 Personen. Diese Zahl entsprach 0,5% aller Todesfälle, die 1992 in Wien registriert worden waren. 1993 blieb die Gesamtzahl der Todesfälle zwar stabil, es zeichnete sich jedoch in Wien ein bemerkenswerter neuer Trend ab: Der Anteil der relativ jungen Drogenopfer (19–24 Jahre) stieg unverhältnismäßig stark an, und in dieser Altersgruppe wiederum der Anteil von jungen Menschen aus dem Gastarbeitermilieu (Hacker, 1993).

Die Zunahme der Anzahl der Todesopfer in den letzten Jahren hat mehrere Ursachen. Zum einen spielt es eine große Rolle, daß „die Szene älter wird". Das aktuelle Suchtgiftproblem hat heute eine Geschichte von fast 30 Jahren. Dementsprechend leben etliche Menschen in unserer Mitte, die bereits Jahrzehnte währenden abhängigen Suchtgiftgebrauch betreiben. Erfahrungsgemäß ist die Lebenserwartung dieser Gruppe eingeschränkt. Es ist daher nicht verwunderlich, daß jedes Jahr eine bestimmte Anzahl dieser Personen an den Folgen ihrer Krankheit stirbt. Das Durchschnittsalter der Drogenopfer betrug 1991 29,18 Jahre, das älteste Todesopfer war 47 Jahre alt gewesen. In der Altersgruppe 35–47 befanden sich nahezu 30% der Drogenopfer dieses Jahres. Noch 1988 hatte dieser Anteil keine 20% betragen. In früheren Jahren fielen überhaupt nur Einzelpersonen dieses Alters ihrer Sucht zum Opfer.

Eine weitere Todesursache innerhalb der abhängigen Klientel ist die Folge der Ausbreitung der HIV-Infektion. 1990 z. B. waren 22 der 83 Drogenopfer an AIDS gestorben. Dieser Prozentsatz ist allerdings keine stabile Größe. 1991 verstarben nur 26 der gemeldeten 116 Todesfälle an dieser Krankheit. Dafür verschieden zwei Drittel der Gesamtgruppe an der direkten Auswirkung einer Suchtgifteinnahme. 1990 waren demgegenüber nur etwa 45% an einer Suchtgift-Überdosis gestorben. Diese Verhältnisse und darüber hinaus der Umstand, daß in den beiden letzten Jahren der Anteil an jüngeren Todesopfern in der Drogenszene wieder angestiegen ist, weisen darauf hin, daß sich in der Opferstatistik auch Veränderungen in der Zusammensetzung der Szene und die aktuelle Marktlage widerspiegeln. Der Zuzug junger Menschen zum Drogengebrauch hat in den beiden letzten Jahren wieder zugenommen, und aufgrund der politischen Wirren in unseren östlichen Nachbarländern hat sich eine Veränderung der Situation des Drogenschwarzmarktes ergeben, die sich besonders darin äußert, daß Heroin in ungewohnt guter Qualität und zu einem besonders niedrigen

Preis angeboten wird. Dadurch experimentieren junge Neuankömmlinge in der Szene oftmals gleich zu Beginn ihrer Drogenkarriere mit hochkonzentriertem Heroin. Diese Situation birgt zwangsläufig eine hohe Chance für schwere, eventuell tödlich verlaufende, Zwischenfälle in sich.

6. Der besondere Stellenwert der Suchtkrankheit

Der besondere Stellenwert, den die Suchtkrankheit einnimmt, geht bereits aus der Struktur dieses Aufsatzes hervor. Es gibt wohl keine andere Krankheit, in deren Darstellung man in ähnlich ausführlicher Weise Gesetzestexte einschließen müßte. Und es gibt wohl auch keine andere Krankheit, kein anderes Leiden, bei dem in vergleichbarer Weise verschiedene Interpretationen bestehen, und Lösungsversuche mittels völlig gegensätzlicher Strategien entworfen werden. Nicht einmal bei den professionellen Betreuern besteht Konformität hinsichtlich des Krankheitswertes des Phänomens. Auf jeden Fall werden ausnahmslos Personen, die von verbotenen Stoffen abhängig werden, nach zwei differenten Zugängen und Interpretationen bewertet, unterliegen einem doppelten Stigmatisierungsprozeß: sie sind krank und kriminell zugleich. Über die Auswirkungen dieser Zuordnung habe ich bereits viel früher Reflexionen angestellt (Springer, 1980). Keine andere Krankheit ist letztlich in vergleichbarem Ausmaß Objekt politischer Auseinandersetzungen.

Die Behandlung Suchtkranker kann sich diesem politischen Kräftespiel nicht entziehen. Immer von neuem muß sie sich erst einen Ort innerhalb des gesellschaftlichen Responses schaffen, günstige Bedingungen für ihre Arbeit erkämpfen. Dazu ist es notwendig, daß die Betreuer ihre Aufgabe wohl oder übel politisch verstehen. Dieses Phänomen läßt sich im historischen Rückblick deutlich erkennen. Viele Experten der Suchtbehandlung verstanden sich von jeher gleichzeitig als Kämpfer gegen die Sucht und all die Übel, die als deren Folgeerscheinungen verstanden wurden. Sie vertraten ihre Meinungen und Lösungsvorschläge in durchaus politischem Sinn und versuchten in Auseinandersetzung und Zusammenarbeit mit befaßten Politikern Einfluß auf die entsprechende Gesetzgebung zu gewinnen. Die grundsätzliche Einstellung zur Sucht und zu den Suchtkranken führte dabei zu Polarisierungen innerhalb der Expertenszene. Auf der einen Seite sind Vertreter eines individual-ärztlichen Standpunktes zu orten, die die Suchtkrankheit als medizinisches Problem interpretieren und den Suchtkranken als einen Patienten wie jeden anderen anerkennen. Typische Vertreter dieses Standpunktes waren in den 20-er und dreißiger Jahren Joel und Bonvicini. Diese Autoren trennten streng zwischen der Behandlung des Suchtkranken als einer ärztlichen und der Verhütung des Suchtgiftgebrauches als einer staatlichen Aufgabe. Im Kontrast dazu entwickelte sich der Standpunkt, daß den Suchtkranken selbst hohe Bedeutung in der Ausbreitung der Krankheit zukomme und daher ihrer Behandlung präventiver Wert für das Suchtproblem als Ganzes zuzuordnen sei. Autoren, die diesen Standpunkt einnahmen, stellten zumeist das Gemeinwohl vor die Interessen des Einzelnen und forderten daher, daß diese Behandlung mit allen erdenklichen Mitteln, auch denen des Zwanges, realisiert werden müsse, und daß bei der Behandlung des Einzelnen stets auch die Bedeutung seines Leidens für die Allgemeinheit im Auge zu behalten sei. Als exemplarische Aussage kann folgendes Textzitat gelten, das einem Referat des Wiener Autors Albrecht „Über Rauschgifte und Narkotische Gifte" entnommen ist, das dieser im Jahre 1927 im Rahmen der Fortbildungskurse der Wr. Medizinischen Akademie hielt: „Aber nicht nur die Kokainhändler und Schleichhändler sind als gefährlich anzusehen. Jeder Kokainist ist gemeingefährlich, weil jeder zur Ausbreitung der Seuche beiträgt. Während der Morphinist sich von der Welt abschließt, sucht der Kokainist Geselligkeit und schafft sich gleichgesinnte Seelen. Es sollte deshalb die zwangsweise Entwöhnung jedes Kokainisten gesetzlich angeordnet sein." Hier liegt der typische Fall eines Arztes vor, der in einer schwierigen Behandlungssituation nicht etwa eine Verbesserung der medizinischen Möglichkeiten fordert, sondern sich eine wirksame Therapie von einer Verschärfung von der – wie aus meinen Ausführungen über die gesetzliche Situation in der Zwischenkriegszeit wohl deutlich hervorgeht – ohnehin recht eingreifenden gesetzlichen Lage verspricht. Eine vergleichbare Einstellung läßt sich der früher erwähnten Einschätzung der Entmündigung als präventiver Methode durch Wagner-Jauregg ebenso entnehmen wie Forderungen bestimmter Experten nach Disziplinierung und Zwangsbehandlung. Schließlich liegt sie auch der „rassenbiologisch" motivierten Forderung nach der Sterilisierung von schwer Süchtigen zugrunde, die schon Anfang des 20. Jahrhunderts laut wurden und später unter der Herrschaft des Nationalsozialismus auf tragische Weise reale Gestalt annahmen. Der Gedanke „erblich Minderwertige" zu sterilisieren wurde nach Forel und Dehnow in Deutschland erstmals 1907 von Juliusburger anläßlich des 11. Internationalen Kongresses gegen den Alkoholismus geäußert; die Maßnahme sollte bei Alkoholikern Anwendung finden.

Die aktuelle Situation ist nicht frei von dieser Polarisierung, die vor allem den tagespolitischen Diskurs bestimmt. Allerdings wurde in Österreich von den professionellen Betreuern die Gefahr, die darin für eine sinnvolle Behandlung der abhängigen Klientel besteht, frühzeitig erkannt. Nachdem in den 70-er Jahren noch von vielen hochrangigen medizinischen Experten recht martialische Töne angeschlagen worden waren, davon gesprochen wurde, daß „man nicht vor der Sucht kapitulieren dürfe" kam es, wohl auch als Folge eines Generationenwechsels, unter den Betreuern in den 80-er Jahren zur Entwicklung eines Konsens über einen patienten- und versorgungsorientierten Zugang zu dem Phänomen. Wir konnten im Kontext unserer Untersuchungen immer wieder die Beobachtung machen, daß Therapeuten im Suchtbereich sich heute im Umgang mit dem Einzelfall durchaus mit ihrer Rolle als Repräsentanten der tertiären Prävention identifizieren. Das heißt, daß sie sich in der Wahrung ihrer Aufgabe als Therapeuten im allgemeinen nicht als Kämpfer gegen das abstrakte Gebilde „Sucht" verstehen, sondern als Betreuer von Patienten, die als Einzelschicksale unter konkreten Problemen leiden, die teilweise durch ihre Sucht bedingt sind, teilweise aber auch vom gesellschaftlichen Respons auf diese Krankheit. In deutlicher Abgrenzung von der therapeutischen Funktion erfüllen jedoch viele von ihnen durchaus auch Aufgaben mit primär-präventiver Zielsetzung. Das erste wegweisende Dokument dieses in der Drogensituation der 70-er Jahre in Österreich gewonnenen Standpunktes ist der 1980 von Mader und Strotzka herausgegebene Sammelband „Drogenpolitik".

So wie der Suchtkrankheit selbst, kommt auch ihrer Behandlung eine Sonderstellung bezüglich der Balance von therapeutischen und kontrollierenden Maßnahmen zu. Diese Sonderstellung hat sowohl günstige wie auch ungünstige Auswirkungen auf die Situation der Suchtkranken und die Struktur des Therapiesystems. Beginnen wir mit einem positiven Aspekt: Dieser ist darin zu finden, daß um die verschiedenartigen Einflußsysteme abgestimmt zur Wirkung zu bringen für die Behandlung der Abhängigkeit modellhaft Konzepte entwickelt wurden, die heute als methodische Grundlagen der sozialpsychiatrischen Therapie gelten. Dem mehrdimensionalen Charakter der Sucht entsprechend ist spezialisierte Suchttherapie von jeher multiprofessionell und interdisziplinär ausgerichtet. Ganz offenkundig ist diese Ausrichtung in der Suchttherapie so selbstverständlich, daß sie überall zur Entwicklung kommt, wo Behandlung oder Betreuung einer abhängigen Klientel versucht wird. Das Modell der Alkoholikerfürsorge, das in den Zwanziger Jahren von der Wiener Polizei entworfen wurde, entsprach den Vorstellungen von Multiprofessionalität nicht weniger als ein von gesundheitsbehördlicher Seite entwickeltes Konzept. In diesem Sinne und auch dadurch, daß es Angehörigenarbeit einschloß, die Partner der wegen ihres Alkoholgebrauches auffälligen Personen in die Arbeit einbezog, einem quasi systemischen Ansatz folgte, als dieser Zugang noch ungebräuchlich war, ist diese polizeiliche Maßnahme durchaus als Vorläufer einer sozialpsychiatrischen Struktur zu werten. Andererseits geht wieder aus diesem Modell der besondere Charakter des suchtbezogenen gesellschaftlichen Respons hervor; mir ist von keiner andern Krankheit bekannt, daß ihre Behandlung von der Polizei übernommen wurde. Ebenso gibt es nur im Falle der Suchtkrankheit eine weitgehende Verflechtung von Therapie und Strafe im Sinne einer explizit der Behandlung dieses Leidens dienenden Sonder-(Straf-)anstalt.

Negative Aspekte des Zusammenwirkens von Therapie und Kontrolle entstehen einerseits aus den im SGG festgeschriebenen Regeln im Sinne des „Hineinregierens", das heißt in staatlicher Einflußnahme auf medizinische oder andere therapeutische Maßnahmen und in einer Aufweichung des verfassungmäßigen Verbotes von Zwangsbehandlung und andererseits aus einer inkonsequenten Handhabung des Prinzipes „Therapie statt Strafe". Diese Inkonsequenz besteht vor allem darin, daß durch Therapie zwar unbedingte Strafen in bedingte umgewandelt werden können, daß diese Begünstigung aber ohne Einfluß auf Rechtsfolgen bleibt. Dadurch wird der eventuell erfolgreich behandelte Suchtkranke in eine psychosoziale Situation versetzt, die seiner gesellschaftlichen Integration im Wege steht. In ungünstig gelagerten Fällen wird dadurch der Therapieerfolg egalisiert. Derartige Mißstände legen Zeugnis dafür ab, daß zwar einerseits die Behandlung der Suchtkrankheit sich immer wieder als innovativ erweist und auch anderen Bereichen der Sozialpsychiatrie entscheidende Impulse zu geben vermag, daß sie aber andererseits unter Bedingungen abläuft, die wesenhaft mit der Einstellung verknüpft sind, mit der in der Gemeinschaft ganz allgemein Suchtkranken begegnet und die Suchtkrankheit verwaltet wird. Und diese ist in mancher Hinsicht archaisch, gemahnt uns immer noch und immer wieder von neuem an die vor-Pinelsche Ära der Psychiatrie und an Vorstellungen von einer „moralischen Therapie" psychopathologischer Zustandsbilder.

Literatur

Anonym: Aus dem Journal eines Irrenarztes. Bettauers Wochenschrift. Nr. 24, 1924
Anonym: Cocainism in Vienna. JAMA, Nr. 80, 1925
Albrecht, O.: Über Rauschgifte und narkotische Gifte. Wr. Klin. W. Schr., Jg. 11, Heft 10, Sonderbeilage, 1927
Aschaffenburg, G.: Das Verbrechen und seine Bekämpfung. 3. A., 2. Abdruck, Heidelberg 1933
Bodzenta, E.: Suchtgift täuscht und enttäuscht. BMfUuK, Wien, 1971
Bonvicini, G.: L'appetit pour les toxiques et la lutte contre les toxicomanies. Paris, 1937. Wiederabgedruckt in: Wr. Z. für Suchtforschung, Jg. 15, Nr. 1, 1992, S. 75–93
Brandl, F.: Polizeiliche Trinkerfürsorge. Volksgesundheit, Jg. 4, Heft 4, 1930, S. 93–98. Wiederabgedruckt in: Wr. Z. f. Suchtforschung, Jg. 15, Nr. 3, 1992, S. 53–58.
Bruck, J., Mader, R., Sluga, W.: Rauschgift- und Drogenmißbrauch – ein aktuelles Problem in Österreich? Wr. Med. Wschr., Jg. 117, Nr. 42/43, S 948–952, 1967
Bundesministerium für Inneres, Abt. II/8, Zentralstelle für die Bekämpfung der Suchtgiftkriminalität: Jahresberichte 1975–1991
Bundesministerium für Justiz: Suchtgiftgesetznovelle 1985
Domesle, L.: Persönlichkeit und Einstellungen von nicht-süchtigen Halluzinogenkonsumenten. Diplomarbeit, Wien, 1989
Eisenbach-Stangl, I.: Eine Gesellschaftsgeschichte des Alkohols. Frankfurt, 1991
Eisenbach-Stangl, I.: Drogenpolitik in den 80-er Jahren: Drogenkrieg und AIDS. Krim. soz. Bibl., Jg. 16, Heft 63/64, 1989, S. 3–15
Eisenschiml, W.: Behördliche Verfügungen zur Bekämpfung des Alkoholismus in Österreich. In: Alkohol und Polizei. Öffentliche Sicherheit. Polizei Rundschau, 1. Folge Wien, 1926
Erlacher, I., Eigner, R.: Die Drogensituation in Österreich. Mitt. d. öst. San. verw., Jg 95, Heft 11, S. 345–352, 1992
Erlacher, I.: Die Drogensituation in Österreich. In: Brosch,R. und Juhnke, G. (Hg.): Sucht in Österreich. Wien, 1993
Feuerstein, G. (Hg.): Suchtgiftbekämpfung, Ziele und Wege. Berlin, 1944
Forel, Au., Dehnow, F.: Vererbung und Geschlechtsleben. Dresden, o. J.
Freud, S.: Über Coca. Wien, 1884
Gabriel, E.: Das Wiener Arbeitsverfahren bei der Suchtgiftbekämpfung, seine bisherigen Ergebnisse und Folgerungen. In: Feuerstein, G. (Hg.): op. cit.
Gastager, H.: Die persönlichen und soziokulturellen Phänomene des Rauschgiftmißbrauches bei Jugendlichen. Z. f. klin. Psychol. Psychother. 21, Heft 1, S. 54–64, 1973
Hacker, P.: Drogentote in Wien. Bericht im November 1993 in Wien
Joel, E.: Die Behandlung der Giftsuchten. Leipzig, 1928. Teile wiederabgedruckt in Wr. Z. f. Suchtforschung, Jg. 3, 1980

Kartnig, Th.: Opium „made in Austria". Öffentl. Sicherheit 7/8, 1990, S. 13
Kauffmann, A.: Der Kokainismus und Morphinismus in der Kriegs- und Nachkriegszeit vom gerichtsärztlichen Standpunkt. Allg. Z. f. Psych. u. psych Ger. Med., Jg. 80, 5/6, S. 391–415, 1925
Kleiter, G. D., Miribung, J., Perrez, M.: Drogenkontakt bei Mittel- und Berufsschülern einer Kleinstadt. Z. f. klin. Psychol. Psychother. 22, Heft 2, S. 161–168, 1974
Kosmehl: Der sicherheitspolizeiliche Einsatz bei der Bekämpfung der Betäubungsmittelsucht. In: Feuerstein, G. (Hg.): op. cit.
Kryspin-Exner, K.: Polytoxikomanie bei Jugendlichen. Neuropsychopharmakol. 3, S 116–122, 1970
Langer, Fr.: Süchtigkeit als soziales Problem in Österreich. Jg. 57, Heft 2, S. 35–37, 1957
Linz: Behördliche Durchführung des Opiumgesetzes. Ziele und Ergebnisse. In: Feuerstein, G. (Hg.): op. cit.
Linz: Betäubungsmittelsuchten und Statistik. Samml. Verg. fälle. Arch. Toxikol. Jg. 14, S. 288–310, 1951
Löschenkohl, E.: Jugendliche und Rauschmittel. Wien, 1971
Mader, R., Sluga, W.: Veränderungen im Erscheinungsbild suchtkranker Jugendlicher. Wr. med. W. schr., Jg. 120, Nr. 18/19, S. 1–11, 1970
Mader, R., Sluga, W.: Suchtmittelmißbrauch bei Jugendlichen in Österreich. Kriminalistik, Jg. 26, Heft 7, S.351–354, 1972
Mader, R., Sluga, W.: Soziale Verläufe und Katamnesen rauschgift- und drogenabhängiger Jugendlicher. Wr. med. Wschr., Jg. 119, Nr. 37, S. 604–608, 1969
Mader, R., Strotzka, H.: Drogenpolitik. Wien, 1980
Maritsch, F., Springer, A., Uhl, A.: Das Cannabisproblem in Österreich. Ergebnisse einer quantitativen und qualitativen Untersuchung. Forschungsbericht, Wien, 1985
Meggendorfer, Fr.: Der schwere Alkoholismus. Handbuch der Erbkrankheiten, Bd. 3, Leipzig, 1940
Patzak, Fr.: Suchtgiftverbrauch und Süchtigkeit in Österreich. Mitt. d. öst. San. verw. Jg. 56, Heft 7, S. 160–161, 1956
Pohlisch, K.: Rauschgifte in ihrer Beziehung zur Konstitution und Rasse. Referat anläßlich der V. Europäischen Vereinigung für psychische Hygiene in München vom 22. bis 23. August 1938. Z. f. psych. Hyg., Bd. 12., Heft 1/2, 1939
Rodet: Allgem. Wr. Med. Z., Nr. 27, 1897
Rudas, St., Hermann, P., Divis, E.: Drogen- und medikamentenbedingte Suchtkrankheiten und ihre Behandlung unter großstädtischen Bedingungen. Wr.Z.f.Suchtforschung, Jg. 12, Nr. 1/2, 1989
Schroff, C. D.: Lehrbuch der Pharmacologie. Wien, 1862
Schroff, K. D.: Fall einer Vergiftung mit Haschisch. Wochenblatt der Zeitschrift der Ges. d. Ärzte in Wien. Jg. 3, No 40, 1857. Wiederabgedruckt in Wr. Z. f. Suchtforschung, Jg. 2, Nr. 4, 1979, S. 39–44
Sluga, W., Spiel, W.: Die Gammler.(Eine sozialpsychiatrische Studie). Nervenarzt, Jg. 39, Heft 6, S 260–266, 1968
Springer, A.: Der Suchtkranke als doppelt stigmatisierte Existenz zwischen medizinischer und juridischer Kontrolle. In: Mader, R. und Strotzka, H. (Hg.), 1980. op. cit.
Springer, A.: Otto Groß und J. R. Becher. Zur Narkotomanie in der Boheme des Deutschen Expressionismus. Wr. Z. f. Suchtforschung, Jg. 2, Nr. 19, 1979
Springer, A.: Kokain. Mythos und Realität. Wien-München, 1989
Springer, A., Uhl, A., Maritsch, M.: Das Cannabisproblem in Österreich. Wr. Z. f. Suchtforschung. Jg. 10, 1987, Nr. 1/2, S. 3–33
Springer, A.: Wie die junge Psychiatrie den Teufel Alkohol austreiben wollte. Krim. Soz. Biogr., Jg. 13, Heft 50/51, 1986, S. 39–60.
Springer, A.: Die Auswirkung der Epidemiologie der HIV-Infektion auf den gesellschaftlichen Respons auf den Mißbrauch psychoaktiver Substanzen. Wr. Z. f. Suchtforschung, Jg. 13, Nr. 1.,1990, S. 39–44

Springer, A.: Der veränderte Stellenwert der medizinischen Versorgung drogenabhängiger Klienten. Wr. Z. f. Suchtforschung, Jg. 14, Nr. 3/4, 1991, S. 33–37

Springer, A.: Heroinmythologie und Heroinkontrolle. In: Böker, W. und Nelles, J. (Hg.): Drogenpolitik wohin? Bern, 1991

Springer, A., Kremser, M.: Erste Erfahrungen aus einer Modellstation zur Behandlung drogenabhängiger Jugendlicher. Wr. Z. Nervenheilkunde, Jg. 31, 1973, S. 241

Stransky, E.: Allgemeine und spezielle Psychiatrie. Band 2. Leipzig, 1919

Strobl, K.: Beitritt Österreichs zu internationalen Suchtgiftabkommen. Mitt. d. öst. San. verw., Jg. 51, Heft 9, S. 200–201, 1951

Uhl, A., Springer, A., Maritsch, F.: Opiatabhängigkeit. Forschungsbericht des Bundeskanzleramtes, Wien, 1988

Uhl, A., Springer, A., Werner, E.: Substitutionsbehandlung in Österreich. Forschungsbericht des BMG, Wien, 1992

Wagner-Jauregg, J.: Gerichtliche Psychopathologie. In.: Hofmann, E. R.: Lehrbuch der Gerichtlichen Psychiatrie. 10. A. Berlin/Wien, 1923

Ein „Alkoholportrait" Österreichs

Alkoholkonsum, Alkoholwirtschaft, alkoholbezogene Probleme und alkoholbezogene Kontrollen

I. Eisenbach-Stangl

1. Die Konstanz des Alkoholkonsums

Im Besitz des Kammerhof Museums in Bad Aussee befindet sich eine in Öl gemalte „Völkertafel" mit einer „kurzen Beschreibung der in Europa befindlichen Völker und ihrer Eigenschaften". Sie stammt aus der ersten Hälfte des 18. Jahrhunderts, und ist als frühe Arbeit über den „Nationalcharakter" zu begreifen, der des wissenschaftlich-ordnenden und klassifizierenden Blicks ebenso wenig entbehrt, wie der rassistischen Vorurteile. Letzteres ist heute wohl zu betonen. Ich möchte mich bei meinen folgenden Ausführungen jedoch ausschließlich mit dem wissenschaftlich-klassifizierenden Blick beschäftigen, und den dargestellten Volkscharakter des „Deutschen" und seinen Bezug zum Trinken beschreiben. Was liebt der Deutsche im Gegensatz zu allen anderen Völkern? „Den Trunk". Womit vertreibt sich der Deutsche im Gegensatz zu allen anderen Völkern die Zeit? „Mit Trinken". Sein Leben geht folgerichtig auch „in Wein" zu Ende, während der Italiener, der „den Wein im Überfluß hat" – also produziert – sein Leben im Kloster beendet. In der vorgestellten Typologie weist keiner der anderen Nationalcharaktere einen derart engen Bezug zum Trinken auf wie der Deutsche.

Rund 200 Jahre später – 1922 – erscheint ein Buch des österreichischen Arztes Rudolf Wlassak, mit dem Titel „Grundriss der Alkoholfrage". In ihm ist eine Graphik abgedruckt, die den engen Bezug des Deutschen und des Österreichers zum Trinken mit wissenschaftlicheren Methoden neuerlich belegt (vgl. Abb. 1). Rudolf Wlassak war Gründungsmitglied des Österreichischen Arbeiter-Abstinentenbundes, der Abstinenzvereinigung der sozialdemokratischen Partei Österreichs, und außerdem war er Gründer der ersten österreichischen Trinkerheilstätte am Steinhof. Daß Rudolf Wlassak – ein Arzt, ein Abstinenzler und Gründer, wie Leiter einer Alkoholikerheilstätte – sich zu Beginn dieses Jahrhunderts mit dem Trinken beschäftigte, zeigt allein schon, daß in den zweihundert Jahren, die zwischen der „Völ-

30 I. Eisenbach-Stangl

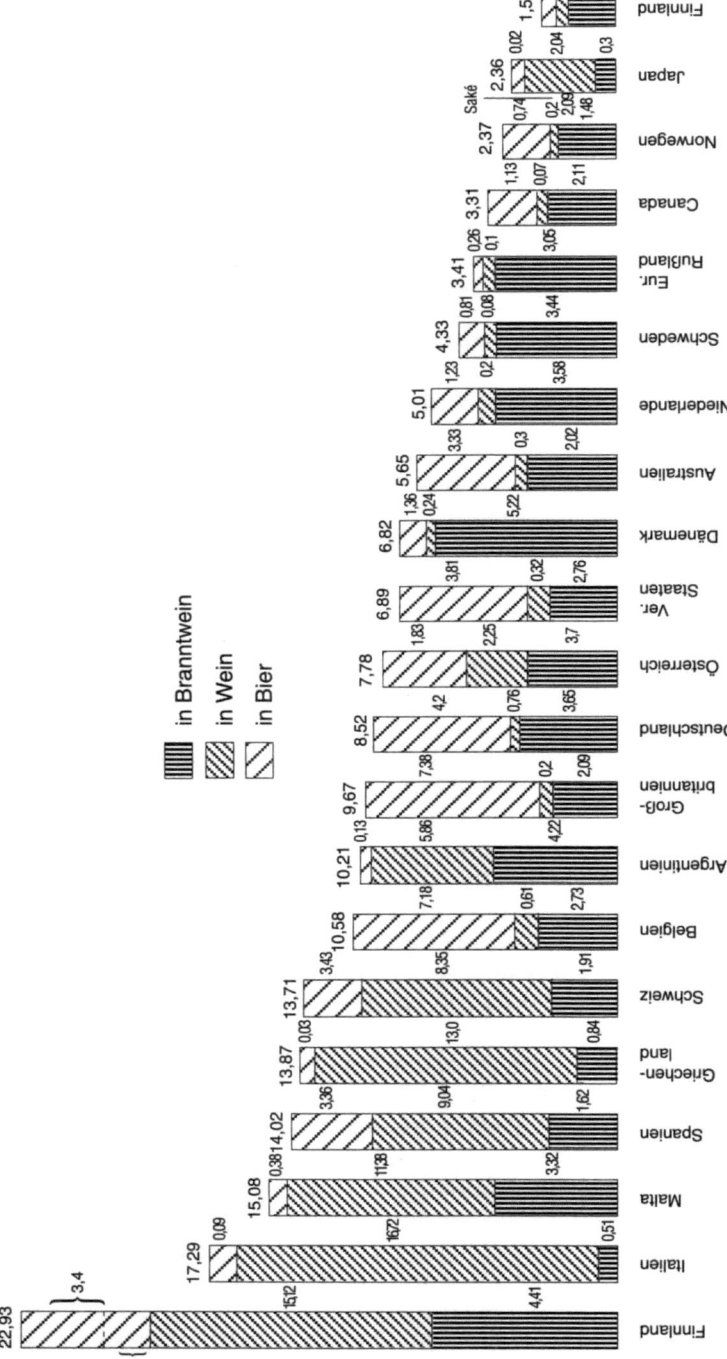

Abb. 1. Der Pro-Kopf-Verbrauch in Litern reinen Alkohols, 1906–1910. Quelle: Wlassak 1922

kertafel" und seinem Werk liegen, viel mit dem Trinken und dem Alkohol geschehen war. Ich kann hier nicht näher auf die Geschichte des Trinkens und des Alkohols eingehen und möchte nur anmerken, daß das Trinken und der Alkohol in dieser Zeit zunehmend als Problem wahrgenommen wurden. Die Entstehung der großen Temperenz- und Abstinenzbewegungen, die die neue „Problemperspektive" ausdrückten und verbreiteten, fällt in das 19. Jahrhundert.

In der Graphik, die in Wlassak's „Grundriss der Alkoholfrage" abgedruckt ist, wird der Alkoholkonsum in verschiedenen Ländern anhand des Pro-Kopf-Verbrauchs an reinem Alkohol verglichen. Die Österreicher und die Deutschen besetzen nun Platz zehn und elf, nicht Platz eins, wie in der „Völkertafel". Sie nehmen Ränge hinter den Ländern ein, in denen – wie beispielsweise in Italien – Wein produziert wird. Österreich hat diesen Rang in neueren Statistiken bis heute behalten – trotz weiterhin verbesserter Messungen und trotz Einbeziehung vieler neuer – vor allem nicht-europäischer – Länder in den Vergleich: Dies belegt eine jährlich erscheinende holländische Publikation über den Alkoholkonsum „in der Welt" (Produktschaap voor gedistileerde Dranken, 1992).

Mit gewisser Großzügigkeit, die angesichts der noch immer vorhandenen Meßungenauigkeit erlaubt erscheint, läßt sich auch behaupten, daß sich die Rangliste der Länder, die vor Österreich und etwas dahinter liegen, in den letzten 80 Jahren wenig verändert hat. Betrachtet man die Höhe des Pro-Kopf-Konsums an reinem Alkohol, fällt lediglich auf, daß er sich in den europäischen Hochkonsumländern – und als solche lassen sich die ersten etwa 20 Länder dieser Rangliste wohl bezeichnen – angeglichen hat. In Frankreich, zum Beispiel, wird doch deutlich weniger getrunken als zu Beginn des Jahrhunderts, in Österreich hingegen, etwas mehr.

2. Der Wandel der Getränkepräferenzen

Abbildung 2 zeigt die Entwicklung des Pro-Kopf-Konsums an reinem Alkohol in Österreich vom Ende des 19. Jahrhunderts bis heute. Im Groben folgt die Entwicklung des Pro-Kopf-Konsums der wirtschaftlichen Entwicklung: Der Alkoholkonsum verfiel während der beiden Weltkriege und während der großen Depression Ende der 20er Jahre, und erholte sich nach den beiden Weltkriegen nur langsam. Der Abbildung ist jedoch auch zu entnehmen, daß die Entwicklung des Pro-Kopf-Konsums nicht allein mit wirtschaftlichen Faktoren erklärt werden kann: Der Rückgang zu Beginn dieses Jahrhunderts fällt nicht in eine Zeit schwerer ökonomischer Probleme – er ist im Zusammenhang mit dem Aufstieg der Abstinenzbewegung zu betrachten. Und in den 70er und 80er Jahren stagnierte der Alkoholkonsum, wiewohl die wirtschaftliche Entwicklung nicht stagnierte. Zu erwähnen bleibt, daß sich der Alkoholkonsum seit dem Zweiten Weltkrieg auch in den anderen europäischen Ländern ähnlich entwickelt hat.

Die Abbildung zeigt auch in welcher Form der Alkohol in Österreich getrunken wird. In der Zweiten Republik in etwa zur Hälfte in Form von

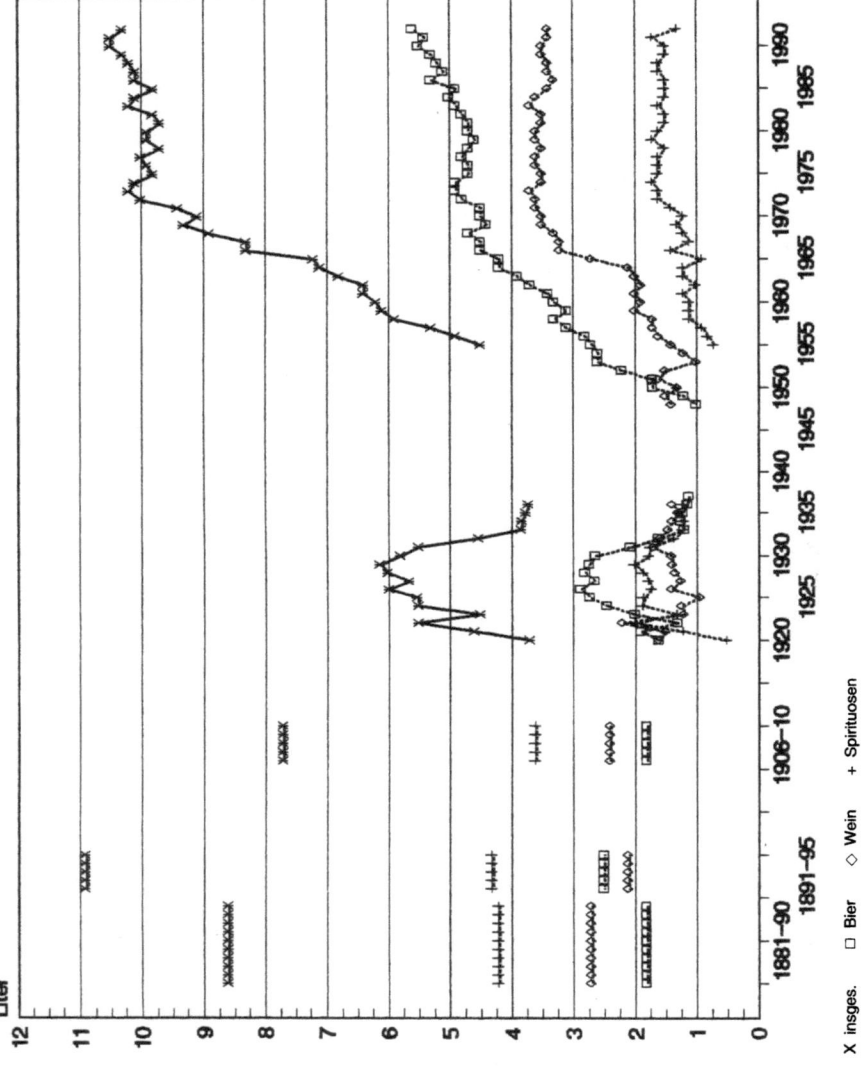

Abb. 2. Der Pro-Kopf-Konsum an Bier, Wein und Spirituosen in Litern reinen Alkohols und der Pro-Kopf-Konsum an reinem Alkohol insgesamt, 1881–1992. Quelle: Wlassak 1922, Eisenbach-Stangl 1991, Datenmaterial des SZA; eigene Berechnungen

Bier, etwa zu einem Drittel in Form von Wein, etwa zu einem Sechstel in Form von Spirituosen.

Dies war nicht immer so, wie ein Blick auf die Ergebnisse für die Erste Republik zeigt, in der Wein, vor allem aber die Spirituosen, eine weit wichtigere Rolle spielten. Vor dem Ersten Weltkrieg wurde im übrigen noch fast die Hälfte des Alkohols in Form von Spirituosen genossen. Trotz der Konstanz des Konsumausmaßes ist ein längerfristiger Trend zu leichteren alkoholischen Getränken also unverkennbar.

Heute jedenfalls ist Österreich als „Bier- und Weinland" zu bezeichnen, etwa im Gegensatz zu skandinavischen, aber auch osteuropäischen Ländern, wo der vorherrschende Alkoholkonsum Spirituosenkonsum ist (Bruun u. a. 1975).

Dieses Ergebnis läßt sich differenzieren, betrachtet man Österreich etwas genauer, z. B. nach Bundesländern: dann nämlich stellt sich heraus, daß die östlichen Bundesländer als „Weinländer" bezeichnet werden können, da sie Länder sind, in denen der Alkohol vorrangig in Form von Wein genossen wird, die westlichen Bundesländer hingegen als „Bierländer". Die österreichischen „Weinländer" sind zugleich auch die österreichischen Weinbauländer: Wein wird also vor allem dort getrunken, wo er produziert wird – dasselbe trifft für die Weinbauländer Italien, Frankreich, Spanien, Portugal zu – hinsichtlich ihres Konsums lassen sie sich klar als Weinländer klassifizieren.

Die Weinländer sind zugleich auch die Länder mit dem höchsten Pro-Kopf-Konsum an reinem Alkohol; in den Bierländern wird im Durchschnitt weniger getrunken, in den Ländern, in denen der Schnapskonsum vorherrscht am wenigsten. Dies schlägt sich z. B. auch im österreichischen Todesursachenatlas nieder, aus dem klar hervorgeht, daß die Leberzirrhosesterblichkeit im Osten in den Weinbauregionen Österreichs deutlich höher liegt als in den westlichen Bierländern.

3. Die geschlechts- und altersspezifischen Trinkgewohnheiten

Die geschlechtsspezifischen Trinkgewohnheiten sind in Österreich deutlich ausgeprägt. Frauen sind zwar nicht häufiger abstinent als Männer, doch trinken sie weit seltener und weit geringere Mengen. Sie konsumieren etwa ein Drittel des Alkohols, der in Österreich getrunken wird. Dieses Verhältnis – ein Drittel des Alkohols wird von den Frauen konsumiert, zwei Drittel von den Männern – hat sich in den letzen Jahrzehnten nicht verändert. Der „Trinkabstand", den die österreichischen Frauen zu den österreichischen Männern halten, hat Tradition und hat sich mit steigender Berufstätigkeit der Frauen nicht verringert. Die berufliche Emanzipation der Frauen hat in Östereich nicht dazu geführt, daß sie ihre Trinkgewohnheiten jenen der Männer angeglichen haben (Eisenbach-Stangl 1986).

Noch stärker differieren die Trinkgewohnheiten altersmäßig. Etwa ab dem 15.–16. Lebensjahr, dem eigentlichen Einstiegsalter – probiert wird natürlich schon früher – steigt der Alkoholkonsum bis zum 30. Lebensjahr kontinuierlich an. Am stärksten wird zwischen dem 30. und dem 50. Lebensjahr getrunken. Dann fällt der Alkoholkonsum wieder langsam ab. Am intensivsten wird also in der Mitte des Lebens getrunken. Die 30–50jährigen Männer sind eindeutig jene Bevölkerungsgruppe, die den größten Teil des in Österreich getrunkenen Alkohols konsumiert. Sie, und weder die Frauen noch die Jugendlichen, sind daher die Bevölkerungsgruppe, deren Alkoholgenuß die größte Besorgnis und Aufmerksamkeit gelten sollte. Da jedoch immer wieder die Jugendlichen im Mittelpunkt der öffentlichen Aufmerksamkeit stehen, möchte ich doch einige Anmerkungen zu ihren Trinkgewohnheiten machen.

Einstiegsalter ist, wie erwähnt, etwa das 15.–16. Lebensjahr. Dies war keineswegs immer so. Zu Beginn dieses Jahrhunderts, also vor etwa 90 Jahren, waren erste Erhebungen über den Alkoholkonsum von Kindern in Wien, Niederösterreich und der Steiermark, also in Weinländern durchgeführt worden. Sie zeigten, daß etwa ein Fünftel der 6–14jährigen Kinder täglich alkoholische Getränke zu sich nahm. Nicht nur Bier und Wein standen auf ihrer Getränkeliste, auch Branntwein – der ihnen im übrigen nicht selten vom Hausarzt zur Ernährung, Stärkung und als Heilmittel verordnet wurde. Die Haltung zum Alkoholkonsum von Kindern und Jugendlichen veränderte sich maßgeblich durch die Jugendlichen selbst. In der Zwischenkriegszeit forderten die Jugendorganisationen aller Parteien ein Ausschankverbot von alkoholischen Getränken: erst ab dem 16. Lebensjahr sollten Jugendliche in der Öffentlichkeit trinken dürfen. Dies war ihren erwachsenen Parteigenossen zu viel: Im Parlament wurden lange und hitzige Debatten geführt und erst ein Jahr später, 1922, ein Ausschankverbot bis zum 18. Lebensjahr beschlossen (Eisenbach-Stangl 1991).

Die Jugendlichen selbst haben also maßgeblich dazu beigetagen, daß die Kindheit und der erste Teil des Jugendalters heutzutage weitgehend nüchtern verlaufen, daß erst mit 15–16 Jahren ein langsamer Einstieg in den Alkoholkonsum erfolgt und man sich erst mit etwa 18 Jahren den Trinkgewohnheiten eines österreichischen Erwachsenen nähert.

Bemerkenswert ist auch, daß seit Beginn der 70er Jahre ein neuerlicher Nüchternheitstrend unter Jugendlichen zu beobachten ist, der sich in den 80er Jahren verstärkt hat. Die neue Nüchternheit der Jugendlichen, die im übrigen auch den Tabakgenuß und illegalen Drogenkonsum einschließt, vollzieht sich im Gegensatz zur Nüchternheit der Jugendlichen nach dem Ersten Weltkrieg, allerdings sehr langsam, individualistisch und still und von der Öffentlichkeit unbemerkt (Eisenbach-Stangl 1993).

Doch ändern sich nicht nur die Trinkgewohnheiten der Jugendlichen, auch die Bedeutung, die alkoholische Getränke für sie haben, scheint einem Wandel unterworfen zu sein. Alkoholische Getränke haben in Österreich ganz allgemein die Bedeutung eines sozialen Stimulans oder, wenn man es provokanter formulieren will, einer sozialen Droge. Man trinkt üblicherweise in Gesellschaft und nicht allein, und man trinkt, um sich sozial anzuregen. Berauschung ist nicht das vorrangige Ziel, wie z. B. in den skandinavischen Ländern, der Schwips ist hingegen ein häufiges und vermutlich auch willkommenes Ereignis. Auch für Jugendliche haben die alkoholischen Getränke diese Bedeutung behalten, doch zeichnet sich hier ein Bedeutungswandel ab. Die alkoholfreien Getränke scheinen zunehmend an Wertigkeit zu gewinnen, „in" zu sein, da sie als sportlicher, aktiver und gesünder wahrgenommen werden. Die nächsten Jahre werden zeigen, in welchem Maße dieser Trend anhält und wie weit es zu einem allgemeineren Bedeutungswandel der alkoholischen Getränke in Österreich kommen wird (Brunmayr 1989, 1989a, Klemenjak und Praschl 1990).

4. Alkoholproduktion und Alkoholpolitik

Die Erzeugung alkoholischer Getränke wird in der österreichischen Öffentlichkeit üblicherweise ausschließlich als wirtschaftliches Phänomen und nicht als zumindest auch sozialpolitisch relevantes Phänomen diskutiert. Als sozialpolitisch relevantes Problem wird die Erzeugung nur dann begriffen, wenn Produktionsmängel entdeckt werden – wie zum Beispiel beim „Weinskandal" von 1985. Mit Besorgnis und Empörung wird darüber hinaus auch bei Preiserhöhungen und bei deren Vorboten – also bei der Prognose einer schlechten Weinernte – reagiert. Die Alkoholproduktion wird also nur dann „bemerkt", wenn es Anlaß zu Empörung oder zu Besorgnis um die adäquate und ausreichende Versorgung mit den Lieblingsdrogen der Österreicher gibt. Der Grund hierfür ist nicht, daß die Produktion der alkoholischen Getränke ein vernachlässigtes Stiefkind in Österreich ist, sondern verweist auf die Normalität und Alltäglichkeit der alkoholischen Getränke. Man ist hierzulande einfach daran gewöhnt, daß sie zu vergleichsweise günstigen Preisen, in günstiger Qualität überall erhältlich sind, bei den Produzenten, in allen Geschäften und in allen Gaststätten.

Die Allgegenwart der alkoholischen Getränke hat nicht zuletzt damit zu tun, daß Österreich sich selbst mit allen alkoholischen Getränken in ausreichendem Maße versorgt. Oder anders ausgedrückt: In Österreich wird fast ausschließlich getrunken, was in Österreich hergestellt wird. Die Alkoholproduktion ist dementsprechend ein wichtiger wirtschaftlicher Faktor, wie die folgenden Zahlen zu illustrieren vermögen: Immerhin produzierten 1980 etwa ein Siebentel aller landwirtschaftlichen Betriebe Wein und nahm Österreich in der Weltrangliste der Weinproduzenten Platz 16 ein. Beim Bier nahm Österreich „nur" Platz 25 der Weltrangliste der Bierproduzenten ein und produzierte „nur" 2,2% der Weltbierproduktion. Die österreichischen Brauer erzeugten 1984 Produkte, deren Wert 10% des Produktionswertes der gesamten Nahrungs- und Genußmittelindustrie betrug (Eisenbach-Stangl 1991).

Der österreichische Staat griff vielfach in die Alkoholproduktion ein: allerdings nie aus gesundheits- oder sozialpolitischen Motiven, wie zum Beispiel in Skandinavien. Die Alkoholmonopole der skandinavischen Staaten sind zumindest auch aus gesundheits- und sozialpolitischen Gründen errichtet worden (Mäkelä 1987). In Österreich hingegen sind die staatlichen Eingriffe bis heute ausschließlich aus wirtschaftlichen und fiskalischen Motiven erfolgt. Die berühmt-berüchtigte Reblaus war im 19. Jahrhundert ein

Anlaß für erste staatliche Stützungsaktionen. Die Förderung des Weinbaus wurde in der Ersten und Zweiten Republik ausgedehnt. Sie galt zunehmend auch der Qualität des Weins, seinem Absatz und seiner Vermarktung.

Schutz und Förderung der krisenanfälligen agrarischen Produktion stellte auch ein wesentliches Moment der staatlichen Eingriffe in die Spirituswirtschaft seit dem Ende des 19.Jahrhunderts dar. Staatliche Eingriffe in die Spirituswirtschaft waren jedoch auch stets deutlich fiskalisch motiviert. So wurde zum Beispiel das deutsche Branntweinmonopolgesetz, das 1939 auch für die Ostmark in Kraft gesetzt worden war, nach 1945 beibehalten, weil der österreichische Staat dadurch höhere Einnahmen erzielen konnte als durch die österreichischen Gesetze, die vor 1939 in Geltung gewesen waren.

Fast ausschließlich fiskalischen Interessen dienten und dienen Eingriffe in die Brauwirtschaft. Das österreichische Brauwesen ist der unproblematischste, rein industriell-gewerbliche Wirtschaftszweig der österreichischen Alkoholwirtschaft, der im 19. Jahrhundert den höchsten Konzentrationsgrad des Brauwesens in Europa erreichte. Bei der Besteuerung von Bier – und darauf konzentrierten und konzentrieren sich die staatlichen Eingriffe, neben einigen Qualitätsbestimmungen – ist nur auf die zahlreichen Bierkonsumenten Rücksicht zu nehmen. Denn Preiserhöhungen bei Bier konnten zu Bierstreiks führen, wie es zum Beispiel vor dem Ersten Weltkrieg geschah (Schacherl 1909). In der Zweiten Republik wurde daher auf den Charakter des Bieres als „Volksgetränk", wie es in parlamentarischen Debatten genannt wurde, Rücksicht genommen und die Aushandlung des Bierpreises der Paritätischen Kommission unterworfen.

Halten wir also fest: staatliche Eingriffe in die Alkoholwirtschaft erfolgten in Österreich nie aus gesundheits- oder sozialpolitischen Motiven oder auch, um die öffentliche Ruhe und Ordnung zu schützen. Alkoholbezogene Probleme wurden nie über das Angebot geregelt, sondern nur über die individuelle Nachfrage, nie über „die Flasche", sondern ausschließlich über „den Mann", obwohl die Abstinenzbewegung in Österreich die Regulierung des Angebotes in der Zwischenkriegszeit sehr wohl verlangt hatte. Der Sozialdemokratische Arbeiter-Abstinentenbund hatte als Fernziel die Prohibition im Programm und eine kleinere deutschnationale Abstinenzvereinigung startete 1924 eine Unterschriftenaktion, die ebenfalls auf ein Alkoholverbot in Österreich zielte. Wie die Geschichte der staatlichen Eingriffe in die Alkoholwirtschaft jedoch zeigt, waren die Abstinenzkräfte zu schwach, die politischen Kräfte der Alkoholwirtschaft zu stark, um eine staatliche Kontrolle des Angebotes durchzusetzen.

5. Die Struktur alkoholbezogener Probleme

Wie jedoch zweifellos ein Zusammenhang zwischen Angebot und Nachfrage besteht (Lutz und Leu 1977) , besteht auch ein Zusammenhang zwischen Alkoholkonsum und alkoholbezogenen Problemen. Der Zusammenhang von Konsum und Problemen läßt sich vereinfacht folgendermaßen darstellen: (1) Je mehr getrunken wird, desto mehr alkoholbezogene Probleme treten auf. Und (2) welche Art von alkoholbezogenen Problemen auftreten, hängt davon ab, wie getrunken wird. Die Art der alkoholbezogenen Probleme variiert eng mit den Trinkgewohnheiten (Mäkelä 1987 und 1993).

Weder die Trinkgewohnheiten, noch die alkoholbezogenen Probleme, oder gar der Zusammenhang zwischen beiden sind in Österreich gut erforscht. Man sieht und bemüht sich in Österreich nur um zwei Arten von Problemen, die die bekannten Spitzen des Eisberges sind: um den Alkoholismus und um Straßenverkehrsunfälle mit Personenschaden mit alkoholisierten Beteiligten. Im übrigen werden auch diese beiden Problembereiche nicht ausreichend statistisch dokumentiert.

Zugegeben: die Zusammenhänge sind höchst kompliziert und schwer erforschbar. Alkoholkonsum ist nie die einzige Ursache für ein Problem und die alkoholbezogenen Probleme fügen sich zumeist zu Problemfeldern, in denen physische, psychische, soziale und ökonomische Probleme aufeinandertreffen und sich übereinanderschieben. Ich möchte die Komplexität anhand der Entwicklung der Verkehrsunfälle mit Personenschaden mit alkoholisierten Beteiligten seit 1975 kurz illustrieren (vgl. Tabelle 1).

Tabelle 1. Verkehrsunfälle mit Personenschaden mit alkoholisierten Beteiligten, hierbei Verunglückte und davon Getötete pro 100 000, 1975–1992

	Unfälle	Verunglückte	Getötete
1975–79	54.4	84.6	4.1
1980	53.0	83.2	3.3
1981	52.9	81.5	3.0
1982	55.8	87.0	3.5
1983	55.9	88.0	3.5
1984	54.9	82.4	3.0
1985	49.7	75.8	2.3
1986	44.1	66.5	2.0
1987	44.2	66.4	2.3
1988	39.8	60.1	2.4
1989	42.4	64.0	2.0
1990	39.5	57.4	1.6
1991	36.5	54.9	1.3
1992	38.9	55.9	1.4

Quelle: Datenmaterial des StZA, eigene Berechnungen

Die alkoholbezogenen Straßenverkehrsunfälle gehen bereits seit Beginn der 70er Jahre zurück, zu der Zeit als der Alkohokonsum in Österreich zu stagnieren begann. Doch kann der Rückgang nicht mit dem stagnierenden Konsum allein erklärt werden, denn gleichzeitig gingen auch die nicht-alkoholbezogenen Straßenverkehrsunfälle in ähnlichem Ausmaß zurück. Erhöhte Verkehrsdichte und zunehmende Verregelung des Verkehrs sind um nur einige weitere wichtige Erklärungsfaktoren zu nennen – in Betracht zu ziehen. Der kurzfristige Rückgang im Jahre 1988 ist hingegen mit großer

Wahrscheinlichkeit auf eine Reduktion des Alkoholgenusses im Zusammenhang mit dem Lenken eines Fahrzeuges zurückzuführen: in diesem Jahr wurde erstmals „Alkomat" eingesetzt. Ein Jahr später, 1989, scheint sich die fahrzeuglenkende Bevölkerung jedoch bereits an das neue Kontrollgerät gewöhnt zu haben (Alkomat-Bilanz 1988). Der abermalige, kurzfristige Abfall der „Alkoholunfälle" im Jahr 1991 hingegen, bleibt zur Gänze erklärungsbedürftig: Hat die fahrzeuglenkende Bevölkerung gerade in diesem Jahr auf „Don't Drink and Drive"-Kampagnen reagiert und wenn ja, warum? Und/oder überprüfte die Exekutive in diesem Jahr seltener ob ein „Unfallenker" alkoholisiert war und wenn ja, warum?

Nachdem ich zum einen auf den Zusammenhang von Alkoholkonsum und alkoholbezogenen Problemen verwiesen habe, zum anderen auf die Komplexität dieses Zusammenhanges, möchte ich einige Annahmen über die Art der in Österreich vorherrschenden Probleme formulieren: Ich denke, daß die österreichischen Trinkgewohnheiten – das hohe Ausmaß des Konsums und die Alltäglichkeit des Genusses – insbesondere viele Arten von physischen Krankheiten fördern, ohne sie allein zu verursachen. Ein vergleichsweise enger Zusammenhang ist zweitens auch zwischen psychosozialen Problemen aller Art – nicht nur Suchtproblemen – und dem Alkoholkonsum zu vermuten, wobei die Richtung des Zusammenhanges nach beiden Seiten verläuft: Alkohol kann als Selbstmedikation zur Bewältigung psychoszialer Krisen eingesetzt werden, und Entstehung wie Ausbruch psychosozialer Krisen kann durch Alkoholkonsum gefördert werden. Ich denke, daß schließlich drittens die „integrativen" österreichischen Trinksitten – im Gegensatz zu den „explosiven" skandinavischen und osteuropäischen (Lenke, Norström 1986, Morawski 1986) – Gewalttätigkeiten aller Art eher mindern als fördern.

Die Analyse der Entwicklung und Struktur der alkoholbezogenen Kontrollen in Österreich unterstützt die Annahmen über die Struktur der alkoholbezogenen Probleme. Ich möchte im folgenden jene Aspekte des Kontrollsystems – man könnte es durchaus auch Bewältigungssystem nennen – herausarbeiten, die auf die erwähnte Problemstruktur verweisen und mit meinen Hypothesen in umgekehrter Reihenfolge beginnen:

(1) Meine dritte Annahme war, daß die österreichischen Trinksitten auf Grund ihrer Integriertheit in das Alltagsleben Gewalttätigkeit aller Art eher mindern als fördern. In diesem Zusammenahng ist auch an die Bedeutung der alkoholischen Getränke als soziales Stimulans oder als soziale Droge zu erinnern. Das Österreichische Strafrecht weist eine Besonderheit auf, die diese Hypothese unterstützt. Seit Beginn des 19.Jahrhunderts enthält das Strafgesetz das Delikt der selbstverschuldeten vollen Berauschung. Wegen voller, selbstverschuldeter Berauschung wird eine Person bestraft, wenn sie im Zustand der Volltrunkenheit eine Straftat begangen hat. Dies kann sowohl eine kleine Sachbeschädigung wie auch ein Totschlag sein. Der Strafrahmen für die volle Berauschung ist so niedrig angesetzt, daß es für den Täter immer besser ist für die Volltrunkenheit anstatt für das begangene Delikt bestraft zu werden. Obwohl der Strafrahmen seit den 50er Jahren deutlich erhöht worden ist, ist noch immer die Milde des öster-

reichischen Gesetzgebers gegenüber trunkenen Straftätern deutlich ersichtlich. Diese Milde ist im europäischen Vergleich einzigartig und wird auch daran erkenntlich, daß im Gegensatz zu anderen europäischen Ländern die „öffentliche Trunkenheit" niemals kriminalisiert worden ist. Auf öffentliche Trunkenheit stehen in anderen Ländern – so z. B. in Großbritannien und in skandinavischen Ländern – empfindliche Strafen. Wäre Gewalttätigkeit eine regelmäßige Begleiterscheinung intensiveren Alkoholgenusses – der in Österreich ja häufig stattfindet – dann könnte der Gesetzgeber – so meine ich – nicht so milde sein. Dann würde er – nicht zuletzt aufgrund der Empörung der zahlreichen Opfer und Betroffenen – volle Berauschung als Erschwernisgrund betrachten und öffentliche Trunkenheit sanktionieren.

(2) Meine zweite Vermutung betraf den engen Zusammenhang von Trinkgewohnheiten und psychosozialen Problemen aller Art. Die Psychiatrie ist in Österreich traditionell eine Institution, die in erheblichem Maße mit der Bewältigung alkoholbezogener Probleme beschäftigt ist: Ende des 19.Jahrhunderts – wie auch heute – bekam etwa ein Viertel aller aufgenommenen Patienten eine „Alkoholdiagnose". Von den in die Psychiatrie aufgenommenen Männern war und ist es die Hälfte. An der starken Auslastung der Psychiatrie durch alkoholbezogene Probleme hat sich durch den Auf- und Ausbau eines speziellen ambulanten und stationären Behandlungssystems für Alkoholkranke nichts geändert. Auch das spezielle offene Behandlungssystem für Alkoholkranke steht in allen österreichischen Bundesländern in enger Verbindung zur Psychiatrie (Eisenbach-Stangl 1992).

Ich möchte noch einen zweiten Indikator für die enge Verknüpfung von Alkoholkonsum und psychosozialen Problemen anführen: Alkoholismus wurde in Österreich – wie im übrigen auch in Deutschland – nie als Krankheit sui generis verstanden, sondern üblicherweise als sekundäres Symptom einer psychischen Krankheit definiert. Hierzu zwei Zitate von Hans Hoff, dem Initiator des Anton Proksch-Institutes aus den 50er Jahren: „Bei jedem Versuch, einen Alkoholiker zu behandeln, muß man sich darüber im klaren sein, daß der Alkoholismus fast immer ein Symptom und keine Erkrankung sui generis darstellt. Man muß daher auf die Ursachen der Erkrankung eingehen, die oft nur sehr schwer zu erfassen sind" (Hoff 1956, S. 351). Und: „Die Leitung einer Trinkerheilstätte müßte natürlich in der Hand von Psychiatern liegen, weil die Trunksucht ein Symptom psychischer Störungen ist und ihre erfolgreiche Behandlung nur denkbar ist, wenn die dem Symptom zugrundeliegenden Spannungen gebessert oder behoben werden" (Hoff, Solms 1956, S. 8).

Diese Definition ist im internationalen Vergleich alles andere als selbstverständlich. In skandinavischen Ländern wird unter Alkoholismus eine Vielfalt von physischen, psychischen und sozialen Problemen subsumiert, die vorrangig mit Hilfe des Wohlfahrtssystems zu bewältigen versucht werden. In den USA hingegen herrscht die Definition des Alkoholismus als eigenständige und einzigartige Krankheit vor und wird Alkoholismus mit Programmen zu bewältigen versucht, die primär am „Trinken" ansetzen (Miller 1986). Zum Beispiel mit dem Programm der Anonymen Alkoholiker, das auch in zahlreichen Kliniken für Alkoholiker eingesetzt wird (Stenius 1994).

(3) Als erste Hypothese habe ich die Vermutung formuliert, daß die österreichischen Trinkgewohnheiten in besonderem Maße alle Arten von physischen Krankheiten fördern, ohne sie allein zu verursachen. Und ich denke, daß gerade die Absenz einer alkoholbezogenen Perspektive und die Absenz von alkoholbezogenen Bewältigungsversuchen in der österreichischen Allgemeinmedizin, ihre generelle Hilflosigkeit gegenüber dem Alkoholkonsum und den Trinkgewohnheiten in diesem Lande diese Hypothese unterstützen. So wie in das tägliche Leben, so ist der Alkohol in Österreich auch in tägliche Krankheiten und das tägliche Sterben verwoben, ohne deren einzige Ursache zu sein. Wo soll man da anfangen sich mit dem Trinken der Patienten zu beschäftigen und wo aufhören? Noch dazu, wo Trinken den Patienten auch Lust und Wohlbehagen bedeutet, sie sozial integriert und damit ihrer Einsamkeit und Isolation – auch diesen bedeutsamen gesundheitlichen Belastungsfaktoren – gegensteuert (Eder 1990). Die Trinkgewohnheiten und das Trinkverhalten der Patienten der Allgemeinmedizin sind vermutlich auch sozial vergleichsweise unauffällig, und so reagiert man auf sie, wie man in Österreich generell reagiert: solange jemand nicht stört, kann er trinken soviel und solange er will.

Das Porträt einer traditionell sehr feuchten Kultur, das ich hier in groben Umrissen zu zeichnen versucht habe, hat keinesfalls zum Ziel, jene zu entmutigen, die Personen mit alkohobezogenen Problemen beraten, betreuen oder behandeln. Im Gegenteil. Es hat zum einen das Ziel, sie zu bestätigen und zu ermutigen. Denn es kann meines Erachtens aufzeigen, wie wichtig und wertvoll, wenn auch schwierig diese Arbeit ist. Schwierig nicht zuletzt deshalb, weil die Beratenen, Betreuten und Behandelten versuchen müssen, in einer sehr trinkfreudigen Umwelt weniger oder kontrollierter Alkohol zu konsumieren oder abstinent zu leben. Zum zweiten aber kann das Wissen um die traditionell feuchte Kultur Österreichs jene, die diese Arbeit leisten, meines Erachtens jedoch auch entlasten: denn es zeigt die Grenzen dieser Arbeit auf. Eine feuchte Kultur läßt sich nicht allein mit individueller Beratung, Betreuung und Therapie verändern. Hierzu sind andere Maßnahmen vonnöten. Maßnahmen, die möglichst weitgehend alle Österreicher und Österreicherinnen einbeziehen. Maßnahmen, deren Ziel die Veränderung der alltäglichen, normalen Trinkgewohnheiten ist.

Literatur

Alkomat-Bilanz, in: Öffentliche Sicherheit, September–Oktober 1988
Brunmayr, E., Österreichische Jugendstudie 1989, im Auftrag des Bundesministeriums für Umwelt, Jugend und Familie, Wien 1989
Brunmayr, E., Jugend im Zeitvergleich; Empirische Untersuchung über jugendrelevante Fragen im Auftrag des Amtes der oberösterreichischen Landesregierung, Linz 1989a
Bruun, K., u. a., Alcohol Control Policies in Public Health Perspective, Finnish Foundation for Alcohol Studies, Helsinki 1975
Eder, A., Risikofaktor Einsamkeit, Springer Verlag, New York 1990

Eisenbach-Stangl, I., Nüchterne Frauen – berauschte Männer. Geschlechtsspezifischer Drogengebrauch in Österreich, in: Österreichische Zeitschrift für Soziologie 4, 1986

Eisenbach-Stangl, I., Eine Gesellschaftsgeschichte des Alkohols. Produktion, Konsum und soziale Kontrolle alkoholischer Rausch-und Genußmittel in Österreich 1918-1984, Campus, Frankfurt 1991

Eisenbach-Stangl, I., Treatment Seeking und Treatment Reluctant Alcoholics. A Two-Class Alcohol Treatment System in Austria, in: H. Klingemann, G. Hunt, J.-P. Takala (Hg.), Cure, Care or Control, State University of New York Press, New York 1992

Eisenbach-Stangl, I., Die neue Nüchternheit. Epidemiologie legalen und illegalen Drogengebrauchs von Kindern, Jugendlichen und jungen Erwachsenen in Österreich, Beitrag zum österreichischen Jugendbericht 1993, Wien 1993

Hoff, H., Lehrbuch der Psychiatrie, Band 1, Benno Schwabe und Co. Verlag, Basel 1956

Hoff, H., Solms, W., Die Errichtung einer Trinkerheilstätte, in: Wiener Medizinische Wochenschrift, 18–19, 1956

Klemenjak, W., Praschl, M., „Don't Drink and Drive", Effizienzmessung, Kuratorium für Verkehrssicherheit, Wien 1990

Lenke, L., Norström, T., Violent Criminality and Alcohol in Sweden, Finland and Denmark – A Time Series Analysis, paper presented at the Conference of the International Group for Comparative Alcohol Studies (IGCAS), Zaborow/Polen, September 1986

Leu R., Lutz, P., Ökonomische Aspekte des Alkoholkonsums in der Schweiz, Schulthess Polygraphischer Verlag, Zürich 1977

Mäkelä, K., Foreword, in: Eisenbach-Stangl, I., Giesbrecht, N., Lenke, L. (Hg.), Drinking Cultures and Control Experiences: Comparative Studies of National Change, Addiction Research Foundation, Toronto 1993

Mäkelä, K., Trinken und die Folgeerscheinungen des Trinkens: Alkoholismus oder Trinken als Risikofaktor, in: Wiener Zeitschrift für Suchtforschung, 3–4, 1987

Mäkelä, K., State Alcohol Monopolies in Finland, Norway and Sweden, paper presented to a Conference on the Role of Alcohol Monopolies, Skarpö, Schweden, 20.–22. Jänner 1987a

Miller, W.R., Haunted by the Zeitgeist. Reflections on Contrasting Treatment Goals and Concepts of Alcoholism in Europe and the United States, in: Babor, T., (eds.): Alcohol and Culture, Academy of Science, New York 1986

Morawski, J., Role of Patterns and Consequences of Alcohol Use in Development of Alcohol Treatment Services, Paper presented at the Conference of the International Group for Comparative Alcohol Studies (IGCAS), Zaborow/Polen, September 1986

Produktschaap voor Gedistilleerde Dranken (Hg.), World Drink Trends 1992, International Beverage Alcohol Consumption and Production Trends, NTC Publications LTD, Oxfordshire 1992

Schacherl, M., Ein viermonatlicher Bierboykott und seine Wirkung auf die Arbeiter, in: Der Kampf, 2, 1909

Stenius, K., AA und das spezielle Behandlungssystem für Alkoholkranke, in: I. Eisenbach-Stangl, J. Rehm (Hg.), AA und das professionelle Behandlungssystem, Wiener Zeitschrift für Suchtforschung 2, 1994 (in Druck)

Wlassak, R., Grundriss der Alkoholfrage, S. Hirtel, Leipzig 1922

Abstinenzsanatorium – Trinkerheilstätte – offene Anstalt für Alkoholkranke

Zur österreichischen Geschichte der stationären Behandlung Alkoholkranker bis zur Gründung des Anton Proksch-Instituts

I. Eisenbach-Stangl

1. Frühe Bekenntnisse zur Notwendigkeit der Behandlung Trunksüchtiger

Daß es nötig sei, Trinker zu behandeln, darüber herrschte schon Ende des 19. Jahrhunderts in Österreich große Einigkeit: So z. B. distanzierte sich der Rechtsreformer Hoegel 1887 deutlich vom deutschen Reichsstrafgesetz, das den „Gewohnheitssäufer" mit Haft bestrafte, jenen, „der sich dem Trunke dergestalt hingibt, daß er in einen Zustand gerät, in welchem zu seinem Unterhalte oder zum Unterhalte derjenigen, zu deren Ernährung er verpflichtet ist, durch Vermittlung der Behörde fremde Hilfe in Anspruch genommen werden muß", und er fand dies „insofern bedenklich, als gerade in diesem die Grenze zur Geisteskrankheit festzustellen ist ... und die Leute dieser Art besser nach dem Ermessen der Verwaltungsbehörden in zu diesem Behufe einzurichtenden Anstalten zum Zwecke ihrer Besserung oder Heilung abgegeben würden" (Hoegel 1887, S. 508).

Und 20 Jahre später war in einem Entwurf der Regierung zu einem Gesetz über die Hintanhaltung der Trunksucht (im übrigen dem siebenten) zu lesen: „Eine sehr wichtige Frage, an welche die Regierung bei dieser legislativen Aktion neuerlich herantreten mußte, ist die gesetzliche Schaffung der Voraussetzungen für das Entstehen und die Wirksamkeit von Trinkerheilanstalten" (1161 d. Bl., XVIII Session 1908. S. 11). Aber auch noch in den ersten Jahren der Republik hieß es im Parlament: „Die Bekämpfung der Trunksucht ist leider noch nicht so weit gediehen, daß die Republik in der Lage wäre, neue Trinkerheilstätten zu errichten". (667 d. Bl., Konst. NV, S. 6).

Man war sich auch weitgehend darüber einig, wie Trinkerheilstätten zu organisieren seien: Der Oberste Sanitätsrat hatte sich für die Gründung von offenen Trinkerheilanstalten einerseits und Trinkerdetentionsanstalten andererseits ausgesprochen (vgl. Wagner v. Jauregg 1902, S. 243) und damit eine Haltung eingenommen, die von den meisten, die sich diesem Thema widmeten, geteilt und von einigen nur noch weiter differenziert wurde (z. B. Wlassak 1929). Bis 1922 jedoch wurden weder offene noch geschlossene Trinkerheilstätten gegründet, und es gab zu dieser Zeit auch keine Trinkerasyle oder Trinkerheime, in denen Obdach- und Einkunftslosen und durch langjährigen Alkoholkonsum Geschädigten Unterkunft geboten worden wäre. Jene wenigen Trinkerheime, die vor dem Ersten Weltkrieg existiert zu haben scheinen (Standard Encyclopedia 1926, Bd.3, S. 1316), und auch das einzige private „Abstinenzsanatorium" Österreichs, das in Niederösterreich lokalisiert war (Gerenyi 1902), dürften während des Krieges die Arbeit eingestellt haben.

2. Die stationäre Betreuung und Behandlung in der Ersten Republik

1922 wurde die erste Trinkerheilstätte im „roten Wien" gegründet: Initiator und erster Leiter (bis zu seinem Tod im Jahre 1931) war Rudolf Wlassak, Gründungsmitglied des sozialdemokratischen Arbeiter-Abstinentenbundes. Er wurde wesentlich unterstützt von Julius Tandler, u. a. Stadtrat für das Gesundheitswesen, Abstinenzler und Bewunderer der amerikanischen Prohibition (Sablik 1983, S. 255).

Die Trinkerheilstätte, von vielen für die damalige Zeit als einmalig und beispielhaft betrachtet (vgl. z. B. Fleming 1937), wurde im Rahmen der Irrenanstalt „Am Steinhof" – der größten Irrenanstalt Österreichs – errichtet. Ihre Größe entsprach einer Abteilung der Anstalt und umfaßte 1933 84 Betten. Die Heilstätte war Teil der Irrenanstalt und schreckte freiwillige Patienten daher partiell ab, wie Wlassak nicht ohne Bedauern bemerkte (1929, S. 188). Doch stieg der Anteil der „Freiwilligen" mit den Jahren deutlich an: Waren 1923 noch weniger als ein Sechstel der Patienten freiwillig aufgenommen worden, waren es 1928 bereits mehr als ein Drittel. Wlassak führte dies darauf zurück, daß die „Heilstätte bekannter geworden ist, und daß sie zum Teil Leute aus den anderen Bundesländern als Freiwillige bekommt, sogar aus dem Auslande" (Wlassak 1917).

Behandelt wurden aber in erster Linie Patienten, die in die Irrenanstalt zwangsaufgenommen worden waren. Doch wie der Nachfolger Wlassaks, Ernst Gabriel (der dem Verein „Abstinente Ärzte" angehörte) betonte, war auch bei diesen „ehrlicher Heilungswille und ein Einverständnis mit der vorgeschlagenen Entziehungskur" (Gabriel 1932, S. 11) Voraussetzung. Zwangseingewiesene Alkoholiker wurden von den Anhaltegerichten kaum längerfristig angehalten (wie Gabriel mit Bedauern feststellte): Während der wenigen Wochen, die Zwangseingewiesene in der Anstalt verbringen mußten, lohnte es sich nicht, mit der sechs Monate dauernden Entziehungskur zu beginnen, wenn der Betreffende nicht einwilligte (Gabriel 1932, S. 14). Daß viele Patienten der Trinkerheilstätte trotzdem längerfristig zwangsangehalten wurden, war Ergebnis mühsamer und labiler Kompromisse der Leiter der Trinkerheilstätte mit den Anhaltegerichten, um dem Patienten die Kosten der Behandlung zu ersparen (Gabriel 1932, S. 14). Freiwillige Patienten mußten diese notgedrungen selbst bezahlen, da sie keine Krankenversicherung übernahm.

Die Vorbildwirkung war für Wlassak ein wesentlicher Bestandteil der Behandlung: Ihre Abstinenz (und im übrigen auch die der Angehörigen der Trinker, vor allem ihrer Frauen – Merkblatt o. J.) war für ihn unumstößlicher Behandlungsgrundsatz, obwohl er die Trunksucht als Geisteskrankheit begriff und aus diesem Grund der ärztlichen Leitung von Trinkerheilanstalten den Vorzug gab. Daß er sie jedoch als Geisteskrankheit besonderer Art, nämlich als eine sich physisch manifestierende Krankheit der Moral bzw. des Willens betrachtete, wird aus seinen unmittelbaren Äußerungen zum Charakter dieser Geisteskrankheit klar ersichtlich: „Wenn das Nervensystem eines Menschen so beschaffen ist, daß er nach Verbrauch einer kleineren Menge geistiger Getränke weitertrinkt und dadurch in einen Zustand versetzt wird, in dem er für seine Umgebung zu einer moralischen und physischen Gefahr wird, so kann kein Zweifel sein, daß der Mann als geisteskrank aufzufassen sein wird" (1929, S. 196).

Während der 20er Jahre wurden auch in einigen Bundesländern Initiativen zur stationären Betreuung Trunksüchtiger gesetzt: In Salzburg wurde vom ärztlichen Leiter der Landesirrenanstalt ein Heim für Alkoholkranke gegründet, das vorwiegend fürsorgerische Aufgaben für ehemalige Patienten erfüllen sollte (Jenner und Wolfer 1984). Ein ähnliches Heim wurde auch in Klosterneuburg errichtet. Und in Kärnten war die nicht-ärztliche Initiative der evangelischen Stiftung „de la Tour" erfolgreich: Die evangelische Stiftung hatte sich, wie ihre Stifterin, die Gräfin de la Tour (1841–1916), traditionell um sozial Benachteiligte und in Zusammenarbeit mit dem Blauen Kreuz auch um Alkoholiker angenommen. Nach langjährigen Bemühungen, die bereits vor dem Ersten Weltkrieg einsetzten, gelang es 1931, ein Heim für Alkoholiker mit 20 Betten zu eröffnen (Gienger o. J., Ratz 1983).

Die Alkoholikerheime in den Bundesländern unterschieden sich wesentlich von der Heilstätte in Wien: Sie waren Trinkerasyle, in denen gerade jene fürsorgerisch betreut wurden, die nicht mehr behandelbar erschienen. Als erste ärztlich professionelle Einrichtung, und damit als Vorläufer für die in der Zweiten Republik errichtete Stiftung Genesungsheim Kalksburg, ist als einzige die „Trinkerheilstätte" „Am Steinhof" zu betrachten.

Den Bemühungen, die professionelle Alkoholbehandlung in Wien auszubauen, wurde durch das austrofaschistische Regime ein empfindlicher Rückschlag versetzt. Die sozialdemokratische Regierung der Stadt wurde abgesetzt und mit der sozialdemokratischen Partei deren Teilorganisationen – also auch der Arbeiter-Abstinentenbund – 1934 verboten. Die Trinkerheilstätte stellte ihre Arbeit allerdings erst 1938 ein, und dieses Jahr war auch das Ende für die fürsorgerische Tätigkeit der verschiedensten Alkoholikereinrichtungen in den Ländern: Es war lebensgefährlich geworden, als Trunksüchtiger zu gelten.

3. Die psychiatrische Initiative in der Zweiten Republik

Die Psychiater Schiller und Solms setzten sich bereits Ende der 40er Jahre für die Wiedererrichtung einer Trinkerheilstätte aus der Überzeugung ein, daß die Trunksucht eine erfolgreich behandelbare Krankheit sei (Schiller und Solms 1949). 1950 übernahm Hans Hoff die Leitung der Klinik, der sich als Schüler so gegensätzlicher Lehrer wie Wagner-Jauregg und Sigmund Freud verstand und in der internationalen wie nationalen Bewegung für Psychohygiene führend tätig war (Meng 1956, Tuchmann 1965).

Aus der Psychiatrisch-Neurologischen Klinik erschienen in den 50er Jahren zahlreiche Arbeiten, die sich mit dem Krankheitscharakter der Trunksucht auseinandersetzten und zumeist Forderungen nach der Wiedererrichtung einer Trinkerheilstätte enthielten (z. B. Berner und Solms 1953, Solms 1954 und 1956, Rotter 1955). 1951 eröffnete die Klinik unter der Leitung von Solms eine Alkoholiker-Ambulanz, die Trunksüchtige entziehen und zur freiwilligen Aufnahme in die Klinik motivieren sollte. Der stationäre Aufenthalt diente der Einleitung einer Antabus-Kur, die dann unter ärztlich-ambulanter Nachbehandlung fortgesetzt wurde. Darüber hinaus wurde 1953 ein Club ehemaliger Patienten gegründet („Anta-Club"), der Aufgaben in der Nachbehandlung übernehmen sollte (Rotter 1955, Eisenbach-Stangl 1992). Hoff selbst wies immer wieder auf die Relevanz der Anonymen Alkoholiker hin, die er in den USA kennengelernt hatte.

1954 wurde auf Veranlassung von Hoff der „Verein Trinkerheilstätte" gegründet, dem neben Ärzten der Klinik, Politiker aller Lager und Vertreter der katholischen Kirche angehörten. Wie schon der Name sagt, war das Ziel des Vereins die Gründung einer Trinkerheilstätte für freiwillig zur Entwöhnung bereite Trinker, obwohl in Österreich damals kaum jemand an das Funktionieren einer solchen Anstalt glaubte, wie sich Rotter erinnerte. Aus den Vereinsgeldern, die großteils von der Gewerkschaft kamen, wurden vorerst dezentrale ambulante Beratungsstellen gegründet, die später als Außenstellen der zu errichtenden Trinkerheilstätte dienen sollten.

1956 wurde der „Verein Trinkerheilstätte" aufgelöst und das „Kuratorium Stiftung Genesungsheim", unter dem Vorsitz des sozialistischen Sozialministers Proksch, von Hoff und von Neubauer, dem Obmann des Arbeiter-Abstinentenbundes und Vorsitzenden der „Zentralstelle der Alkoholgegnerbünde Österreichs" gegründet.

Den Schriften Hoffs und anderer Ärzte der Klinik läßt sich als Begründung ihrer Initiative entnehmen:
- Die Trunksucht wird als Symptom verstanden, der „eine Krankheit zugrunde liegt, die oft gar nicht leicht zu erfassen ist" (Hoff 1956, S. 351).
- Die Zahl der Personen mit Alkoholproblemen, die in psychiatrischen Krankenanstalten und Universitätskliniken eingewiesen wurden, ist sehr hoch und im Steigen begriffen. Die „Größe und Dringlichkeit des Problems des Alkoholismus geht schon aus der Tatsache hervor, daß 57% aller Aufnahmen auf der Psychiatrisch-Neurologischen Klinik in Wien im Jahr 1952 Alkoholiker waren" (Hoff 1954, S. 1425). Auch bei

Frauen wird eine gegenüber den Männern überproportionale Steigerung von Alkoholproblemen erwartet (Berner und Solms, 1953).
– Wie sich an den Patienten der Universitätsklinik ablesen läßt, sind nun neue Gruppen, die bisher „vom Alkoholismus fast vollständig frei" waren (Hoff 1954), „befallen", so vor allem Facharbeiter. Dies wird als Indikator dafür begriffen, wie weit der Alkoholismus bereits die ganze Gesellschaft erfaßt hat, und wie sehr die Allgemeinheit (auf der Straße, in der Produktion) durch Alkoholiker in ihrer Sicherheit gefährdet ist (siehe auch Solms 1956).
– Die Psychiatrie verfügt nun über „moderne" Behandlungsmethoden (psycho-)pharmakologischer Art (z. B. Antabus) und psychotherapeutischer Art (Gruppentherapie wie Einzelpsychotherapie – Schiller und Solms 1949).

Aus dem Verständnis der Trunksucht als einem Sekundärphänomen, dem eine – psychische – Krankheit zugrunde liegt, folgt mit gewisser Konsequenz, daß die Behandler zwar Psychiater, aber nicht dem Abstinenzgedanken verpflichtet sein müssen, eine Meinung, die die meisten, wenn auch nicht alle Angehörigen der Klinik (so z. B. Rotter 1961) teilten. Hoff selbst meinte darüber hinaus, es sei auch nicht die Aufgabe des Psychiaters, für die Prohibition einzutreten. Dazu wisse man zu wenig darüber, wie pathologische Entwicklungen entstünden: „Ob ein Erwachsener ein Glas Bier oder ein Glas Wein trinken soll oder nicht, muß ihm selbst überlassen bleiben" (Hoff 1954, S. 1466). Geschehen jedoch müsse etwas, nämlich wirkungsvollere professionelle Behandlung. Wie diese auszusehen habe, ist einer von Hoff und Solms (1956) gemeinsam verfaßten Arbeit zu entnehmen: So sollte eine spezielle Trinkerheilanstalt in Wien, unter psychiatrischer Leitung, ausgestattet mit Psychologen und Fürsorgern gegründet werden, in der medikamentöse und psychotherapeutische Behandlung durchgeführt wird und die als Zentrum einer nachsorgenden, ambulanten Trinkerfürsorge (durch die anstaltseigenen Fürsorger, Beratungsstellen der Behörden, Vereine ehemaliger Alkoholiker nach dem Muster der Anonymen Alkoholiker) fungiert. Als Patienten einer solchen Anstalt kämen jene in Frage, die sich freiwillig zu einer Entziehungskur entschließen würden, sowie jene, die nach einer Zwangseinweisung in eine psychiatrische Anstalt motiviert werden könnten, vorausgesetzt keine, oder nur leichte Dauerschäden durch Alkohol, lägen vor.

Die Vorstellungen und Wünsche von Hoff und Solms wichen von den Vorstellungen und Wünschen Wlassaks und seiner Mitarbeiter und vor allem von den von ihm tatsächlich verwirklichten Plänen nicht wesentlich ab. Die multiprofessionelle, integriert stationär-ambulante Behandlung und Betreuung unter ärztlich-psychiatrischer Leitung schien den Behandlern der Zwischen- wie der Nachkriegszeit der beste Weg. Und auch der Freiwilligkeit der Behandlung maßen beide große Bedeutung zu. Da der Alkoholismus von den Krankenkassen seit 1953 als Krankheit anerkannt wurde, also die Finanzierung der Behandlung gesichert war, stand den „neuen" Behandlern allerdings die Möglichkeit offen, tatsächlich „offene", von den psychiatrischen Anstalten getrennte Einrichtungen zu gründen, für die der gesetzliche Rahmen seit 1920 bestand.

4. „Mutter des neuen Lebens"

1961 öffnete die „Offene Anstalt für Alkoholkranke" in Wien-Kalksburg mit 63 Betten ausschließlich für Männer ihre Tore, von Hoff (1967) als „Mutter des neuen Lebens" gefeiert. Als Träger fungierte ein privater Verein, die ärztliche Leitung lag bei der Universitätsklinik, persönlich übernahm sie ein Schüler Hoffs, Kryspin-Exner.

Die wichtigsten Behandlungsmethoden waren „Gruppen-Psychotherapie" unter ärztlicher Leitung, medikamentöse Therapie der psychischen Grundstörung (Psychopharmaka), wie der sekundären Trinkprobleme (Antabus für den „Großteil" der Patienten), sowie das „therapeutische Milieu" der Anstalt selbst, d. h. die Übernahme von verantwortungsvoller Arbeit durch die Patienten, was ihnen gewissen Einfluß auf die Geschehnisse in der Anstalt sicherte (Heber und Kryspin-Exner 1967; Kryspin-Exner 1967). Die stationäre Behandlungsdauer war außerordentlich kurz, wenn auch individuell konzipiert: sie betrug anfänglich durchschnittlich 66 Tage und sank schon 1963 auf 46 bis 48 Tage.

Das Genesungsheim Kalksburg emanzipierte sich in der Folge sehr rasch von der Psychiatrisch-Neurologischen Universitätsklinik, wiewohl es bis 1976 formal unter dessen ärztlicher Leitung stand. Dies ist an der sinkenden Zahl der Patienten abzulesen, die durch die Klinik vorselektiert wurden. Waren 1961 noch 91% der Patienten durch diese zugewiesen worden, waren es 1968 nur mehr 45%, 1974 nur mehr 19% (Kryspin-Exner und Weigel 1967 und 1969, Eder u. a. 1975). Hingegen stiegen die Anteile der Patienten, die durch niedergelassene Ärzte und Beratungsstellen zugewiesen wurden, von insgesamt 6% 1961 auf 57% 1966. Daß die Klinik als Zuweisungsinstanz zugunsten niedergelassener Ärzte und Beratungsstellen so sehr an Bedeutung verlor, ist auf die intensive aufklärerische und publizistische Tätigkeit der Anstaltsangehörigen und zahlreichen Tagungen, die vom Genesungsheim Kalksburg initiiert wurden, zurückzuführen, die die Anstalt österreichweit rasch bekannt machten. Stammten 1961 noch 67% der Patienten aus Wien, waren es 1968 nur mehr 43%. Bestehende ambulante Einrichtungen, wie die der Caritas in Vorarlberg und die der Landesregierung im Burgenland, sandten relativ große Zahlen von Patienten nach Kalksburg.

In einem weiteren Bundesland (Oberösterreich) wurde in Zusammenarbeit mit Kalksburg in der ersten Hälfte der 60er Jahre eine landeseigene Alkoholikerfürsorge gegründet, die Patienten nach Wien sandte und sie nachbetreute. Aber auch ehemalige Patienten warben für die Anstalt und wurden initiativ, gründeten z. B. in der Steiermark und in Oberösterreich selbsttätig, oder in Zusammenarbeit mit bestehenden Beratungsstellen, Selbsthilfegruppen.

In einem weiteren Schritt emanzipierte sich das Genesungsheim partiell auch von den niedergelassenen Ärzten und Beratungsstellen durch die

Gründung von Ambulanzen unter der Leitung anstaltszugehöriger Ärzte. Seit 1963 verfügte das Genesungsheim über eine eigene Ambulanz, in der bis 1966 40% aller Erstaufgenommenen nachbehandelt wurden (Olteanu 1967; Jellinger 1967). 1965 und 1966 wurden in Wien zwei weitere Ambulanzen, eine gemeinsam mit der Caritas und eine gemeinsam mit dem Wiener Gesundheitsamt gegründet (Jellinger 1969). Hatte die eigene Ambulanz 1963 für 3% alle Aufnahmen verantwortlich gezeichnet, betrug der Anteil 1968 bereits 15% und 1973 20%.

Der zunehmende Bekanntheitsgrad der Anstalt und die steigende Zahl der ambulanten Beratungsstellen resultierten in rasch steigenden Aufnahmezahlen. Unter den Aufgenommenen befand sich bald auch ein wachsender Anteil von Wiederaufgenommenen. Die Erweiterung der Anstalt auf 110 Betten 1967 war eine Reaktion auf diese Entwicklung, die sich an folgenden Zahlen ablesen läßt: 1961 wurden 288 Patienten behandelt, 1966 557 (davon 23% Wiederaufnahmen), 1973 847 (davon 37% Wiederaufnahmen). 1969 stellten Kryspin-Exner und Weigl fest: „Die Zahl der Patienten, die sich freiwillig zur Durchführung einer stationären Entwöhnungskur im Genesungsheim melden, nimmt immer stärker zu. Die Kapazität der Anstalt kann auch nach der Erweiterung dem Bedarf in keiner Weise gerecht werden" (S. 23).

Die Stiftung Genesungsheim Kalksburg – das heutige Anton Proksch-Institut – wurde folgerichtig in den 70er und 80er Jahren weiter ausgebaut. Unter der Leitung von Rudolf Mader – der diese Position 1973 übernahm – wurde 1974 eine Frauenstation mit 30 Betten eröffnet (heute 50 Betten) und 1981 eine weitere Männerstation mit 36 Betten geschaffen (die Bettenkapazität des Anton Proksch-Instituts für Alkoholkranke beträgt heute insgesamt 210 Betten exklusive Notbetten). Und in den anderen Bundesländern entstanden weitere offene Anstalten, die dem Modell Kalksburg mehr oder minder genau nachgebildet waren.

Literatur

Berner, P., Solms, W., Alkoholkonsum bei Frauen, in: Wr. Zeitschrift für Nervenheilkunde, 4, 1953, S. 275–301

Eder, L., Kryspin-Exner, K., Mader, R., Das Anton Proksch-Institut in Wien-Kalksburg 1969 bis 1974, in: Kryspin-Exner, K., Springer, A. und Demel, I. (Hg.), Alkoholismus in Österreich, Schriftenreihe des L.Boltzmann-Institutes für Suchtforschung, Band 1, Brüder Hollinek, Wien 1975, S. 4–24

Eisenbach-Stangl, I., Eine gutmütige Anarchie, in: Eisenbach-Stangl, I., Rehm, J. (Hg.), Trunksucht und Selbstreform, Drogalkohol 3, 1992

Fleming, R., The Management of Chronik Alcoholism in England, Scandinavia and Central Europe, in: New England Journal of Medicine, 216, 1937, S.279–289

Gabriel, E., Erfolge und Wirtschaftlichkeit der Trinkerheilstätte „Am Steinhof", in: Psychiatr.-Neurolog. Wochenschrift, Festnummer aus Anlaß des 25jährigen Bestehens der Wiener Landes-Heil- und Pflegeanstalt „Am Steinhof", 1932, S. 10–15

Gerenyi, Die Bewegung gegen den Alkoholismus in Niederösterreich, in: Bericht über den VIII. Internationalen Congress gegen den Alkoholismus, F. Deuticke, Leipzig und Wien 1902, S. 369–382

Gienger, F., Gib' mir Deinen Reichtum. Ein Lebensbild der Gräfin Elvine de la Tour, Evangelische Stiftung de la Tour, Treffen, o. J.

Heber, G., Kryspin-Exner, K., Die medizinische Therapie der Alkoholkrankheit, in: Kryspin-Exner, K. (Hg.), Die offene Anstalt für Alkoholkranke in Wien-Kalksburg, Brüder Hollinek, Wien 1967, S. 42–54

Hoegel, H., Die strafrechtliche Behandlung der Trunkenheit, in: Juristische Blätter, 50 und 51, 1887, S. 505–609

Hoff, H., Der akute und chronische Alkoholismus, Teil 1 und 2, in: Med. Klinik, 36, 1954, S. 1425–1429 und 37, 1954, S. 1461–1466

Hoff, H., Lehrbuch der Psychiatrie, Band 1, Benno Schwabe und Co. Verlag, Basel 1956

Hoff, H., Vorwort zu Kryspin-Exner, K. (Hg.), Die offene Anstalt für Alkoholkranke in Wien-Kalksburg, Brüder Hollinek, Wien 1967, S. 9–10

Hoff, H., Solms, W., Die Errichtung einer Trinkerheilstätte, in: Wr. Medizinische Wochenschrift, 18–19, 1956, S. 405–408

Jellinger, K., Die ambulante Behandlung Alkoholkranker im Genesungsheim Kalksburg: Erfahrungen und Probleme, In: Kryspin-Exner, K. (Hg.), Die offene Anstalt für Alkohokranke in Wien-Kalksburg, Brüder Hollinek, Wien 1967, S. 81–123

Jellinger, K., Die ambulante Weiterbehandlung Alkoholkranker, in: Kryspin-Exner, K. (Hg.), Theorie und Praxis der Alkoholabhängigkeit, Brüder Hollinek, Wien 1969, S. 60–91

Jenner, Ch., Wolfer, E., Mündliche und schriftliche Mitteilungen im August und September 1984

Kryspin-Exner, K., Das therapeutische Milieu der Anstalt, in: Kryspin-Exner, K. (Hg.), Die offene Anstalt für Alkoholkranke in Wien-Kalskburg, Brüder Hollinek, Wien 1967, S. 55–61

Kryspin-Exner, K., Weigl, A., Aufbau und Entwicklung des Genesungsheimes Kalksburg in den Jahren 1961 bis 1966. Statistische Übersicht über das Krankengut, in: Kryspin-Exner, K. (Hg.), Die offene Anstalt für Alkoholkranke in Wien-Kalksburg, Brüder Hollinek, Wien 1967, S. 27–41

Kryspin-Exner, K., Weigl, A., Das Krankengut der offenen Anstalt für Alkohokranke in Wien-Kalksburg, in: Kryspin-Exner, K. (Hg.), Theorie und Praxis der Therapie der Alkoholabhängigkeit, Brüder Hollinek, Wien 1969, S. 9–25

Meng, H., Geleitwort des Herausgebers, in: Hoff. H. (Hg.), Lehrbuch der Psychiatrie, 1, Benno Schwabe und Co. Verlag, Basel 1956

Merkblatt für Frauen und Angehörige von Trinkern, Buchhandlung des Arbeiter-Abstinentenbundes in Österreich, Wien, o. J.

Olteanu, T., Geschichte der Anstalt, in: Kryspin-Exner, K. (Hg.), Die offene Anstalt für Alkoholkranke in Wien-Kalksburg, Brüder Hollinek, Wien 1967, S. 26–33

Ratz, R., Die Suchtkrankenhilfe in der Evangelischen Stiftung de la Tour, in: Evang.Stiftung de la Tour (Hg.), Festschrift zur Eröffnung des Krankenhauses de la Tour der evang. Stiftung Treffen, Treffen 1983, S. 11–14

Rotter, H., Überblick über Trinksitten, Vorkommen, Erscheinungen, Behandlung und Rechtssprechung des Alkoholismus in Österreich, in: International Journal on Alcoholism, 1, 1955, S. 23–41

Rotter, H., Über die Rolle des Pflegepersonals bei der Behandlung Alkoholkranker, in: Mitteilungen der österr. Sanitätsverwaltung, 5, 1961, S. 111–115

Sablik, K., Julius Tandler. Mediziner und Sozialreformer, Verlag A. Schendl, Wien 1983

Schiller, O., Solms, W., Neue Methoden in der Behandlung des chronischen Alkoholismus, in: Wr. Klinische Wochenschrift, 34, 1949, S. 536–539

Solms, W., Ursachen der Trunksucht, in: Wr. Zeitschrift für Nervenheilkunde, 9, 1954, S. 69–75

Solms, W., Die Behandlung der Trunksucht, eine soziale Aufgabe, in: Wiener Magistrat (Hg.), Die öffentliche Fürsorge, 2, Wien 1956, S. 18–25

Standard Encyclopedia of the Alcohol Problem, III, Westerville 1926

Tuchmann, E., Rehabilitation of Alcoholics at Kalksburg (Austria), in: British Journal of Addiction, 61, 1965, S. 59–70

Wagner v.Jauregg, J., Diskussionsbeitrag, in: Bericht über den VIII. Internationalen Congress gegen den Alkoholismus, F.Deuticke, Leipzig und Wien 1902

Wlassak, R., Unsere Stellung zur Trinkerfürsorge, in: Der Abstinent, 5–6, 1917, S. 17–19

Wlassak, R., Grundriss der Alkoholfrage, S. Hirtel, Leipzig 1929

Das Anton Proksch-Institut – Stiftung Genesungsheim Kalksburg – rechtliche und finanzielle Grundlagen

S. Schneider

1. Einleitung

Im folgenden Beitrag stellt sich ein Haus vor, das sowohl in seinen Behandlungskonzepten als auch in der organisatorisch und finanziellen Konzeption einen singulären Punkt in der österreichischen Spitalsszene darstellt.

In den Wirtschaftzeitungen gehört „lean-management" und „lean-production" zum laufenden Wortschatz. Im vorzustellenden Institut war es immer schon ein Wesensmerkmal der Leitung kleine und überschaubare Arbeitseinheiten zu schaffen. Es wurde und wird getrachtet soviel Kompetenz und Verantwortung wie nur irgend möglich an die Mitarbeiter weiterzugeben. Dadurch entstand wie von selbst ein Leitbild, das in manch anderen Institutionen erst implementiert werden muß. Durch die großen Freiräume für Kreativität und Individualität besteht bei den Mitarbeitern ein hohes Maß an Motivation und Identifikation mit dem Haus. Es wird getrachtet die Entscheidungswege möglichst kurz zu halten und bürokratische Auflagen zu minimieren.

Die Tatsache, daß es für das Anton Proksch-Institut keinen Träger, Institution, Behörde, Gebietskörperschaft, Bund oder Gemeinde gibt, die eine Ausfallshaftung beziehungsweise eine Abgangsdeckung übernimmt, ist die finanzielle Situation eine ganz besondere und stellt eine große Herausforderung für alle Mitarbeiter dar.

2. Präsentation des Krankenhauses

2.1. Das Anton Proksch-Institut

Das Anton Proksch-Institut – Stiftung Genesungsheim Kalksburg ist ein Sonderkrankenhaus – ohne Öffentlichkeitsrecht – für Alkohol-, Medikamenten- und Drogenabhängige.

Gegründet wurde das Institut in der Rechtsform einer Stiftung und zwar einer gemeinnützigen Stiftung am 5.12.1956. Die Eintragung ins Register für Stiftungen und Fonds erfolgte per Bescheid des Bundesministeriums für Inneres mit 29.6.1957.

Die Initiatoren denen die Stiftung ihr Entstehen verdankt, waren der damalige Sozialminister Anton Proksch, dessen Namen das Institut führt, Prof. Dr. Hans Hoff von der psychiatrischen Universitätsklinik und dem ehemaligen Chefarzt der Wiener Gebietskrankenkasse Dr. Emil Tuchmann.

Als Standort der Krankenanstalt wurde das Areal mit einem darauf befindlichen Gebäude in der Mackgasse 7–9 im 23.Wiener Gemeindebezirk von der Pensionsversicherung der Arbeiter zur Verfügung gestellt. Die Liegenschaft wurde 5 Jahre später mittels Schenkungsvertrages der Stiftung übertragen.

Am 17. Jänner 1961 wurde das Genesungsheim für Alkohol- und Medikamentenabhängige mit 65 Betten in Betrieb genommen.

Die wachsende Nachfrage machte eine Ausweitung der Bettenkapazität notwendig. Durch den Ankauf von benachbarten Grundstücken und die Errichtung zweier Stationen konnte die Bettenkapazität auf 160 Betten angehoben werden. Die steigende Nachfrage an Betten für alkohol- und medikamentenabhängige Frauen, die nur vereinzelt an der Männerabteilung aufgenommen wurden, machte die Errichtung einer Frauenstation erforderlich. Der Gasthof „Klausenhof" in Kalksburg wurde von der Stiftung angekauft und in eine 50 Betten umfassende Station umgebaut. Die Eröffnung fand am 31. März 1974 statt.

Am 9. 5. 1972 konnte die Drogenstation – per Bescheid des Amtes der Wiener Landesregierung zur Erweiterung des Anstaltszweckes auf die Behandlung von Drogenabhängigen mit 13 systematisierten Betten – in einem von der Stiftung erworbenen Gebäude in Wien 23., Breitenfurterstr. 517 ihre Arbeit aufnehmen. Der steigende Bedarf an Langzeittherapieplätzen zwang zu einem Umzug in ein größeres Haus.

Die sanitätsrechtliche Bewilligung des Amtes der Niederösterreichischen Landesregierung vom 18. Juni 1980 zum Betrieb einer privaten Sonderkrankenanstalt zur Rehabilitation Drogenabhängiger in Mödling mit 50 systematisierten Betten bildete die Grundlage der bis heute betriebenen Langzeittherapiestation, die in einem Objekt des Trinitarierordens in 2340 Mödling Husarentempelgasse untergebracht ist.

Geänderte Bedingungen in der Drogenszene machten die Schaffung einer Kurzzeittherapiestation , die in den Räumen in der Breitenfurterstraße 517 untergebracht wurde, notwendig. Mit diesem Konzept zur Behandlung von Drogenabhängigen wurde am 3.12.1988 begonnen.

2.2. Rechtlicher Status des Institutes

Als Stiftung mit Sitz in Wien ist das Amt der Wiener Landesregierung, mittelbare Bundesverwaltung, Magistratsabteilung 62, die die Stiftungssatzung genehmigende Behörde. Ihr obliegt auch die Kontrolle der satzungskonformen Gebarung des Institutes.

Die Zuerkennung beziehungsweise Kontrolle der Gemeinnützigkeit fällt in die Kompetenz der Finanzbehörde.

In der Satzung sind die Geschäftsführung und deren Kompetenzen, sowie die Geschäftsordnung festgehalten.

Der Stiftung steht ein Kuratorium vor, aus dessen Mitgliedern der Präsident und das Präsidium gewählt werden.

Da das Anton Proksch-Institut ein Sonderkrankenhaus ist, gelten sämtliche gesetzlichen Bestimmungen des Krankenanstaltenrechtes sowohl des Bundes, als auch die Gesetze und Verordnungen des je nach Sitz der Krankenanstalt zuständigen Bundeslandes. Das ist für den Alkohol- Medikamenten- und Drogenkurzzeittherapiebereich das Land Wien und für den Drogenlangzeittherapiebereich das Land Niederösterreich.

Die Aufgaben und Richtlinien des Institutes sind in den Anstaltsordnungen für den Wiener sowie den Niederösterreichischen Bereich festgelegt.

2.3. Einrichtungen des Institutes

Im Laufe der letzten 30 Jahre wurde das Institut immer wieder erweitert und umfaßt derzeit, wie oben schon kurz erwähnt, folgende Bereiche:

Den stationären Bereich für alkohol- und medikamentenabhängige Männer bilden 3 Abteilungen mit insgesamt 160 Betten; jener für alkohol- und medikamentenabhängige Frauen eine Abteilung mit 50 Betten.

Für den nichtstationären Bereich dieser Patientengruppe steht ein Übergangswohnheim mit 12 Betten zur Verfügung.

Der stationäre Bereich für drogenabhängige Frauen und Männer umfaßt eine Abteilung für die Kurzzeittherapie mit derzeit 10 Betten in Wien, und eine Abteilung für Langzeittherapie mit einem Bettenstand von 34 in Mödling.

Für den nichtstationären Bereich der obengenannten Patienten stehen zwei Halfwayhäuser, eines mit 12 und eines mit 11 Betten und eine Wohngemeinschaft mit 5 Betten zur Verfügung.

Weiters können sowohl alkohol- und medikamenten- als auch drogenabhängige Patienten in 17 Beratungsstellen, die von Mitarbeitern des Anton Proksch-Institutes betreut werden, ambulant behandelt werden. Das Netz der Beratungsstellen dehnt sich über Wien, Niederösterreich und das Burgenland aus.

3. Finanzielle Situation

3.1. Die Finanzierung des Anton Proksch-Institutes

Die Finanzierung des API erfolgt fast ausschließlich durch die Pflegegebührenersätze der Versicherungsträger. Die Einnahmen aus den Pflegegebührenersätzen betrugen 1992 95% der Gesamteinnahmen. 5% setzten sich aus Subventionen, Stiftungsbetten, a. o. Erträgen und Erlösen aus den ambulanten Behandlungen zusammen.

3.2. Der stationäre Bereich und seine Auslastung

Von der Höhe der Auslastung im stationären Bereich hängt die Existenz des Hauses ab. Im Jahr 1992 betrug die Auslastung 104% im Alkoholbereich, 87% im Drogenkurzzeittherapiebereich und 98% in der Drogenstation Mödling.

An dieser Stelle muß deutlich festgehalten werden, daß die derzeit gegebene maximale Auslastung nicht durch eine medizinisch ungerechtfertigte Verlängerung der Aufenthaltsdauer zustande kommt und auch nicht kommen darf! Ganz im Gegenteil, die Wartezeiten im Alkohol- und Medikamentenbereich betragen 3 bis 5 Wochen. Im Drogenkurzzeittherapiebereich kommt es zu Wartezeiten bis zu einem halben Jahr.

Die maximale Auslastung ist nur durch eine optimale Koordination zwischen den Ambulanzen, dem stationären Bereich und der Verwaltung möglich. Durch die Effizienz in der Bettenvergabeplanung wird nicht nur die Auslastung gewährleistet, sondern es wird die Wartezeit der Patienten auf einen Aufnahmetermin so kurz wie möglich gehalten.

Die Abb. 1 zeigt die Entwicklung der Bettenauslastung unter Berücksichtigung der baulichen Entwicklung des Institutes beginnend mit dem Jahr 1961 – der Inbetriebnahme – bis 1992.

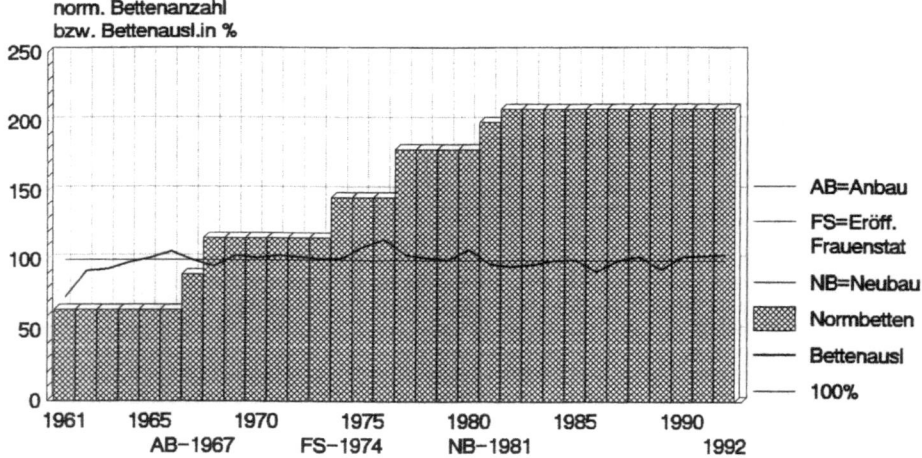

Abb. 1. Bettenkapazität und Bettenauslastung 1961 bis 1992

3.3. Der ambulante Bereich

Der ambulante Bereich des API hat mehrere Schwerpunkte:
Einer der Schwerpunkte liegt in der Nachbehandlung nach dem stationären Aufenthalt des Patienten.

Dies ist im Behandlungskonzept des Hauses ein sehr wichtiger Pfeiler für den Therapieerfolg.

Trotz der medizinischen Notwendigkeit einer ambulanten Nachbetreuung für viele Patienten erhält das Institut für die dabei erbrachten Leistungen keine Kostenersätze seitens der Versicherungsträger. Nur durch interne Subvention aus dem stationären Bereich kann diese Leistung abgedeckt werden. Dabei kann man hier durchaus darauf hinweisen, daß sich Patienten zum Zeitpunkt der Nachbehandlung nicht mehr im Krankenstand befinden, sondern zum Großteil bereits im Arbeitsprozeß integriert sind. Sie verursachen den Krankenkassen und dem Staat keine Kosten, sondern tragen zum volkswirtschaftlichen Nutzen bei.

Einen weiteren Schwerpunkt bildet der ambulant durchgeführte Entzug. Während dieser Therapieform befindet sich der Patient oft nicht im Krankenstand sondern geht seiner gewohnten Tätigkeit beziehungsweise Arbeit nach. Für diese Form der medizinischen Betreuung kann das Institut, so wie jeder Facharzt, mit den zuständigen Krankenkassen Krankenscheine abrechnen. Allerdings sind für den ambulanten Entzug sehr zeitintensive Therapien notwendig. Dazu kommt, daß eine Vielzahl solcher Behandlungen in den beiden dislozierten Ambulanzen, die vom Anton Proksch-Institut angemietet sind, durchgeführt werden. Man kann sich vorstellen, daß dieses Therapieangebot nicht kostendeckend sein kann. Trotzdem sind die Erträge ein wenn auch kleiner Beitrag zur Finanzierung, im Unterschied zur ambulanten Nachbetreuung, die nur kostenverursachend ist.

Auf Grund der zunehmenden Nachfrage nach Möglichkeiten des ambulanten Entzuges und der im Vergleich zum stationären Aufenthalt wesentlich geringeren Kosten ist zu hoffen, daß in nicht allzu ferner Zukunft eine kostendeckende Vergütung seitens der Versicherungsträger möglich sein wird.

3.4. Die Umsatzentwicklung

Die Abb. 2 zeigt die Umsatzentwicklung des API von 1980 bis 1992 sowohl nominell wie inflationsbereinigt.

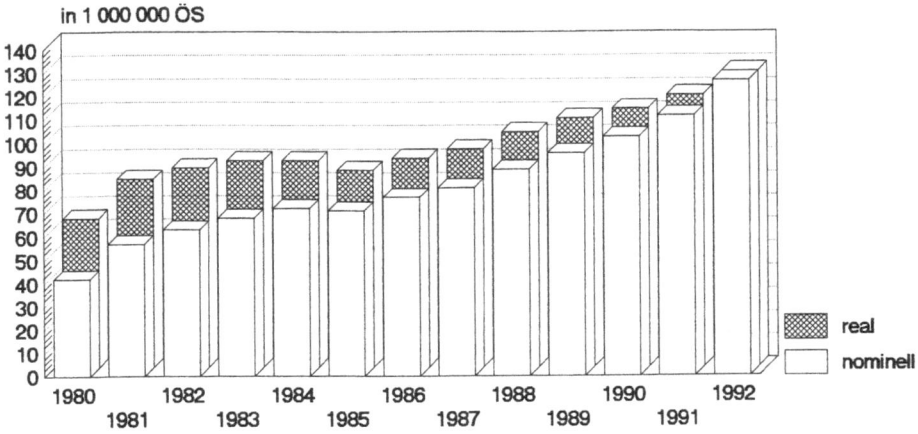

Abb. 2. Umsatzentwicklung des API nominell und real (1992 = 100%) 1980 bis 1992

Die seit 1986 kontinuierlich steigenden Umsätze bei gleichbleibender Bettenanzahl haben folgende Ursachen:

Neben der schon vorher erwähnten Bestrebung einer optimalen Bettenauslastung trugen die jährlichen Erhöhungen der Kostenersätze seitens der Sozialversicherungsträger, die immer etwas über der Inflationsrate lagen, zu dieser Entwicklung bei.

Weiters werden vom Anton Proksch-Institut Seminare und Fortbildungsveranstaltungen organisiert und abgehalten, wie zum Beispiel Seminare über „Alkohol am Arbeitsplatz", die eine – wenn auch kleine – Einnahmensquelle bilden.

Da aber die – durchaus positive – Umsatzentwicklung noch keinen wirtschaftlich gesunden Betrieb garantiert, und den Einnahmen auf Grund der Bettenkapazität Grenzen gesetzt sind, sollen die beiden Abb. 3 und 4 über die Entwicklung des Aufwandes pro Patient und Tag Aufschluß geben.

In der folgenden Analyse möchte ich nur auf die inflationsbereinigte Graphik eingehen.

Es fällt sowohl bei den Medikamenten, wie auch bei der Verpflegung auf, daß der Aufwand eine sehr geringe Steigerung aufweist.

Um die Ausgaben auf dem Medikamentensektor so gering wie möglich zu halten, werden regelmäßige Soll – Ist Vergleiche gemacht. Bei einem überproportionalen Anstieg der Ausgaben finden stationsübergreifende Gespräche statt, um den Grund des Medikamentenanstieges abzuklären.

Weiters wird darauf geachtet, daß bei Medikamenten mit gleicher Wirkung die kostengünstigeren Pharmaka verordnet werden.
Dieses Bewußtmachen der Kosten trägt zu einer Dämpfung und Regulierung derselben bei.

Im Bereich der Verpflegung führten folgende Maßnahmen zu der geringen Aufwandssteigerung: Grundsätzlich muß darauf hingewiesen werden, daß beste Qualität und ausreichende Quantität bei der Menügestaltung selbstverständliche Voraussetzungen sind. Doch bei der Zusammen-

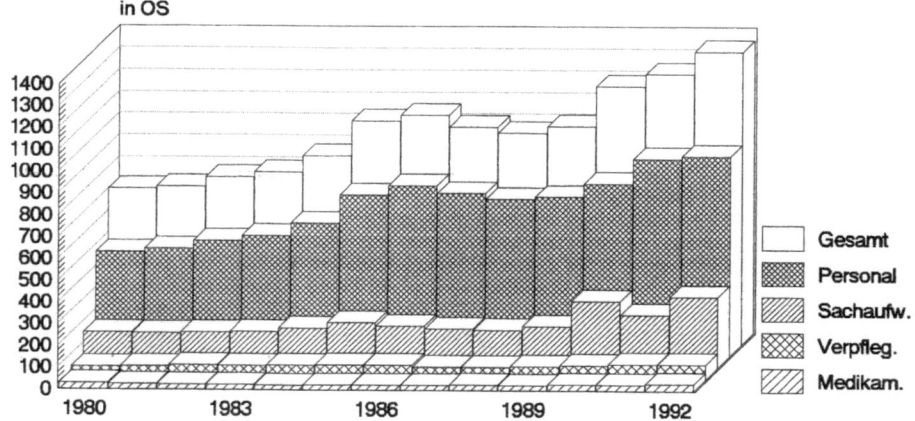

Abb. 3. Aufwand pro Kopf und Tag nominell, 1980 bis 1992

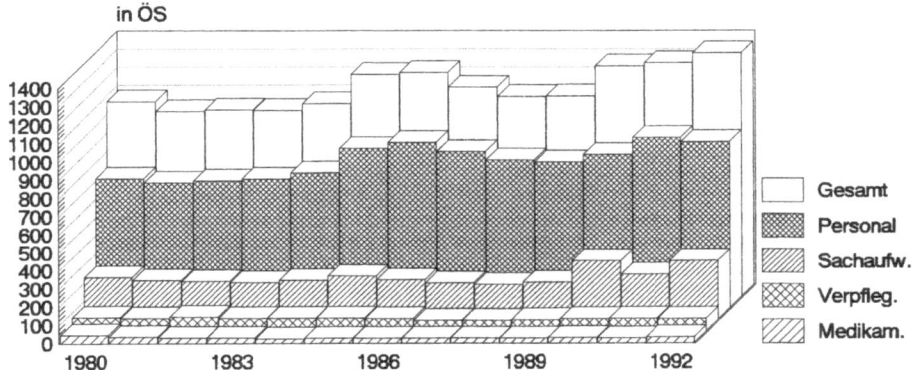

Abb. 4. Inflationsbereinigter Aufwand pro Kopf und Tag, real (1992 = 100%) 1980 bis 1992

stellung des Speiseplanes wird auf saisonbedingte Angebote – die immer preisgünstiger sind – sehr geachtet. Beim Einkauf werden „Sonderangebote" nach Möglichkeit berücksichtigt, dies spielt eine nicht zu vernachlässigende Rolle!

Außerdem konnten durch Preisverhandlungen mit Lieferanten die inflationsbedingten Steigerungen der Preise etwas abgefangen werden.

Beim Sachaufwand konnte die Position im wesentlichen stabil gehalten werden. Die Spitzen wurden durch notwendige Investitionen verursacht.

Der Personalaufwand weist die größte Steigerung auf. In diesem Bereich ist es am schwierigsten korrigierend einzugreifen. Die jährlichen Gehaltsabschlüsse werden von außen vorgegeben und sind somit vom Haus nicht steuerbar. Es erfordern aber auch Patienten, deren Gesundheitszustand im Vergleich zu früheren Patienten wesentlich schlechter ist, mehr Personaleinsatz und mehr Betreuungsintensität.

Trotz der vom Institut nicht beeinflußbaren Lohn- und Gehaltssituation wird auf die Weiterbildung der Mitarbeiter besonderer Wert gelegt, und die Teilnahme an Tagungen und Seminaren gefördert.

Bei einer kontuinierlichen Weiterentwicklung des Umsatzes und einer im Rahmen bleibenden Steigerung des Patientenaufwandes pro Kopf und Tag liegt einem gesicherten Bestand des Institutes nichts im Wege.

4. Zukunftsperspektiven

Ein chinesisches Sprichwort sagt: „Wenn man stehen bleibt, geht man zurück" und so muß man sich davor hüten anzuhalten und das Bestehende zu betrachten. In unmittelbarer Zukunft wird das Haus um einen kleinen Bereich erweitert. Dieser bereits im Genehmigungsverfahren befindliche Um- beziehungsweise Erweiterungsbau hat drei Ziele:

Zum einen sind Patientenzimmer mit gehobenem Hotelstandard geplant.

Weiters werden ansprechende Aufenthaltsmöglichkeiten für Patienten gebaut, um so das Wohlbefinden der Patienten zu steigern und damit zum Therapieerfolg beizutragen.

Dritter Schwerpunkt ist die Schaffung von neuen und zusätzlichen Arbeitsräumen. Nur durch geeignete Rahmenbedingungen können die Mitarbeiter optimale Leistungen zum Wohl der Patienten erbringen.

Doch die Zukunft liegt nicht nur in Umbauten. Neue Ideen und Formen der Suchtbehandlung wollen von ambitionierten Mitarbeitern verwirklicht werden. Die Akzeptanz der Gesundheitspolitik von der Notwendigkeit und Sinnhaftigkeit von Psychotherapie, das Psychotherapiegesetz und die hoffentlich in absehbarer Zeit umfassende finanzielle Vergütung von Psychotherapie im Rahmen der Suchtbehandlung lassen manch utopisch, da nicht finanzierbar, scheinende Vorstellung von neuen Behandlungsformen reale Züge annehmen. Seien es Behandlungsschwerpunkte von Jugendlichen, seien es Formen von Tageskliniken oder andere spezielle Behandlungskonzepte, sie werden die Therapieangebote des Anton Proksch-Institutes in Zukunft erweitern.

Das Modell der geschlossenen Behandlungskette im Anton Proksch-Institut

S. Lentner

Die Existenz des Phänomens „Alkoholismus", der Trunksucht ist in der Menschheitsgeschichte seit Jahrtausenden bekannt. Die Auffassungen über die Ursache und den Verlauf dieser Sucht waren immer einem starken geschichtlichen Wandel unterworfen und sind es noch immer. Die Folgen eines exzessiven Alkoholkonsums, die sich im psychisch, physischen und sozialen Bereich manifestieren, in Form von Persönlichkeitsveränderungen wie Enthemmung, Aggressionsfreisetzung, Tätlichkeiten, Setzen von individuellen Rauschdelikten, Schulden, Glücksspiele, Arbeitsplatzverlust, Ehekrise oder Scheidung, Verlust der Sozialkontakte und allgemeiner sozialer Abstieg – wurden schon Mitte des vorigen Jahrhundert als Alkoholkrankheit beschrieben.

Später gewann wieder das, auf moralischen Kategorien aufbauende, sogenannte „Lasterkonzept" an Aktualität. Man nahm an, daß der Alkoholismus als fortschreitendes Leiden aus der Willens- und Charakterschwäche des Betroffenen resultiere.

In neuerer Zeit wurde die Alkoholkrankheit als Fehlverhalten beurteilt, das durch umweltbedingte Faktoren, durch die Trinksitten der Bevölkerung, durch die Lebensgeschichte des Betroffenen oder durch soziale Faktoren zustande käme. Wenn ein Fehlverhalten unter Umständen noch beeinflußt werden kann, so wäre, bei ursprünglich schon vorhandener Willens- und Charakterschwäche, die Aussicht auf einen Behandlungserfolg als sehr gering anzunehmen.

Neuere Erkenntnisse der medizinischen Forschung, der Psychologie und der Sozialwissenschaften, führten in Zusammenschau der Ergebnisse zu einer anderen Schlußfolgerung:

Der Alkoholismus ist ein komplexes Geschehen, das sich im organischen Bereich ebenso manifestiert, wie auf der psychiatrischen, psychologischen und sozialen Ebene, und daher – einmal in Gang gekommen – einen eigengesetzlichen Verlauf nimmt.

Sowohl die Faktoren der Lebensgeschichte und der persönlichen Veranlagung, als auch Millieubedingungen und körperliche Veränderungen, spielen dabei einen entscheidende Rolle. Dieser Verlauf, der fortschreitend ist und einer gewissen Gesetzmäßigkeit folgt, kann als Krankheitsprozeß angesehen werden, daher spricht man von einer Alkoholkrankheit oder nach Definition der WHO von einer Alkoholabhängigkeit.

Das Anton Proksch-Institut, den Österreichern unter dem Namen Kalksburg bekannt, mußte von jeher als die Modellstation schlechthin diesen vielschichtigen Gegebenheiten Rechnung tragen. Es handelt sich um eine Stiftung, die 1956 gegründet wurde. 1961 wurde die erste, 30 Betten umfassende Station eröffnet. Stand in den frühen Anfängen dieser Institution der Modellcharakter im Vordergrund, mit strenger Selektion der Patienten in Zusammenarbeit mit der psychiatrischen Universitätsklinik Wien, wo die Aufnahmekriterien in einem noch einigermaßen intakten Familienleben, einem noch erhaltenen Arbeitsplatz und dem bereits erfolgten Entzug bestanden, mußte auch das Anton-Proksch-Institut, bedingt durch wirtschaftlichen und gesellschaftlichen Wandel, sich einem intensiven Umdenk- und Anpassungsprozeß unterziehen, und ein Rehabilitationsprogramm entwickeln, das nicht nur den früher ausgewählten, sogenannten Musterkranken, sondern auch vom Alkohol schon massiv gezeichneten abhängigen Patienten gerecht werden sollte.

Im Laufe der Jahre erfolgte der Ausbau und die Vergrößerung dieser Institution, um der steigenden Aufnahme und Behandlungsbereitschaft Rechnung zu tragen, und die Versorgung des Einzugsgebietes von Wien, Niederösterreich und Burgenland einigermaßen zu gewährleisten.

Es gelang, ein Rehabilitationsprogramm zu entwickeln, das eine optimale Relation zwischen Therapie und Wirtschaftlichkeit aufweist und sicher seinesgleichen in ganz Österreich sucht.

Dies ergibt sich aus der Kompaktheit des Rehabilitationsprogrammes während des stationären Aufenthaltes einerseits, und der Geschlossenheit der Behandlungskette zwischen stationären und ambulanten Einrichtungen andererseits. Diese Geschlossenheit, der Ausbau eines richtiggehenden ambulanten Auffangnetzes, sowie das Insistieren, die ambulante Nachbetreuung als den wichtigsten Schritt der gesamten Rehabilitation anzusehen, ist vor allem der Verdienst des derzeitigen Leiters dieser Institution.

Das Zentrum dieses Systems ist das nunmehr 220 Betten umfassende Anton Proksch-Institut in Wien Kalksburg.

Diese Institution hat den Status eines Sonderkrankenhauses, die Kosten für den stationären Aufenthalt werden von den Sozialversicherungen getragen. Es ist eine offene Institution, wo die Aufnahme nur auf freiwilliger Basis erfolgen kann.

Das Behandlungskonzept basiert auf der freiwilligen Mitarbeit der Patienten und umfaßt 4 Phasen.

1. Phase: In den ersten 10 Tagen erfolgt die gründliche interne Durchuntersuchung und Diagnoseerstellung durch den Internisten und das medizinische Labor hinsichtlich der, durch chronischen Alkoholkonsum bedingten Folgeschäden der inneren Organe, sowie die Behandlung der allenfalls auftretenden körperlichen und psychischen Abstinenzerscheinungen durch das abrupte Absetzen des jeweiligen Suchtmittels wie Alkohol und Medikamente. In diesen ersten 10 Tagen wird versucht, je nach Zustandsbild des Patienten mit bewährten Methoden das körperliche Wohlbefinden wiederherzustellen, und damit der Grundstein für die Gesprächsbereitschaft und die Basis für den Erfolg der Behandlung gelegt.

Für diese intern medizinischen und akut psychiatrischen Maßnahmen stehen 24 Intensivbetten zur Verfügung.

2. Phase: In der 2. Phase stehen die psychiatrisch-psychologischen und soziotherapeutischen Maßnahmen im Vordergrund. Wie bereits eingangs erwähnt, ergibt sich aus der Komplexität dieser Erkrankung auch ein vielschichtiges therapeutisches Angebot. Oft wird dem Therapeuten nur die diagnostische, und somit die sofortige Beseitigung psychischer Mißempfindungen zugestanden, es entwickelt sich eine hohe Erwartungshaltung bezüglich Verständnis und Toleranz seitens des behandelnden Arztes, ebenso auch seitens der unmittelbaren Umgebung, des Personals und der Angehörigen. Aktive Mitarbeit wird oft vermieden, die Vorstellung einer sofortigen, raschen und vollständigen Heilung durch den Arzt, ohne Eigeninitiative oder Offenlegung der persönlichen Problematik gefordert, die Mithilfe oder Aussprache mit Angehörigen eher vernachlässigt. Im Rahmen der 2 mal wöchentlich stattfindenden Gruppentherapien werden allgemein gültige Symptome der Abhängigkeit geschildert, das Gefühl der Gemeinschaft und Zusammengehörigkeit gefördert, die dann wesentlich zur Darlegung von Konfliktsituationen dient und dieses Darlegen des persönlichen Konfliktes auch erleichtert. Die Verleugnungstendenzen, Dissimulationstendenzen, werden durch die Gruppe oft schwierig bis unmöglich gemacht. Die Gruppe in ihrer Gesamtheit hilft bei der Bewältigung von Problemen und demonstriert dem Betroffenen, daß es sich bei ihm um kein Einzelschicksal oder einen Sonderfall handelt. Gruppentherapie ist auch wichtig für kontaktgestörte und verbalisierungsschwache Patienten, die mit Hilfe anderer Patienten kommunizieren lernen sollen, und ist ein wichtiges Ventil für aufgestaute Aggressionen, die sich zwangsläufig im Spitalsalltag ergeben.

In den Einzelgesprächen sollte klar das Arzt-Patienten-Verhältnis als Modellfall einer zwischenmenschlichen Beziehung geklärt werden, es wird versucht, den diffizilen Ursachen der Sucht auf den Grund zu gehen, noch bestehende Barrieren und Abwehrmechanismen abzubauen, ein Vertrauensverhältnis zu schaffen, das den Betroffenen erleichtert, angebotene Strategien und Lösungsmöglichkeiten zu überdenken und zu akzeptieren.

Die 1 mal wöchentlich stattfindende Großgruppe dient als Informations-, Diskussions- sowie als sogenanntes „Patientenparlament", wo konstruktive Vorschläge, aber auch Beschwerden übermittelt werden. In dieser Phase stellt auch die Familientherapie bzw. die Information für Angehörige einen wichtigen Punkt dar. Die Familie, bzw. die nächsten Angehörigen haben im Laufe der Zeit gelernt, mit dem Alkoholkranken auf irgendeine Weise zurechtzukommen. Sie beschönigen, schützen, versuchen das Ärgste zu verhindern. Sie versuchen einerseits zu helfen, drohen andererseits aber auch oft und sind enttäuscht, wenn ihre Hilfe nicht angenommen werden kann oder abgewehrt wird. Es handelt sich hierbei um klassische Co-Alkoholiker, ausgestattet mit einem ausgeprägten Helfersyndrom ohne Sinn, da damit der Betroffene nicht gezwungen ist, seine Verhaltensweise bezüglich seines Alkoholkonsums zu ändern bzw. damit auch nicht die volle Tragweite seiner Erkrankung erkennen kann. Hiezu dient die Information für Angehörige, sowie Partnergespräche und Familientherapie.

3. Phase: Die soziotherapeutischen Maßnahmen werden mehr als 60% der Patienten einbezogen. Sie fordern neben der psychiatrischen und der medizinischen Behandlung den größten personellen und zeitlichen Aufwand. Die soziale Einzelhilfe besteht in der Erarbeitung eines Überblickes über die soziale und finanzielle Situation des Betroffenen, Kontakt auch mit den Angehörigen zwecks Außeninformation. Es ist oft notwendig, einen Finanzplan zu erstellen, Versicherungsfragen zu klären, bei Nichtversicherten erfolgt der Antrag auf Kostenübernahme für den Aufenthalt auf das gesetzlich fixierte Mindesttaschengeld, bei Schulden Ansuchen um Stundung bzw. Herabsetzen der Ratenverpflichtungen, weiters Hilfestellung und Beratung bei Alimentationsrückständen, sowie Gas- und Stromrückständen. Drohende Delogierungen können durch Ratenvereinbarungen bzw. Kostenübernahme seitens der MA 12, Caritas usw. oft verhindert werden. Durch intensive Kontakte zu Behörden und anderen Institutionen wie der MA 12, den Sozialreferaten, Obdachlosenherbergen, Pflegeheimreferaten, den Bezirkshauptmannschaften und Sozialämtern, wird der Versuch unternommen, speziell bei total sozial depravierten Patienten Unterbringung und Verbesserung des gesamten sozialen Umfeldes zu erwirken. Anträge auf Gemeindewohnungen führen fallweise durch Intervention zu rascherer Zuweisung. Bei den soziotherapeutischen Maßnahmen steht vor allem aber auch die Aktivierung des Patienten im Vordergrund. Die Übernahme von Verpflichtungen innerhalb einer therapeutischen Gemeinschaft, der Lernprozeß, Dinge zu Ende zu führen und daraus ein Erfolgserlebnis zu schöpfen. Dies sind therapeutisch wichtige Zielsetzungen für die Steigerung des Selbstwertgefühls und der Eigeninitiative. Es ist der Schritt aus der berühmten Lethargie und dem Glauben des Patienten, allem hilflos ausgeliefert zu sein, nichts mehr tun zu können, manchmal auch nichts mehr zu wollen. Arbeitstherapie soll auch als Basis der beruflichen Rehabilitation angesehen werden, dem Gefühl wieder etwas leisten zu können. Hiefür stehen 30 verschiedene Beschäftigungsmöglichkeiten im Haus zu Verfügung. Arbeitstherapie ist eine Behandlung mit zweckgebundenen und sinnbezogenen Verrichtungen und soll nach Möglichkeit einem praktischen Zweck dienen.

Die Beschäftigungstherapie selbst enthält immer auch schöpferische, zweckgebundene, also arbeitstherapeutische Komponenten, z. B. die Knüpf- und Webetechnik als die sogenannten Handfertigkeiten, ohne die nichts Künstlerisches oder Handwerkliches geschaffen werden kann, und bestimmte Arbeitsgänge, wie sie etwa beim Flechten oder Herstellen von Bastkörben, Holzarbeiten und anderem benötigt werden. Eine ordnende Gestaltung der Form und Farbe aus dem Geiste des Schönen ist überhaupt nicht möglich ohne Mühe, Zielstrebigkeit und Beharrlichkeit, also ohne „Arbeit".

Frank Marc, einer der großen Wegbereiter der modernen Kunst, spricht das so treffend aus in seinen Briefen aus dem Felde (1914): „ ... daß die Formen von selber kommen, das scheint mir nicht wahr."

Die spezielle berufliche Rehabilitation in Zusammenarbeit mit der, im Anton-Proksch-Institut befindlichen Außenstelle des Arbeitsamtes, umfaßt Berufsberatung und EDV-unterstützte Arbeitsplatzvermittlung durch Beamte des Landesarbeitsamtes,sowie Möglichkeiten einer beruflichen Umschulung durch ein modernes, audio-visuelles Umschulungsprogramm.

4. Phase: Die ambulante Nachbetreuung stellt die wesentlichste Phase in diesem Gesamtkonzept dar. Zusammenarbeit wenn möglich in einer eigenen Beratungsstelle, wenn dies nicht der Fall ist, mit der zuweisenden Stelle. Es wird versucht, daß der behandelnde Arzt, der stationär sozusagen die psychotherapeutischen Maßnahmen einleitete, auch ambulant seine Patienten weiter behandelt. Sämtliche Maßnahmen, die während des stationären Aufenthaltes gesetzt werden, sind nur dann sinnvoll, wenn für die entsprechende ambulante Nachbetreuung gesorgt ist.

Die Dauer des stationären Aufenthaltes beträgt durchschnittlich 6–8 Wochen, wird natürlich aber auch auf individuelle Erfordernisse abgestimmt. Derzeit werden vom API im Jahr etwa 2000 Patienten stationär, und nahezu 8000 Patienten ambulant behandelt und betreut. Für Patienten, die bei der Entlassung zwar einen Arbeitsplatz, aber noch keine Wohnmöglichkeit haben, steht, ein Übergangswohnheim zur Verfügung. Der Aufenthalt dort ist mit 6 Monaten limitiert.

Es besteht eine gute Zusammenarbeit mit den „AAs", mit Selbsthilfegruppen und Beratungsstellen verschiedenster Organisationen, wobei die Bemühung da ist, diese Zusammenarbeit noch zu verbessern, sodaß nunmehr für weite Teile Österreichs ein ausreichendes Behandlungsangebot für Alkoholkranke zur Verfügung steht.

Abschließend ist nochmals zu betonen, daß die ambulante Nachbetreuung deswegen von so eminenter Bedeutung ist, weil sie bereits vorhandene Abstinenz festigt, stärkt und die psychotherapeutische Fortführung eines, während des stationären Aufenthaltes begonnenen Therapiegespräches darstellt, mit Aufarbeitung der persönlichen psychischen Problematik, der Alltagskrisen und auftretenden Problemsituationen, der Förderung des Selbstwertgefühls sowie Miteinbeziehung von Angehörigen im Rahmen von möglicherweise auftretenden ehelichen Konfliktsituationen mit Hilfe des dem Patienten bereits bekannten und vertrauten Therapeuten. Somit kann gezielt vorhandener Leidensdruck gelindert werden, und damit der Einsatz einer psychotropen Substanz wie Alkohol, als Problemlöser dem Betroffenen nicht mehr so attraktiv oder notwendig erscheinen.

Erfolgreich abstinente Patienten weisen immer wieder auch auf ihre deutlich verbesserte berufliche und private Situation hin und auf die Unterstützung im Freundeskreis. Sie wollen dieses, oft so mühsam aufgebaute Gleichgewicht in allen Bereichen durch einen Rückfall nicht zerstören, wobei im Rahmen der Therapie immer wieder der Rückfall als Krankheitssymptom gebraucht wird. Dieses Wissen erleichtert dem Patienten ein rasches Reagieren, sollte es zu Alkoholkonsum kommen und verhindert somit ernsthafte Auswirkungen im persönlichen, privaten und beruflichen Bereich.

Internistische Aspekte des Alkoholismus

F. Kaiser

1. Einleitung

Gerade für die Bedeutung unserer Volksgesundheit muß der chronische Alkoholismus besonderes Augenmerk erfahren. Wir dürfen nicht vergessen, daß es in Österreich schätzungsweise an die 300 000 chronisch alkoholkranke Menschen gibt.

Für dieses große Aufgabengebiet bedarf es daher einer wirksamen, multidisziplinären Zusammenarbeit zwischen Psychiatern, Internisten, medizinischen Fachabteilungen, Pflegepersonal und Psychologen, medizinisch technischen Assistentinnen (für Labordiagnostik, Diätfragen und physikalischer Therapie), sowie arbeitstherapeutische und sozialarbeiterische Unterstützung. Durch mehr als 30jährige Erfahrung in unserem Hause ist daher die Struktur auf dies Weise angelegt und erweitert worden.

Vor allem aber muß die Zusammenarbeit zwischen dem Psychiater und dem Internisten als Basis für die, daraus resultierendeTherapie angesehen werden.

Aus dieser erwähnter Situation folgt, daß im API nach Aufnahme des Patienten durch den Psychiater, eine interne Untersuchung, die nach ausführlicher Anamnese und einem klinisch internistischen Status auch eine EKG-Untersuchung beinhaltet, angeschlossen wird. Parallel dazu wird eine labordiagnostische Untersuchung angesetzt, die den heute üblichen Standards entspricht (angefangen von Eiweißdiagnostik über Nierenparameter (Creatinin, BUN, Elektrolyte), Leber- und Herzmuskelparameter(Bilirubin, Transaminasen, GGT, alkalische Phosphatase, CHE, CPK/CKMB, LDH), Pankreasdiagnostik (AlphaAmylase, Lipase), Stoffwechselparameter (Blutzucker, Blutfette wie Colesterin, HDL-Colesterin, Triglyzeride und Harnsäure) und Gerinnungs- und Blutbilduntersuchung (gesamtes rotes Blutbild, Eisenspiegel, Leukozyten, Gerinnungsfaktoren), sowie eine Harnuntersuchung und Stuhluntersuchung auf occulte Blutung.

Ferner wird jeder Patient im Rahmen des stationären Aufenthaltes einer Röntgenreihenuntersuchung (Schirmbilduntersuchung) unterzogen, wobei bei schwer interpretierbaren Veränderungen ein Großfilmröntgen, aber auch Tomographieuntersuchungen bzw. Bronchioskopieuntersuchungen, wenn notwendig angeschlossen werden.

Somit ist dann eine entsprechende Diagnose und die, daraus resultierende Therapie gegeben. Bei intercurrent auftretenden Beschwerden, oder auch bei noch weiter notwendiger Abklärung pathologischer Befunde, wird der Patient an entsprechende Fachambulanzen zur ergänzenden Diagnostik zugewiesen.

2. Physiologie, Biochemie, Pathophysiologie

Bevor ich nun näher auf pathologische und internistische Probleme eingehe, gestatten Sie mir noch einen kurzen Ausflug in die Physiologie und Biochemie.

Alkohol ist eine Substanz, die, wenn sie eingenommen wurde, nahezu jedes Organ des Organismus betrifft und nahezu in jede Funktion des Organismus eingreift.

Danaben müssen noch die akute Wirkung des Alkohols und die chronische Alkoholwirkung unterschieden werden.

Wohl in überwiegender Weise wird Alkohol über den Magen-Darm Kanal aufgenommen, kann aber auch über die Lunge, durch Inhalation in verdampfter Form erfolgen. Die Aufnahme des Alkohols bedarf weder vorheriger Verdauung, noch aktiver Resorptionshilfen. Bekanntlich wird Alkohol schon in geringen Mengen in der Mundhöle resorbiert, ca. 20% des Alkohols werden im Magen, der Rest vollständig und rasch über den Dünndarm resorbiert. Im Stuhl ist sodann kein Alkohol nachweisbar. Die Spitzenkonzentration im Blut ist bereits nach 30–60 Minuten erreicht. Der Zeitpunkt des höchsten Gipfels der Alkoholkonzentration im Blut ist abhängig von der Alkoholkonzentration des jeweiligen Getränkes, der zu diesem Getränk aufgenommenen Speisen, die eine Verzögerung der Resorption im Magen hervorrufen. Kohlensäurezusätze beschleunigen die Entleerung des Mageninhaltes, haben aber dadurch raschere Resorption im Dünndarm zur Folge. Die Metabolisierung des Alkohols in den Geweben, vor allem der Leber, kann zu einem Aufstau in den pharmakologisch-toxischen Wirkungsbereichen führen. An anderer Stelle werde ich dann zu diesen akuten Alkoholintoxikationen noch detaillierter Stellung nehmen.

Neben der Wirkung des Alkohols in der Akutphase, kennen wir noch den Summationseffekt des Alkohols bei chronischem Mißbrauch. Diese Wirkungen treten erst dann auf, wenn in Summe über 1500 kg Alkoholgesamtmenge eingenommen wurde. Dafür sind neben dem Alkohol auch dessen Abbauprodukte verantwortlich.

2.1. Stoffwechsel des Alkohols

Alkohol wird, wie erwähnt, nach oraler Aufnahme rasch über die Schleimhaut des Magen-Darm Kanales resorbiert und gelangt in die Leber, wo er nahezu vollständig metabolisiert wird, d.h. er wird in der Leber mittels Alkoholdehydrogenase (ADH) zu Acetaldehyd und Acetat abgebaut. Dieser Oxydationsvorgang erfolgt sowohl im Cytoplasma der Zelle als auch in ihren Mikrosomen, sowie durch isolierte Katalasen.

Da für diesen Vorgang Nikotinsäureamyd-Adenin-Dinucleotyd (NAD) verbraucht wird, kommt es zu einem Mangel, der für den Stoffwechsel eine wesentliche Rolle spielt. Viele Wirkungen des Alkohols werden daher aus Mangel an NAD, das durch die Oxydation des Alkohols verbraucht wird, und deshalb nicht mehr zur Verfügung steht, erklärt. Dieser, oben erwähnte NAD-Mangel bzw. die hohe NADH-Konzentration führen zunächst dazu, daß Pyruvat, die Brenztraubensäure, nicht in den Zitronensäurecyclus eingeführt werden kann. Es wird zu Lactat übergeführt und dieses führt in weiterer Folge zu einer Acidose [13, 19].

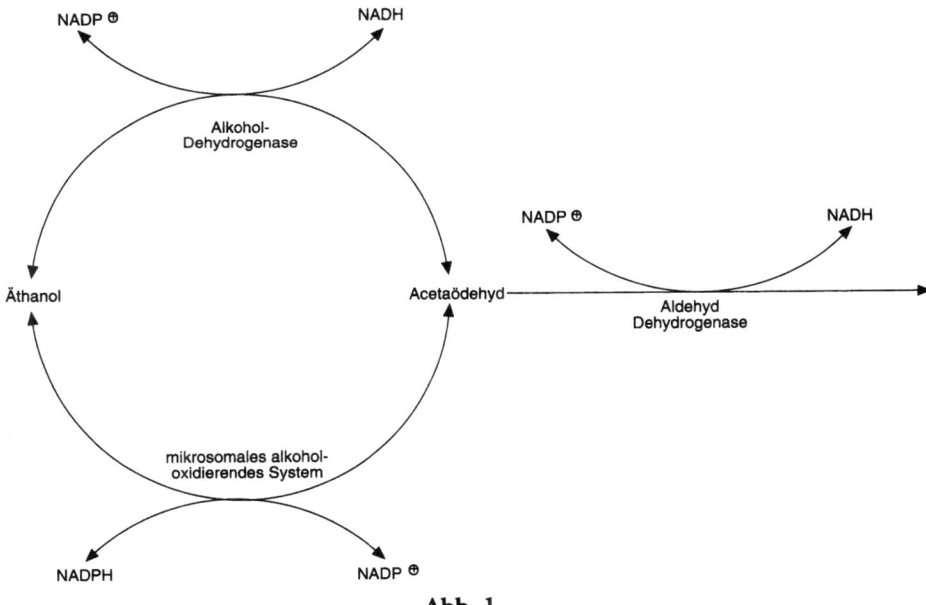

Abb. 1.

3. Alkoholbedingte Organschäden

3.1. Leber

Für die Entwicklung des alkoholischen Leberschadens sind Ausmaß und Dauer des Alkoholmißbrauchs von ausschlaggebender Bedeutung, wobei genetische, ernährungsbedingte und hormonelle Faktoren einen modifizierenden Einfluß ausüben.

Leberveränderungen:
1. Alkoholische Fettleber
2. Alkoholhepatitis
3. Leberfibrose
4. Leberzirrhose
5. Übergang von Leberzirrhose in primäres Leberzellkarzinom (Hepathom)

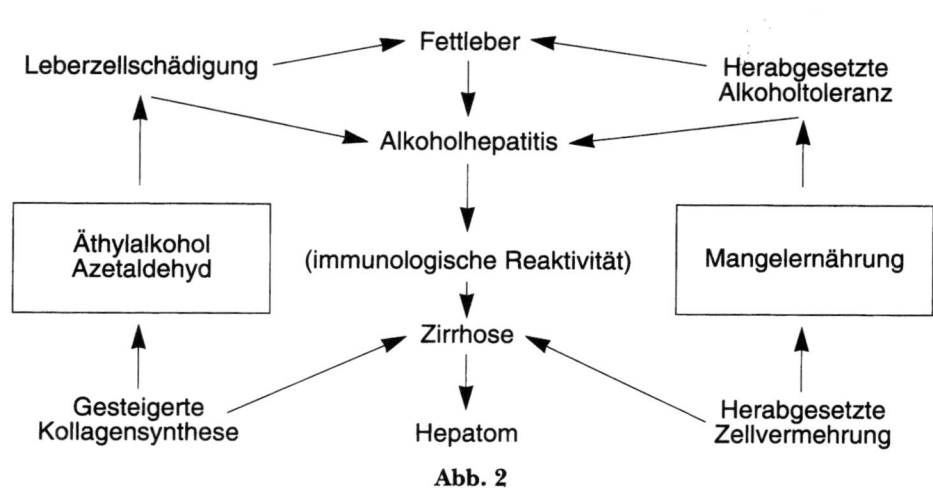
Abb. 2

Die Alkoholische Fettleber und die Alkoholhepatitis können mit einer restitutio ad integrum abheilen oder in eine Fibrose mit funktionell völliger Wiederherstellung oder in eine Leberzirrhose übergehen, die wohl anfänglich kompensiert sein kann. Die irreversible Form der Erkrankung wie Fibrose und Zirrhose kann als erste chronische Folgeerkrankung aufgefaßt werden, und führt zu zahlreichen Funktionsstörungen (siehe Stichworte, Umgehungskreisläufe, Ösophagusvarizen, Aszites, Blutungsneigung, hepatische Encephalopathie, hepatisches Koma).

3.1.1 Fettleber

Definition: Unter Fettleber (steatosis hepatis) versteht man einen wesentlich erhöhten Fettgehalt des Organes, bzw. der Leberzellen (Ablagerung von Neutralfetten) – bedingt durch gestörte Leberzellfunktion.

Ursachen der Fettleber: Alimentäre Fettleber: Bei Mangel oder Überernährung, Malassimilation. Endokrine metabolische Fettleber z. B. bei Fettsüchtigen, Diabetes mellitus, Hypercorticismus, Hyper- und Hypothyreose, essentielle Hyperlipoproteinämie, Hypoxemie und Porphyria cutanea tarda).

Medikamentöse Fettleber: z. B. bei Behandlung mit Cortiossteroiden, Antibiotika, Thyreostatika, Barbituraten und Ovulationshemmern.

Toxische Fettleber: a) Durch exogene Gifte (z. B. bei Pilz- und Gewebsintoxikationen) b) endogene Toxine z. B. chronischen Infekten, biliären Erkrankungen und chronischen Darmkrankheiten wie Colitis.

Klinik der Fettleber:
Subjektiv macht die unkomplizierte Fettleber in der Mehrzahl keine Beschwerden. Die Fettleber ist oft Zufallsbefund bei auftretenden Beschwerden anderer Organe. Kommt es jedoch zu einer sehr raschen Größenzu-

nahme des Organs, treten Schmerzen, hervorgerufen durch die Spannung der Glissonschen Kapsel der Leber auf. Diese Verfettung kann jedoch bei absoluter Alkoholkarenz (oder durch Sistieren anderer schädigender Noxen) vollkommen rückgebildet werden, wobei eine Mindestzeit von ca. 3 Wochen angenommen werden muß [5, 16].

Die Fettleber ist zwar ein noch nicht dramatischer pathologischer Befund, so muß doch die Leberzellverfettung mit Lungenembolie als Komplikation (mit oftmals tödlichem Ausgang) gesehen werden.

Histologie und Pathologie:
Ultrastrukturelle Frühveränderungen der Leberzellen bis zur Fettleber [13].

Schon nach einer Alkoholeinnahme, Dauer von 1–2 Wochen, kommt es zur Vergrößerung der Mitochondrien, parakristalliner Einschlüsse und Einrissen an der Membran. Diese Veränderungen können als adaptiv oder auch als toxisch gewertet werden. Die, im Elektronenmikroskop gesehenen Mitochondrienveränderungen werden im Lichtmikroskop als trübe Schwellung bezeichnet.

Die anfänglich feinsttropfige Verfettung der Leberepithelien kann bis zur großtropfigen Fettanhäufung gesteigert werden. Es werden aber nicht nur die Leberzellen selbst, sondern auch zum Teil, nach deren Ruptur Fettzysten extrazellulär im Disse'schen Raum gesehen.

Diese Fettspeicherung verursacht eine Größen- und Gewichtszunahme des Organs, sowie eine chrakteristische gelbrote Verfärbung. Der Leberfettgehalt kann in extrem Fällen zwischen 30–50% des Feuchtgewichtes erreichen. Bei massivster Verfettung beträgt das Organgewicht bis zu 5 kg.

Schon in einer solchen gewöhnlichen Fettleber können wahrscheinlich bedeutungslose, fokale entzündliche Prozesse ablaufen, in Form von kleinen intralobären zelligen Knötchen, die vornehmlich aus gewucherten Kupferschen Sternzellen und kleinen Rundzellen bestehen. Eine solche sekundäre reaktive Hepatitis ist bei einer Fettleber nicht außergewöhnlich.

Diagnose und Klinik:
Die alkoholische Fettleber stellt also das Frühstadium der alkoholbedingten Leberschädigung dar. Ihre klinische Symptomatik umfaßt Druckgefühl mit Spannungsschmerz im rechten Oberbauch. Der Patient ist vermehrt reizbar. Leistungsabfall, Appetitlosigkeit, morgentliche Übelkeit mit Erbrechen, Flatulenz und Diarrhöen fallen auf. Insgesamt sind diese Beschwerden jedoch uncharakteristisch und es kann auch eine alkoholische Fettleber völlig asymptomatisch ablaufen.

Als auffallender Untersuchungsbefund sind eine vergrößerte, teigig weich erscheinende Leber mit deutlichem palpablem, abgerundeten, und zum Teil druckschmerzhaften unteren Rand zu diagnostizieren.

Im Chemogramm fallen bei alkoholischer Fettleber vor allem eine extreme Aktivitätserhöhung der Gamma-GT im Serum auf, die übrigen Transaminasen, sowie die alkalische Phosphatase können geringfügige Aktivitätserhöhung aufweisen. Oftmals sind die Befunde durchwegs normal.

Prognose und Therapie:
Bei Vorliegen einer alkoholischen Fettleber ist durch strikte Alkoholkarenz und ausreichender, ausgewogener Ernährung innerhalb kürzester Zeit eine vollständige Rückbildung möglich. Dabei kann innerhalb von 2–6 Wochen der Rückgang der Hepatomegalie Normalisierung der oben angeführten Transaminasenerhöhung erfolgen.

Bei Nichteinhalten der Alkoholkarenz kann es in weiterem Verlauf zur alkoholischen Hepatitis, sowie zur alkoholischen Leberzirrhose kommen.

3.1.2. Alkoholhepatitis

Definition: Unter einer Alkoholhepatitis versteht man ein Krankheitsbild, daß bei Alkoholkranken beobachtet wird und charakterisiert ist durch Auftreten von Leberzellnekrosen mit entzündlicher Reaktion. Je nach Intensität und Form der Alkoholhepatitis, sind das klinische Bild, die Laborbefunde und die pathologisch-anatomischen Veränderungen, sowie die histologischen Veränderungen verschieden.

Andere Formen der Hepatitis, die nicht durch Alkohol induziert sind:
a) Infektiöse Hepatitis (Hepatitis A, Hepatitis B, Non A Non B Hepatitis, Hepatitis C
b) Medikamentöse Hepatitis – vornehmlich durch sogenannte, indirekte medikamentöse Hepatotoxine, wie z. B. Antibiotika, Antiepileptika, Antikoagulantien, Antirheumatika, Chemotherapeutika, Narkotika, Psychopharmaka, Zytostatika.
c) Toxische Hepatitis, durch sogenannte direkte Hepatotoxine z. B. Pilzstoffe (Knollenblätterpilz) und Gewebetoxine z. B. Tetrachlorkohlenstoff.
d) Unspezifisch reaktive Hepatitis – z. B. im Rahmen banaler oder schwerwiegender Infektionen, Krankheiten mit Leberbeteiligung.

Krankheitsbild:
Wir kennen grundsätzlich 3 Formen der Alkoholhepatitis.
a) Anikterische alkoholische Hepatitis
b) Ikterische alkoholische Hapatitis
c) Cholestatische alkoholische Hepatitis

Klinisch ist allen gemein, daß es sich um eine erhöhte Transaminasenaktivität handelt, bei der ikterischen Form auch Bilirubin zum Teil deutlich erhöht ist. Bei der cholestatisch alkoholischen Hepatitis haben die Patienten zumeist subfebrile Körpertemperaturen oder Fieber und eine massive Leukozytose.

Als Komplikationen können
a) die akute Leberdystrophie
b) die portale Hypertension

c) die Leberzirrhose
d) die Gastrointestinale Blutung
e) Fettembolien
f) Hypoglykämische Reaktionen
gesehen werden.

Histologie:
Neben der unkomplizierten hepatischen Steatose können bei fortgesetzt übermäßigem Alkoholkonsum oder nach Exzessen schwerwiegende degenerative Prozesse, bis zu disseminierten oder zonalen Nekrosen auftreten, die von periportalen und interlobulären Mesenchymreaktionen begleitet werden.

Mikroskopisch betrachtet sind die hydropischen Zelldegenerationen mit Zellschwellung, feinwabig hellem Protaplasma und Aufhebung der Zellgrenzen sowie verdämmernden Kernen zu sehen. Die auffallendste und kennzeichnendste Degenerationsform ist das sogenannte alkoholische Hyalin. Diese hyalinen Körperchen (Mallory bodies) [20], werden in 86% der Fettleberhepatitis gesehen. Dieses Hyalin zieht Leukozyten an und spielt eine Schlüsselrolle bei der Fibrogenese, die für die Umwandlung einer Alkoholhepatitis in Zirrhose verantwortlich ist.

Man beobachtet zwei Nekrose Typen:
a) Den zentralen Typ, wobei die Zentralvene obliteriert und vom Läppchenzentrum Degeneration und Nekrose ausgehen.
b) Beim diffusen Nekrosetyp verteilen sich die Nekrosen über das gesamte Leberparenchym.

Diagnostik und klinische Symptomatik:
Die Alkoholhepatitis verursacht in ihrer chronischen Verlaufsform Beschwerden, die denen der alkoholischen Fettleber ähnlich sind und von ihr allein, aufgrund der klinischen Symptomatik nicht abgegrenzt werden können. Dagegen bei der akuten Alkoholhepatitis, die klinisch durch ein dramatisches Bild gekennzeichnet ist. Hier stehen im Vordergrund starke rechtsseitige Oberbauchbeschwerden, Fieber und Ikterus. Die akute Alkoholhepatitis kann so foudroyant verlaufen, daß sich innerhalb weniger Tage ein zunehmender Ikterus entwickelt, der differentialdiagnostisch nicht von einer Leberdystrophie auf dem Boden einer akuten Virushepatitis abzugrenzen ist.

Bei der klinischen Untersuchung imponiert ein stark geschwollenes, sehr schmerzhaftes Organ, im Chemogramm finden wir eine Aktivitätserhöhung aller Transaminasen sowie einen Bilirubinanstieg und eine Leukozytose. Zusätzlich sieht man eine Erhöhung der alkalischen Phosphatase und eine Eiweißverschiebung.

Prognose:
Die akute Alkoholhepathitis kann in ein foudroyantes Leberversagen mit Leberkoma übergehen. Bei entprechender, zum Teil intensiv medizini-

scher Behandlung kann dieses akute, lebensbedrohliche Krankheitsbild überlebt werden. Bei strikter Alkoholkarenz kann es trotzdem bei mehr als einem Drittel der Patienten zu einer Leberzirrhose kommen [21]. Bei Nichtgelingen einer absoluten Alkoholkarenz kann es zu chronischen Verlaufsformen kommen, die immer wieder hepatitische Schübe provozieren. Bei dieser Verlaufsform sieht man deutlich höhere Zirrhoseraten.

3.1.3. Leberfibrose – Leberzirrhose

Ätiologie und Pathogenese:
Der wahrscheinlich wichtigste Faktor bei der Zirrhoseentstehung dürfte die Nekrose der Leberzellen sein. Im besonderen handelt es sich um den Typ der Nekrose, der von den Periportalfeldern zu der Zentralvene reicht und subakute hepatische Nekrose genannt wird. Nekrotische Prozesse dieser Art treten im präzirrhotischen Stadium jedes Zirrhosetyps auf [22]. Als Folge der konfluierenden Nekrose kann es zum Kollaps ganzer Läppchen kommen.

Der zweite maßgebliche Faktor bei der Zirrhoseentstehung ist die Entzündung. Zwei dieser Entzündungszellen spielen eine wesentliche Rolle. Ihr Verhältnis zueinander bestimmt die Intensität und die Dauer des entzündlichen, zur Zirrhose führenden Prozesses. Auf der einen Seite stehen die immunologisch aktiven Zellen, die wahrscheinlich über Immunreaktionen den, zur Zirrhose führenden Prozess unterhalten. Auf der anderen Seite steht der Fibroblast, der in dreifacher Weise bei der Zirrhoseentstehung eine Rolle spielt.

a) Als direkte Folge der Entzündung können sich Fibroblasten aus einer Reihe anderer mesenchymaler Zellen, unter dem Einfluß lymphoblasten-stimulierender Faktoren entwickeln.
b) Bewirken die Fibroblasten die Faserbildung und ihre extrazelluläre Reifung und Ablagerung.
c) Ist der Katabolismus der gebildeten Fasern von Bedeutung. Diese können auch wieder abgebaut werden. Vielleicht gelingt es einmal, hier mit der medikamentösen Therapie anzusetzen. Bisher gelingt es mit den Kortikosteroiden nur, den entzündlichen Prozeß und nicht die Faserbildung und den Faserabbau zu beeinflußen.

Zusammenfassend ist in der Pathogenese der Zirrhose die Nekrose der Primärfaktor, wobei es gleichzeitig zu einer Regeneration von Zellen, die zur Knötchenbildung führt, kommt. Die Gewebskollapse bedingenden Nekrosen verursachen eine Entzündungsreaktion, die mit immunologischen und fibroblastischen Prozessen einhergehen. Das Ausmaß der Teilprozesse bestimmt schließlich die Intensität und die Dauer des gesamten Krankheitsverlaufes.

Diagnose und klinische Symptomatik:
Die alkoholische Leberzirrhose kann besonders im Frühstadium vollkommen symptomlos verlaufen und damit die Diagnose erschweren. Erst im fortgeschrittenen Stadium ergibt sich ein klarer Symptomenkomplex, be-

sonders dann, wenn der Kompensationsmechanismus des Organs nicht mehr gewährleistet ist.

Durch erhöhten Gewebsdruck in der Leber kommt es zur Umgehung des Portalkreislaufes, dieser führt zur Ausbildung von Ösophagusvarizen oder caput medusae oder Hämorrhiden. Ferner kommt es durch Eiweißmangel zur Veränderung der Blutgerinnung mit vermehrter allgemeiner Blutungsneigung. Als weitere Symptome kennen wir die deutlich herabgesetzte körperliche und geistige Leistungsfähigkeit, die Ausbildung eines Aszites, Verschwinden der sekundären Geschlechtsmerkmale, vor allem beim Mann, mit Ausbildung von Gynäkomastie und Hodenatrophie und Ausfall von Achsel- und Schambehaarung, bei Frauen Auftreten irregulärer Menses. Ferner kommt es zu Stoffwechselstörungen im Fett- und Kohlehydratbereich.

Bei vollkompensierter alkoholischer Zirrhose können durchaus normale Leberbefunde gesehen werden. Oftmals findet man doch zum Teil deutlich erhöhte Bilirubinwerte, zusätzlich können auch unterschiedlich hohe Transaminasen gesehen werden, dieElektrophorese weist die typische Verminderung im Albuminbereich auf und zeigt eine deutlich erhöhte Gammaglobulinkurve.

Komplikationen der Leberzirrhose:
Ausbildung von Kollateralkreisläufen.
  a) Gastro-ösophagischer: Anastomosen der Magenvenen mit den Ösophagusvenen hin zu pulmonalen und intercostalen Venen. (– Ösophagusvarizenblutung)
  b) Portombilical: Anastomose der Pfortader mit der Umbilicalvene zu den epigastrischen Venen (caput medusae).
  c) Portorektal: Anastomose der oberen Rektalvene über den Hämorrhoidalplexus mit den mittleren und unteren Rektalvenen (Hämorrhoidenbildung),
  d) sowie Portodiaphragmatische, Splenorenal, Splenoadrenal, Portoovarielle, Portospermatische Anastomosen.

3.1.4. Begleit- bzw. Folgeerscheinungen der alkoholischen Fettleber

3.1.4.1. Blutbildungs- und Gerinnungsstörungen sowie immunologische Aspekte

Wir sehen durch den Alkohol eine Wirkung auf die gesamte Hämoatopoese, d. h. sowohl auf die Erythropoese wie die Granulopoese und die Thrombopoese. Was die Erythropoese anlangt, so kommt es hier zu einer hyperchromen Anämie und einer Makrozytose [14]. Es kommt zu Einschlüssen und zu Vakuolenbildung in den Sideroblasten und gelegentlich auch zu einer hämolytischen Anämie. Eine direkte Wirkung auf die Hämolyse kann nicht gesehen werden, aber alkoholbedingte Hyperlipidemien, die eine Instabilität der Erythrozytenmembranen bewirken.

Durch den Rückgang der Granulopoese kommt es zu einer Immunschwäche und Infekthäufigkeit. Wir sehen einen, sowohl qualitativen als auch quantitativen Rückgang der Granulopoese, es kommt zu einer Senkung der Phagozytosefähigkeit der Granulozyten [4, 17].

Analog dazu sehen wir auch bei der Thrombopoese eine Verringerung der Thrombozytenzahl, sowie deren Aggregationsfähigkeit.

Durch den Rückgang der Lymphozytenzahl und eine Veränderung der Immunglobuline kommt es zu einer klinisch relevanten Immunsupression, als deren Komplikatio eine deutlich höhere Rate an Infektionskrankheiten zu beobachten ist.

3.1.4.2. Die hepatische Encephalopathie

Bei der hepatischen Encephalopathie handelt es sich um ein komplexes klinisches Syndrom im Gefolge einer Hepatopathie auftretender neuromuskolärer und zerebraler Störungen, unter anderem Beeinträchtigung von Vigilanz, intellektueller Leistung, Konzentrationsfähigkeit sowie Persönlichkeitsabbau. Sowohl bei endogenem Leberversagen, als auch bei exogenem Leberausfall ganz überwiegend auf dem Boden einer Leberzirrhose kann sich als schwerwiegende Komplikation eine hepatische Encephalopathie entwickeln. Auslösende Ursache ist oftmals eine akute Ösophagusvarizenblutung [15]

3.1.4.3. Leberkoma

In der Pathogenese des Leberkomas spielen einerseits toxisch wirkende Eiweißabbauprodukte wie Ammoniak, Phenole und Indole, kurzkettige Fettsäuren, sowie sogenannte falsche Neurotransmitter wie Oktopamin, eine wesentliche Rolle. Auslösende Faktoren komatöser Zustände bei Zirrhotikern sind folgende Mechanismen:
a) Interkurrente Infekte
b) Hypoxie infolge von Blutungen
c) Elektrolytstörungen (hypokaliämische Alkalose)
d) Verabreichung von Sedativa.

In der Behandlung sowohl der hepatischen Encephalopathie, als auch vor allem beim Leberkoma, stehen an oberster Stelle die Korrektur des Flüssigkeitshaushaltes mit Kontrolle des zentralvenösen Druckes, sowie die Korrektur der auftretenden Elektrolytstörungen bei ausreichender Kalorienzufuhr. Vordringlich scheint die Durchbrechung der enteralen Stoffzufuhr (durch hervorgerufene Intestinalblutung, wie z. B. Ösophakusvarizenblutung) und die Verabreichung von nicht resorbierbaren Disacharidlaktulose, das die Resorption des Ammoniaks erschwert.

3.1.4.4. Aszites

Im wesentlichen sind drei Faktoren nach heutigem Wissen an der Aszitesgenese beteiligt. Der erste ist die portale Hypertension, diese muß jedoch unter zwei verschiedenen Gesichtspunkten Berücksichtigung finden. Durch Einengung der venösen Ausflußbahn der Leber bis zu 50% kommt es zu einer Drucksteigerung in den Sinusoiden. Infolge Fehlens von Membranen dieser Sinusoide kommt es zur Zunahme der Lymphproduktion. Wenn diese vermehrte Lymphproduktion die Kapazität der Lymphgefäße überschreitet, kann man ein Abtropfen von der Leberoberfläche beobachten. Diese, so beschriebene Leberlymphe ist sehr eiweißreich, und kann gelegentlich bei laparaskopischer Untersuchung als sogenannter „weeping"-Vorgang beobachtet werden.

Der zweite Beitrag der portalen Hypertension zur Aszitesentstehung erfolgt über die eigentliche Steigerung des Druckes im extrahepatischen Pfortaderbereich. Die verminderte hepatische Albuminsynthese und die daraus resultierende Hypalbuminämie bewirkt eine Senkung des onkotischen Druckes im Plasma. Dadurch wird ein Ödem im Bereiche der Darmschlingen erzeugt.

Während die beiden oben genannten Faktoren, portale Hypertension und Senkung des onkotischen Druckes für die Lokalisation der Flüssigkeitsansammlung gerade im Bauchraum verantwortlich sind, spielt der dritte Faktor, nämlich die Natriumretention für die Flüssigkeisverteilung im gesamten Organismus eine wesentliche Rolle. Die Entstehung des sekundären Hyperaldosteronismus bei der Leberzirrhose ist außer Zweifel. In aufwendigen Untersuchungen konnte nachgewiesen werden, daß die hepatische Clearence sowohl für Aldosteron wie Renin bei der Leberzirrhose verlangsamt ist und es hiedurch zu einer Akkumulation der Hormone kommt. Zusätzlich dürften auch, aufgrund experimenteller Untersuchungen, die Entstehung von Nierendurchblutungsstörungen bei Zirrhose eine nicht unwesentliche Rolle spielen, wobei entweder Reflexmechanismen oder humorale Mesangersubstanzen vom Typ adrenerger Substanzen eine Rolle spielen könnten. Die renalen Veränderungen stellen sich sowohl als minimale Drosselung des venösen Abflusses aus der Leber, als auch bei der Drosselung der portalen Durchströmung ein.

3.1.4.5. Ösophagusvarizenblutung

Als auslösende Ursache einer Blutung sind mechanische Faktoren wie z. B. Drucksteigerung durch muskuläre Anstrengung, Betätigung der Bauchpresse und Aszitespunktion, sowie Genuß scharfkantiger Speisen oder Arrosion einer, durch die Varizen schon trophisch gestörten Schleimhaut, durch eine Refluxösophagitis. Etwa die Hälfte der Varizenträger blutet, wovon wiederrum etwa die Hälfte durch die Blutung erstmals von ihrer Krankheit erfährt.

Die Blutung kann als Sickerblutung zu Teerstühlen führen oder seltener als Hämatemesis erfolgen. Das Erbrechen dunkelroten Blutes und von Blutkoagula spricht eher für eine Ösophagusvarizenblutung, als für eine Blutung aus einem Magen- oder Duodenalgeschwür. Die intestinale akute Blutung kann ein Koma hepaticum auslösen.

Etwa 30–50% der Zirrhosekranken sterben an dieser Komplikation, davon die Hälfte schon an der ersten massiven Blutung. Die Prognose ist um so schlechter, je fortgeschrittener die Leberzirrhose und je größer dementsprechend die Komagefahr ist.

Aufgrund des akut lebensbedrohlichen Allgemeinzustandes dieser Patienten muß rasch gehandelt werden. Neben rasch einsetzender Schockbekämpfung muß versucht werden, zumindest außerhalb eines Zentrums die Blutungsquelle mittels Sengstakensonde zu komprimieren. Patienten mit Ösophagusvarizenblutung sind raschest auf Instensivstationen zu bringen, wobei neben Blutersatztherapie auch die Gabe von Blutgerinnungsfaktoren dringlichst notwendig ist. Ferner sollte der Versuch der Ösophagusvarizensklerosierung gemacht werden, wobei an den frisch blutenden Varizen eine Sklerosierungstherapie nicht immer erfolgreich sein kann.

3.2. Die lokale Wirkung des Alkohols im Gastrointestinaltrakt

Vor allem im Bereich des Oropharynx kommt es zu durch direkten Einfluß des Alkohols zu Schleimhautläsionen, zu Glossitis und zu Stomatitis sowie zu Parodontose. Neben direkter Wirkung der oben beschriebenen pathologischen Veränderungen, ist auch zusätzlich Vitaminmangel dafür verantwortlich [18].

In Studien über Karzinome im Bereiche des Oropharynx waren in der Anamnese in hohem Prozentsatz chronischer Alkoholismus vorzufinden. Zusätzlich muß aber betont werden, daß diese Patienten auch chronische Raucher waren.

Im Bereiche des Ösophagus sind ähnliche Schäden der Schleimhaut zu beobachten, wobei es zusätzlich noch durch den ständig auftretenden Brechreiz und das Erbrechen zu Reflux und Regurgitieren des Mageninhaltes kommt. Diese sauren, flüssig breiigen Elemente haben eine besonders starke Schleimhautschädigung zur Folge.

Folge dieses, oben beschriebenen, ständigen Brechreizes und Erbrechen sind zwei Syndrome, die im unteren Drittel des Ösophagus bzw. an der cardia zu beobachten sind.

a) Barret-Syndrom: Durch Regurgitation und Reflux des Mageninhaltes kommt es zur Implantation von Magenschleimhautinseln im Bereiche des Ösophagus [11].
b) Mallory-Weiß-Syndrom: Durch rezidivierendes Erbrechen und Brechreiz kommt es zu Schleimhauteinrissen, mit zum Teil akuten massiven Blutungen [3].

Die direkte Einwirkung von Alkohol auf die Magenschleimhaut führt zur Gastrinfreisetzung und zu einer Stimulierung der Salzsäureproduktion. Auch bei parenteraler Applikation stimuliert Alkohol die Parietalzelle direkt.

Die Entleerung des Magens wird durch Alkohol gehemmt.

Nach Alkoholexzess kommt es zu einer direkten Schleimhautschädigung des Magens und mit einer, über mehrere Stunden anhaltenden, H-Jonen-Rückdiffusion, zusammen mit der Abnahme von Schleimhautdurchblutung.

Endoskopisch liegt nach akuten Alkoholexzeß das Bild einer akuten hämorrhagischen Gastritis mit hyperämischer Schleimhaut, erosiven Defekten und petechialen Blutungen vor. Die Entzündungszeichen bilden sich aber bald wieder zurück.

Chronischer Alkoholismus führt zur Abnahme der Peristaltik mit Dilatation der gesamten Speiseröhre über eine alkoholische Polyneuritis. Bei chronischen Alkoholikern kann ein zusätzlicher Alkoholexzess zu einer massiven Blutung aus Magenerosionen führen.

Dennoch kann bei chronischen Alkoholikern ohne schwere Leberschädigung keine erhöhte Ulcusfrequenz gesehen werden.

Auffallend sind auch Untersuchungsergebnisse, die zeigen konnten, daß es nicht der Alkohol selbst ist, der die vermutete Gastrinsekretionsstimulation hervorruft, sondern es vielmehr unabhängig vom Gehalt des Alkohols in Wein und Bier zur Gastrinsekretion anregt.

Schleimhautschädigung findet auch im Dünndarm durch den Alkohol statt. Da dieses Organ vor allem die Resorptionsaufgabe übernimmt, kommt es zu, zum Teil beträchtlichenResorptionsstörungen verschiedenster Substanzen wie z. B. Flüssigkeit, Fetten, Methionin, fettlöslichen Vitaminen, Xylose, Folsäure, Thyamin und Vitamin B 12. Diese Malabsorption kommt ohne eine exokrin auftretende Pakreasinsuffizienz vor. Zudem kann beobachtet werden, daß es zu einer deutlichen Tonussteigerung im Bereiche des Duodenums kommt, ebenso im Gallen- und Pankreasgang. Der Dickdarm wird etwas weniger durch die Alkoholeinwirkung in Mitleidenschaft gezogen.

3.3. Die alkoholbedingte Pankreaserkrankung

Aufgrund des oftmals klinisch stummen Verlaufes der Pankreasschädigung durch chronischen Alkoholismus wird der alkoholischen Pankreatitis oft eine geringe Bedeutung zugemessen. Bei Durchuntersuchung von chronischen Alkoholikern konnte gefunden werden, daß ein hoher Prozentsatz neben der, oben beschriebenen, und zum Teil manifestierten Lebererkrankung, auch eine beträchtliche pathologische Pankreasdarstellung bietet. Mittels der Sonographie und in der Folge dann der endoskopisch retrograden Cholangio-Pankreaticographie (ERCP), kann heute die Diagnostik der morphologischen Veränderungen rasch dargestellt werden [1].

Für die Pathogenese gibt es verschiedene Modelle: [9]
a) Die direkt toxische Genese:
b) Das Modell der Sekretionssteigerung durch chronischen Alkoholgenuß – wobei durch die erhöhte Säureanlieferung aus dem Magen die Pufferkapazität der Bauspeicheldrüse massiv gefordert wird, es zu einer gesteigerten Pankreassekretion kommt. Gleichzeitig kann es zur Abflußstörung durch Spasmus des Sphinkter Oddi kommen und zu den, oben beschriebenen, Tonuserhöhungen der Duodenalwand. Damit kommt es zu einer Behinderung im Abfluß, zum Rückstau im Pankreasgang und zum Pankreasödem und schließlich zur Pankreatitis.
c) Veränderungen in der Zusammensetzung des Pankreassaftes mit Erhöhung des Eiweißgehaltes und Ausbildung von Eiweißpfropfen, die

im Bereich der kleinsten Kanälchen durch Eiweißausfällung eine Verstopfung hervorrufen. Durch diese Okklusionen kann es dann zu herdförmigen Läsionen und Entzündungsherden im Drüsenparenchym kommen.

Morphologisch bietet das befallen Organ eine Rarifizierung des Drüsenparenchyms, Auftreten von Hohlräumen und Pseudozysten.

Die Pankreasgänge zeigen deutliche Kaliberschwankungen mit Eiweißauflagerungen und Verkalkungen. Hinweise für einen chronischen Verlauf sind dann ferner die Fibrosierung der Läppchen bzw. des gesamten Organes.

Im akuten Schub findet sich neben dem Ödem eine Hämorrhagie, Parenchymnekrosen und Fettgewebsnekrosen.

Wie bereits erwähnt, ist die klinische Verlaufsform individuell verschieden. Aufgrund der, oft langjährigen stummen Klinik, kann der Beginn der Erkrankung schwer festgesetzt werden. Denn oftmals sehen wir bei der klinischen Erstmanifestation dieser Erkrankung bereits ausgedehnte morphologische Veränderungen in der Drüse (Sklerose, Verkalkung, Verlust von exokrinem und endokrinem Parenchym, Veränderung des Gangepithels, Dilatation der Gänge mit Sekreteindickung).

Der Patient klagt über massive Oberbauchbeschwerden, die gürtelförmig beschrieben werden. Ferner klagt der Patient über Erbrechen oder Brechreiz.

Neben den massiven Veränderungen des exokrinen Pankreasanteils kommt es natürlich auch zu Veränderungen des endokrinen Pankreasparenchyms (zur Verminderung der Inselorgane). Der Kohlenhydratstoffwechsel ist einerseits durch die Reduktion der Inselzellen beeinträchtigt und dadurch hervorgerufene Reduktion der Insulinproduktion. Andererseits durch die chronische Leberschädigung und die überschießenden hormonalen Gegenregulationen. Ferner dürfen die Motilitäts- und Resorptionsvorgänge im Bereich des Magens und Zwölffingerdarmes nicht außer acht gelassen werden. Neben diesen Phänomenen soll noch erwähnt werden, daß zusätzlich zur Störung der Glukoneogenese möglicherweise auch eine gesteigerte, periphere Glukoseutilisation eine Rolle spielen kann [8, 10].

Wesentlicher und wichtiger praktischer Hinweis zum Schluß sei, daß bei Behandlung von Diabetikern, bei vorliegendem chronischem Alkoholmißbrauch, die Sulphonylharnstoffpräparate durch Alkohol eine potentzierende Wirkung erfahren.

Als erste Maßnahme der Therapie bei Pankreatitis muß die Nahrungskarenz mit parenteraler Ernährung stehen. Zusätzlich sollte die Gabe von Antacida, sowie eine Dauerabsaugung über Nasensonde durchgeführt werden. Wesentlich und wichtig wird sodann die Korrektur des Elektrolyt- und Wasserhaushaltes, sowie des Kohlenhydratstoffwechsels sein.

Bei Komplikationen wie Zysten, Pseudozysten, Abszessen werden heute sowohl endoskopische Drainageeingriffe durchgeführt, chirurgische Eingriffe werden vor allem bei akut hämorrhagischen Schüben, sowie Anastomosierung der Schwanzregion mit dem Dünndarm durchgeführt.

Bezüglich der Prognose kann gesagt werden, daß die Pankreatits mit akuten Schüben eine tödliche Verlaufsform sein kann, insbesondere die nekrotisierend, hämorrhagischen Formen. Weitere verschlechternde prognostische Zeichen sind Auftreten von Sepsis, Abszessen, blutenden Pseudozysten, respiratorische Insuffizienz sowie akutes Nierenversagen.

Wenn die notwendige Alkoholkarenz nicht eingehalten wird, sinkt die Überlebensrate deutlich, Patienten erleben früher ihren Diabetes mellitus, die Symptome der Maldigestion und Steotorrhoe. Patienten, die strikte die Alkoholkarenz einhalten, haben eine deutlich günstigere Prognose.

3.4. Alkoholische Kardiomyopathie

Bereits in der zweiten Hälfte des vorigen Jahrhunderts wird von Bollinger eine starke Häufung von ätiologisch unklaren Herzerkrankungen bei übermäßigem Biergenuß beobachtet („Münchner Bierherz").

Die alkoholische Kardiomyopathie verläuft unter dem klinisch, morphologischen Bild einer kongestiven Kardiomyopathie, die ein allseits dilatiertes Herz mit globaler Funktionseinschränkung entwickelt. Bei täglich, regelmäßiger Einnahme von Alkohol von zumindest 80 Gramm, kann nach 5–10 Jahren eine Kardiomyopathie entwickelt sein, wobei vor allem Männer in der dritten bis fünften Dekade betroffen sind.

Dennoch überraschend ist, daß lediglich 1% der schweren Alkoholiker an der kongestiven Kardiomyopathie erkranken. Somit müssen auch andere Faktoren, außer der toxischen Wirkung des Alkohols oder seiner Metaboliten wie Acetaldehyd, eine wesentliche Rolle spielen. So werden, neben genetischer Disposition auch kardiale Vorerkrankungen und Malnutrition diskutiert [2, 6].

Als wichtige pathogenetische Mechanismen sind unter anderem die Verminderung der oxydativen Phosphorylierung und der Calziumbindung im sarkoplasmatischen Retikulum und in den Mitochondrien, sowie die Verminderung der myokardialen Proteinsynthese. Im Akutstadium konnte bei elektrischer Ventrikelstimulation die direkt toxische, arythmische Wirkung von Alkohol gesehen werden.

Die Patienten bieten häufig Allgemeinsymptome wie Abgeschlagenheit und Leistungsschwäche und klagen über zunehmende Atemnot, besonders bei Belastung.

Bei der klinischen Untersuchung fällt vor allem eine Zyanose periphere Ödeme, häufig eine Tachykardie, sowie eine Extrasystolie auf. Als Ausdruck der myokardialen Links-/Rechtsherzinsuffizienz, sehen wir die Entwicklung eines Lungenstaus mit feuchten Rasselgeräuschen über den basalen Lungenabschnitten. Bei der Auskultation hören wir häufig einen leisen ersten Herzton und betonten zweiten Herzton als Hinweis für eine Drucksteigerung im kleinen Kreislauf. Dritter Herzton und hochfrequentes, holosystolisches Geräusch über der Herzspitze als Ausdruck einer relativen Mitralinsuffizienz.

Im Ruhe-EKG relativ häufig Schenkelblockbilder, Vorhofflimmern und ventrikuläre Extrasystolen.

Im Toraxröntgen werden ein dilatiertes Herz, mit Zeichen der Linksinsuffizienz (Perfusionsumverteilung in den Oberlappengefäßen, Kerley-Linien, Winkel-Erguß, Lungenödem) und eventuell Rechtsherzinsuffizienz (rechte obere Lungenvene und vena azygos verbreitert) gesehen.

Die Echokardiographie zeigt eine global eingeschränkte Linksventrikelfunktion mit vergößertem linken und rechten Ventrikel. Gelegentlich können auch Thromben im linken Ventrikel gesehen werden. Weitere diagnostische Maßnahmen sind nuklearmedizinische Untersuchungen sowie Koronarangiographie.

Als Therapie ist vor allem absolute Alkoholkarenz zu empfehlen. Daneben vor allem Bettruhe, salzarme Kost und Gabe von Diuretika. Der Einsatz von Vasodilatantien ist für die Verminderung der Nachlast gedacht, Antiarythmika bei Nichtsistieren der auftretenden Extrasystolen. Die Antikoagulantientherapie muß eher strengen Indikationskriterien folgen und sehr individuell entschieden werden.

Als prognostisch günstig ist die verlässliche Alkoholkarenz zu bezeichnen. Bei Frühformen der alkoholischen Kardiomyopathie kann in 20–30% eine Stabilisierung des Krankheitsverlaufes eintreten, in 10–20% sehen wir sogar eine Remission mit Rückbildung der Cardiomegali [7].

Bei Fortsetzung des Alkoholabusus wird eine Progredienz des Krankheitsbildes beobachtet, wobei die Prognose als äußest schlecht zu bezeichnen ist (für die 5-Jahres-Überlebensrate erheblich unter 50%).

3.5. Alkohol und Fettstoffwechsel

In den letzten Jahrzehnten wurde der Atherogenese, im Zusammenhang mit einer Hyperlipidämie, zunehmend Gewicht verliehen.

Wir finden bei Alkoholismus sowohl eine Erhöhung der Triglyzeride, als auch des Cholesterins. Der Anstieg der Triglyzeride kommt vor allem durch eine periphere Lipolyse mit gesteigertem Angebot von freien Fettsäuren und eine Verschiebung im Redoxpotential der Leber und damit zu einer verstärkten Triglyzeridsynthese in der Leber.

Zusätzlich werden vermehrt very low density lipoproteins (VLDL) gebildet, ferner die Chylomykronen, aber auch high-density-Lipoproteins (HDL)

Wie in den vorhergehenden Absätzen zum Teil dargelegt, kann daher die arteriosklerotische Gefäßerkrankung beim alkoholkranken Patienten nicht eindimensional der Hyperlipoproteinämie zugeschrieben werden. Nochmals will ich erwähnen, daß wir bei den Patienten als Risikoprofil für die Gefäßerkrankung neben den Hyperlipidemien, Hyperuricaemie, Praediabetes sowie Diabetes mellitus und Übergewicht beobachten. Es wäre daher völlig irrig, den erhöhten HDL-Cholesterinspiegel als Schutzfaktor der Arteriosklerose zu werten, da die übrigen Risikofaktoren bezüglich atherogener Wirksamkeit deutlich überwiegen.

4. Schlußfolgerungen

Ich hoffe, daß es mir gelungen ist, einen Überblick über die Wirkung des Alkohols auf internistischem Gebiet zu geben. Ferner hoffe ich dargestellt zu haben, daß Alkohol eine Substanz ist, die nahezu jedes Organ des Organismus betrifft und in nahezu jede Funktion des Organismus eingreift. Daneben soll nochmals auf die, einerseits akute, andererseits chronische Wirkung des Alkohols hingewiesen werden.

Bei Durchsicht der, mir zur Verfügung stehenden Literatur, konnte ich immer wieder die Menge von 20–60 Gramm Alkohol, täglich konsumiert, als wahrscheinlichen Grenzwert für die Entwicklung der Organschäden vorfinden. Ich möchte aber darauf hinweisen, daß dies ein rein statistischer Wert ist, und daß dieser Wert für jeden einzelnen betroffenen Patienten keine Relevanz hat. Ich möchte somit auf die individuelle Toleranz des Organismus hinweisen, und neuerlich davor warnen, daß die Alkoholkrankheit dem Patienten reflexartig, aufgrund hoher Leberwerte angelastet wird.

Aufgrund der dargelegten Ergebnisse, sollte doch vielmehr das Spektrum an vorgelegten Symptomen immer wieder auch den Alkoholkonsum des jeweiligen Patienten hinterfragen.

Aufgrund meiner Erfahrung sollte daher die ausführliche Anamnese am Anfang jeder Erstbegegnung mit einem Patienten stehen, daneben kann aber bereits die Inspektion des Patienten einen deutlichen Hinweis (selbst bei Unterlassung von Anamnesedaten) auf Alkoholmißbrauch geben. Sollte sich dann durch die klinische Untersuchung, die folgende Laboruntersuchung und die weiteren diagnostischen Maßnahmen, der Verdacht auf chronischen Alkoholmißbrauch erhärten, so ist es Aufgabe des, die Untersuchung führenden Arztes, den Patienten mit der Problematik seiner Alkoholgewohnheiten zu konfrontieren. Die damit geleistete Aufklärungsarbeit muß schlußendlich zu einer, entweder ambulanten Betreuung und Behandlung, aber auch zu einer stationären Behandlung, wie es im Anton Proksch-Institut angeboten wird, führen.

Somit schließt sich der Kreis meiner Ausführungen, die ich an die Spitze meiner Darlegung gestellt habe, wo ich auf die notwendige intensive Zusammenarbeit von Psychiatern und Psychologen, sowie Internisten, als auch von Sozialarbeitern und Arbeitstherapeuten hingewiesen habe.

5. Anhang

Als Anhang möchte ich noch eine kurze Zusammenstellung für diagnostisches Vorgehen in Klinik und Praxis geben.

5.1. Diagnostik der alkoholischen Lebererkrankungen

Anamnese
Diese und klinische Befunde stehen als erste Diagnostiksäule grundsätzlich am Anfang jeder Leberdiagnostik. Es sind vor allem folgende Fragen, die einen Hinweis auf eventuelle Lebererkrankungen zu geben vermögen:

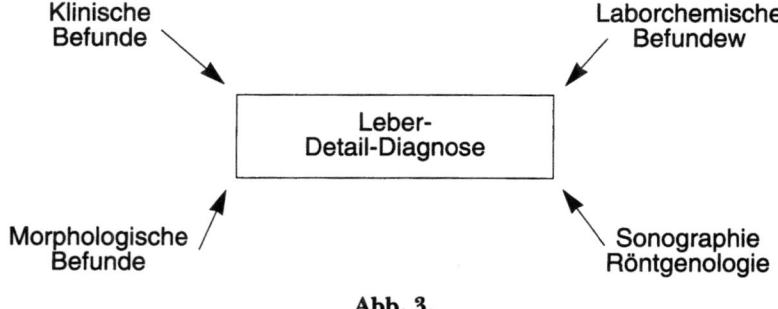

Abb. 3.

a) Frühere Lebererkrankungen?
b) Früherer Ikterus?
c) Oberbauchkoliken?
d) Ernährungsgewohnheiten?
e) Stoffwechselerkrankungen?
f) Alkoholkonsum?
g) Medikamenteneinnahme?
h) Exogene chemische Noxen?
i) Frühere Transfusionen?
j) Infektionsmöglichkeiten?

Subjektive Beschwerden:
Hier finden wir ein buntes Bild an, zum Teil uncharakteristischer, aber doch für die Anamnese wichtiger Beschwerdebilder. Rückschlüsse auf den Schweregrad einer Lebererkrankung sind nicht möglich.

a) Müdigkeit, Leistungsabfall, Arbeitsunlust, Affektlabilität, Nervosität, Sehstörungen, Schlafstörungen, Konzentrationsmangel.
b) Oberbauchbeschwerden, Völlegefühl, Flatulenz, Übelkeit, Intoleranzen, Appetitstörungen, Verdauungsbeschwerden, Rechtsschmerz, Nausea, Juckreiz, Fett- und Alkoholintoleranz, Obstipation, Meteorismus.
c) Stenokardie, Schwindel, Tachykardie, Kreislaufstörungen, Hypotonie.
d) Impotenz, Amenorrhoe, Nasenbluten, Zahnfleischblutung, Neigung zu Hämatomen, Nachtblindheit.

Palpation:
Es ist dies die Untersuchung der ersten Wahl. Als Ergänzung muß die Milz ebenfalls palpiert werden.

Inspektion:
Bei der Inspektion der leberkranken Patienten können ca. 30% der Fälle Befunde erbringen, die als sogenannte Leber-Haut-Zeichen zusammengefaßt werden. Kaum ein anderes Körperorgan bewirkt eine solche Fülle an auffälligen Haut- und Schleimhautveränderungen wie die chronisch erkrankte Leber.

Als Leber-Haut-Zeichen erwähnen wir die 12 wichtigsten (Ikterus, Spider Naevi, Palmarerythem, Lackzunge, Lacklippen, Gynäkomastie, Geldscheinhaut, Weißnägel, Bauchglatze, Hämorrhagien , Kratzeffekte).

Darüber hinaus diagnostisch wegweisende, gelegentlich auftretende Symptome:
a) Xanthome und Xanthelasmen als Hinweis einer, primär biliären Zirrhose,
b) Pigmentierung der Hand- und Fingerfurchen bei Hämochromatose,
c) Pustel und Blasenbildung in Verbindung mit Hautatrophie und lokaler Hypertrichose als Hinweis auf Porphyria cutanea tarda,
d) Kayser-Fleischer-Ornealring bei Morbus Wilson,
e) Schriftprobe als frühzeitige Methode zur Erkennung der hepatischen Encephalopathie,
f) Hämorrhagien weisen auf eine Leberinsuffizienz hin,
g) Venenerweiterung im Bereich der Bauchdecke bis hin zur Entwicklung des Caput medusae, sind Ausdruck eines ausgeprägten portalen Umgehungskreislaufes.

Ihr folgt nun das Diagramm über Lebercheckliste der klinischen Befunde.

Laborchemische Diagnostik:
Jede Schädigung beantwortet die Leberzelle mit molekularen Veränderungen, d. h. einer Änderung ihrer Organellen und der Membranstrukturen. Diese molekularen Veränderungen treffen sowohl die Leberzelle, als auch das Mesenchym einschließlich Gallenkapillaren, Blut- und Lymphgefäße.

Schon die Schädigung von 1 Gramm Leberzelle, von insgesamt 1500 Gramm Lebergewebe, führt bereits zu einem meßbaren Enzymanstieg im Serum (pathologischer Wert). Die GPT vor allem, kann als sogenanntes Suchenzym gesehen werden, weil bereits bei leichter Störung der Zellmembran, zytoplasmatische Enzyme in das Serum austreten. Bei der toxischen Schädigung sehen wir dann die Erhöhung der Gamma-GT-Werte und der Kolinesterase. Als Vereinfachung erlauben Sie mir, kurz die anschließenden Diagramme zu präsentieren.

---

1. Exkretions-Enzyme: ⎯⎯⎯⎯⎯⎯⎯⎯⎯⎯⎯⎯⎯⎯⎯⎯⎯⎯⎯ AP, LAP, γGT
2. Sekretions-Enzyme: ⎯⎯⎯⎯⎯⎯⎯⎯⎯⎯⎯⎯⎯⎯⎯⎯⎯⎯⎯ LDH, Che
3. Indikator-Enzyme: ⎯⎯⎯⎯⎯⎯⎯⎯⎯⎯⎯ GPT, GOT, GLDH, LDH, γGH
   a) cytosplasmatische Enzyme ⎯⎯⎯⎯⎯⎯⎯ GPT (ALT), LDH, γGH
      (= uniloculär)
   b) mitochondriale Enzyme ⎯⎯⎯⎯⎯⎯⎯⎯⎯⎯⎯⎯⎯⎯⎯⎯⎯⎯ GLDH
      (= uniloculär)
   c) mitochondrial-cytoplasmatische Enzyme ⎯⎯⎯⎯⎯ GOT (AST)
      (= biloculär) (32% : 68%)

Abb. 4

1. AP↑, LAP↑, γGT↑	=	Cholestase
2. γGT↑	=	mikrosomale Induktion
3. GPT↑, GOT↑, GLDH↑	=	Leberzellschädigung
4. ChE↑	=	Fettleber
5. ChE↓, Quick↓, Albumin↓	=	Synthesestörung

Abb. 5. Vereinfachte Interpretation

Daraus resultierende anamnestische Fragen bei Cholestase:

1. Medikamente?
2. Hormone?
3. Chemikalien (Beruf? Hobby? Haus und Garten?)
4. Alkohol? Alkoholische „Stärkungsmittel"?
5. Drogen?
6. Kosmetika?
7. Aphrodisiaka?
8. Tee-Mischungen?
9. Nahrungs-Konservierungsstoffe?
10. Operationen?
11. Infusionen?
12. Auslandsreisen?
13. Familiär-gleichartige Erkrankungen?
14. Fieber?

Abb. 6.

AP ↑
- Cholestatische Leberkrankheiten Gallengangs-Erkrankungen
- M. Paget Rachitis, Osteomalazie Knochentumoren, Osteosarkom multiples Myelom Hyperparathyreoidismus Akromegalie
- Polymyalgia rheumatica Arteritis (Vasculitis)
- Darm-Ischämie Darm-Ulcerationen
- Gravidität (2./3. Trimenon)
- Maligne Tumoren Lymphome, Leukosen
- Hyperthyreose Zystadenom des Pankreas Herzinsuffizienz
- angeborene Hyperphosphatasie

AP ↓
- Hypothyreose Perniciosa
- Magnesium-Mangel Zink-Mangel
- höheres Lebensalter Kachexie
- Antikoagulantien
- angeborene Hypophosphatasie

Abb. 8. Differentialdiagnose der AP bei verschiedenen Erkrankungen

		y-GT
1. Primär-biliäre Zirrhose Alkoholtoxische Zirrhose Alkoholtoxische Fettleber Verschlußikterus	↑↑↑↑	> 500
2. Chronische Cholangitis Cholangiohepatitis Sekundär-biliäre Zirrhose Alkoholhepatitis Toxische Cholestase Akute Virushepatitis mit cholestatischem Einschlag Primäres Leberzellkarzinom Lebermetastasen	↑↑↑	etwa 200–500
3. Nekrotisierender Schub bei chronischer Hepatitis/Zirrhose	↑↑ – ↑↑↑	etwa 100–200
4. Akute Virushepatitis Toxische Hepatitis	↑↑	etwa 100–200
5. Chronisch-aggressive Hepatitis Leberzirrhose Gallenkolik Fettleber Porphyria cutanea tarda Protrahierte Virushepatitis Chronisch-persistierende Hepatitis Hepatitis mononucleosa Akute Cholecystitis Kardinale Stauungsleber	↑ – ↑↑ ↑ (↑)	
6. Induktion der mikrosomalen Enzyme	↑ – ↑↑	etwa 30–200
7. Colitis ulcerosa Nierenkarzinom Bronchialkarzinom Akute Pankreatitis Ileitis terminalis Pneumonie	↑↑	etwa 50–100

Abb. 7. y-GT-Aktivität bei intrahepatischen und extrahepatischen Erkrankungen

I. 1. *Cholestase ohne Ikterus*
AP ↑, LAP ↑, γGT ↑

2. *Cholestase ohne Iktrus,
mit Leberzellschädigung*
AP ↑, LAP ↑, yGT ↑
GPT ↑, GOT ↑, GLDH ↑

II. 1. *Cholestase mit Ikterus:*
AP ↑, LAP ↑, yGT ↑
Bilirubin ↑

2. *Cholestase mit Ikterus,
mit Leberzellschädigung*
AP ↑, LAP ↑, yGT ↑
Bilirubin ↑
GPT ↑, GOT ↑, GLDH ↑

Abb. 9. Cholestase Formen

	GPT, GOT	AP	LAP
1. Akute Virushepatitis	↑↑–↑↑↑	N–↑	N–↑
Chronische Hepatitis	↑–↑↑	N–↑	N–↑
Hepatitis mononucleosa	↑–(↑↑)	↑–↑↑	↑–↑↑
Alkohol-Leber-Syndrom	(↑)–↑	↑↑	↑↑
Zieve-Syndrom	(↑)–↑	↑↑	↑↑
Leber-Echinococcus	(↑)–↑	↑↑	↑↑
Biliäre Zirrhose	↑–(↑↑)	↑↑–↑↑↑	↑↑–↑↑↑
Verschluß-Ikterus	↑	↑↑–↑↑↑	↑↑–↑↑↑
Cholangitis	↑–↑↑	↑↑–↑↑↑	↑↑–↑↑↑
Cholestatische Hepatose	↑–↑↑	↑↑↑	↑↑↑
Choestatische Hepatitis	↑↑–↑↑↑	↑↑↑	↑↑↑
2. Hyperthyreose	N–(↑)	(↑)–↑	N
Gravidität, Antikonzeptiva	N–(↑)	N–(↑)	↑–↑↑
Karzinome	N–(↑)	N–↑	(↑)–(↑↑)
Periarteriitis nodosa	N–(↑)	(↑)–↑	(↑)–↑
Stauungsleber	N–(↑)	(↑)–↑	(↑)–↑
3. M. Paget Osteomalacie Knochenmetastasen Hyperparathyreoidismus Frakturheilung Rachitis Osteosklerose Ostitis fibrosa	N	↑↑–↑↑↑	N

Abb. 10. Laborchemische Differentialdiagnose der Cholestase

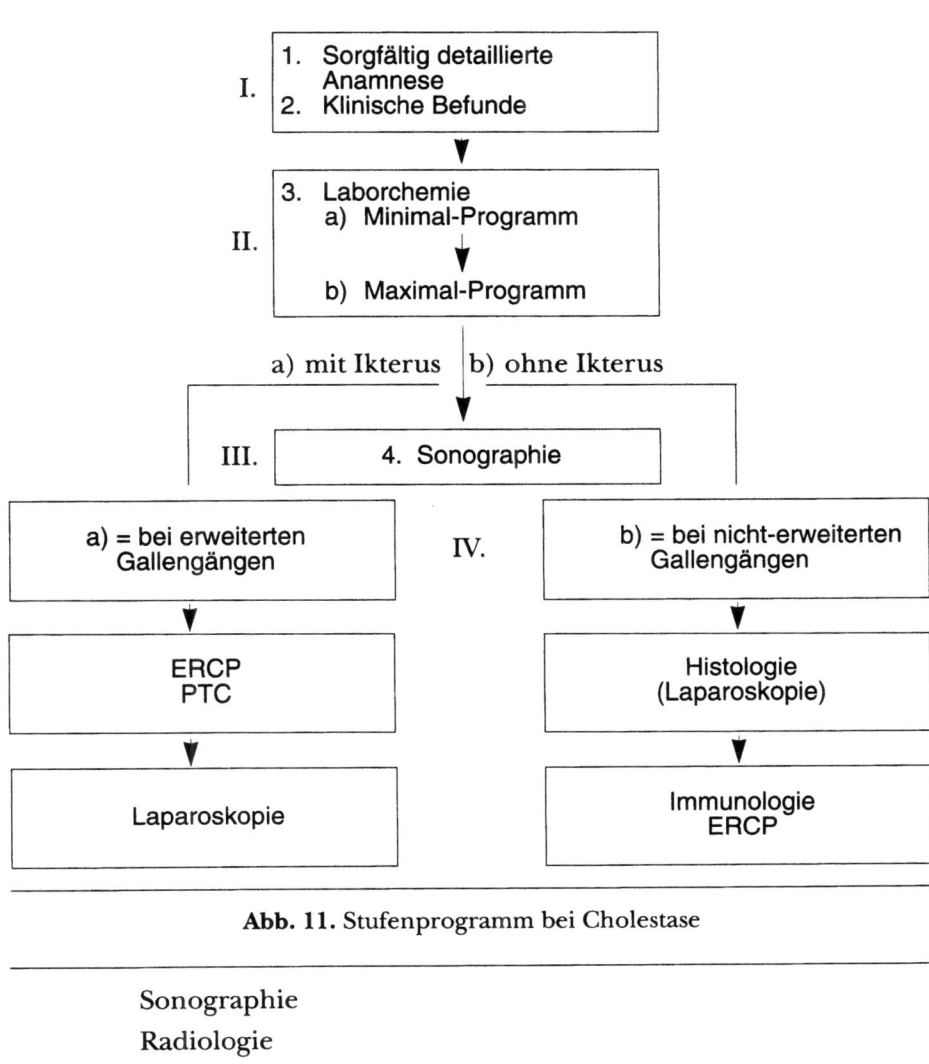

Abb. 11. Stufenprogramm bei Cholestase

Sonographie

Radiologie

1. Röntgenologie
   - CT
   - Arteriographie
   - Portographie
   - Phelbographie
2. Radiologie
   - ERCP
   - PTC
3. Magnetresonanzuntersuchung (MRT)
4. Nuklearmedizinische Untersuchung, Morphologie
   - Die perkutane Feinnadel-Leberbiopsie
   - Die Laparaskopie (mit und ohne Biopsie)

Abb. 12. Stufenprogramm der bildgebenden Untersuchungsmethoden

5.2. Diagnostik der alkoholischen Pankreatitis

Anamnese und körperliche Untersuchung:
Tiefliegender, kontinuierlicher Schmerzcharakter, hauptsächlich diffus im Oberbach und Epigastrium lokalisiert, mit gürtelförmiger Ausstrahlung in den Rücken.
   Einnahme von Schonhaltung (Patient sitzt in leicht gebückter Haltung, das Liegen auf der Seite, mit angezogenen Knien).
   Häufig Tachykardie und Hyperthermie.
   Bei der Palpation Abwehrspannung im Oberbauch, bei schweren Verläufen das Bild des akuten Abdomen.
   Gelegentlich palpable Resistenzen sind meist Pankreaspseudozysten.

Klinisch, chemische Parameter:
Bei den, meist schweren Pankreatitisschüben kommt es zu einer Erhöhung der Serum- und Urinamylase, der Serumlipase, sowie der Leukozytose. Oftmals auch Erhöhung von Serumbilirubin und LDH, sowie Zunahme von AP und GOT.
   Bei schweren Verläufen sehen wir zusätzlich Hyperglykämien, Hypokalziämien, Basendefizite, Anstieg der harnpflichtigen Substanzen, respiratorische Insuffizienz und atrielle Hypoxie.
   In chronisch fortgeschrittenen Stadien Nachweis der exokrin- und endokrinen Pankreasinsuffizienz.
   Exokrine Pankreasinsuffizienz: Fettstühle
   Endokrine Pankreasinsuffizienz: Pathologische, orale Glukosetoleranztests, im fortgeschrittenen Stadium erhöhte Blutzuckerwerte, Urinzuckerausscheidung, Manifestation eines Diabetes mellitus.

Sonographie:
Im akuten Schub Differentialdiagnose serös, ödematös oder nekrotisierende Verlaufsform. Häufig erschwerte Bedingungen durch erheblichen Meteorismus und Pseudozysten.
   Das sonographische Bild der akuten rezidivierenden Pankreatitis zeigt große Variationen. Unregelmäßige, dichte, helle Reflexe sind hinweisend auf umschriebene Verkalkungen sowie Gangsteine. Echoarme, strukturfreie Areale hinweisend auf kleine Pseudozysten und erweiterte Gangabschnitte.
   Erweiternde Anwendung der Sonographie für ultraschallgezielte Feinnadelpunktion mit anschließender zytologischer Auswertung, bzw. Zystenpunktion.

Radiologische Untersuchungen:
Pankreaszielaufnahmen AP und seitlich, bei chronischen Verläufen als Nachweis von Pankreasverkalkungen im Bereiche der Pankreasloge (man spricht von einer chronisch kalzifizierenden Pankreatitis).

Computertomographie:
Ähnlich wie Sonographie, wobei frühere Erkennbarkeit von Mikrokalzifikationen hervorzuheben sind.

Infusionscholangio- bzw. Cholezystographie:
Zur Differentialdiagnose biliärer Pankreatitis. Nachweis Cholezysto- bzw. Cholangiolithiasis.

Endoskopisch- retrograde Pankreatikographie bzw. Cholangiographie (ERCP):
Zur Abklärung der Ursache rezidivierender Pankreatiden unklarer Genese.

Präoperativ:
Zur Planung der vorgesehenen operativen Intervention.

Therapeutisch:
Nach eventuellem Nachweis von Pankreasgang bzw. Choledochussteine, deren endoskopische Entfernung.

5. 3. Diagnostik der alkoholischen Kardiomyopathie

Anamnese und körperlicher Untersuchungsbefund:
Als Ausdruck der myokardialen Links- bzw. Rechtsherzinsuffizienz Entwicklung einer Lungenstauung mit feuchten Rasselgeräuschen, gestauten Halsvenen, vergrößerte Leber, peripheren Ödemen. Häufig Tachykardie, sowie niedrige Blutdruckamplitude und eventuelle Ruhedyspnoe. Zyanose. Bei der Herzauskultation häufig leiser erster Herzton und betonter zweiter Herzton als Hinweis für Drucksteigerung im kleinen Kreislauf. Der dritte Herzton und hochfrequentes holosystolisches Geräusch über der Herzspitze, als Ausdruck einer relativen Mitralinsuffizienz.

Ruhe-EKG:
Relativ häufig Linksschenkelblock, Vorhofflimmern und ventrikuläre Extrasystolen.

Toraxröntgen:
Dilatiertes Herz mit Linksherzinsuffizienz mit Perfusionsumverteilung in den Oberlappengefäßen (Kerley-Linien), sowie Pleuraerguss und Lungenödem.

Echokardiographie:
Meist vergrößerter linker Vorhof mit gelegentlichem Nachweis von Thromben im linken Ventrikel. Global eingeschränkte linksventrikuläre Funktion mit vergrößertem linken und rechten Ventrikel.

Einschwemmkatheter nach Swan und Ganz:
Zeigt erhöhte Drucke im kleinen Kreislauf (Pulmonalarteriendruck), Kapillarverschlußdruck bei Belastung bzw. im Ruhezustand.

Linksherz- bzw. Koronarangiographie:
Zusätzlich wichtig zum Ausschluß einer koronaren Herzerkrankung.

Nuklearmedizin:
Nachweis einer, unterschiedlich stark eingeschränkten, linksventrikulären Funktion.

Literatur

1. Alexander, C. S.: Idiopathic heart disease. I. Analysis of hundret cases with special references to chronic alcoholism. Amer. J. Med., 41, 216, 1966
2. Ashley, M. J., Olin, J. S., Harding le Riche, W., Kornaciewsky, A., Schmid, W., Ranin, J. G.: Morbidity in alcohols. Evidence for acellerated development of physical disease in women. Arch. Intern. Med., 137, 883, 1977
3. Bode, J. Ch.: Leberschäden bei chronischem Alkoholikern und ihre sozialmedizinische Bedeutung. In: L. Wannagat (Hrsg.), Kongreßbericht der 8. Lebertagung der Sozialmediziner, Okt. 1973, 364. Stuttgart, Thieme, 1976
4. Brayton, R. G., Stokes, P. E., Schwartz, M. A., Louria, D. B.: Effect of alcohol and various disease on leucocyte mobilisation, phagocytosis, and intracellular bacterial killing. New England J. Med. 282, 123, 1970
5. Brodie, B. B., Butler, W. M., Horning, M. G., Maickel, R. P., Maling, H. M.: Alcohol induced triglyceriddeposition in liver through derangement of fat transport. Amer. J. Clin. Nutr., 9. 432, 1961
6. Castelli, W. P., Doyle, J. T., Hames, C. G., Hjortland, M. C., Hulley, S. B., Kagan, A., Zukel, W. J.: Alcohol and blood lipids. The cooperative lipoprotein phenotyping study. Lancet, 153, 1977, II
7. Demakis, J. G., Rahimtoola, S. H., Jamil, M., Sutton, G. C., Rosen K. N., Gunnar, R. M., Tobin J. R.: The natural cause of cardiomyopathic. Am. Intern. Med. 80, 293, 1974
8. Dornhorst, A., Onyang, A.: Effects of alcohol on glucose tolerance. Lancet, 975, 1971, II
9. Dürr, K. H.: Alkoholschädigung des Pankreas. Internist 19, 123, 1978
10. Gerdes, H.: Alkohol und Endokrinium. Internist 19, 89, 1978
11. Hamilton, S. R., Yardley, J. H.: Regeneration of cardiac type mucose and acquisition of Barret mucosa after esophagogastrostomy. Gastroenterology. 72, 669, 1977
12. Hasamura, Y., Teschke, R., Lieber, C. S.: Actealdehyde oxydation by hepatic mitochondria. Decrease after chronic ethanol consumption. Science, 189, 727, 1975
13. Irsigler, K.: Alkoholische Leberschäden. Med.Klinik. 44, 1419, 1972
14. Korsten, M. A., Matsuzaki, S., Feinmann, L., Lieber, C. S.: High blood acetaldehyd levels after ethanol administration. New England J. Med. 292, 386, 1975
15. Kunz, E.: Die hepatische Encephalopathie. Aspekte – Diagnose – Behandlung. Universitätsverlag Jena 1992
16. Lieber, C. S., De Carli, L. M.: Quantitative relationship between the announcement of dietary fat and the severity of the alcohol fatty liver. Amer. J. Clin. Nurt., 23, 474, 1970
17. Mc Farland, W., Libre, E. P.: Abnormal leucocyte response in alcoholism. Ann. Intern. Med. 59, 865, 1963
18. Schmidt-Wilcke, H. A., Martini, G. A.: Akute und chronische Alkoholschäden im Bereiche des Gastrointestinaltraktes. Dtsch. Med. Wschr. 101, 457, 1976
19. Teschke, R.: Diagnostik alkoholbedingter Leberschäden. Dtsch. Med. Wschr. 39, 1334, 1980
20. Thaler, H.: Die Alkoholhepatitis. Ist sie die ausschließliche Ursache einer Alkoholzirrhose? Der Internist 4, 179, 1979
21. Thaler, H.: Die Fettleber und ihre pathogenetische Beziehung zur Leberzirrhose. Virchhovs. Arch. (Pathol. Anat.) 335, 180, 1962
22. Thaler, H.: Voraussetzungen für den alkoholischen Leberschaden. Therapiewoche, 27, 6580, 1977

Die Aufgaben des medizinischen Labors

Ch. Andorfer

Das medizinisch chemische Labor im Anton Proksch-Institut wurde am 1. Oktober 1976 eröffnet, bis zu diesem Zeitpunkt wurden die Patienten zur Blutabnahme in das Krankenhaus der Stadt Wien, Lainz geführt.

Die Notwendigkeit der ständigen medizinischen Überwachung der Patienten und die enormen Kosten von Laboruntersuchungen außer Haus, hatten die Errichtung eines eigenen Labors notwendig gemacht.

Es gibt wohl kaum eine schönere Herausforderung für eine Angehörige des Berufes der medizinisch technischen Analytikerinnen, als sich in gewissen Rahmenbedingungen ein Labor nach eigenen Vorstellungen einrichten zu können.

In den ersten Jahren standen dem Labor ein einfaches Photometer, eine Zentrifuge, ein Wasserbad und ein Mikroskop zur Verfügung.

Trotz dieser, heute antiquiert erscheinenden Einrichtung, konnte die damals benötigte Palette an Laborparametern durchgeführt werden. Der Schwerpunkt der Untersuchungen lag damals in der Erstellung der Transaminasenwerte, der Blutzuckerbestimmung, der Harnuntersuchung und dem Zählen der Blutzellen unter dem Mikroskop.

Die Laboratoriumsmedizin ist ein angewandtes Fachgebiet und wenige andere medizinische Wissenschaften sind so sehr verpflichtet, den technischen Fortschritt zu integrieren. In den späten sechziger Jahren begann eine weitgreifende, methodische und technische Weiterentwicklung, der sich niemand verschließen konnte. Weltweit kam es in den verschiedenen Laboratorien zu einem enormen Anstieg der Analysenzahlen und erst in letzter Zeit versucht man, auch aus finanziellen Erwägungen, wieder die kritische Diagnostik – auch und zuerst zum Nutzen des Patienten in den Vordergrund zu stellen.

Dies läßt sich auch anhand der Analysenzahlen, die in unserem Labor erstellt wurden, dokumentieren. Das Labor am AntonProksch-Institut ist nun 17 Jahre in Betrieb und seit 1977 stieg die Anzahl der Befunde kontinuierlich an. In den ersten Jahren begannen wir mit 30 000 bis 35 000 Befunden pro Jahr, 1992 waren es 155 000. Dieselbe Zahl erreichten wir auch 1993.

Heute präsentiert sich das medizinische Labor als modernes, EDV-vernetztes Routinelabor, in dem alle benötigten Parameter selbst erstellt werden können. Wir verfügen über einen Zentrifugalanalyser, in dessen Computersystem alle benötigten Testschritte und Programme vom Anwender eingegeben werden können. Dadurch sind den methodischen Möglichkeiten kaum Grenzen gesetzt.

Zur Basisuntersuchung im Routinelabor zählt auch, aufgrund der zahlreichen Störungen des blutbildenden Systems, die kombinierte, mechanisierte Bestimmung von Hämoglobin, Erythrozytenzahl, Leukozytenzahl, Hämatokrit und die Erythrozyten-Indizes. Weiters wird eine Vordifferenzierung vorgenommen und die Anzahl der Thrombozyten ermittelt.

In der Gerinnungsanalytik bieten wir PT, PTT und Fibrinogen an.

Zur Diagnostik werden auch Harnbefunde eingesetzt. Zum einfachen Screening wird jeder Harn einem Streifentest unterzogen, bei pathologischen Ergebnissen wird der Harn zentrifugiert und unter dem Mikroskop befundet.

Ein weiterer, wesentlicher Bestandteil der Arbeit im medizinischen Labor ist die Untersuchung der Harne der Patienten der Drogenstation, des Übergangswohnheimes, aber auch der polytoxikomanen Patienten an den Abteilungen für Alkoholkranke, auf Drogen und Medikamente.

Aus finanziellen und arbeitstechnischen Überlegungen haben wir uns für eine immunologische Nachweismethode, die Enzymimmunoassays, entschieden. Die Pluspunkte dieser Methode sind, daß sie ohne großen apparativen und räumlichen Aufwand in jedem Routinelabor durchgeführt werden kann. Der Nachteil aller dieser Methoden ist, daß Antikörper nicht 100% spezifisch angeboten werden können, es kann daher immer zu falschnegativen Ergebnissen kommen.

Dieselbe Problematik hat auch dazu geführt, daß wir von Screening-Tests zur HIV-Diagnostik Abstand genommen haben. Diese Befunde werden außer Haus gemacht.

Ein zentrales Arbeitsgebiet im Labor ist die ständige Qualitätssicherung. Wird diese neuerlich in vielen Berufsgruppen des Gesundheitswesens diskutiert und über Modalitäten der Durchführung derselben nachgedacht, zählt die Qualitätskontrolle im Labor seit Jahrzehnten zum Alltag.

Zur Sicherung der Qualität im Routinelabor dienen grundsätzlich zwei Verfahren:

Die interne Kontrolle wird täglich und bei jedem Parameter durchgeführt, auch wenn nur eine einzige Probe vorhanden ist. Dazu gibt es verschiedene Präzisionskontrollproben. Wir verwenden für die chemischen Analysen 4 solcher Kontrollseren, wobei 2 gleichbleibende Seren über Tage hinweg, durch den Sollwert und den ermittelten Berechnungsfaktor die gleichmäßige Präzision angeben. Die 2 anderen Seren, die aus vielen verschiedenen Anbietern wechselnd verwendet werden, ergeben aus dem Vergleich mit dem Sollwert die tägliche Präzision.

Die externe Kontrolle findet über Ringversuche statt. Jedes Labor, das daran teilnimmt, erhält mehrmals im Jahr 2 Proben mit unterschiedlicher Aktivität, die im Rahmen der täglichen Routine mituntersucht werden. Hier erfolgt die Ermittlung des Zielwertes rein statistisch und dient als Möglichkeit des Vergleichs mit anderen Laboratorien und zur Überprüfung der eigenen Methodik, kann aber nie die interne Qualitätssicherung ersetzen.

Gleichwertige Kontrollmaßnahmen gibt es für alle zu untersuchenden Körperflüssigkeiten.

Wenn die Qualitätskontrolle das Befundergebnis bestätigt, wird der Befund, bevor er das Labor verläßt, auf seine Plausibilität überprüft. Diese Kontrolle kann in 2 Schritten beschrieben werden.

Extremwertkontrolle: Dabei handelt es sich um die Überprüfung, ob der gewonnene Wert mit dem Untersuchungsmaterial, Alter, Geschlecht und dem eventuell bekannten Krankheitsbild zu vereinbaren ist. Gegebenenfalls werden Parameter wiederholt oder der Patient neuerlich zur Blutabnahme gebeten.

Trendkontrolle: Hier wird im Sinne einer Longitudinalbeurteilung das aktuelle Befundergebnis mit vorhandenen Vorwerten des Patienten verglichen.

Alle diese Kontrollmaßnahmen sind ein wesentlicher Anteil der Laborarbeit und dienen der Präzision der ermittelten Werte.

Laborbefunde sollen im optimalen Fall den behandelnden Arzt bei klinischen Entscheidungsprozessen unterstützen. Für die ärztliche Diagnostik ist die Laboratoriumsmedizin heute ein unerläßlicher Beitrag.

Die Laboratoriumsdiagnostik hat ihre Bedeutung in der Beurteilung von Krankheitsverläufen ebenso, wie in der Prophylaxe. Dieser immer größeren Wertigkeit entspricht auch ihre rasante, technische und methodische Entwicklung. Die große Anzahl an Analysen, die heute von einem relativ kleinen Labor bewältigt werden kann, das Methodenspektrum, die schnelle Verfügbarkeit der Befunde und nicht zuletzt ihre Zuverlässigkeit haben der Laboratoriumsmedizin und -diagnostik ihre Bedeutung im klinischen und ambulanten Alltag gesichert.

Die Anstalt und ihre Patienten unter besonderer Berücksichtigung geschlechtsspezifischer Unterschiede

A. Uhl

1. Einleitende Bemerkungen

Die vorliegende Darstellung beschäftigt sich ausschließlich mit den Strukturen des Anton Proksch-Instutes (API) zur stationären Behandlung von Alkohol- und Medikamentenabhängigen[1]. Da sich die weibliche und die männliche Klientel des API in vielerlei Hinsicht unterscheidet, erfolgt die Darstellung für Frauen und Männer getrennt. Grundlage für die meisten Ausführungen stellen routinemäßig erhobene Daten des Jahres 1992 (Dokumentationsfragebogen der Einrichtung) dar. Nur im Kapitel 2 werden um ein Jahr ältere API-Daten und institutsfremde Daten des Jahres 1991 (KRAZAF, 1993b) dargestellt und verglichen.

2. Der Stellenwert des API bei der stationären Alkoholismusbehandlung in Österreich im Jahre 1991

Der Krankenanstalten-Zusammenarbeitsfonds (KRAZAF) führt eine Statistik aller Haupt- und Zusatzdiagnosen gemäß ICD-9, die österreichweit in Zusammenhang mit stationären Krankenhausaufenthalten gestellt werden (KRAZAF, 1993b). Diese Statistik beinhaltet natürlich auch alle Haupt- und Zusatzdiagnosen des API, die jährlich in streng anonymisierter Form an den KRAZAF weitergeleitet werden müssen. Im vorliegenden Kapitel wird auf KRAZAF-Daten des Jahres 1991 Bezug genommen, da umfassende Auswertungen über das Jahr 1992 zum Zeitpunkt der Erstellung dieser Artikels noch nicht vorlagen.

---

[1] Auf die ebenfalls zum Anton Proksch-Institut gehörenden Ambulanzen, die Abteilungen zur stationären Kurzzeit- sowie Langzeittherapie für Drogenabhängige und die Nachbetreuungseinrichtungen (Übergangswohnheim, betreute Wohngemeinschaften) wird in der vorliegenden Darstellung nicht eingegangen.

Laut KRAZAF (1993a) erfolgte im Jahre 1991 in Österreich bei 14 663 stationären Aufenthalten in Krankenanstalten die Hauptdiagnose[2] „Alkoholismus" gemäß ICD-9[3]. Eine Zusatzdiagnose „Alkoholismus" erfolgte bei weiteren 7 796 stationären Aufnahmen. So wurde die Diagnose „Alkoholismus" (Haupt- plus Nebendiagnosen) insgesamt 22 459 mal gestellt. Bezogen auf die österreichische Wohnbevölkerung ab dem vollendeten 15. Lebensjahr[4] sind das in diesem Jahr 348 Aufnahmen mit „Alkoholismus"-Diagnose pro 100 000 Personen – also etwas mehr als ein drittel Prozent.

Die Hauptdiagnose „Alkoholismus" wurde zum überwiegenden Teil in, auf Suchtbehandlung spezialisierten Krankenanstalten gestellt. Das belegt ein Vergleich mit Statistiken, die 1991 von den jeweiligen Einrichtungen in der Wiener Zeitschrift für Suchtforschung (vgl. Eisenbach-Stangl, 1991a) veröffentlicht wurden. Systematische Kreuztabellierungen der KRAZAF-Daten nach den Variablen „Geschlecht", „Alter", „Wohnsitzbundesland", „Behandlungseinrichtung" usw. liegen noch nicht vor[5]. Eine Aufteilung – allerdings nur der Hauptdiagnosen – nach Geschlecht, nach vier Alterskategorien und nach dem Entlassungsstatus sowie die durchschnittliche Behandlungsdauer pro Diagnosegruppe existieren allerdings für die Jahre 1989 und 1990 (Bundeskanzleramt, 1992 bzw. 1993). In diesen beiden Jahren lag der Männeranteil bei der Hauptdiagnose jeweils bei 80%.

Von den für Österreich 1991 in Zusammenhang mit stationären Krankenhausaufenthalten offiziell ausgewiesenen 14 663 Hauptdiagnosen „Alkoholismus" fielen 11% (absolut 1 649)[6] auf das API; von den 22 459 Haupt- plus Nebendiagnosen 8%. Die durchschnittliche Behandlungsdauer bei Aufnahmen mit der Hauptdiagnose „Alkoholismus" lag österreichweit bei 22.3 Tagen und im API bei 42.8 Tagen. Das ergab 326 985 Verpflegstage im

---

[2] Bei jeder stationären Behandlung wird jene Erkrankung, die ursächlich mit der Aufnahme zusammenhängt, als Hauptdiagnose angegeben, wobei grundsätzlich nur eine Hauptdiagnose vorgesehen ist. Weitere Diagnosen werden als Zusatzdiagnosen kodiert. Im Gegensatz zur Hauptdiagnose ist die Zahl der Zusatzdiagnosen nicht begrenzt.

[3] „Alkoholismus-Alkoholabhängigkeit"; Codegruppe „303" nach ICD-9 (KRAZAF, 1993b).

[4] Mikrozensus: Jahresdurchschnitt 1991 (ÖStZ, 1992).

[5] Zur Zeit arbeitet der KRAZAF, gemeinsam mit dem österreichischen statistischen Zentralamt, an der Erstellung einer Datenbank, über die es in Zukunft möglich sein wird, spezifische Teilauswertungen dieser Diagnosedaten zu realisieren.

[6] Die Diskrepanz zwischen 1649 stationären Behandlungen mit der Hauptdiagnosegruppe „Alkoholismus" und 1826 stationären Behandlungen insgesamt, entstand dadurch, daß 1991 diese Hauptdiagnose im API nur bei 90% der Behandlungen gestellt wurde, obwohl in rund 98% der Fälle eine Alkoholabhängigkeit vorlag. (In den verbleibenden rund 2% der Fälle lag eine reine Medikamentenabhängigkeit vor). Der hohe Anteil an anderen Hauptdiagnosen erklärt sich dadurch, daß bei rund 7% der Behandlungen, infolge einer (meist zusätzlichen zur Alkoholabhängigkeit vorliegenden) Medikamentenabhängigkeit, die Hauptdiagnose „Polytoxikomanie ohne Morphin-Typ" (Code „304.8" nach ICD-9) gewählt wurde. Bei den verbleibenden 3% erschien dem behandelnden Therapeuten eine andere, meist somatische Diagnose bedeutsamer, weswegen es bloß zur Nebendiagnose „Alkoholismus – Alkoholabhängigkeit" kam.

Jahr 1991 für die stationäre Alkoholismusbehandlung (Hauptdiagnose „Alkoholismus") in Österreich, von denen 22% (absolut 70 577 Tage) auf das API fielen (vgl. Abb. 1).

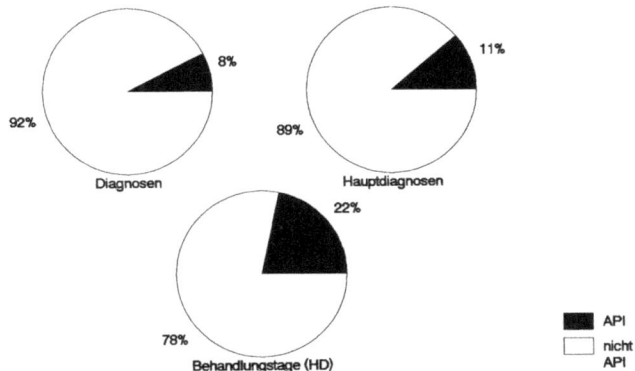

Abb. 1. Der Stellenwert des API bei der stationären Alkoholismusbehandlung in Österreich

Das Haupteinzugsgebiet für das API war seit der Gründung das Bundesland Wien. Es ist daher interessant, die Alkoholismusdiagnosen für aus Wien stammende Patienten gesondert auszuweisen und mit der Aufnahmefrequenz des API zu vergleichen. Wie erwähnt, gibt es zur Zeit allerdings noch keine entsprechende Detailstatistik über die KRAZAF-Daten. Vorläufig muß man sich deshalb mit einer Schätzung behelfen. Unter der Annahme, daß die Rate an „Alkoholismus"-Diagnosen bezogen auf die Bevölkerung, in Wien nicht wesentlich anders ist als in Gesamtösterreich, kann man die Anzahl der Hauptdiagnosen „Alkoholismus", die auf Wiener Patienten fallen, im Jahre 1991 mit 2 905 und jene der Haupt- plus Nebendiagnosen mit 4 449 schätzen.

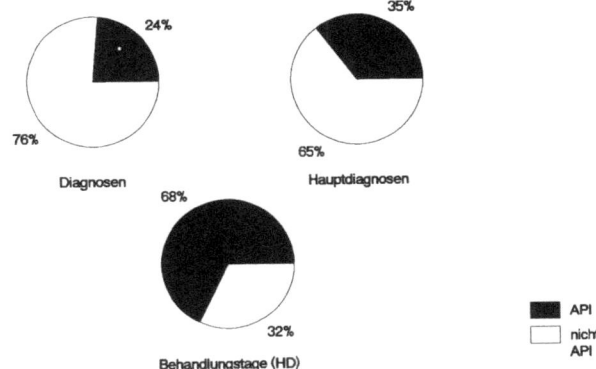

Abb. 2. Der Stellenwert des API bei der stationären Alkoholismusbehandlung in Wien (geschätzt)

Für Wien ergab sich, daß rund 35% der Hauptdiagnosen und 24% der Haupt- plus Nebendiagnosen im API gestellt wurden (vgl. Abb. 2). Unter der Annahme, daß die durchschnittlichen Behandlungsdauer bei stationären Patienten mit der Hauptdiagnose „Alkoholismus" auch in Wien (wie in Gesamtösterreich) 22.3 Tage beträgt, ergaben sich für Wien insgesamt 64 782 Verpflegstage für die stationäre Alkoholismusbehandlung, von denen 43 913 (68%) auf das API fielen. Die eben gemachten Schätzungen betreffend Wien, durch exakte Angaben zu ersetzen, wird erst möglich sein, wenn entsprechend detaillierte Auswertungen der KRAZAF-Daten vorliegen.

Aus den genannten Daten und den in Kapitel 7, Abb. 12, errechneten Erstbehandlungsfrequenzen für Männer und Frauen (jährlich 68 Erstbehandlungen pro 100 000 Männern ab dem vollendeten 15. Lebensjahr bzw. 20 pro 100 000 Frauen dieser Altersgruppe) läßt sich zunächst grob abschätzen, wie groß die Wahrscheinlichkeit dafür ist, daß ein beliebiger Wiener im Laufe seines Lebens stationär in der Abteilung für Alkohol- und Medikamentenabhängige des API behandelt werden wird[7]. Unter der Annahme, daß sich die relevanten Rahmenbedingungen längerfristig nicht ändern, kann man schätzen, daß rund 2.7% aller Wiener (4.1% der männlichen Wiener und 1.4% der weiblichen Wiener) im Laufe ihres Lebens zu einer stationären Aufnahme im API gelangen werden.

Der Prozentsatz von 2.7% (d. h. die geschätzte Wahrscheinlichkeit dafür, daß ein Wiener im Laufe seines Lebens zu einer stationären Aufnahme im API gelangen wird) ist allerdings keinesfalls mit der Wahrscheinlichkeit zu verwechseln, daß ein Wiener im Laufe seines Lebens die Kriterien für die Diagnose „Alkoholismus" nach ICD-9 erfüllen wird. Letztere Wahrscheinlichkeit ist, wie gleich gezeigt werden werden soll, erheblich größer. Zu jenen, die im API stationär gegen ihre Alkoholabhängigkeit behandelt werden, kommen nämlich noch vier weitere relevante Gruppen von Alkoholkranken hinzu.

(1) jene, die ausschließlich in anderen Krankenanstalten stationär gegen ihre Sucht behandelt werden und in der KRAZAF-Statistik daher ebenfalls als Hauptdiagnose „Alkoholismus" aufscheinen

---

[7] Die Schätzung erfolgt, indem man die Anzahl der Erstbehandlungen pro Jahr mit der Lebenserwartung für Männer (73 Jahre) und für Frauen (79 Jahre; vgl. ÖStZ, 1992) multipliziert und diese Gesamtzahl auf die Wiener Wohnbevölkerung bezieht. Diese sehr grobe Schätzung verzichtet auf Überlegungen, die dem spezifischen Aufbau der österreichischen Alterspyramide – also der Abweichung von einer Standardbevölkerung – Rechnung tragen und basiert auf den Annahmen, daß die Bettenkapazität des Anton Proksch-Institutes, die Auslastung der Betten sowie der Anteil der Erstbehandlungen langfristig konstant bleiben. Für die Richtigkeit dieser drei genannten Annahmen spricht, daß die Bettenauslastung seit der Gründung des Anton Proksch-Instituts im Jahre 1961 fast immer um die 100% Marke schwankte, daß sich die Wiederaufnahmerate seit vielen Jahren um ein Drittel eingependelt hat (vgl. Mader et al, 1991) und daß der Pro-Kopf-Alkoholkonsum in Österreich seit vielen Jahren eine gleichbleibende bis leicht steigende Tendenz aufweist (vgl. Eisenbach-Stangl, 1991b).

(2) jene, die sich nie einer Suchtbehandlung unterziehen, aber in Zusammenhang mit stationären Behandlungen infolge einer anderen Erkrankung als „Alkoholiker" diagnostiziert werden, und die dann in der KRAZAF-Statistik bloß als Nebendiagnose „Alkoholismus" aufscheinen

(3) jene, die sich zwar einer ambulanten Suchtbehandlung aber nie einer stationären unterziehen, und die auch nie in Zusammenhang mit einer stationären Behandlung infolge einer anderen Erkrankung als „Alkoholiker" diagnostiziert werden, und die daher in der KRAZAF-Statistik überhaupt nicht aufscheinen

(4) jene, die nie in Zusammenhang mit einem stationären Krankenhausaufenthalt als „Alkoholiker" diagnostiziert werden und daher in der KRAZAF-Statistik ebenfalls nicht aufscheinen

ad 1: Rund zwei Drittel der Hauptdiagnosen „Alkoholismus" betreffend Wiener Patienten werden nicht im API gestellt (vgl. Abb. 2). Da es allerdings Überlappungen gibt (d. h. Patienten, die sowohl stationäre Suchtbehandlungen im API als auch in anderen Krankenanstalten aufweisen) kann man die Behandlungsraten nicht einfach addieren. Zur groben Abschätzung der Überlappungsrate kann die Information dienen, daß rund ein Drittel der Erstaufnahmen im API bereits auf mindestens eine stationäre Suchtbehandlung in einer anderen Krankenanstalt zurückblicken (vgl. Kapitel 8, Abb. 19). Berücksichtigt man diese beiden Umstände, so kann man grob schätzen, daß die Anzahl jener Alkoholkranken, die sich ausschließlich in anderen Einrichtungen einer stationären Suchtbehandlung unterzogen haben oder werden (Gruppe 1), ungefähr jenem entspricht, der im API stationär behandelt wird.

ad 2: Die Nebendiagnose „Alkoholismus" macht österreichweit rund ein Drittel aller „Alkoholismusdiagnosen" aus (vgl. Kapitel 2). Der Kreis, der in Zusammenhang mit der stationären Nicht-Suchtbehandlung als Alkoholiker „diagnostizierten" Patienten (Gruppe 2), ist daher grob geschätzt noch einmal so groß, wie der Personenkreis, der im API stationär behandelt wird.

ad 3 und 4: Die Dunkelziffer jener Alkoholkranken, die sterben, ohne je im Zuge eines stationären Krankenhausaufenthaltes offiziell als „alkoholkrank" diagnostiziert worden zu sein[8] (Gruppe 3 und 4) und die

---

[8] Die Hauptgründe dafür, daß die Diagnose „Alkoholismus" bei Alkoholkranken in Zusammenhang mit stationären Krankenhausaufenthalten nicht gestellt wird, sind erstens, daß manche Personen zwischen dem Beginn des pathologischen Trinkens und ihrem Tod nie in einem Krankenhaus stationär behandelt werden, zweitens, daß manchen behandelnden Ärzten die Alkoholproblematik gewisser stationärer Patienten nicht auffällt und drittens, daß einige Ärzte bestimmten Patienten die, als stigmatisierend erlebte „Alkoholismus"-Diagnose ersparen wollen.

daher auch auch nie in der KRAZAF-Statistik aufscheinen, ist zahlenmäßig nur schwer einzugrenzen. Es ist aber wohl realistisch anzunehmen, daß diese Dunkelziffer ebenfalls rund ein Viertel aller Alkoholkranken ausmacht.

Aus den eben entwickelten Überlegungen ergibt sich, daß grob geschätzt einer von 10 Wienern im Laufe seines Lebens an Alkoholismus erkrankt, wobei rund 3 davon sich einer stationären Behandlung im API unterziehen.

Man kann vermuten, daß die grobe Schätzung, nach der rund 10% der Bevölkerung im Laufe ihres Lebens an Alkoholismus erkranken werden auch für das restliche österreichische Bundesgebiet gilt. Diese Längsschnittschätzung (Lebensdauerinzidenz) korrespondiert auch recht gut mit der in Expertenkreisen immer wieder vertretenen Querschnittschätzung (Prävalenz), daß etwas weniger als 5% der erwachsenen österreichischen Bevölkerung (300 000 Personen) als alkoholkrank zu bezeichnen sind.

Die konkrete Diskrepanz zwischen 5% Prävalenz und 10% Längsschnittinzidenz impliziert die Annahme, daß die durchschnittliche Erkrankungsdauer bei Alkoholikern (d. h. die durchschnittliche Zeitspanne zwischen der Manifestation des Alkoholismus und dem Tod des Patienten) rund 50% der Lebenserwartung beim 15. Geburtstag[9] ausmacht. Das ist eine recht plausible Annahme[10], wie im nächsten Absatz gezeigt werden soll.

Das Durchschnittsalter, in dem die Patienten des API mit dem Alkoholmißbrauch begonnen haben, betrug 28 Jahre[11] und die Durchschnittsdauer bis zur Erstaufnahme ins API betrug weitere 10 Jahre[12]. Setzt man die Manifestation der Alkoholkrankheit in der Mitte zwischen dem Mißbrauchsbeginn und der Erstaufnahme im API fest, so ergibt sich eine durchschnittliche Erkrankungsdauer, die der halben Lebenserwartung beim 15. Geburtstag entspricht[13], wenn man die Verringerung der durchschnittlichen Lebenserwartung durch den Alkoholmißbrauch um rund 12 Jahre[14] ansetzt.

---

[9] 65 Jahre bei Frauen und 58 Jahre bei Männern, vgl. ÖStZ, 1992
[10] Erstens erkranken die meisten Alkoholkranken erst Jahre nach dem 15. Lebensjahr und zweitens ist die Lebenserwartung von Alkoholikern deutlich verringert.
[11] 34 Jahre bei weiblichen und 26 Jahre bei männlichen Patienten; vgl. Kapitel 8, Abb. 13
[12] 7 Jahre bei weiblichen und 11 Jahre bei männlichen Patienten; vgl. Kapitel 9, Abb. 14
[13] Bei den Berechnungen wurden die Werte für Männer und Frauen gesondert berechnet und dann gewichtet zusammengefaßt, was nötig ist, da Frauen und Männer sich bezüglich der Alkoholismusprävalenz, des Alters beim Beginn des problematischen Trinkens und des Alters bei der Erstaufnahme stark unterscheiden.
[14] Es steht außer Frage, daß die durchschnittliche Lebenserwartung bei Alkoholkranken stark verringert ist. Nimmt man sie mit 12 Jahren an, so ergeben sich eine durchschnittliche Erkrankungsdauer, die 50% der Lebenserwartung ab dem 15. Lebensjahr entspricht. Nimmt man sie höher an, so wird die Diskrepanz zwischen Prävalenz und Längsschnittinzidenz noch größer, nimmt man sie geringer an, so wird auch die Diskrepanz geringer.

3. Aufnahmen, Behandlungen und behandelte Patienten

Im Jahre 1992 wurden im API 1625 Patienten behandelt. Rund 4% der Patienten wurden innerhalb des gleichen Jahres mehrfach stationär behandelt, weshalb sich daraus 1694 Behandlungen ergaben. Bei rund 6% der Behandlungen kam es vor, daß diese aus medizinischen[15] oder privaten[16] Gründen für einige Tage unterbrochen werden mußten. Da jede Rückkehr nach einer Behandlungsunterbrechung verwaltungsmäßig als neuerliche Aufnahme gezählt wurde, ergaben sich 1807 verwaltungsmäßige Aufnahmen [17] (vgl. Tabelle 1).

Tabelle 1. Aufnahmen, Behandlungen und behandelte Patienten im Jahre 1992

Zähleinheit	Untergruppen	Gesamtanzahl
Aufnahmen im Jahre 1992		n=1807
Behandlungen beginnend im Jahre 1992		n=1694 (100%)
davon ohne Behandlungsunterbrechung	n=1584 (93.5%)	
davon mit einer Behandlungsunterbrechung	n=99 (5.8%)	
davon mit zwei Behandlungsunterbrechungen	n=9 (0.5%)	
davon mit drei und mehr Behandlungsunterbrechungen	n=2 (0.1%)	
Patienten mit Behandlungsbeginn im Jahre 1992		n=1625 (100%)
davon mit einer Behandlung 1992	n=1562 (96.1%)	
davon mit zwei Behandlungen 1992	n=57 (3.5%)	
davon mit drei Behandlungen 1992	n=6 (0.4%)	

Zur eben erwähnten Aufteilung in „behandelte Patienten", „Behandlungen" und „Aufnahmen" ist zu betonen, daß es aus der aktuellen Patientendokumentation nicht immer eindeutig möglich ist, zu beurteilen, ob es sich bei einer neuerlichen Aufnahme innerhalb weniger Tage nach einer Ent-

---

[15] Meist Transferierungen in andere Krankenanstalten zur Behandlung von akuten Erkrankung oder Transferierungen, um dringend notwendige Untersuchungen durchführen zu lassen.
[16] Z.B. Gerichtstermine, Begräbnisse, ernste Krankheitsfälle in der Familie, die Notwendigkeit sich um minderjährige Kinder zu kümmern, usw.
[17] Offizielle Statistiken – wie die jährlich in der Bilanz des Anton Proksch-Instituts ausgewiesenen Behandlungsstatistik oder die erwähnte Statistik des KRAZAF – orientieren sich durchwegs an verwaltungsmäßigen Aufnahmen.

lassung um die „Fortsetzung einer Behandlung nach einer Unterbrechung" oder um eine „echte Wiederaufnahme" handelte. Obwohl seit Beginn des Jahres 1992 in der Patientendokumentation die Kategorien „Wiederaufnahme nach einer Transferierung oder Kurunterbrechung" explizit vorgesehen waren, bestand für die behandelnden Therapeuten auch weiterhin die potentielle Möglichkeit, bei Kurunterbrechungen andere Kategorien anzukreuzen[18]. Für die aktuelle Auswertung wurde das Problem pragmatisch gelöst, indem Aufnahmen, zwischen denen weniger als ein Monat vergangen war, zu einer Behandlungseinheit zusammenfaßt wurden[19].

Der Anteil an unterbrochen Behandlungen (insgesamt 6.5%) war 1992 bei Frauen mit 9.6% fast doppelt so hoch wie bei Männern (5.4%; vgl. Abb. 3). Es ist anzunehmen, daß das unter anderem damit zusammenhängt, daß es für Frauen generell wesentlich schwerer ist, die Kinder und/oder den Ehepartner 6–8 Wochen lang unversorgt zu lassen, als für Männer.

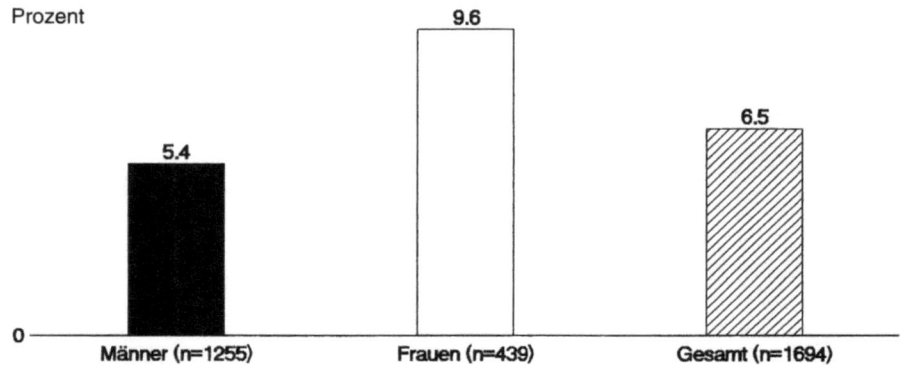

Abb. 3. Behandlungsunterbrechungsrate im Jahre 1992

4. Erstbehandlungen vs. Wiederbehandlungen

Rund zwei Drittel (63.5%) der Behandlungen[20] im API waren Erstbehandlungen. Bei Frauen war die Wiederbehandlungsrate mit 43.7% deutlich höher als bei Männern mit 33.9% (vgl. 4). Dieses Ergebnis sollte allerdings nicht ohne weiteres dahingehend interpretiert werden, daß die Rückfallrate bei Frauen höher sei, als bei Männern. Nicht jeder rückfällige Patient bemüht sich um eine Wiederaufnahme, und nicht jeder, der sich um eine

---

[18] Eine Anpassung des Patientenfragebogens in der Art, daß Behandlungsunterbrechungen in jedem Fall eindeutig als solche erkennbar sein sollen, ist geplant.
[19] Beim überwiegenden Teil der Fälle führte diese Vorgangsweise zu korrekten Zuordnungen, wie eine Überprüfung dieser Strategie – wo das aus den Daten möglich war – zeigte.
[20] Der Begriffe „Behandlung" ist im vorliegenden Artikel, immer als „Behandlungseinheit" zu verstehen (vgl. Kapitel 3) und darf nicht mit „Aufnahme" gleichgesetzt werden. Bezieht man sich auf die Aufnahmen, so ergibt sich eine Erstbehandlungsrate von 59.5%.

Wiederaufnahme bemüht, wird auch tatsächlich wieder aufgenommen. Es ist also durchaus möglich, daß sich hinter diesen Zahlen bloß eine stärkere Bindung der weiblichen Patienten an das API und/oder eine tolerantere Wiederaufnahmepraxis der Frauenabteilung verbirgt. Für beide Möglichkeiten spricht der Umstand, daß die Frauenabteilung mit bloß einem Viertel der Gesamtbettenanzahl einen wesentlich familiäreren Charakter hat als die dreimal so große Männerabteilung.

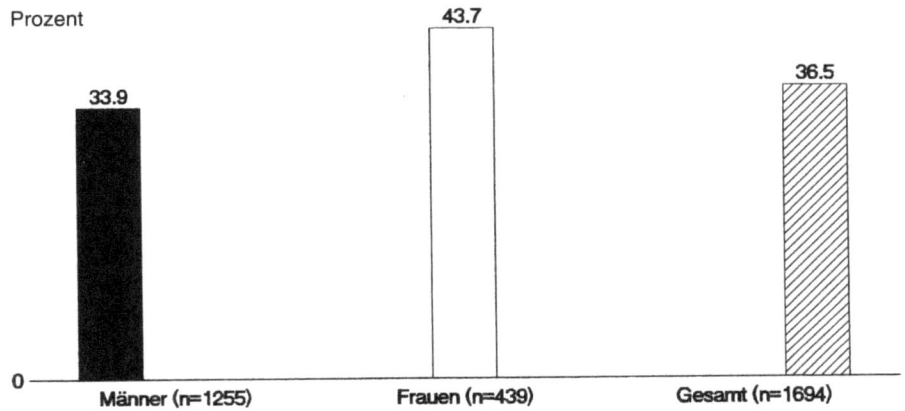

Abb. 4. Die Wiederbehandlungsrate

5. Aufenthaltsdauer und Entlassungsmodus

Die dem Behandlungskonzept des API entsprechende Normaufenthaltsdauer beträgt 6 bis 8 Wochen[21], wobei es aber im Ermessen des zuständigen Betreuers liegt, gemeinsam mit dem Patienten von Anfang an eine kürzere oder eine längere Behandlungsdauer festzulegen. 1992 wurde bei Behandlungsbeginn in 87% der Fälle die Normaufenthaltsdauer vereinbart (vgl. Abb. 5). Nur in 8% der Fälle war von Anfang an eine verkürzte und in 6% eine verlängerte Aufenthaltsdauer vorgesehen.

Die tatsächliche Aufenthaltsdauer wich von der geplanten vielfach erheblich ab: Konkret ergab sich folgende Verteilung: Bei 33% der Patienten war der Aufenthalt verkürzt, bei 49% handelte es sich um eine Normaufenthaltsdauer und bei 19% ergab sich ein verlängerter Aufenthalt; vgl. Abb. 5 und Abb. 6). Die mittlere Behandlungsdauer[22] betrug 44 Tage, die durchschnittliche[23] 48 Tage[24].

---

[21] Da Wochen im vorliegenden Artikel als vollendete Wochen gezählt werden, entspricht eine Dauer von 6 bis 8 Wochen exakt einem Zeitraum von 42 bis 62 Tagen.
[22] Median; d. h. 50% der Patienten hatten eine kürzere Verweildauer als 43 Tage und 50% eine längere
[23] Mittelwert
[24] Da alle bis her veröffentlichen Statistiken über die Patienten des Anton Proksch-Instituts nicht behandlungsorientiert sondern aufnahmeorientiert erfolgten, er-

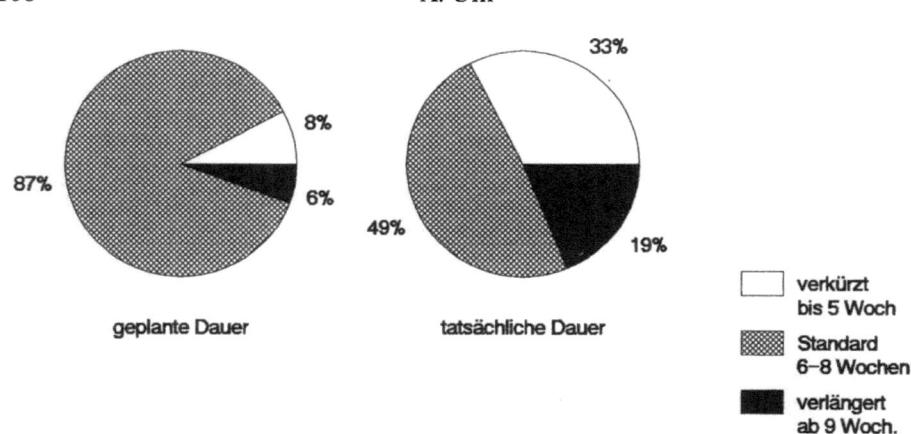

Abb. 5. Geplante und tatsächliche Behandlungsdauer 1992

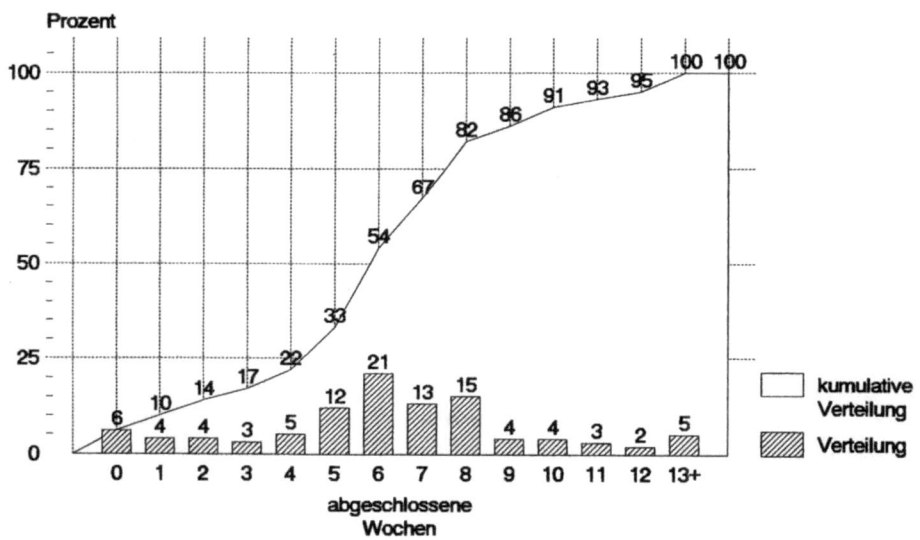

Abb. 6. Tatsächliche Behandlungsdauer 1992

Bezüglich der durchschnittlichen Behandlungsdauer ergaben sich geringe statistisch insignifikante Unterschiede (U-Test) zwischen männlichen ($\bar{x}$ = 47 Tage) und weiblichen Patienten ($\bar{x}$ = 49 Tage). Erstbehandlungen und Wiederbehandlungen blieben, mit jeweils $\bar{x}$ = 48 Tagen, durchschnittlich gleich lang.

---

geben sich in der vorliegenden Darstellung gewisse Diskrepanzen zu anderen Darstellungen. Errechnet man die Behandlungsdauer für 1992, aufnahmeorientiert – wie in der Bilanz des Anton Proksch-Instituts üblich –, so verringert sich die durchschnittliche Aufenthaltsdauer um drei Tage auf 45 Tage und die mittlere Aufenthaltsdauer um einen Tag auf 43 Tage.

Bezüglich des Entlassungsmodus ergab sich das folgende Bild (vgl. Abb. 7):
Der überwiegende Teil der Patienten (78%) wurde regulär entlassen, 3%
wurden in andere Krankenanstalten transferiert (ohne Rücktransferierung[25], 11% wurden einvernehmlich früher bzw. auf Revers entlassen, 3%
entzogen sich vorzeitig der Behandlung (z. B. vom Ausgang nicht zurückgekehrt, unerlaubtes Verlassen der Institution) und 5% mußten aus disziplinären Gründen die Behandlung vorzeitig abbrechen.

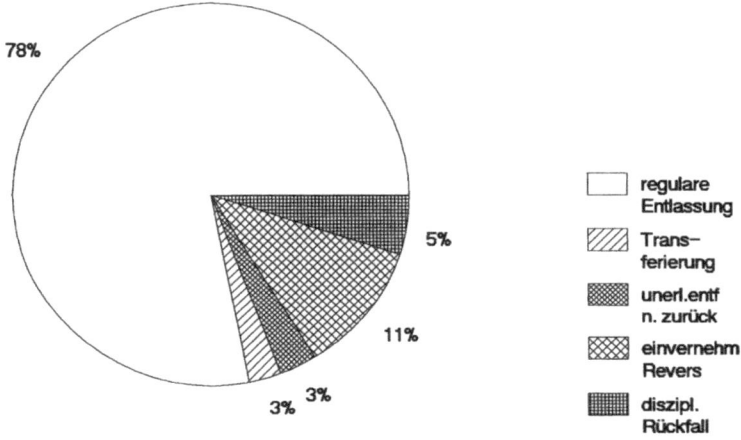

Abb. 7. Entlassungsmodus 1992

6. Das Einzugsgebiet

Das Haupteinzugsgebiet für das API ist seit der Gründung dieser Institution
im Jahre 1961 Wien, Niederösterreich, das Burgenland und die Steiermark
(vgl. Abb. 8).

Wien war auch 1992 am Klientel des API sowohl absolut (vgl. Abb. 8) als
auch relativ (d. h. bezogen auf die Wohnbevölkerung des Bundeslandes ab
dem vollendeten 15. Lebensjahr) am stärksten vertreten (vgl. Abb. 9). 56%
der Patienten des API stammten aus Wien und von 100 000 Wienern ab
dem vollendeten 15. Lebensjahr wurden 68 stationär im API behandelt[26].
Absolut betrachtet lag Niederösterreich mit 24% der Klientel an zweiter, die
Steiermark und das Burgenland mit je 6% der Klienten an dritter und vierter Stelle.

---

[25] Transferierungen mit Rücktransferierungen scheinen in dieser behandlungsbezogenen Darstellungsform nicht auf, da der Entlassungsmodus ja für den Abschluß der gesamten Behandlungseinheit kodiert wurde.
[26] Diese Auswertung bezieht sich auf „Patienten" und nicht auf „Behandlungen"
oder „Aufnahmen". Wer im Jahre 1992 öfter als einmal im Anton Proksch-Institut behandelt wurde, wird hier nur einmal gezählt. Um Fehlinterpretationen vorzubeugen, sei an dieser Stelle noch einmal betont, daß die Unterscheidung zwischen „Patienten", „Behandlungen" und „Aufnahmen", im eben genannten
Sinn, in der vorliegenden Arbeit konsequent durchgehalten wird (vgl. Kapitel 3).

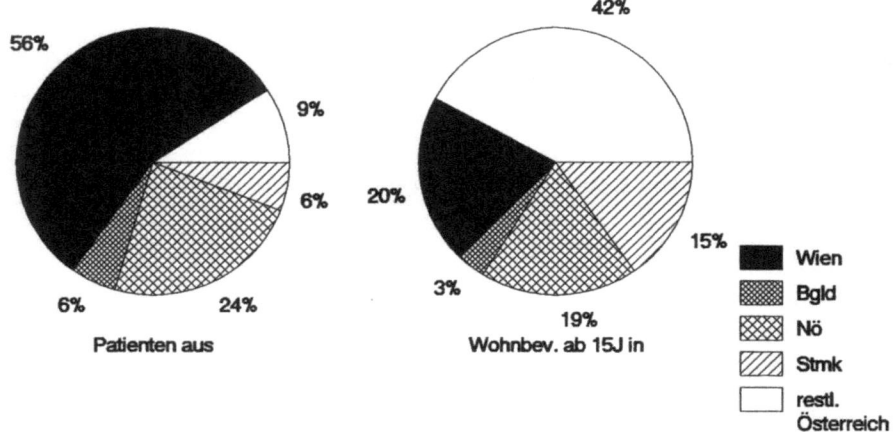

Abb. 8. Patienten im Jahre 1992 nach Herkunftsbundesland

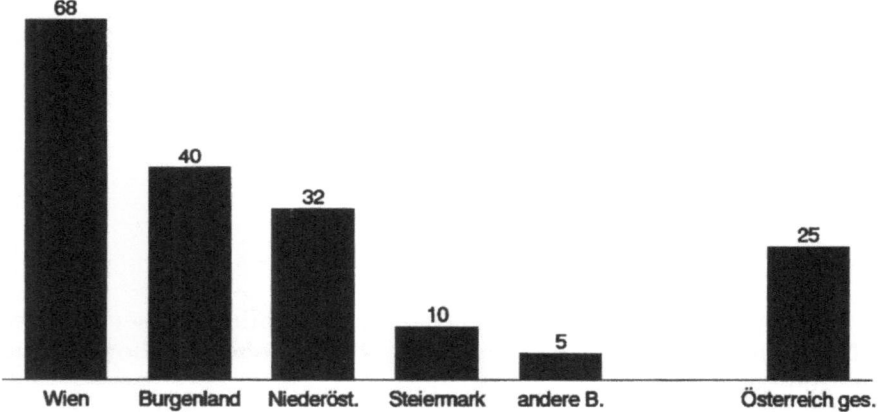

Abb. 9. Patienten im Jahre 1992 pro 100 000 Wohnbevölkerung[27] (ab dem vollendeten 15. Lebensjahr)

Bei relativer Betrachtungsweise kehrte sich die Reihenfolge der Plätze zwei bis vier allerdings um. Das Burgenland mit 40 Patienten pro 100 000 Wohnbevölkerung ab dem vollendeten 15. Lebensjahr lag dann an zweiter Stelle, gefolgt von Niederösterreich mit 32 Patienten und der Steiermark mit 10 Patienten. Alle anderen Bundesländer spielten sowohl absolut als auch relativ – mit durchschnittlich 5 Patienten pro 100 000 Wohnbevölkerung ab dem vollendeten 15. Lebensjahr – nur eine untergeordnete Rolle. Insgesamt wurden 1992 rund 25 von 100 000 Personen – also ein viertel Promille – der österreichischen Bevölkerung ab dem vollendeten 15. Lebensjahr stationär im API aufgenommen (vgl. Abb. 9).

---

[27] Mikrozensus: Jahresdurchschnitt 1991 (ÖStZ, 1992).

7. Geschlecht und Alter der Patienten

1992 waren 26% der Aufnahmen und 23% der Erstaufnahmen Frauen. Österreichweit fallen aber nur 20% der Hauptdignosen „Alkoholismus" auf Frauen (vgl. Kapitel 2). Der Frauenanteil an den Aufnahmen des API ist damit überproportional hoch. In diesem höheren Prozentsatz spiegelt sich allerdings primär das Verhältnis Frauenbetten vs. Männerbetten wider[28].

Sowohl das Durchschnittsalter als auch das mittlere Alter bei der Aufnahme betrugen 42 Jahre. Frauen waren dabei durchschnittlich um 2 Jahre älter als Männer und Wiederbehandlungen um 2 Jahre älter als Erstbehandlungen.

In Abb. 10 wird die Altersverteilung der Patienten getrennt nach Männern und Frauen dargestellt. Wie man der Darstellung unmittelbar entnehmen kann, sind die, in der weiblichen Klientel mit jeweils 4.5% am häufigsten vertretenen Altersgruppen die 45-Jährigen[29], während in der männlichen Klientel die 43-Jährigen mit 3.8% am stärksten vertreten sind[30].

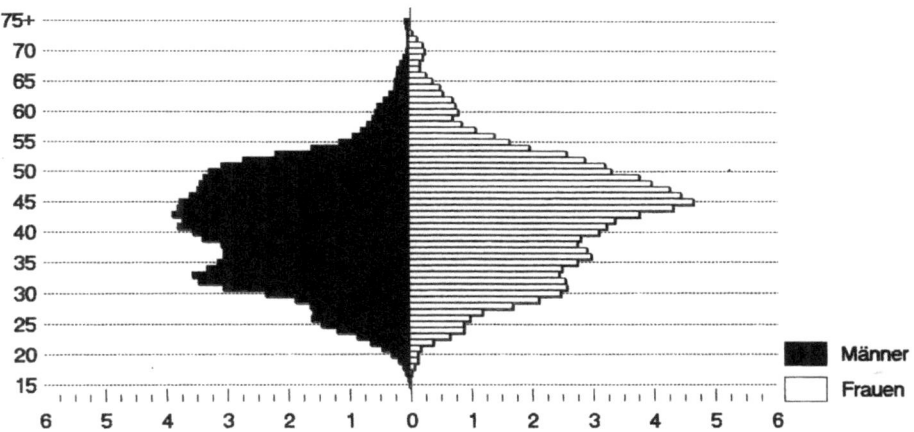

Abb. 10. Altersverteilung der behandelten Patienten – geglättet[31]

Die absolute Altersverteilung der behandelten Patienten sagt unmittelbar nur wenig darüber aus, welche Alterssegmente der österreichischen Bevölkerung an der Klientel des API wie stark vertreten sind. In dieser Verteilung schlägt sich ja auch die Altersverteilung der Wohnbevölkerung nieder. Aus

---

[28] Fast genau ein Viertel der 210 normierten Betten befinden sich in der Frauenabteilung. Der Begriff „normierte Betten" bezieht sich dabei auf den offiziellen Bettenstand, der im Bedarfsfall um einige Notbetten erhöht werden kann.
[29] Modalwert = 45 Jahre.
[30] Modalwert = 43 Jahre.
[31] Um die Verteilung von Zufallsschwankungen zu befreien und so anschaulicher zu machen, wurden die Daten durch die zweimalige Berechnung von Gleitmittelwerten über jeweils drei Werte geglättet.

diesem Grund ist es auch hier sinnvoll die Behandlungsfrequenzen zur österreichischen Wohnbevölkerung (ÖStZ, 1993) in Beziehung zu setzten. Die entsprechenden Werte werden in Abb. 11 dargestellt.

Aus Abb. 11 kann man unmittelbar entnehmen, daß 1992 rund 40 von 100 000 männlichen Österreichern ab dem vollendeten 15. Lebensjahr und rund 13 von 100 000 weiblichen Österreichern dieser Altersgruppe stationär im API behandelt worden sind. In den am stärksten betroffenen Altersgruppen – um das 45. Lebensjahr – erhöhen sich die entsprechenden Werte für Männer auf rund 95 und für Frauen auf 41 von 100 000.

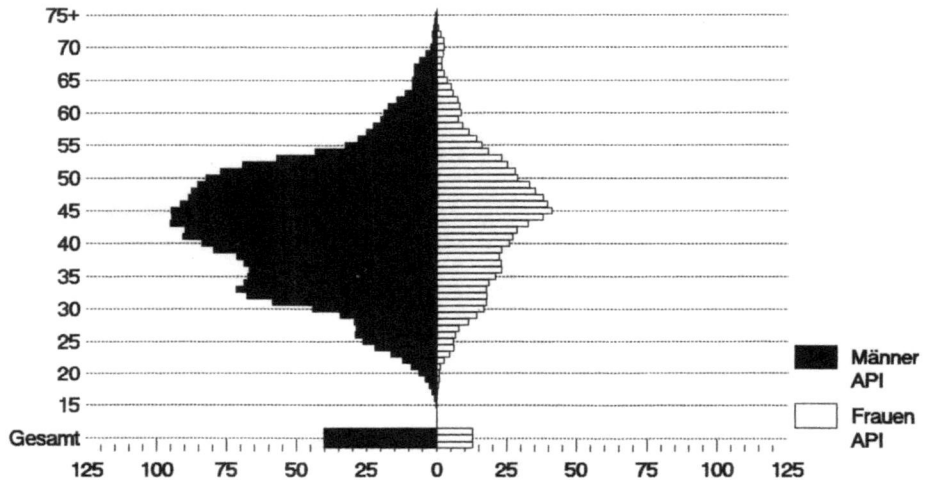

Abb. 11. Behandlungen pro 100 000 Österreicher – geglättet[32]

Bezieht man die Anzahl, der aus Wien stammenden Patienten, auf die Wiener Wohnbevölkerung, so ergaben sich folgende Werte: Rund ein viertel Prozent der 39- bis 49-Jährigen männlichen Wiener (d. h. rund 250 von 100 000) und rund ein Promille (d. h. rund 100 von 100 000) der 43- bis 48-jährigen weiblichen Wiener waren 1992 zur stationären Aufnahme im API gekommen (vgl. Abb. 12).

Faßt man alle Wiener vom vollendeten 15. Lebensjahr aufwärts zusammen, so ergab sich 1992, eine Behandlungsrate von 112 Männern und 40 Frauen pro 100 000 Personen des entsprechenden Geschlechtes („Behandlungen gesamt"). Genau 50% der Patientinnen aus Wien (20 von 100 000) und 61% der Patienten aus Wien (68 von 100 000) waren dabei Erstbehandlungen („Erstbehandlungen gesamt", vgl. Abb. 12).

---

[32] Um die Verteilung von Zufallsschwankungen zu befreien und so anschaulicher zu machen, wurden die Daten durch die zweimalige Berechnung von Gleitmittelwerten über jeweils drei Werte geglättet.

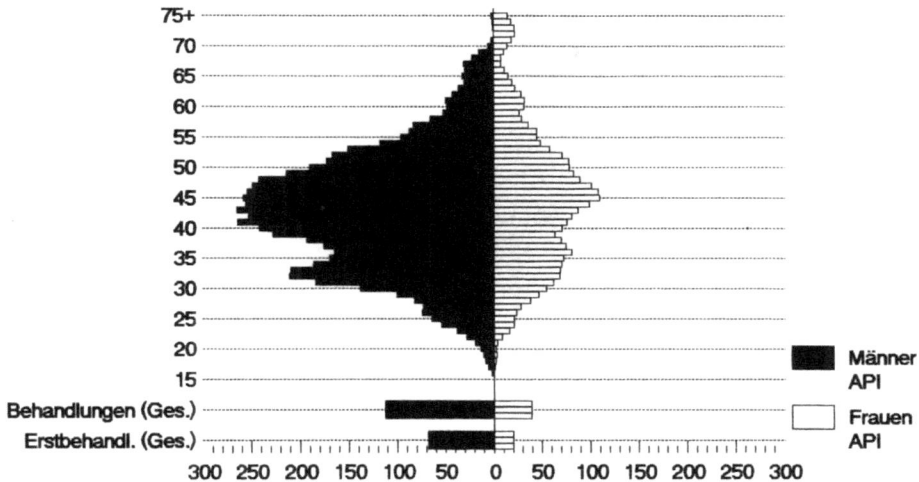

Abb. 12. Behandlungen pro 100 000 Wienern – geglättet[33]

8. Suchtanamnese

Männliche und weibliche Patienten des API unterschieden sich gravierend bezüglich des Alters, in dem ihr Alkoholkonsum erstmals eine problematische Dimension[34] angenommen hatte (vgl. Abb. 13). Der Beginn des Alkoholmißbrauchs lag bei Männern durchschnittlich um das 26. Lebensjahr und bei Frauen um das 34. Lebensjahr. In diesen unterschiedlichen Mittelwerten manifestiert sich aber keine gleichförmige Verschiebung des Mißbrauchbeginns um 8 Jahre: Männern und Frauen unterschieden sich nämlich auch erheblich in der Form der Verteilung des Mißbrauchbeginns (vgl. Abb. 13). Männer, die späteren mit der Diagnose „Alkoholismus" im API stationär behandelt wurden, hatten mit dem Alkoholmißbrauch am häufigsten im Alter zwischen dem 16. und dem 22. Lebensjahr (Modalwert = 18 Jahre) begonnen, während der Höhepunkt des Alkoholmißbrauchbeginns bei Alkoholikerinnen im Alter zwischen 30 und 45 Jahren (Modalwert = 40 Jahre) lag.

Der Beginn des Alkoholmißbrauches darf natürlich nicht mit dem Beginn des pathologischen Alkoholkonsums gleichgesetzt werden. Konkrete

---

[33] Um die Verteilung von Zufallsschwankungen zu befreien und so anschaulicher zu machen, wurden die Daten durch die zweimalige Berechnung von Gleitmittelwerten über jeweils drei Werte geglättet.

[34] Als „problematisches Trinken" wird im Patientendokumentationsbogen Alkoholkonsum definiert, der eine der drei folgenden Bedingungen erfüllt:
  (1) länger als ein Monat einen Durchschnittstageskonsum von mindestens 3 Standardglas = rund 60g reiner Alkohol.
  (2) länger als ein Monat mindestens einen Vollrausch pro Woche
  (3) Alkoholkonsum, der für die Betreffenden große Gefahren mit sich bringt (z. B. Trinken im Dienst bei Berufskraftfahrern)

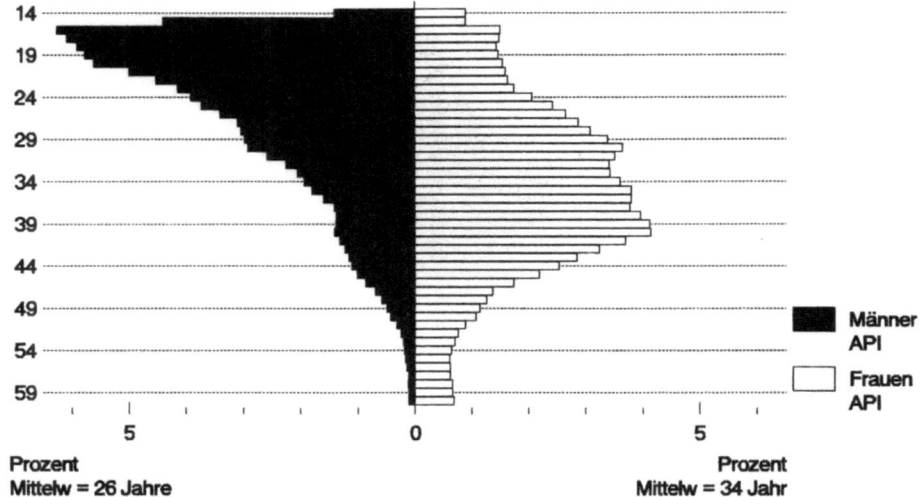

Abb. 13. Alter beim Beginn des problematischen Trinkens – geglättet[35]

Hinweise darüber, wie lange es vom Mißbrauchsbeginn bis zum Beginn des pathologischen Trinkens gedauert hat, gibt es im vorliegenden Datenmaterial nicht. Diese für die Patienten bedeutsame Veränderung ist zeitlich irgendwann zwischen dem Beginn des problematischen Trinkens und der ersten stationären Aufnahme im API anzusetzen. Aus diesem Umstand läßt sich zumindest eine konkrete Begrenzung dieser Zeitspanne nach oben ableiten (vgl. Abb. 14).

Auch bezüglich der Dauer zwischen dem Einsetzen des Alkoholmißbrauchs und der ersten stationären Behandlung im API ergaben sich gravierende Unterschiede zwischen Männern und Frauen. Bei Frauen war diese Dauer mit durchschnittlich 6.5 Jahren nur rund halb so lang wie bei Männern (11.3 Jahre). Bei Frauen betrug die häufigste Dauer vom Mißbrauchsbeginn bis zur ersten stationären Aufnahme 2 Jahre (Modalwert), während sich Männer am häufigsten nach 5 bis 10 Jahren Mißbrauch (Modalwert = 9 Jahre) erstmals stationär im API behandeln ließen (vgl. Abb. 14).

Illegale Drogen spielen beim Klientel der Abteilung für Alkohol- und Medikamentenabhängige des API eine so geringe Rolle (weit unter 1%), daß in der Abb. 15 nur auf Alkohol und Medikamente Bezug genommen wird. Wie man der Darstellung entnehmen kann, kam „stärkerer Medikamentenkonsum ohne stärkeren Alkoholkonsum" nur bei 1% der männlichen Klientel aber immerhin bei 7% des weiblichen Klientels vor. Polytoxikomane Konsummuster, bei denen Alkohol und Medikamente annähernd den gleichen Stellenwert einnahmen, kamen in der männlichen Klientel in 2% und in der weiblichen Klientel bei 3% der Fälle vor.

---

[35] Um die Verteilung von Zufallsschwankungen zu befreien und so anschaulicher zu machen, wurden die Daten durch die zweimalige Berechnung von Gleitmittelwerten über jeweils fünf Werte geglättet.

Die Anstalt und ihre Patienten 113

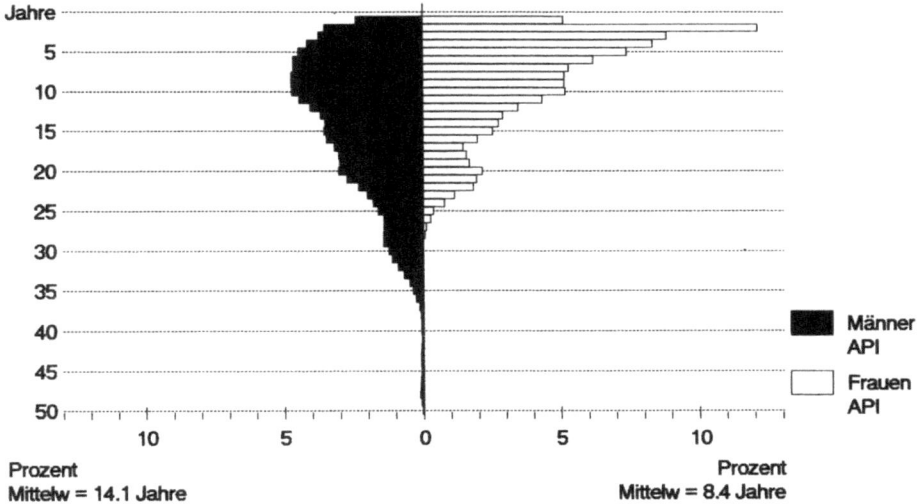

Abb. 14. Jahre des problematischen Trinkens bis zur ersten Aufnahme – geglättet[36]

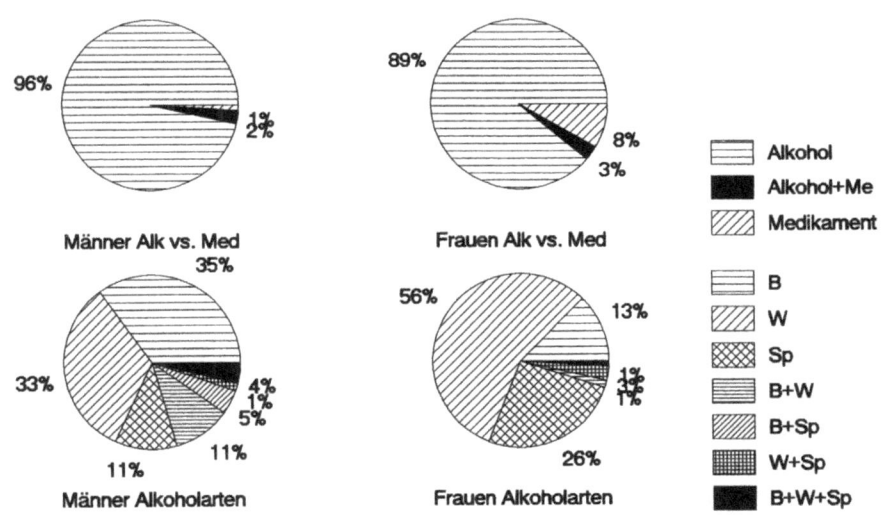

Abb. 15. Suchtmittelkonsum im Halbjahr vor der Aufnahme[37]

---

[36] Um die Verteilung von Zufallsschwankungen zu befreien und so anschaulicher zu machen, wurden die Daten durch die zweimalige Berechnung von Gleitmittelwerten über jeweils drei Werte geglättet.

[37] In dieser Darstellung werden jene Drogen erwähnt, die beim Patienten im letzten halben Jahr vor der Aufnahme den Charakter einer „Leitdroge" hatten, wobei unter „Leitdroge" jene Droge zu verstehen ist, die in diesem Zeitraum den höchsten Stellenwert einnahm. Wenn mehrere Drogen einen annähernd gleichen Stellenwert einnahmen oder sich im relevanten Zeitfenster eine Verschiebung der Konsumgewohnheiten ergeben hatte, konnten grundsätzlich auch mehrere Drogen als Leitdrogen bezeichnet werden.

Gliedert man den Alkoholkonsum nach der Art des bevorzugten alkoholischen Getränkes; konkret nach „Bier", „Wein", „Spirituosen" und „Mischformen", so ergaben sich deutliche Unterschiede nach dem Geschlecht der Patienten (vgl. Abb. 15). Während bei männlichen Patienten primäre Biertrinker und Weintrinker (mit 35% bzw. 33%) fast gleich häufig vertreten waren, spielte Bier bei weiblichen Alkoholikern eine erheblich geringere und Wein eine beträchtlich größere Rolle (13% vs. 56%). Überwiegender Spirituosenkonsum kam bei der männlichen Klientel in nur in 11% der Fälle, bei der weiblichen Klientel hingegen in 26% der Fälle vor. Konsumvarianten ohne klare Getränkepräferenz spielten, abgesehen von der Kombination „Bier + Wein" bei Männern, mit 11% der Fälle, nur eine untergeordnete Rolle.

Neben der Art des getrunkenen alkoholischen Getränkes ist es natürlich auch von Interesse, welche Mengen an reinem Alkohol die Patienten vor der Aufnahme durchschnittlich pro Tag getrunken hatten. Auch dazu wurden alle Patienten befragt. Die Menge des getrunkenen Alkohols läßt sich auf der Basis retrospektiver Befragung, wie Reliabilitäts- und Validitätsprüfungen in zahlreichen Studien immer wieder belegt haben, nur sehr unexakt bestimmen. Manche Patienten können sich schlecht erinnern, und andere versuchen ihren Zustand durch besonders hohe Angaben zu dramatisieren oder durch besonders niedrige Angaben zu verniedlichen. Die Angaben in Abb. 16 sollten daher auch nur als grobe Schätzungen der getrunkenen Alkoholmengen aufgefaßt werden.

Die Einheit, in der die Patienten den Alkoholkonsum vor der Aufnahme angeben sollten, ist das „Standardglas Alkohol", wobei als „Standardglas" ein viertel Liter Wein oder ein halber Liter Bier oder ein doppelter Schnaps festgesetzt worden war. Ein Standardglas entspricht daher umgerechnet ungefähr 20 g bzw. 25 ml reinem Alkohol.

Wie man in Abb. 16 sieht, gaben weibliche Patienten mit durchschnittlich 6.5 Standardgläsern (=130 g bzw. 163 ml Alkohol) pro Tag nur halb so viel Alkoholkonsum für das letzte Halbjahr vor der Aufnahme an, wie männliche Patienten, für die sich ein Durchschnitt von 11.3 Standardgläsern (= 226 g bzw. 283 ml Alkohol) errechnete. Im Vergleich dazu: alle Österreicher ab dem vollendeten 15. Lebensjahr, einschließlich aller Alkoholgefährdeten und Alkoholiker, trinken pro Jahr durchschnittlich rund 12.5 l reinen Alkohol, was einem Tagesschnitt von 34 ml bzw. 27 g bzw. 1.4 Standardglas entspricht (vgl. Eisenbach-Stangl, 1991).

Weibliche Patienten des API erwiesen sich in ihrer Vorgeschichte als psychopathologisch erheblich auffälliger als männliche Patienten. So hatte mehr als ein Fünftel (20.9%) der weiblichen Klientel bereits einen (12.6%) oder mehrere (8.3%) Suizidversuche hinter sich. Der Anteil der männlichen Patienten mit einem Suizidversuch machte im Vergleich dazu 5.6% und jener mit wiederholten Suizidversuchen 2.3% aus. Auch Vergiftungen ohne suizidale Absicht waren bei den weiblichen Patienten, mit 8.8%, um ein vielfaches öfter vorgekommen als bei männlichen Patienten, mit 2.1%. Bei schweren Verletzungen im Rausch (5.2% der weiblichen und 4.3% der männlichen Patienten) sowie psychiatrischen Zwangsbehandlun-

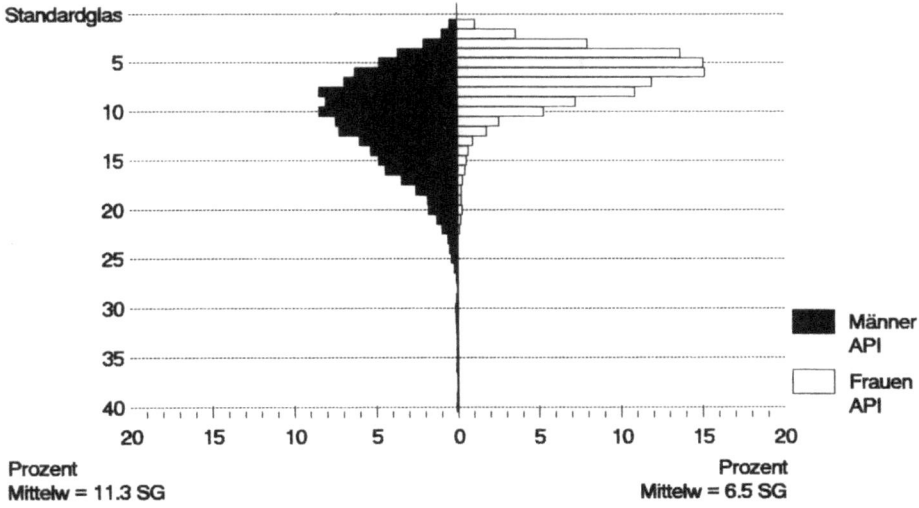

Abb. 16. Alkoholkonsum im Halbjahr vor der Aufnahme – geglättet[38, 39]

gen (3.8% der weiblichen und 2.1% der männlichen Patienten) war der Vorsprung der weiblichen Patienten allerdings nur mehr gering und bezüglich des Polizeigewahrsams als Rauschfolge kehrt sich das Verhältnis um (5.6% der Männer aber nur 1.9% der Frauen; vgl. Abb. 17).

Fast zwei Drittel der Patienten (73.5% der Frauen und 65.6% der Männer) gaben eine dramatische Verschlechterung des Zustandes als einen der Gründe für die Aufnahme an. Morgendliches Trinken sofort nach dem Aufwachen berichteten 52.9% der Frauen und 59.9% der Männer. Schlafunterbrechungen, um Alkohol zu trinken, gaben 18.5% der Frauen und 11.6% der Männer an. Verlängerte Räusche über mehrere Tage kamen bei 35.6% der Frauen und bei 32.2% der Männer vor. Auffallend ist ein geschlechtsspezifischer Unterschied hinsichtlich des Phänomens des „Toleranzbruches", das bei Frauen in 48.9% der Fälle und bei Männern nur in 18.5% der Fälle festgestellt werden konnte. 18.5% Prädelirien, 4.1% Delirien und 2.2% halluzinatorische Zustandbilder schließlich, die bei Frauen anamnestisch festgestellt wurden, stehen 11.6% Prädelirien, 4.9% Delirien und 1.5% halluzinatorische Zustandbilder bei Männern gegenüber (vgl. Abb. 18).

---

[38] Um die Verteilung von Zufallsschwankungen zu befreien und so anschaulicher zu machen, wurden die Daten durch die zweimalige Berechnung von Gleitmittelwerten über jeweils drei Werte geglättet.

[39] Bei der Berechnung der durchschnittlichen Alkoholkonsummengen in den sechs Monaten vor der Aufnahme wurden nur jene Patienten einbezogen, bei denen Alkohol eine Leitdroge darstellte, und die vor der Aufnahme regelmäßig Alkohol getrunken hatten. Nicht einbezogen wurden demnach reine Medikamentenabhängige sowie Wiederaufnahmen, die im letzten Halbjahr bloß gelegentliche Rückfälle gehabt hatten und sich nun vor einem zu erwartenden großen Rückfall vorbeugend um eine weitere stationäre Aufnahme bemüht hatten.

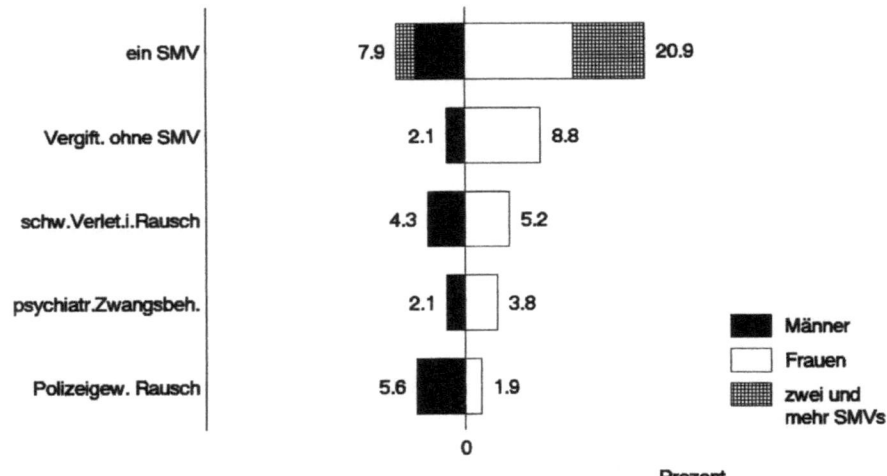

Abb. 17. Suizidversuche und gravierende Suchtfolgen in der Anamnese

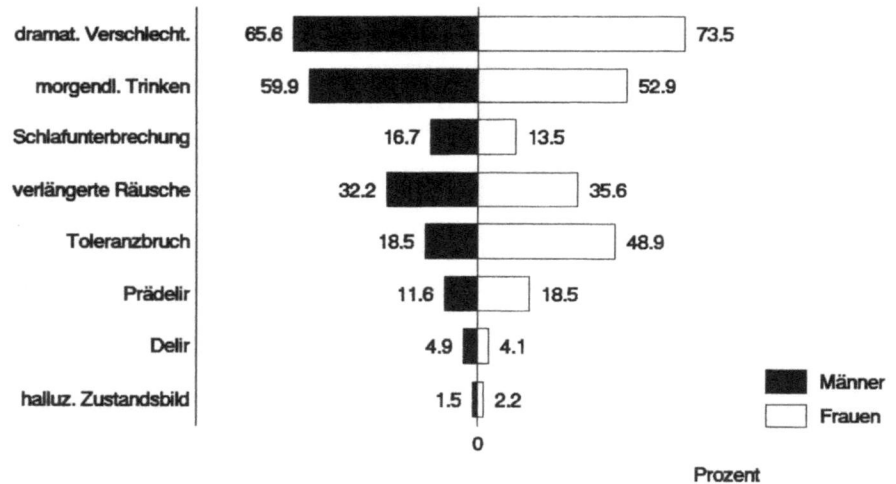

Abb. 18. Situation vor der Aufnahme

Obwohl die Phase zwischen dem Beginn des problematischen Alkoholkonsums und der ersten stationären Behandlung im API bei Frauen bloß rund halb so lange dauerte, wie bei Männern, war die einschlägige Vorbehandlungsrate[40] mit 53% deutlich höher als bei Männern mit 41%. Unterscheidet man dabei zwischen stationären und ambulanten Behandlungen[41], so

---

[40] Als einschlägige Vorbehandlung werden in diesem Zusammenhang Entgiftung, Entwöhnung, psychiatrische Behandlung und/oder Psychotherapie verstanden.
[41] Während stationäre Vorbehandlungen vor der ersten stationären Behandlung im Anton Proksch-Institut logischerweise nur in anderen Einrichtungen (n. API)

ergaben sich für Männer 28% stationäre und 23% ambulante Vorbehandlungen; für Frauen hingegen 38% bzw. 29%. Als häufigste Form der ambulanten Vorbehandlung erwies sich die ambulante Entgiftung[42] in anderen Einrichtungen (bei 10% der Männer und 12% der Frauen), als häufigste Form der stationären Vorbehandlung die stationäre Entgiftung in anderen Einrichtungen (bei 20% der Männer und 28% der Frauen; vgl. Abb. 19).

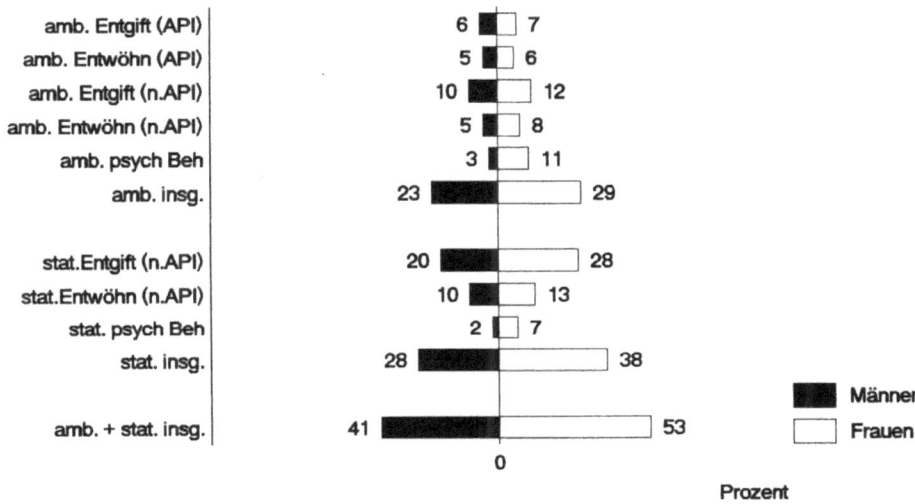

Abb. 19. Ambulante und/oder stationäre Vorbehandlungen

Auffallend ist, daß weibliche Patienten auch wesentlich stärker über Entzugssymptome und substanzinduzierte psychische Störungen im Entzug[43] klagten als männliche Patienten. Besonders stark war der Unterschied bezüglich der Bereiche „starke[44] Tachykardie (61.6% vs. 19.8%)", „starkes Erbrechen (50.4% vs. 29.4%)", „starkes Schwindelgefühl (54.4% vs. 24.8%)", „starker Durchfall (42.9% vs. 22.7%)", „starker Juckreiz (29.9% vs. 14.8%)" und „starker Kopfschmerz (29.1% vs. 11.5%)". Weniger stark ausgeprägt

---

erfolgen konnten, muß man bei den ambulanten Vorbehandlungen zwischen solchen, die in anderen Einrichtungen absolviert wurden und solchen, die in Einrichtungen des Anton Proksch-Instituts absolviert wurden, unterscheiden.

[42] Als Entgiftung wurde hier nur eine reine Entgiftung ohne anschließende Entwöhnung verstanden. Entgiftungen in Verbindung mit Entwöhnungsbehandlungen wurden nicht gesondert gezählt.

[43] Gefragt wurde danach, ob die entsprechenden Zustände in Zusammenhang mit einem Entzug je aufgetreten waren.

[44] Das Attribut „stark" bedeutet in diesem Zusammenhang manchmal „intensiv", manchmal „häufig" und manchmal beides. Durch die Verwendung dieses Begriffes soll deutlich gemacht werden, daß es sich bei den angegebenen Beschwerden um relevante Beeinträchtigungen handelt. Die Patienten sind konkret instruiert worden, geringfügige Beschwerden an dieser Stelle nicht anzugeben.

war der Unterschied zwischen Frauen und Männern am größten bezüglich der Inzidenz von Entzugsanfällen (15.0% vs 15.5%) und bezüglich der am häufigsten angegebenen Entzugsbeschwerden: „starke Unruhe (86.9% vs. 81.9%)", „starkes Zittern (79.2% vs. 80.3%)", „starkes Schwitzen (74.6% vs. 76.4%)", „starke Schlafstörungen (71.1% vs. 60.8%)", „starke Appetitlosigkeit (64.6% vs. 58.4%)", „starke Dysphorie (65.2% vs. 45.3%)", „starke Überkeit (55.2% vs. 46.7%)" (vgl. Abb. 20).

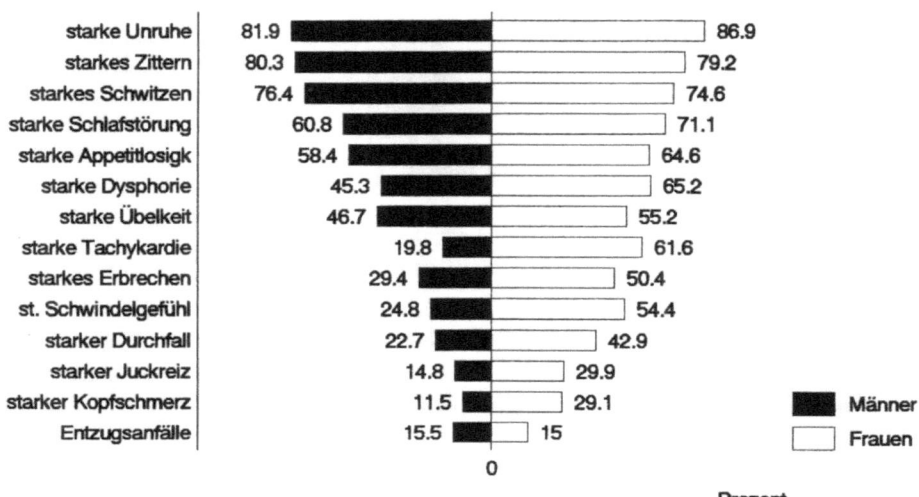

Abb. 20. Psychische und somatische Beschwerden im Entzug

Bei 40% der Patienten beiderlei Geschlechtes lagen Alkoholprobleme bei Eltern und/oder Erziehungsberechtigten vor. Geschwister mit einer Alkoholproblematik kamen bei weiblichen Patienten beträchtlich öfter vor als bei männlichen Patienten (bei 25% vs. 15% der Patienten mit Geschwistern). Besonders stark ausgeprägt war der Geschlechtsunterschied bezüglich der Neigung zu Partnern mit einer Alkoholproblematik. 43% der Frauen aber nur 13% der Männer blickten auf eine Beziehung zu einem Partner mit problematischem Alkoholkonsum zurück. Auch bezüglich des aktuellen Partners zeigte sich ein analoges Gefälle: Von allen weiblichen Patienten, die zur Zeit des Interviews einen Partner hatten, berichteten 9% daß ihr Partner ein Alkoholproblem hatte oder zum Zeitpunkt der Befragung hat (21%). Die entsprechenden Werte für männliche Patienten betragen 3%, bei denen die Partnerin das Problem überwunden hatte und 4%, wo das Problem zum Zeitpunkt der Befragung noch aufrecht war. Insgesamt ergaben sich bei 62% der Frauen und bei 48% der Männer wichtige Bezugspersonen, die ein Alkoholproblem hatten oder gehabt hatten (vgl. Abb. 21).

Problematischer Konsum von Medikamenten und/oder illegalen Drogen bei Bezugspersonen kam vergleichsweise selten vor. Auch bezüglich des problematischen Konsums von Medikamenten und illegaler Drogen waren

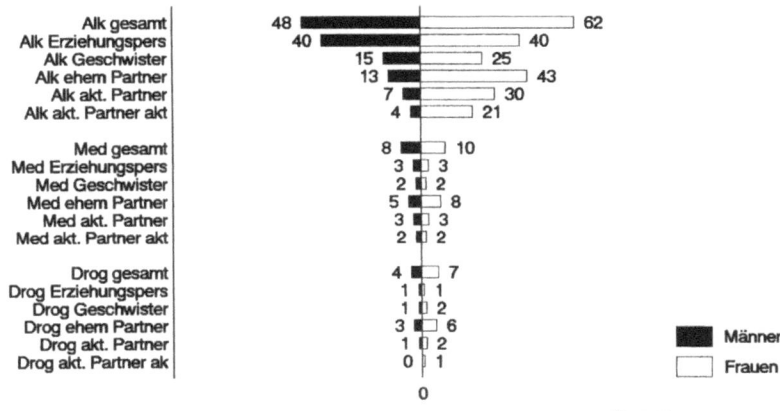

Abb. 21. Alkohol-, Drogen- und Medikamentenproblematik bei Bezugspersonen

die Bezugspersonen der weiblichen Patienten allerdings deutlich stärker belastet als jene der männlichen Patienten.

9. Legalstatus und Partnersituation

39% der Patienten und 38% der Patientinnen des API waren verheiratet, was laut Volkszählung 1991 (ÖStZ 1992) nur unwesentlich unter dem Anteil der Verheirateten in der österreichischen Wohnbevölkerung (48% bei Männern und 43% bei Frauen) lag. Dieser Vergleich ist allerdings stark irreführend. Der Grund für den hohen Ledigenanteil in der Wohnbevölkerung sind Kinder und Jugendliche, die an der Klientel des API nicht, bzw. fast nicht, vertreten sind. Da sich die Patienten des API bezüglich Alter, Geschlecht und Bundesland erheblich von der Patientengruppe unterschieden, war hier nur ein standardisierter Vergleich, d. h. ein Vergleich mit einer nach Alter, Geschlecht und Bundesland identisch verteilten Referenzgruppe[45] zweckmäßig. Die Werte für die Patienten und für die Referenzgruppe sowie der Vergleich zwischen den beiden Gruppen findet sich in Abb. 22 und 23.
Wie man Abb. 22 entnehmen kann, ist der Ledigenanteil bei den Patientinnen um rund ein Viertel (das 1.21-fache) und bei Patienten um die Hälf-

---

[45] Die österreichische Bevölkerung entspricht in ihrem Aufbau natürlich nicht dem Aufbau einer Patientenstichprobe des Anton Proksch-Institutes, weswegen ein sinnvoller Vergleiche nur über einen standardisierten Vergleich möglich ist. Um einen standardisierten Vergleich der Patienten des Anton Proksch-Instituts mit der österreichischen Wohnbevölkerung durchzuführen, wurden die Ergebnisse des Mikrozensus 1992 (ÖStZ, 1993) so gewichtet, daß die Randverteilungen nach Alter, Geschlecht und Bundesland jenen des Patienten entsprechen. Die in diesem Sinne spezifisch gewichtete Mikrozensusstichprobe wird hier als „Referenzstichprobe" bezeichnet.

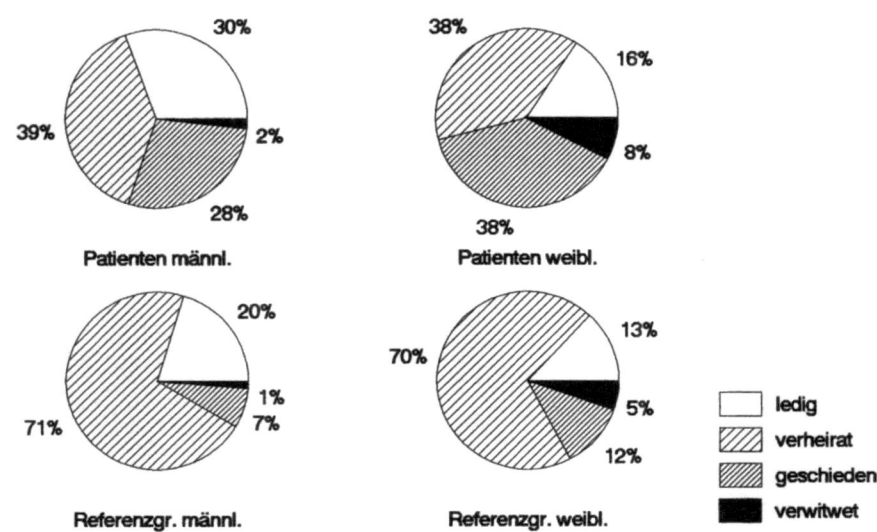

Abb. 22. Legalstatus der Patienten

te (das 1.51-fache) höher als in der Referenzstichprobe. Der Geschiedenenanteil ist auf mehr als das 3-fache erhöht (3.88-fach bei Männern und 3.22-fach bei Frauen) und auch der Verwitwetenanteil ist deutlich höher (1.31-fach bei Männern und 1.42-fach bei Frauen). Der Verheiratetenanteil unter den Patienten ist fast um die Hälfte niedriger als in der Referenzgruppe (bei Männern um 44%, d. h. auf das 0.56-fache und bei Frauen um 45%, d. h. auf das 0.55-fache verringert; vgl. Abb. 22 und 23).

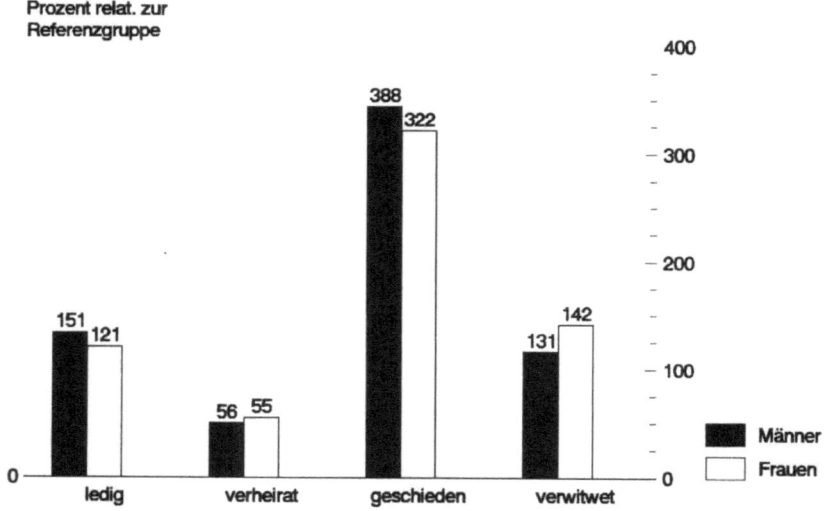

Abb. 23. Standardisierter Vergleich des Legalstatus der Patienten mit der österreichischen Wohnbevölkerung (100 = Referenzgruppe)

Etwas weniger als die Hälfte der Patienten (43% der Frauen und 49% der Männer) lebten in stabilen Partnerbeziehungen, 20% der Frauen und 15% der Männer lebten in gefährdeten Beziehungen, 8% der Frauen und 5% der Männer hatten keine feste Partnerbeziehung und 29% der Frauen und 34% der Männer waren beim Zeitpunkt der Aufnahme alleinstehend ohne Partnerbeziehung. In Abb. 24 wurden stabile und gefährdete Beziehungen noch danach unterteilt, ob die Patienten mit dem Partner in gemeinsamen Haushalt zusammenlebten.

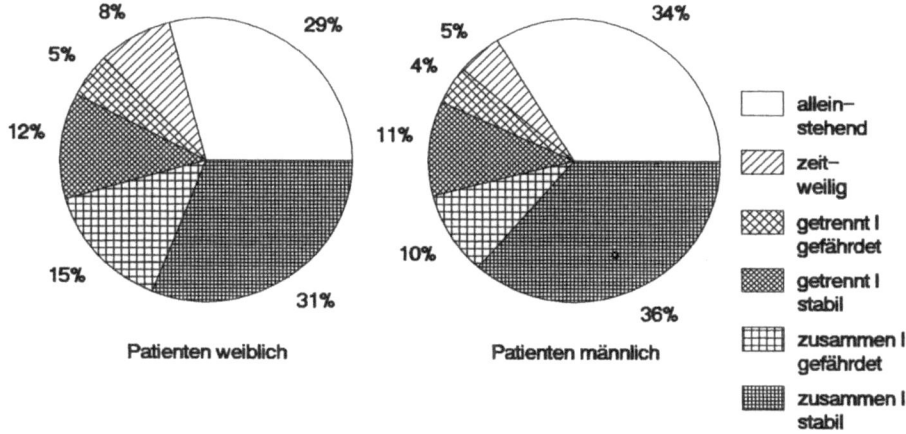

Abb. 24. Partnersituation der Patienten

10. Wohnsituation

Die Wohnsituation der Patienten ist generell als gut zu bezeichnen, was deutlich macht, daß die soziale Desintegration der Patienten als Folge ihrer Alkoholproblematik in der Regel noch nicht extrem ist. Immerhin 92% der männlichen Patienten und 96% der weiblichen Patienten verfügten über eine gesicherte Wohnsituation in einer eigenen Wohnung oder als Mitbewohner (bei Eltern, Lebensgefährten, Freunden etc.). 5% der Männer und 2% der Frauen verfügten bloß über kurzfristige Wohnmöglichkeiten (Wohnheim, Hotel, Behandlungseinrichtung, Gefängnis etc.) und 2% sowohl der Männer als auch der Frauen waren zum Zeitpunkt der Aufnahme obdachlos (vgl. Abb. 25).

11. Legalverhalten und Schulden

Hinsichtlich der Anzahl an gerichtlichen Verurteilungen ergaben sich gravierende Unterschiede zwischen weiblichen und männlichen Patienten (vgl. Abb. 26). Während nämlich ein Viertel der männlichen Patienten angab, bereits ein- oder mehrmals gerichtlich verurteilt worden zu sein, betrug der entsprechende Prozentsatz bei den weiblichen Patienten nur 3%.

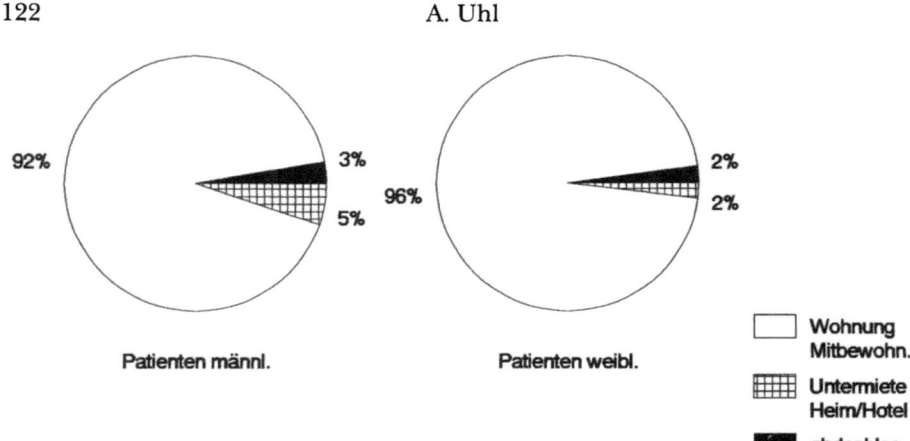

Abb. 25. Wohnsituation vor der Aufnahme

11% der Männer hatten Haftstrafen hinter sich, deren Summe eine Gesamtdauer von 6 Monaten überschritt, in 4% der Fälle handelte es sich um eine Gesamthaftdauer bis 6 Monate, in 5% waren ausschließlich bedingte Haftstrafen verhängt worden und bei weiteren 5% schließlich handelte es sich ausschließlich um Geldstrafen. Bei den Frauen verteilen sich unbedingte Haftstrafen, bedingte Haftstrafen und ausschließlich Geldstrafen in etwa im Verhältnis 1/3 zu 1/3 zu 1/3.[46]

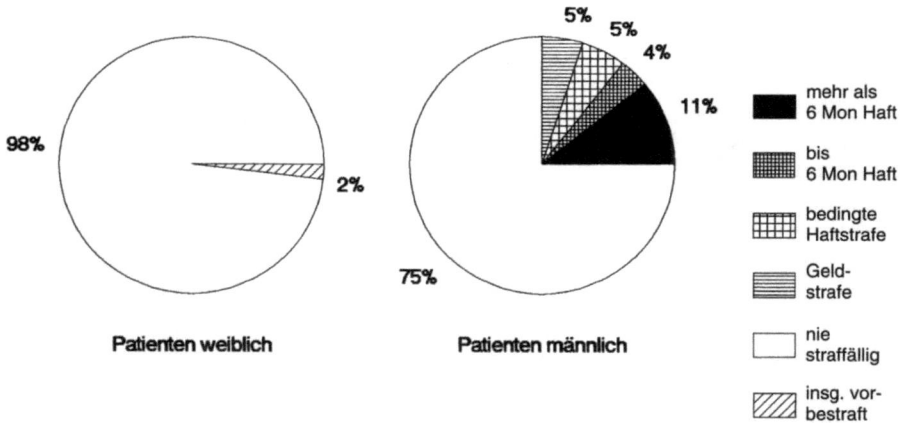

Abb. 26. Gerichtliche Verurteilungen (jemals) – auch getilgte

In Zusammenhang mit der Vorbestraftenrate unter den männlichen Patienten des API ist noch zu erwähnen, daß seit 1982 alkoholabhängige Straftäter der Sonderanstalt Favoriten, die unmittelbar vor Beginn des Entlassungsvollzuges (d. h. 6 Monate vor der Entlassung aus der Sonderanstalt)

---

[46] Auf eine detaillierte Unterteilung der vorbestraften Frauen analog zu den vorbestraften Männern wurde in der Graphik verzichtet.

stehen, auf freiwilliger Basis zur Behandlung im API überstellt werden können. Dieser 2% der männlichen Klientel umfassende Personenkreis ist in der Gruppe der Vorbestraften mit Gesamthaftdauer über 6 Monate enthalten.

Wenn man die Verurteilungen nach der Art der Delikte aufteilte (vgl. Abb. 27), so ergab sich, daß rund die Hälfte (50.5%) der gerichtlichen Verurteilten, bzw. 10.1% aller Patienten, wegen Gewaltdelikten (incl. Raub) verurteilt worden waren. Die folgenden Positionen nahmen Eigentumsdelikte (mit 37.9%), Verkehrsdelikte (mit 22.1%), Vernachlässigung der Alimentationspflicht (mit 14.1%), Suchtgiftdelikte (mit 9.9%), andere Delikte (mit 7.7%) und Sexualdelikte (mit 2.1%) ein.

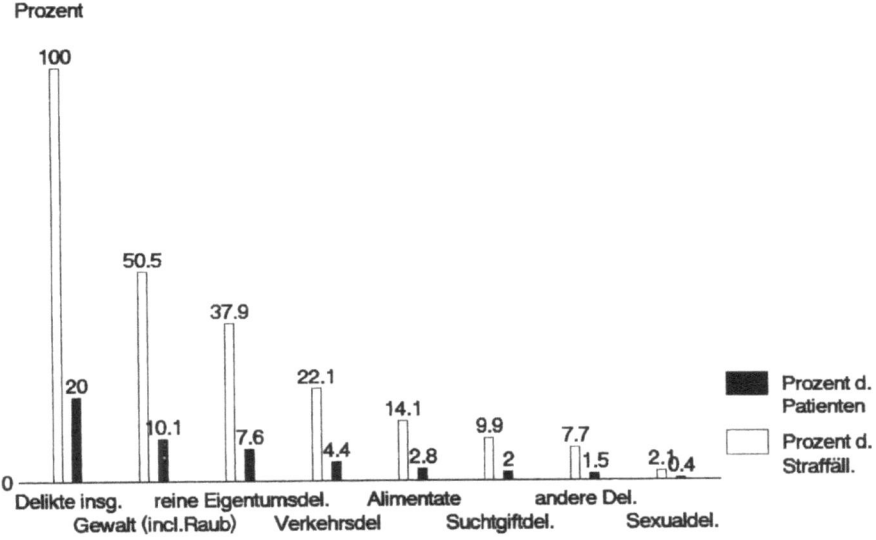

Abb. 27. Art der gerichtlichen Verurteilungen[47]

Hinsichtlich des Stellenwertes den Alkohol bei der Durchführung des Deliktes spielte, gaben 65.9% der Vorbestraften an, daß Alkohol ursächlich mit dem Zustandekommen eines ihrer Delikte zusammenhing, 29.1% daß Alkohol diesbezüglich keine Rolle gespielt habe und 10.1% gaben an, Alkohol beim Delikt als Mittel zur Angstreduktion eingesetzt zu haben.

Offene Haftstrafen und offene Geldstrafen waren mit 2.1% bei Männern und 0.5% bei Frauen, bzw. 3% bei Männern und 1% bei Frauen eher unbedeutend. Offene Schulden allerdings spielten bei 26.1% der Männer und 9.1% der Frauen Rolle, wobei Schulden von mehr als 100 000.– bei 14.7% der Männer und 3.6% der Frauen angegeben wurden (vgl. Abb. 29).

---

[47] Die weiße Säule gibt den Anteil der Straffälligen und die schwarze Säule den Anteil aller Patienten an, die jemals wegen eines Deliktes der genannten Kategorie gerichtlich verurteilt worden sind.

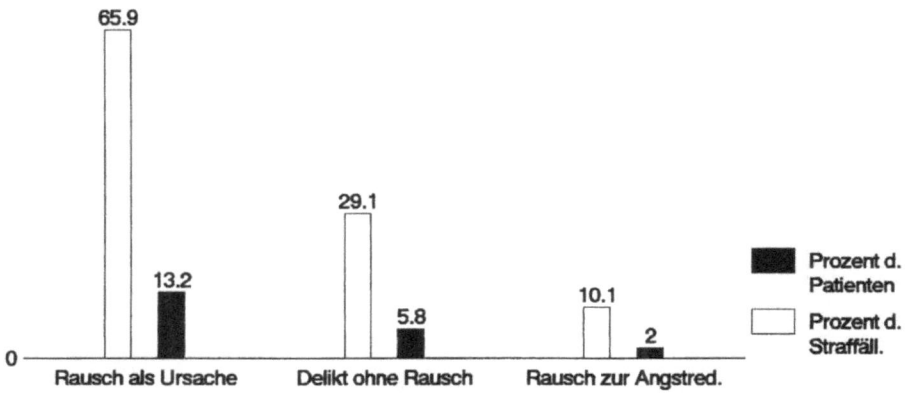

Abb. 28. Stellenwert des Alkohols beim Delikt

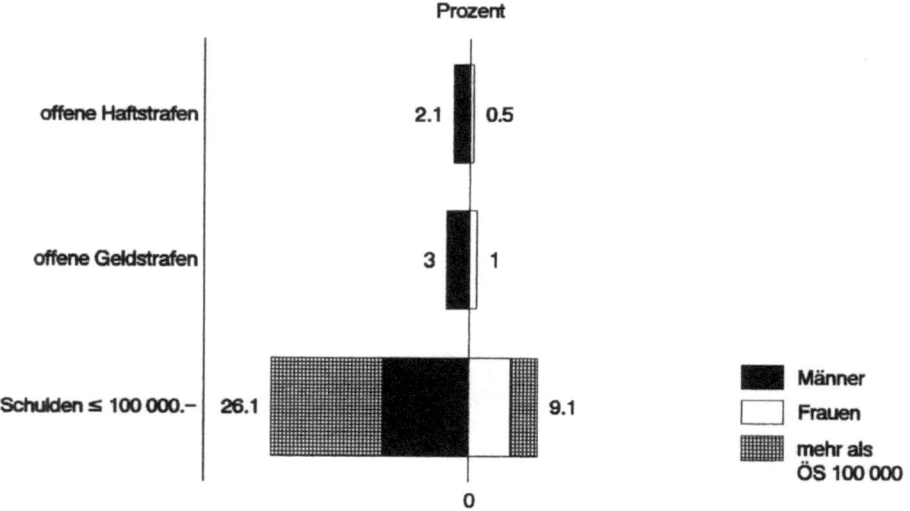

Abb. 29. Offene Strafen und Schulden

12. Ausbildung und Beruf

Unter den Patienten des API waren Akademiker relativ zu einer nach Alter, Geschlecht und Bundesland identischen Referenzgruppe[48] deutlich unterrepräsentiert. 3% Adademiker unter männlichen Patienten vs. 11% in der Vergleichsgruppe entsprach einer Unterrepräsentierung um 71%. Bei

---

[48] Die österreichische Bevölkerung entspricht in ihrem Aufbau natürlich nicht dem Aufbau einer Patientenstichprobe des Anton Proksch-Institutes, weswegen ein sinnvoller Vergleiche nur über einen standardisierten Vergleich möglich ist. Um

weiblichen Patienten mit 4% vs. 8% in der Vergleichsgruppe, ergab sich eine Unterrepräsentierung um 44% (vgl. Abb. 30 und 31).

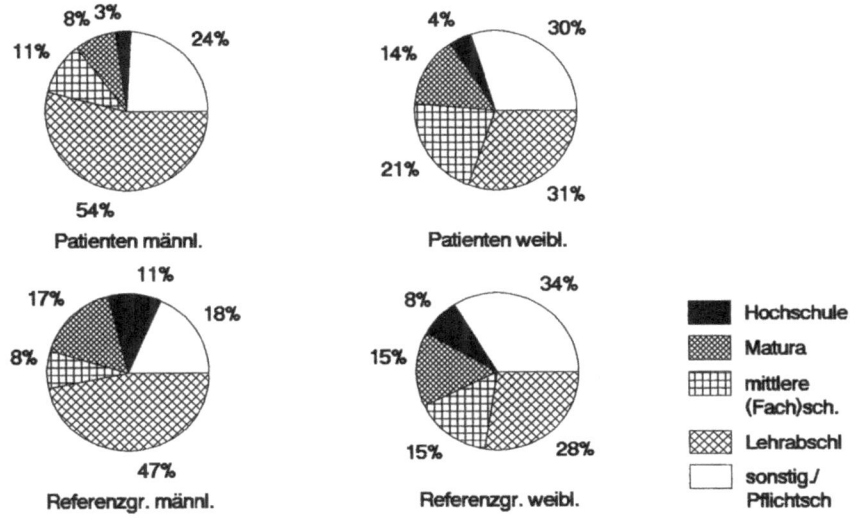

Abb. 30. Höchster Schulabschluß der Patienten

Bei männlichen Patienten war auch der Maturantenanteil um 50% verringert (8% vs. 17% in der Vergleichsgruppe). Männliche Absolventen einer mittleren (Fach-)Schule waren im Gegensatz dazu um 39% und männliche Patienten mit Lehrabschluß um 15% überrepräsentiert. Auch der Anteil an männlichen Pflichtschulabsolventen war um 32% erhöht.

Bei weiblichen Patienten stellte sich die Situation etwas anders dar. Die Akademikerrate war bei Frauen nur um 44% verringert und der Maturantenanteil entsprach mit 94% fast der Referenzgruppe. Wie bei Männern war auch hier der Anteil an Absolventen einer mittleren (Fach-)Schule (um 35%) und jener einer Lehre (um 11%) erhöht. Ausschließlich Pflichtschule kam bei weiblichen Patienten sogar um 12% seltener vor als in der Referenzgruppe (vgl. Abb. 31).

Zusammenfassend über das Bildungsniveau kann man sagen, daß das Bildungsniveau der männlichen Patienten etwas unter dem österreichischen Schnitt lag und bei weiblichen Patienten dem österreichischen Schnitt entsprach.

---

einen standardisierten Vergleich der Patienten des Anton Proksch-Instituts mit der österreichischen Wohnbevölkerung durchzuführen, wurden die Ergebnisse des Mikrozensus 1992 (ÖStZ, 1993) so gewichtet, daß die Randverteilungen nach Alter, Geschlecht und Bundesland jenen des Patienten entsprechen. Die in diesem Sinne spezifisch gewichtete Mikrozensusstichprobe wird hier als „Referenzstichprobe" bezeichnet.

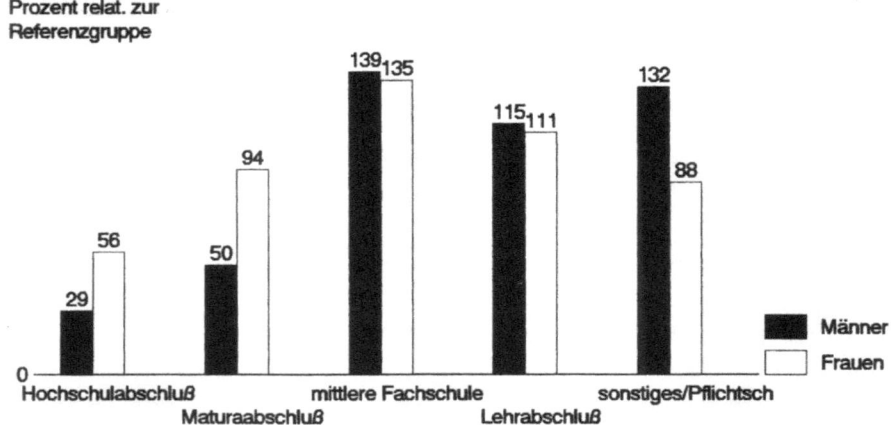

Abb. 31. Standardisierter Vergleich des höchsten Schulabschluß der Patienten mit der österreichischen Wohnbevölkerung (100% = Referenzgruppe)

Die Stellung der Patienten im Beruf korrespondierte allerdings nicht mit dem Ausbildungsniveau. Obwohl der Anteil jener, die keinen über die Pflichtschule hinausgehenden Bildungsabschluß vorweisen konnten, unter den männlichen Patienten relativ zur Referenzgruppe[49] nur um 32% erhöht war und unter den weiblichen Patienten sogar 12% unter den Referenzwerten lag, war der Hilfsarbeiteranteil bei männlichen Patienten auf das 3.47-fache und bei weiblichen Patienten auf das 1.66-fache erhöht (vgl. Abb. 32 und 33).

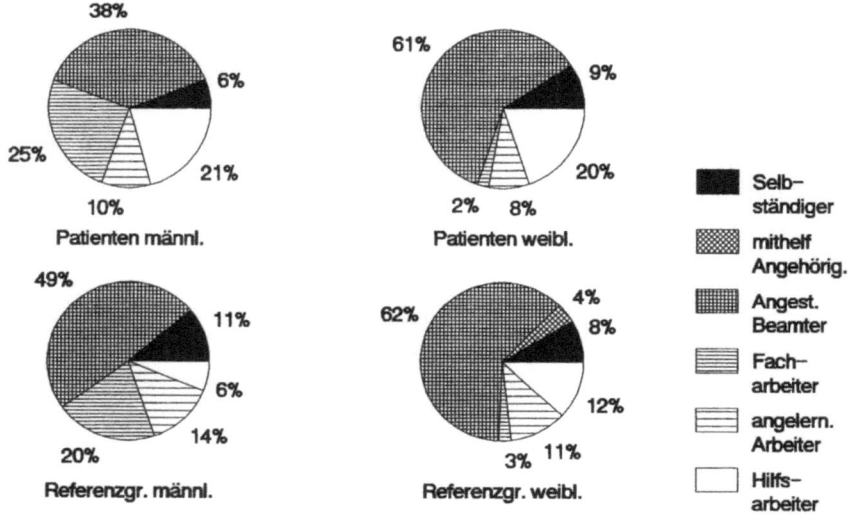

Abb. 32. Stellung im Beruf der Patienten

---

[49] Die österreichische Bevölkerung entspricht in ihrem Aufbau natürlich nicht dem Aufbau einer Patientenstichprobe des Anton Proksch-Institutes, weswegen ein

Bei männlichen Patienten war auch der Facharbeiteranteil um 25% erhöht. Im Gegenzug dazu war der Selbständigenanteil bei Männern um 46%, der Angestellten- bzw. Beamtenanteil um 22% und der Anteil an angelernten Arbeitern um 28% reduziert. Bei weiblichen Patienten lag der Selbständigenanteil und der Angestellten- bzw. Beamtenanteil mit 109% bzw 97% im Bereich der Referenzstichprobe; der Facharbeiteranteil und der Anteil an angelernten Arbeitern um 14% bzw. 29% unter der Referenzgruppe (vgl. Abb. 33).

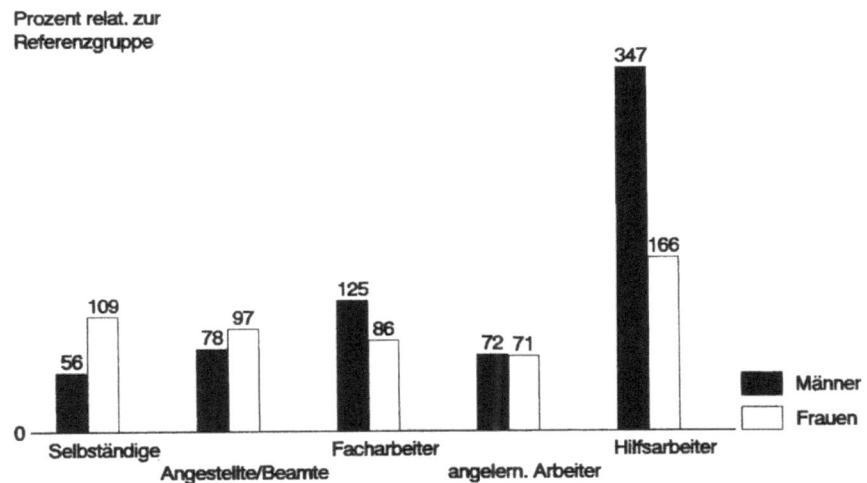

Abb. 33. Standardisierter Vergleich der Stellung im Beruf der Patienten mit der österreichischen Wohnbevölkerung (100% = Referenzgruppe)

Die Arbeitssituation zum Zeitpunkt der Aufnahme war für viele Patienten durch Arbeitlosigkeit gekennzeichnet. Während die Arbeitslosenrate in der Referenzgruppe für Männer 4% und für Frauen 3% der Erwerbstätigen betrug, war sie bei männlichen Patienten des API mit 40% und bei Patientinnen mit 29% jeweils um das 10-fache erhöht (vgl. Abb. 34 und 35). 52% der arbeitslosen Patienten und 29% der arbeitslosen Frauen waren kurzzeitarbeitslos (bis 6 Monate). 48% bzw. 71% waren langzeitarbeitslos (mehr als 6 Monate; vgl. Abb. 6). Zur hohen Arbeitslosenrate kommt noch, daß 24% der, zum Zeitpunkt der Aufnahme beschäftigten weiblichen Patienten und 15% der, zum Zeitpunkt der Aufnahme beschäftigten männlichen Patienten ihre Erwerbstätigkeit als gefährdet klassifizierten, d. h. konkret damit rechnen mußten, ihre Stellung während ihres Aufenthaltes im API oder kurz danach zu verlieren.

---

sinnvoller Vergleiche nur über einen standardisierten Vergleich möglich ist. Um einen standardisierten Vergleich der Patienten des Anton Proksch-Instituts mit der österreichischen Wohnbevölkerung durchzuführen, wurden die Ergebnisse des Mikrozensus 1992 (ÖStZ, 1993) so gewichtet, daß die Randverteilungen nach Alter, Geschlecht und Bundesland jenen des Patienten entsprechen. Die in diesem Sinne spezifisch gewichtete Mikrozensusstichprobe wird hier als „Referenzstichprobe" bezeichnet.

In der Gesamtstichprobe findet man neben den Erwerbstätigen (Beschäftigte plus Arbeitslose) auch 13% „Nicht-Erwerbstätige" unter den männlichen Patienten (1% in Ausbildung, 9% Berufsunfähige bzw. Frühpensionisten und 3% Alterspensionisten) sowie 32% „Nicht-Erwerbstätige" unter den weiblichen Patienten (1% in Ausbildung, 15% im Haushalt, 9% Berufsunfähige bzw. Frühpensionisten und 7% Alterspensionisten). Im Vergleich zur Referenzgruppe war vor allem der hohe Anteil an Frühpensionisten und Berufsunfähigen erwähnenswert (bei Männern um das 1.94-fache und bei Frauen um das 2.77-fache erhöht; vgl. Abb. 34 und 35).

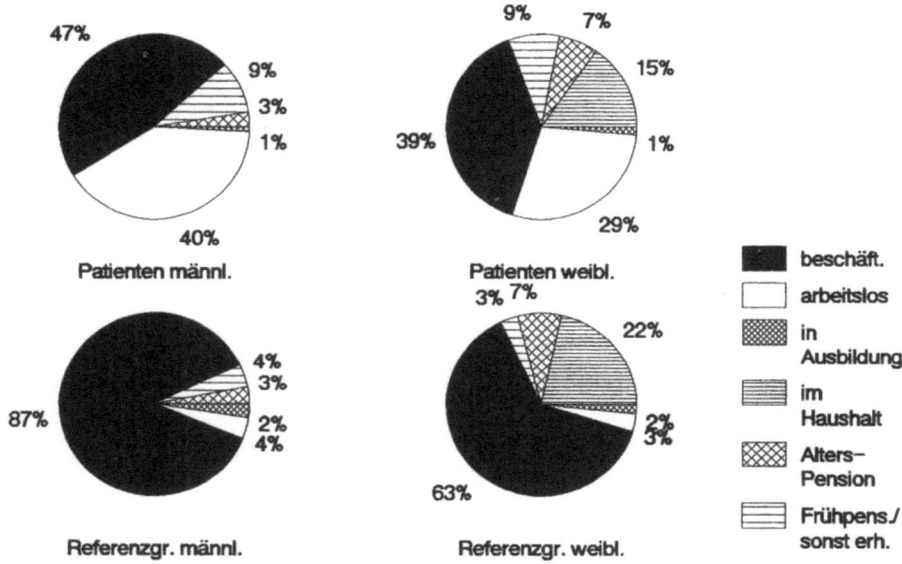

Abb. 34. Berufstätigkeit der Patienten

Die Berufskarriere der meisten Patienten (78% der Männer und 68% der Frauen) bis zur Aufnahme war charakterisiert durch regelmäßige Arbeit oder Saisonarbeit (d. h. mindestens 90% der möglichen Zeit gearbeitet). Bei 19% der männlichen und bei 22% der weiblichen Patienten hatten sich Phasen der Arbeit und Phasen der Arbeitslosigkeit abgewechselt, und nur 3% der männlichen Patienten bzw. 11% der weiblichen Patienten hatten bis zur Aufnahme so gut wie nie regelmäßig gearbeitet (weniger als 10% der möglichen Zeit gearbeitet; vgl. Abb. 37).

Der hohe Anteil an in der Vergangenheit beruflich gut integrierten Patienten, die dann zum Zeitpunkt der Aufnahme arbeitslos waren, zeigt, daß in der Regel die Sucht erst in der Zeit vor der Aufnahme soweit eskalierte, daß es zu beruflichen Krisen kam.

Von großer Bedeutung, in Zusammenhang mit der beruflichen Wiedereingliederung von Patienten, ist, wie die Erfahrung zeigt, auch der Besitz eines Führerscheines. In vielen Arbeitsbereichen ist der Führerschein

Die Anstalt und ihre Patienten 129

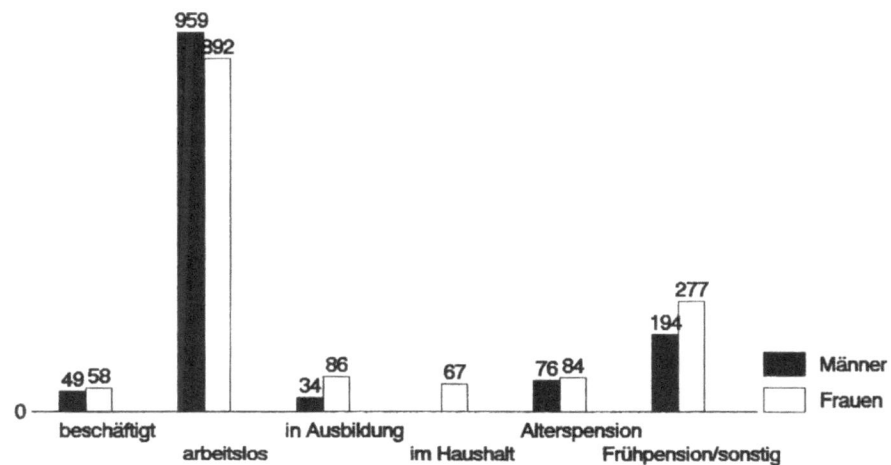

Abb. 35. Standardisierter Vergleich der Berufstätigkeit der Patienten mit der österreichischen Wohnbevölkerung (100% = Referenzgruppe)

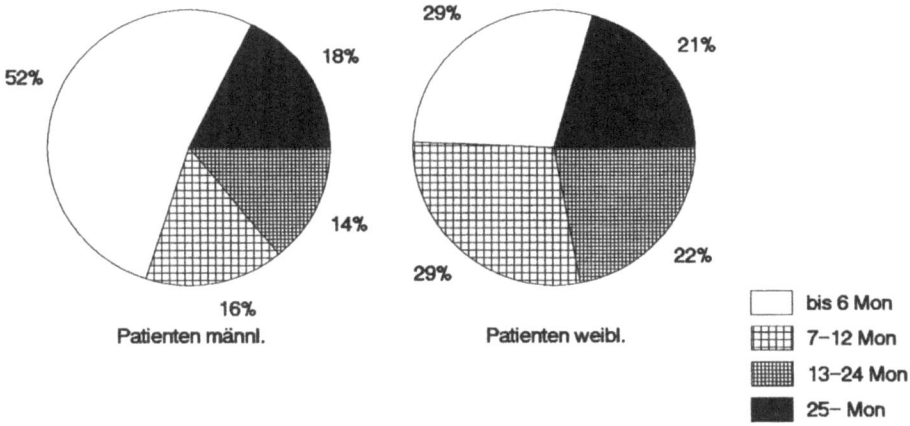

Abb. 36. Dauer der Arbeitslosigkeit

Voraussetzung um den Posten ausfüllen zu können und oft sind potentielle Arbeitsplätze, ganz besonders am Land, ohne Führerschein nicht erreichbar. Bezüglich der Führerscheinsituation ergab sich folgendes: 34% der männlichen Patienten hatten noch nie einen Führerschein gemacht, 29% hatten noch nie einen Führerscheinentzug erlitten, 21% war der Führerschein nach einem oder mehreren Führerscheinentzügen wieder zurückerstattet worden und bei 17% war er beim Zeitpunkt der Aufnahme im API von der Behörde entzogen. Der Anteil jener männlichen Patienten,

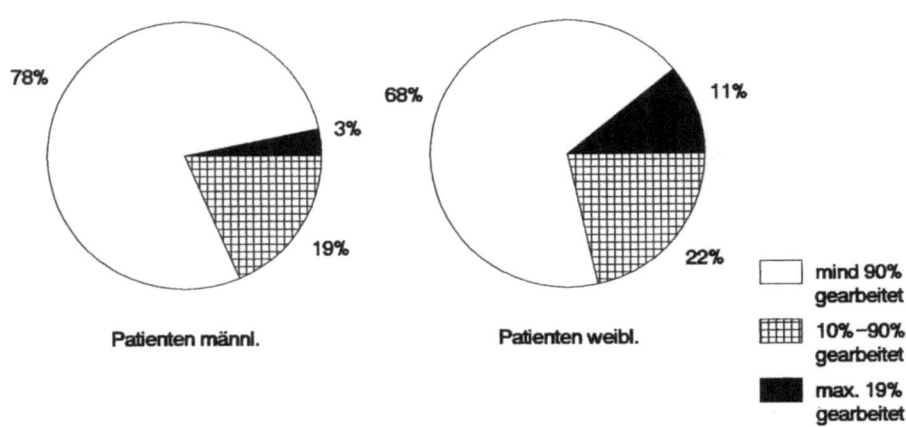

Abb. 37. Bisherige Arbeitsstabilität

die noch nie einen Führerschein besessen hatten, war im Vergleich zur Referenzgruppe[50] um das dreifache (34% vs. 11%) erhöht (vgl. Abb. 38).

Völlig anders stellten sich die Prozentsätze bei Frauen dar: 47% der weiblichen Patienten hatten noch nie einen Führerschein gemacht, 45% hatten noch nie einen Führerscheinentzug erlitten, 4% war der Führerschein nach einem oder mehreren Führerscheinentzügen wieder zurückerstattet worden und bei 3% war er beim Zeitpunkt der Aufnahme im API von der Behörde entzogen. Der Anteil jener, weiblichen Patienten, die noch nie einen Führerschein besessen hatten, war im Vergleich zur Referenzgruppe nur um das 1.2-fache (47% vs. 39%) erhöht.

Offensichtlich ist die Wahrscheinlichkeit dafür, daß weiblichen Alkoholikern der Führerschein entzogen wird, weit geringer als bei Männern.

Von den 38% arbeitslosen Patienten und Patientinnen des Jahres 1992 wurden rund zwei Drittel (62%) beim, im API tätigen Beamten des Arbeitsamtes, vorstellig. Von diesen wurden 16%[51] erfolgreich vermittelt (9% in ein Dienstverhältnis und 7% in Schulungsmaßnahmen). Informationen darüber, wieviele der arbeitslosen Patienten, den Beamten des Arbeitsamtes nur deswegen nicht kontaktiert hatten, weil sie auf anderem Wege bereits eine neue Stellung gefunden hatten bzw. wieviele von jenigen, die den Beamten kontaktiert hatten, die Vorschläge des Beamten nicht aufgriffen, weil sie bereits auf anderem Wege erfolgreich waren, läßt sich aus den vorliegenden Daten nicht beantworten.

---

[50] Um einen standardisierten Vergleich der Patienten des Anton Proksch-Instituts mit der österreichischen Wohnbevölkerung durchzuführen, wurden Mikrozensusangaben über Führerscheinprüfungen pro Jahr (Kuratorium Verkehrssicherheit, 1989) so gewichtet, daß die Randverteilungen nach Alter, Geschlecht und Bundesland jenen des Patienten entsprechen. Die in diesem Sinne spezifisch gewichtete Stichprobe wird hier als „Referenzstichprobe" bezeichnet.

[51] Das entspricht 10% aller arbeitslosen Patienten.

Die Anstalt und ihre Patienten 131

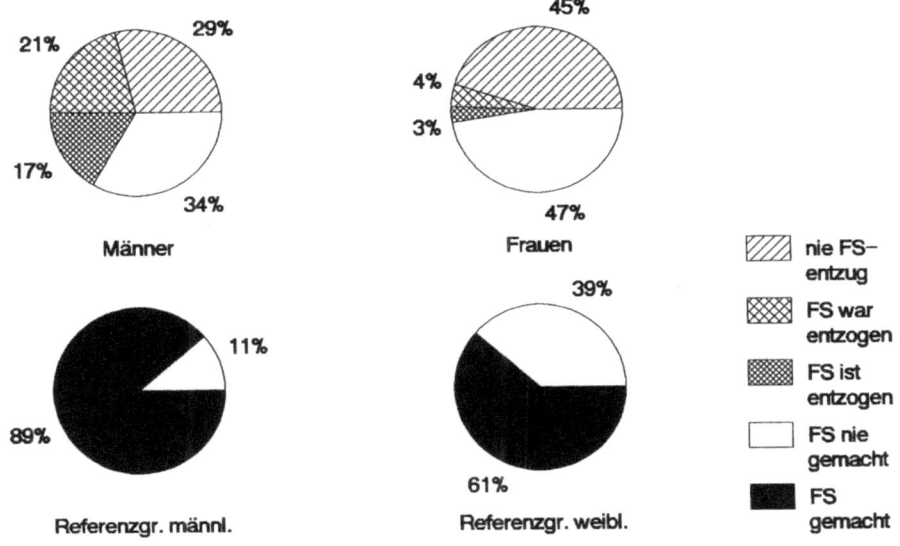

Abb. 38. Die Führerscheinsituation

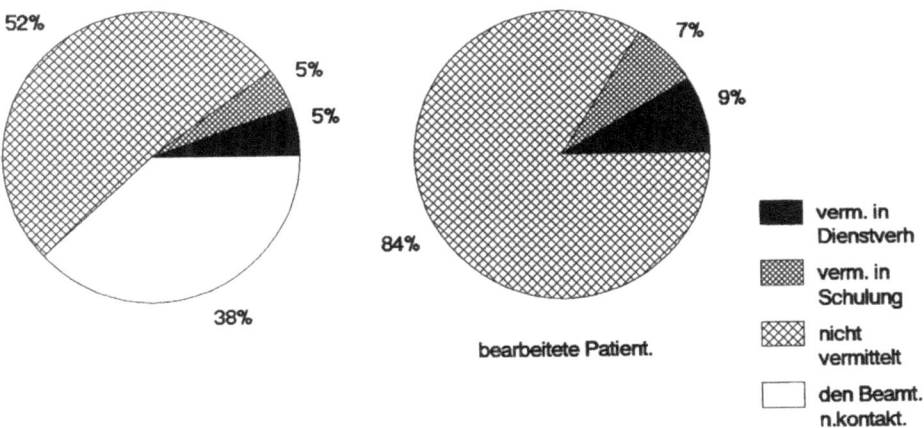

Abb. 39. Vermittlung von arbeitslosen Patienten durch eine Nebenstelle des Arbeitsamtes im API

13. Zusammenfassende Beschreibung der Patienten

Bei der Klientel des API aus dem Jahr 1992 handelte es sich mehrheitlich um Personen, die bis zuletzt beruflich und sozial gut integriert waren. Fast alle verfügten über eine eigene Wohnung oder eine gesicherte Wohnmöglichkeit. Etwas weniger als die Hälfte waren bis zuletzt berufstätig gewesen, und die Gruppe jener, die einen Großteil ihres Lebens nicht oder nur gelegentlich gearbeitet hatten, stellte eine kleine Minderheit dar. Infolge der Suchtproblematik hatte sich zuletzt allerdings bei vielen Patienten eine dramatische Verschlechterung ergeben. So war die Arbeitslosenrate auf das 10-fache der Referenzgruppe angestiegen und in vielen Partnerbeziehungen machten sich deutliche Krisenzeichen bemerkbar: Der Anteil der Patienten, die ihre Partnerbeziehung als gefährdet charakterisierten, war mit einem Fünftel recht hoch und ein weiters Drittel lebten zum Zeitpunkt der Behandlung überhaupt ohne Partnerbeziehung.

Männliche und weibliche Patienten unterschieden sich global gesehen in vielerlei Hinsicht von einander. Während bei Männern in verstärktem Ausmaß eine soziale Auffälligkeit (25% der Männer waren Vorbestrafte, Männer hatten sich erheblich öfter als Frauen in Folge eines Rausches in Polizeigewahrsam befunden, sie hatten häufig Führerscheinentzüge durchgemacht, usw.) festzustellen war, gab es bei Frauen in stärkerem Ausmaß Hinweise auf eine psychopathologische Auffälligkeit (21% Suizidrate vor der Aufnahme, eine wesentlich höhere Rate an Vergiftungen ohne suizidaler Absicht, mehr ernste Verletzungen als Rauschfolgen etc.). Während das Bildungsniveau und damit die Schichtzugehörigkeit der männlichen Patienten deutlich nach unten verschoben war, entsprachen Patientinnen in beiderlei Hinsicht weitgehend dem österreichischen Durchschnitt.

Auffallend war auch die unterschiedliche Suchtkarriere von Männern und Frauen. Es zeigte sich, daß Patientinnen in der Regel erst recht spät (zwischen dem 30. und 45. Lebensjahr) mit einer mißbräuchlichen Verwendung von Alkohol begonnen hatten, während bei männlichen Patienten der Alkoholmißbrauch meist schon in der Jugend (zwischen dem 16. und dem 22. Lebensjahr) eingesetzt hatte. Frauen waren charakterisiert durch eine wesentlich schnellere Suchtentwicklung, durch einen schlechteren Gesamtzustand sowie durch mehr und gravierendere Entzugssymptome bzw. substanzinduzierte psychische Störungen im Entzug.

Auffallend war auch, daß Patientinnen in beträchtlich höherem Ausmaß zu Partnern mit einer Suchtproblematik tendiert hatten als männliche Patienten. Fast die Hälfte der Frauen, aber nur ein Achtel der Männer, blickten auf eine Beziehung zu einem Partner zurück, dessen Alkoholkonsum ebenfalls als problematisch zu klassifizieren war.

Literatur

Bundeskanzleramt (Hrsg.): Spitalentlassungsstatistik 1989. Entnommen dem Bericht über das Gesundheitswesen in Österreich im Jahre 1990, Wien, 1992

Bundeskanzleramt (Hrsg.): Spitalentlassungsstatistik 1990. Entnommen dem Bericht über das Gesundheitswesen in Österreich im Jahre 1991, Wien, 1993

Eisenbach-Stangl, I. (Hrsg.): Behandlung und Betreuung Alkoholkranker in Österreich. Heft 1/2 der Wiener Z f Suchtforsch, 1991a

Eisenbach-Stangl, I.: Alkoholkonsum, alkoholbezogene Probleme und Alkoholpolitik. Österreich in den 80er Jahren. Wiener Z f Suchtforsch, 14, 1/2, 27-33, 1991b

KRAZAF: Auswertung zu den Diagnoseberichten 1991 – vorläufige Ergebnisse. Unveröffentlichte Auswertung des Krankenanstalten-Zusammenarbeitsfonds im Bundesministerium für Gesundheit, Sport und Konsumentenschutz, 1993a

KRAZAF (Hrsg): Diagnoseschlüssel ICD-9 nach der internen Klassifikation der Krankheiten der WHO. 9. Revision, österreichische Staatsdruckerei, 1993b
Kuratorium für Verkehrssicherheit (Hrsg.): Unfallstatistik 1989. Wien, 1989
Mader, R., Feselmayer, S.; Lentner, S., Marx, R., Nimmerrichter, A., Uhl, A., Zimmerl, H.: Das „Anton Proksch Institut – Stiftung Genesungsheim Kalksburg". Wiener Z f Suchtforsch, 14, 1/2, 3–25, 1991b
ÖStZ: Statistisches Jahrbuch für die Republik Österreich. Österreichische Staatsdruckerei, 1992
ÖStZ: Mikrozensus 1992. Für das Ludwig Boltzmann-Institut durchgeführte Sonderauswertung des österreichischen statistischen Zentralamtes, 1993

Das therapeutische Konzept der Behandlung substanzabhängiger Männer

W. Preinsperger, W. Beiglböck, S. Lentner

1. Einleitung

Der stationäre Aufenthalt stellt im Behandlungskonzept des Anton Proksch-Institutes, wie bereits an anderer Stelle vorgestellt, einen intensiven initialen Behandlungsabschnitt dar und dient der Vorbereitung einer langzeitambulanten Weiterbehandlung. In diesem Beitrag soll der stationäre Behandlungsteil am Beispiel der Arbeit der Abteilungen für alkohol- und medikamentenabhängige Männer dargestellt werden. Die folgenden Ausführungen müssen daher vor dem Hintergrund dieses therapeutischen Gesamtkonzeptes gesehen werden.

2. Zuweisung

Alkohol- und Medikamentenabhängige, die an unserem Institut stationär aufgenommen werden wollen oder von anderen Stellen, wie etwa Beratungsstellen, niedergelassenen Therapeuten oder Krankenanstalten, zugewiesen werden, werden vor der Zusage eines Therapieplatzes, sofern dies organisatorisch möglich ist, zu einem Aufnahmegespräch eingeladen. Dabei soll in einem ausführlichen Erstinterview geklärt werden, ob eine Rehabilitation im Rahmen unseres Behandlungskonzeptes erfolgversprechend ist. Das heißt, daß zumindest ansatzweise ein Ansprechen auf psychotherapeutische Interventionen zu erwarten ist. Dies setzt ein gewisses Mindestmaß an Leidensdruck, Behandlungsmotivation, Reflexions- und Bündnisfähigkeit voraus. Nach Mader et al. (1991) ergaben sich aus dieser Praxis v. a. folgende drei Vorteile:

- Bezüglich Behandlungsmotivation und -eignung entwickelte sich eine homogenere Patientenstruktur. Das führte dazu, daß nur etwa 1% der aufgenommenen Patienten innerhalb der ersten drei Tage wieder entlassen wird. Dadurch werden „Drehtüreffekte" vermieden.
- Vereinfachung der Vorgehensweise für kooperierende, zuweisende Stellen.

- Mehr Transparenz und Klarheit über das die Patienten erwartende Behandlungkonzept vermeiden unrealistische Erwartungen auf seiten der Patienten.

Von den in den letzten Jahren begutachteten Patienten wurde bei etwa einem Drittel eine Aufnahme abgelehnt und in zwei Drittel der Fälle eine Aufnahmezusage erteilt. Die abgelehnten Patienten werden grundsätzlich an für sie geeigneter erscheinende Behandlungseinrichtungen weitervermittelt, oder es wird – sofern dies sinnvoll erscheint – zu einer ambulanten Behandlung im Anton Proksch-Institut geraten.

3. Entgiftung

In unserer stationären Einheit werden grundsätzlich auch Entgiftungsbehandlungen durchgeführt. In Österreich besteht bezüglich der Kostenübernahmen keine Notwendigkeit der Trennung zwischen Entgiftung und Entwöhnung. Die Krankenkassen sind alleinige Kostenträger für beide Behandlungsteile. Daraus ergibt sich, daß medizinische Maßnahmen in der ersten Behandlungsphase des stationären Aufenthaltes einen breiten Raum einnehmen.

An erster Stelle wäre hier die medikamentöse Behandlung eventueller Abstinenzsyndrome anzuführen. Dabei wird versucht, die Entgiftung durch medikamentöse Linderung der Entzugssymptome so schonend wie möglich durchzuführen. Die Ansicht, daß der Entzug dem Patienten möglichst unangenehm in Erinnerung bleiben soll, wird von uns abgelehnt.

Dies ist eher ein Auswuchs des alten „Lasterkonzeptes" des Alkoholismus und korreliert mit dem zu erwartenden Therapieerfolg unserer Erfahrung nach in keiner Weise.

Verwendet werden neben Carbamazepin hauptsächlich die Tranquilizer Meprobamat und Oxazepam. Dabei wird je nach Schweregrad der zu erwartenden Abstinenzsymptomatik dosiert, wobei die Dosierung täglich dem Grad der Restitution angepaßt wird. Das Ziel ist ein schrittweises, aber möglichst rasches Ausschleichen der Medikation. So wird der Gefahr einer Suchtverschiebung entgegengewirkt. Bei entsprechenden Indikationen finden auch andere Antiepileptika, Nootropika und Vitamin-B-Komplex-Präparate Verwendung.

In weiterer Folge werden bei Notwendigkeit auch psychiatrische Grund-, Begleit- und Folgeerkrankungen mit entsprechenden Psychopharmaka behandelt. Neuroleptika spielen dabei eine eher untergeordnete Rolle, Antidepressiva werden demgegenüber mit deutlich größerer Häufigkeit verordnet, da vor und bei Behandlungsbeginn sowie in der protrahierten Entzugsphase depressive Syndrome oft zu beobachten sind: depressive Verstimmungen im Rahmen von organischen Durchgangssyndromen, reaktive Verstimmungen und endogenomorph-depressive Zustandsbilder (vgl. Mader 1991).

Disulfiram (Antabus®), sowie Cyanamid (Colme®), also Alkoholunverträglichkeit induzierende Pharmaka, kommen in den letzten Jahren nur in

Ausnahmefällen und unter strenger Indikationsstellung zur Anwendung. Die routinemäßige Einstellung auf diese Substanzen erbrachte keine wesentliche Beeinflussung des Behandlungserfolges.

Auf die aufgrund dieses Behandlungskonzeptes notwendige, relativ intensive internistische Betreuung wird in einem anderen Beitrag dieses Bandes näher eingegangen.

4. Entwöhnung

Die therapeutische Vorgangsweise in der Entwöhnungsphase wird vor allem von zwei Prinzipien getragen:

1) Abhängigkeitserkrankungen sind Symptome einer zugrundeliegenden individuellen psychischen Störung.
2) Die Behandlung hat auf diese individuelle Störung individuell zu reagieren.

Daher wird zusätzlich zu einem für alle Patienten verbindlichen Therapieablauf ein individueller Therapieplan, je nach Grundstörung, Alter und Folgeproblemen, erstellt.

4.1. Basale Bestandteile des Therapiekonzeptes

„Die Therapieerfahrungen in den letzten Jahrzehnten haben gezeigt, daß die Gruppentherapie des Alkoholabhängigen eine ökonomische und sinnvolle Form der psychotherapeutischen Behandlung darstellt, die sich gegenüber der individuellen Psychotherapie dadurch auszeichnet, daß sie sowohl effektiv ist, als auch bestimmte Persönlichkeitszüge des Alkoholabhängigen besser anspricht." (Burian 1984, vgl. auch Rost 1987). Daher liegt der Schwerpunkt der basalen Behandlungsteile in der Anwendung der Gruppentherapie in verschiedenen Formen. Folgende Gruppen sind von den Patienten als verpflichtende Bestandteile des Behandlungsplanes zu besuchen: Aufnahmegruppe, psychodynamisch orientierte Gruppen, Informationsgruppen, Großgruppen und Diskussionsgruppen unter Einsatz audiovisueller Medien.

4.1.1. Aufnahmegruppe

Ziel dieser Gruppe ist das Bekanntmachen des Behandlungkonzeptes und des konkreten Therapieablaufes im allgemeinen und des gruppentherapeutischen Settings im besonderen. Die Patienten werden über die Regeln der Gruppentherapie informiert (Vertraulichkeit der besprochenen Inhalte, technische Grundregeln) und können ihre Befürchtungen und Ängste betreffend die weitere Behandlung schon vor dem eigentlichen Beginn artikulieren. Unsicherheiten und offene Fragen können bearbeitet werden.

In weiterer Folge soll diese Gruppe mehrmals stattfinden und auch dazu dienen, diagnostische Informationen im Rahmen des Gruppensettings (Motivation, Verhalten in einer Gruppe, Sozialängste etc.) im Hinblick auf die Gestaltung des individuellen Therapieplanes zu erhalten. Es ist dabei auch daran gedacht, vermehrt diagnosenspezifische Gruppentherapien anzubieten.

4.1.2. Psychodynamisch orientierte Gruppen

Jede/-r Therapeut/-in (Ärzte und Psychologen mit psychotherapeutischer Zusatzausbildung) leitet zwei bis drei Mal pro Woche eine psychodynamisch orientierte Gruppe für jene Patienten, für deren Einzelbetreuung er/sie ebenfalls zuständig ist. Aufgrund der Kürze (durchschnittlich 6–8 Wochen) und Kompaktheit des Aufenthaltes hat sich diese Vorgangsweise bewährt, da dadurch der Therapeut vom Patienten ein Optimum an Information als Grundlage der Behandlung erhalten kann.

Nach Burian (1984) weist der Alkoholiker – abgesehen von seiner prämorbiden Persönlichkeit – zu Beginn seiner Rehabilitation bestimmte Problembereiche auf, wie etwa eine ausgeprägte Tendenz zur Abhängigkeit von bestimmten Personen, Schuld- und Angstgefühle, Merkmale sozialer Isolierung und eine Neigung zu oberflächlichen Beziehungen. Das gruppentherapeutische Setting ist daher optimal geeignet, diese Isolierung zu durchbrechen, und ermutigt zum Einlassen auf neue Beziehungen. Sie ermöglicht weiters, Schuld, Angst, aber auch andere Gefühlszustände, wie Aggression, zu formulieren und zu reduzieren, wobei dies oft erstmals ohne die Hilfe des Suchtmittels möglich wird. Der Patient erlebt sich weiters als Teil einer Gemeinschaft, die ihn unterstützt, für deren Bestehen er aber auch selbst wesentliche Beiträge liefern kann, was positive Rückwirkungen auf sein Sozialverhalten zeigen kann.

Diese Gruppentherapien sind offene Gruppen, die während des gesamten stationären Aufenthaltes stattfinden.

4.1.3. Informationsgruppen

Das Bedürfnis des Abhängigen nach Wissen um seine Erkrankung muß ernstgenommen werden. Wissen allein stellt zwar noch keine ausreichende Basis für eine langfristige Abstinenz dar, ist aber ein Grundbestandteil jeder Veränderungsbereitschaft. In Informationsgruppen werden den Patienten grundlegende Informationen über Ursachen, Verlauf und Folgeerkrankungen einer Abhängigkeit im Rahmen einer Vortragsreihe mit verschiedenen Themenbereichen nähergebracht, wobei ausreichend Zeit für Diskussion besteht. Diese findet einmal pro Woche (abwechselnd mit einer Gruppentherapie unter Einsatz von audiovisuellen Medien) statt.

4.1.4. Großgruppe

Ziel dieser Gruppe, bei der alle Patienten einer Station anwesend sind, ist es, in einer Art Hausparlament auftretende Probleme, die die gesamte Station betreffen, zu bearbeiten. So werden unter anderem auch Konflikte im Zusammenleben der Patienten besprochen und unter Mitwirkung der Patienten Lösungen angestrebt. Damit können nicht nur z. B. disziplinäre Vorgangsweisen von allen getragen und damit besser durchgesetzt werden, die Patienten erhalten so auch die Gelegenheit, neue Problemlösungsmuster zu erlernen.

4.1.5. Gruppentherapie unter Einsatz audiovisueller Medien

Abhängige neigen oft zu einem passiv-rezeptiven Verhalten. So stellt z. B. der exzessive TV-Konsum ein Problem im Stationsleben dar. Im Sinne eines Aufgreifens und Utilisierens problematischer Verhaltensweisen, um diese sinnvoll nutzen zu können, werden mit gutem Erfolg audiovisuelle Medien als Mittel zur Schaffung eines Problembewußtseins eingesetzt. Dazu verwenden wir Spielfilme mit zum Teil polarisierenden Inhalten bezüglich Alkohol- und Medikamentenabhängigkeit, die zu einer Stellungnahme anregen.

4.1.6. Einzelpsychotherapie

Je nach Art und Schwere der Grundstörung werden Einzelpsychotherapien durchgeführt, die im Rahmen der ambulanten Nachbetreuung fortgesetzt werden. Die spezifischen Bedingungen der Psychotherapie mit Substanzabhängigen werden im Beitrag von Beiglböck et al. in diesem Band näher beschrieben.

4.2. Individuelle Bestandteile des Therapiekonzeptes

Neben dem oben beschriebenen therapeutischen Vorgehen wird gemäß den individuellen Bedingungen und Bedürfnissen der Patienten ein auf die betreffende Person abgestimmtes, ergänzendes therapeutisches Programm zusammengestellt. Dabei kommen folgende Verfahren zur Anwendung, auf die jedoch an dieser Stelle nicht näher eingegangen wird, da sie im Rahmen dieses Bandes an anderer Stelle vorgestellt werden. Es wird auf die entsprechenden Kapitel von Beiglböck et al., Feselmayer et al. und Zach et al. verwiesen.:

Hirnleistungstraining,
Entspannungstraining,
Hypnotherapeutische Gruppenarbeit,
Angehörigentherapie bzw. Paartherapie,
Sporttherapeutische Maßnahmen und Ergotherapie.

Auf die spezifischen Charakteristika zweier Patientengruppen muß im Rahmen dieses therapeutischen Konzeptes gesondert eingegangen werden: jugendliche Patienten und Patienten, die den Kuraufenthalt im letzten Drittel einer Haftstrafe absolvieren. Auf letztere wurde im Beitrag von Werdenich et al. ebenfalls bereits hingewiesen.

Ein besonderes Problem stellt die Behandlung jugendlicher alkohol- oder medikamentenabhängiger Patienten dar, da das oben beschriebene Konzept auf die Behandlung Erwachsener zugeschnitten ist.

Jugendliche haben sich im Zusammenhang mit ihrer Abhängigkeitserkrankung häufiger schwerere Probleme in relativ kurzer Zeitspanne erworben, sodaß die sozialen Beziehungen in einer kritischen Phase des Lebens im Regelfall deutlicher beeinträchtigt sind, als dies bei Erwachsenen der Fall ist. Aus unserer klinischen Erfahrung wissen wir, daß diese Patienten auch meist deutlicherer Beziehungsstörungen aufweisen. Diese Patienten, die meist aus broken home-Situationen kommen (vgl. Feselmayer et al. 1988), haben aber nicht nur vermehrt familiäre Defizite, sondern auch Probleme betreffend ihre Ausbildung. Schul- bzw. Berufsausbildungen bleiben oft unvollständig, die berufliche Qualifikation ist dementsprechend niedrig, ein Einstieg ins Berufsleben wird oft nicht geschafft, was eine spezifische Schwierigkeit bei der „Rehabilitation" Jugendlicher darstellt. Der Zusammenarbeit mit dem Arbeitsamt kommt hier besondere Bedeutung zu, wobei nicht die Arbeitsvermittlung, sondern die Berufsberatung im engeren Sinn bzw. die Vermittlung zur Umschulung oder die Vervollständigung einer begonnen Ausbildung im Vordergrund stehen.

Auffallend ist bei unserem jugendlichen Klientel weiters das Problem der Komorbidität. So konnten wir in den letzten Jahren ein überzufällig häufiges Auftreten von Borderlinestörungen gerade bei jugendlichen Patienten beobachten. Auch Gewalttätigkeiten und suizidales Verhalten spielen in diesem Zusammenhang bei dieser Patientengruppe eine quantitativ größere Rolle.

Eine weitere Gruppe von jugendlichen Patienten weist zwar keine auffallende Psychopathologie, jedoch oft beträchtliche Reifungsdefizite im psychischen Bereich auf.

Die Therapie jugendlicher Abhängiger muß daher besonderen Wert auf folgende Bereiche legen (vgl. in diesem Zusammenhang auch Isralowitz 1983): Förderung psychischer Nachreifungsprozesse, besondere Betonung von Selbstidentitätsfindung im Rahmen der Psychotherapie sowie Arbeit an der Beziehung. In Zusammenhang mit der notwendigen Bearbeitung der sozialen Problematik wird verständlich, daß die Therapie jugendlicher Patienten länger als die in unserem Konzept üblichen sechs bis acht Wochen dauert. Dies stellt insofern ein Problem dar, als in unserem Basiskonzept mit offenen psychodynamischen Gruppen gearbeitet wird und daher diesen Patienten kein stabiles soziales Umfeld geboten werden kann, wie es bei der Behandlung von Beziehungsstörungen angebracht wäre. Sobald innerhalb der Gruppe eine Beziehung aufgebaut wird, wird der erwachsene Mitpatient meist entlassen. Ein weiteres Problem ergibt sich aus dem Umstand, daß die Inhalte, die in Gruppentherapien mit Jugendlichen erarbeitet werden müssen, andere sind als in den Gruppen mit erwachsenen Patienten. Obwohl diese gemischten Gruppen auch Vorteile haben (Förderung der Übertragung), ergibt sich trotzdem die Notwendigkeit, eigene, eventuell zusätzliche Gruppen bzw. sogar eigene therapeutische Einheiten für jugendliche Patienten einzurichten. Diese Einheiten müssen die Möglichkeit bieten, diese sozialen Beziehungen über einen längeren Zeitraum erleben zu können, und sozial und materiell verwahrlosten Jugendlichen einen strukturierten Rahmen als äußeren Halt anbieten.

Im Moment stehen derartige Einrichtungen für alkoholabhängige Jugendliche in Österreich nicht zur Verfügung. Daher gibt es Überlegungen, unser bisheriges Konzept eigener Gruppen für Jugendliche zu erweitern und in enger Zusammenarbeit mit unserem Übergangswohnheim strukturiertere Einrichtungen zu schaffen.

Literatur

Burian, W.: Die Psychotherapie des Alkoholismus. Vlg. für Med. Psychologie im Vlg. Vandenhoeck und Ruprecht, Göttingen, 1984

Feselmayer, S., Beiglböck, W., Burian, W., Lentner, S.: Psychologische Charakteristika jugendlicher Abhängiger in Langzeit- und Kurzzeittherapieeinrichtungen. In: Ladewig, D. (Hrsg.): AIDS bei Drogenabhängigkeit. ISPA Press, Lausanne, 1988

Isralowitz, R., Singer, M. (Eds.): Adolescent Substance Abuse. The Haworth Press Inc., New York, 1983

Mader, R., Feselmayer, S., Lentner, S., Marx, R., Nimmerrichter, A., Uhl, A., Zimmerl, H.: Das Anton Proksch-Institut – Stiftung Genesungsheim Kalksburg, Wr. Zf. f. Suchtforschung, 14, 1/2, 1991

Rost, W.-D.: Psychoanalyse des Alkoholismus. Klett-Cotta, Stuttgart, 1987

Indikationsabhängige Gruppenpsychotherapie bei substanzabhängigen Frauen

Das Therapiekonzept der Frauenstation des Anton Proksch-Institutes

H. Puchinger, S. Feselmayer, E. Hauk, A. Kostrba, W. Beiglböck

Seit 1974 besteht eine eigene Station für substanzabhängige Frauen im Anton Proksch-Institut, die, bedingt durch eine räumliche Trennung vom Haupthaus der Anstalt, einen relativ unabhängigen Stationsbetrieb erlaubt. Dieser ist durch seine Größe und die Anzahl der Patientinnen gut überschaubar.

Das Gesamtbehandlungskonzept – die geschlossene Behandlungskette – wurde übernommen, im Laufe der Jahre allerdings einem Veränderungs- und Modifikationsprozeß unterzogen.

In der weiteren Folge soll das psychotherapeutische Konzept, insbesondere die Gruppenpsychotherapie näher dargestellt werden.

Wie Wolf-Detlef Rost (1987) schreibt, ist die „Methode der Wahl in der Psychotherapie des Alkoholismus ... heute die Gruppe". Die Gruppentherapie kommt dem Bedürfnis vieler Alkoholiker nach einer Gemeinschaft entgegen, wobei Battegay (1974) gleichzeitig die Gefahr sieht, daß die Gruppe nur das Suchtmittel ersetzt, das Selbst des Patienten nur äußerlich stützt und die Gruppe oft nicht internalisiert wird.

Bei suchtkranken Patientinnen lassen sich zwei Störungsbilder identifizieren: neben der massiven Abhängigkeit, die bereits eine eigene Dynamik entwickelt hat, bestehen meist verschiedene Grundstörungen, wobei durch die Wechselwirkung zwischen Grundstörung und Abhängigkeit diese nur schwer voneinander zu trennen sind. Daher bleibt die alleinige Behandlung des Suchtverhaltens ebenso erfolglos wie die alleinige Behandlung der Grundstörung (vgl. Beiglböck, Feselmayer 1992).

Die psychotherapeutische Arbeit mit Abhängigen hat daher in zwei Phasen zu erfolgen.

In unserem bisherigen Konzept wurde dem zuerst angeführten Modell der „Zweiphasentherapie" nur insofern Rechnung getragen, als das gezielte Arbeiten an der jeweiligen Grundstörung v. a. in der Einzeltherapie erfolgte, während in den Gruppentherapien aufgrund des Settings diesem Umstand weniger Rechnung getragen werden konnte.

Es handelte sich um offene Gruppen, die aufgrund der Vielzahl der verschiedenen Störungsbilder sehr inhomogen waren. Diese Störungsbilder reichten in ihren Spannbreiten von Patientinnen mit hirnorganischen Beeinträchtigungen über neurotische Störungen bis zu schweren Persönlichkeitsstörungen. Gruppentherapeut und Einzeltherapeut waren in dieser organisatorischen Struktur identisch, sodaß sowohl seitens der Patientinnen, als auch seitens der Therapeuten die Versuchung bestand, sich wie in einer von der Umgebung abgeschlossenen Zweierbeziehung zu erleben. Außerdem konnten in diesem Setting der Patientinnenkarriere und dem Therapieverlauf nicht entsprechend Beachtung geschenkt werden.

Die Modifikationen unseres gruppentherapeutischen Vorgehens vollzogen sich in erster Linie vor dem Hintergrund eines systemisch – strategisch bzw. lösungsorientierten Ansatzes. Dazu gehört nicht nur die Beachtung der in letzterer häufig zitierten ganzheitlichen Sichtweise einer Erkrankung, sondern im Konkreten die Auflösung der ausschließlichen Patient – Therapeut Dyade. Durch Einbeziehung anderer Therapeuten entstehen Subsysteme, die erstens ein realistischeres Abbild der interpersonellen Wirklichkeit darstellen und zweitens die Gefahr einer Abhängigkeitsbeziehung zum Therapeuten verringern.

Diese wurde auf unserer Station für alkohol- und medikamentenabhängige Frauen dadurch erreicht, daß die Patientin nach ihrer Aufnahme zwar weiterhin einem betreuenden Therapeuten zugewiesen wird. Dieser übernimmt die Einzeltherapie, als auch wie bisher die Leitung der vorwiegend themenzentrierten, interaktionellen Gruppentherapie mit den ihm zugeteilten Patientinnen. Zusätzlich jedoch wird die Patientin je nach Indikationsstellung 1–2 zusätzliche Gruppentherapien pro Woche zugeteilt. Mit dieser Vorgangsweise bleibt die traditionelle Beziehung zu *einem* Therapeuten mit allen ihren Vorteilen zwar erhalten, die zuerst erwähnten Nachteile werden jedoch durch die Einführung weiterer Therapeuten gemildert.

Die Zusammenstellung dieser zusätzlich angebotenen Gruppen ergab sich einerseits aus der spezifischen Zusammensetzung unseres Patientengutes und andererseits unter Rücksichtnahme auf das oben erwähnte Modell.

Im einzelnen sind es folgende Gruppen:

1) Gruppentherapien mit überwiegender Behandlung der Suchtproblematik

a) Gruppentherapie für mehrfach stationär behandelte Patientinnen (Rückfallgruppe)
b) Psychagogisch – edukative Gruppe
c) Informationsgruppe

2) Gruppentherapien mit überwiegender Behandlung der Grundstörung

a) Trancegruppe – Lösungstrance
b) Hypnotherapiegruppe
c) Angstbewältigungsgruppe
d) Gruppe zur therapeutischen Nutzung von Traummaterial
e) Entspannungstherapie
f) Gruppentherapie für Patientinnen mit hirnorganischen Beeinträchtigungen

ad 1) Gruppentherapien mit überwiegender Behandlung der Suchtproblematik

a) Gruppentherapie für rückfällige Patientinnen

Jeder der mit Abhängigen arbeitet, weiß, wie vielschichtig sich das Problem „Rückfall" darstellt und mit welch starken Emotionen es behaftet ist. Einerseits wird der Rückfall als Ergebnis einer Behandlung gesehen und dementsprechend bewertet, andererseits lassen sich aus Art und Weise des Rückfalls wertvolle Informationen über den Entwicklungszustand der Systeme der Patientin gewinnen, was sich auf das weitere therapeutische Geschehen positiv auswirken kann. Für die Patientinnen stellen Rückfälle Defiziterlebnisse dar. In einer derartigen Gruppentherapie müssen beide Bereiche beachtet werden. Die Vorgangsweise läßt sich in vier Schritten bearbeiten:

In einem ersten Schritt werden individuelle Rückfallmuster gefunden, analysiert und bearbeitet. Der nächste Schritt besteht in der Unterstützung beim Auffinden der Botschaften und des Bedeutungsgehaltes in den Systemen der Patientin. Neben den negativen Konotationen beinhalten Rückfälle auf der Beziehungsebene z. B. wesentliche Aussagen über das symmetrische Gefüge dieser Systeme. Einerseits kann ein Rückfall den Versuch der Frau darstellen, Autonomie und Selbstständigkeit zu unterstreichen, andererseits den Wunsch nach mehr Nähe und Zuwendung darstellen.

Die Verankerung dieser Umdeutung ehemals als destruktiv oder negativ angesehener Musterelemente stellt den nächsten Schritt dar. Abschließend soll ein Suchprozeß zur Auffindung und Erarbeitung alternativer Verhaltensweisen angeregt werden. Dies geschieht oftmals unter Zuhilfenahme therapeutischer Trance, die derartige Prozesse unterstützt.

Patientinnen, welchen derartige Suchprozesse auf der bewußten Ebene Schwierigkeiten bereiten, werden hypnotherapeutische Gruppen angeboten.

b) Psychagogisch-edukative Gruppe

Aktuelle Themen und Probleme der Teilnehmerinnen werden aufgegriffen und auf der interaktionellen Ebene bearbeitet.

c) Informationsgruppe

Informationen über Entstehung und Verlauf der Suchterkrankung werden gegeben. Alle Mitglieder des therapeutischen Teams fungieren abwechselnd als Vortragende und Gruppenleiter und geben jeweils aus professioneller Sicht eine Darstellung in didaktisch informativer Form.

ad 2) Gruppentherapien mit überwiegender Behandlung der Grundstörung

Die Behandlung der Grundstörung stellt neben der Behandlung der Sucht den zweiten Schwerpunkt der Psychotherapie dar. Störungsbilder, wie beispielsweise hirnorganische Beeinträchtigungen, affektive Störungen, Angstsyndrome stellen eigene Indikationen für spezielle Gruppentherapieverfahren dar.

Die Hypnotherapie hat sich gerade bei der Behandlung von Abhängigkeitserkrankungen bewährt, da nicht nur die Rehabilitation beeinträchtigter kognitiver Funktionen beschleunigt wird (Hauk & Beiglböck 1990), sondern auch der gesamte psychotherapeutische Prozeß. So etwa durch den direkteren Zugang zu Ressourcen, die nicht mit dem Suchtmittel verbunden sind oder durch die Schulung der Wahrnehmung innerer Affekte, die diesen meist alexithymen Patientinnen besonders schwer fällt.

a) „Lösungstrance" – ein hypnotherapeutisches Entspannungstraining in einer Gruppe mit geführter lösungsorientierter Trance

Es handelt sich um eine, einmal wöchentlich stattfindende, ca. eineinhalb Stunden dauernde und für stationäre und ambulante Patienten offene Gruppenarbeit.

Die Methode basiert auf hypnotherapeutischen Techniken nach Milton Erickson, auf das Meta- und Milton-Modell nach J. Grinder und R. Bandler und zum Teil auch auf gelenkte Wachtraummethoden nach Wolfgang Ketschmer (1990). Ziel der Arbeit ist, in einen entspannten Zustand zu kommen. Komplementär zur kognitiven Arbeit, können hier die Patienten eine neue Erfahrung machen, indem sie auf intuitive Weise alternative Problemlösungsstratgien entwickeln.

Die Verwendung von Metaphern, Mythen und Märchen dient als symbolischer Prozeß der Lösungsfindung und hilft bereits vorhandene Ressourcen zu aktualisieren, hinderliche Wahrnehmungen zu verändern, neue Ressourcen und Perspektiven zu installieren und bisher unbewußte Bedürfnisse entdecken und verstehen zu lernen.

Die Begegnung von Ängsten und anderen problematischen Situationen und die Verknüpfung mit Entspannung und Ressourcen, bewirken bei den Patienten Vertrauen, Stärkung der Selbstachtung und der Selbstsicherheit. Neue Perspektiven helfen den Patienten Hoffnung und Sinn für ihren Lebensprozeß zu erfahren.

Außerdem nützen ambulante Patienten die Lösungstrance in Krisensituationen als Rückfallsprophylaxe.

Die Arbeit gliedert sich in folgende Abschnitte:
I. Feedbackrunde von der letzten Woche: Dabei werden erinnerte Inhalte der Imaginationen gedeutet und utilisiert (Kast 1988) und über die entstandenen Prozesse berichtet.

II. Jeder Patient formuliert ein Problem, daraus wird eine Zieldefinition, unter Berücksichtigung des Meta-Modells (nach Grinder & Bandler), erarbeitet und die Therapeutin notiert sich relevante Stichworte.
III. a) Trance – Induktion: dabei werden Techniken verwendet, die die Patienten später auch alleine anwenden können und in einen entspannten Zustand führen. Die Patienten werden dabei angeleitet, sich in einen Ressourcezustand zu begeben. (Ort des Wohlbefindens, Ort der Kraft, ...)
b) In weiterer Trance werden die Patienten – mit Hilfe der notierten und zu Metaphern verarbeiteten Notitzen – angeleitet nun Lösungen, respektive erste Schritte auf ihr Ziel hin zu suchen.
c) Rückorientierung
IV. Kurzes Feedback – Die Patienten werden angehalten, ihre Erfahrungen, Erlebnisse mit ihrem Therapeuten zu bearbeiten. Dies kann auch schriftlich oder bildhaft in Symbolen dargestellt werden.

b) Hypnotherapiegruppe

Neben der Lösungstrancegruppe, die im Rahmen offener Gruppen geführt wird, werden ebenfalls strukturierte, geschlossene hypnotherapeutische Gruppen angeboten. Das Gruppenprogramm umfaßt acht Sitzungen:

I) *Trancetraining:* Der erste Schritt läßt sich am besten mit dem Begriff Trancetraining umschreiben. Es dient mehreren Zwecken: einerseits soll es den Patientinnen ein langsames sich gewöhnen an den Trancezustand ermöglichen; weiters lernen die Patientinnen mit dieser Methode, auf innere Unruhezustände adäquater als mit Suchtmitteln zu reagieren. Dies ist nicht nur eine Rückfallsprophylaxe, sondern auch im Hinblick auf zu Beginn meist noch vorhandene Entzugserscheinungen von Relevanz. In einem nächsten Schritt sollen mittels geleiteter Altersregression möglichst frühe Ressourcezustände angesprochen werden.
II) *Alexithymie-Übung:* Alkoholabhängige haben meist Schwierigkeiten Gefühle wahrzunehmen und zu benennen. Dieses Phänomen ist unter dem Begriff „Alexithymie" bekannt und wurde von Burian (1985) im Bereich der Suchtforschung ausführlich diskutiert. Den Patientinnen soll es ermöglicht werden, lange Zeit verdrängte, oder mittels Alkohol kompensierte Gefühlszustände im nüchternen Zustand intensiv zu erleben bzw. bearbeiten zu lernen.
Wesentlich dabei ist das Erlebbarmachen aller mit diesen Gefühlen verbundenen Körpersensationen, die in Trance gezielt angesprochen werden. Die Aufarbeitung erfolgt vornehmlich mittels kreativer Techniken und Gruppengesprächen.
III) *Arbeit mit Teilen:* Alkoholiker sind stark dissoziiert – d. h., in nüchternem Zustand kann eine Alkoholkranke wenig über ihre emotionalen Erlebnisse im alkoholisierten Zustand berichten und umgekehrt. Der „nüchterne" und der „betrunkene" Teil sind so voneinander getrennt, daß sie sich nicht gleichzeitig im Erleben der Person ausdrücken können. Da-

her muß ein wesentlicher Bestandteil dieser Therapie sein, mittels Trance den Patientinnen den Zugang zu beiden Erlebnisbereichen zu ermöglichen.

IV) *Altersprogression:* Das Erarbeiten alternativer Verhaltensstrategien hat sich aber nicht nur auf vergangene Situationen zu beziehen, sondern vor allem im Sinne einer Rückfallprophylaxe auch auf zukünfige Situationen.

c) Angstbewältigungsgruppe

Nach Chambless (1986) weisen 10–20% der Frauen mit Alkoholproblemen eine Agoraphobie auf. Abhängige Männer hingegen berichten häufiger über soziale Phobien.

Nach der Angstreduktionstheorie (Conger 1956) oder auch nach dem Streßreaktionsdämpfungsmodell nach Levenson et al. (1980) ist Alkohol verständlicherweise das Mittel, das entsprechend dieser Theorien zur Reduktion von Angst und Streß eingesetzt wird und zu Alkoholmißbrauch und zu späterer Abhängigkeit führt. Im Tierversuch lassen sich diese Modelle sehr einfach bestätigen.

Beim Menschen jedoch, wie Wilson (1991) feststellt, muß man fragen, in welcher Dosierung, unter welchen Bedingungen, bei welchen Personen und auf welchen Reaktionsebenen reduziert Alkohol Angst. Lesch (1984) zeigte in seinen epidemiologischen Studien und seiner daraus abgeleiteten Typologie, daß bei knapp 20% die anxiolytische Wirkung von Alkohol im Vordergrund steht.

Auch unsere klinische Erfahrung zeigt uns, daß gerade interpersonelle Angst und streßbesetzte soziale Situationen zu Alkoholmißbrauch führen. Meermann und Vandereyken (1991) nehmen hypothetisch an, daß Alkohol nur in solchen Fällen als Selbstmedikation wirksam wird, in denen die Angst eine bedeutsame kognitive Komponente hat. Die antizipatorische Angst der Agoraphobiker wird üblicherweise in kognitiven Termini konzeptualisiert, d. h. Gedanken wie „was wird sein, wenn ...", stehen im Zuge des Angsterlebens im Vordergrund.

Bei unserem Angstbewältigungstraining handelt es sich um eine geschlossene Gruppe, die entsprechend der Aufenthaltsdauer der Patientinnen in 6–8 Sitzungen durchgeführt wird. Der Ablauf und die Ziele sind z. T. festgelegt. Es besteht aber auch die Möglichkeit einer individuellen Anpassung der Übungsinhalte. Das Vorgehen gliedert sich in Anlehnung an Revenstorf (1991) in zwei Abschnitte: einen kognitiven und einen eher hypnotherapeutisch orientierten.

Im ersten Abschnitt nimmt der Therapeut die Funktion eines Trainers wahr. Dieser Teil ist vor allem von der Verhaltenstherapie im Sinne einer kognitiven Umstrukturierung geprägt. Denn nicht die Fakten machen Angst, sondern die Gedanken, die man sich darüber macht.

Es werden Informationen vermittelt – vor allem der „Teufelskreis der Angst" nach Margraf und Schneider (1989) – und dysfunktionale Haltungen wie etwa Übergeneralisierung oder irrationale Kognitionen aufgezeigt, analysiert und deren Bedeutung diskutiert. Weiters werden kritische Sze-

nen besprochen und in der Vorstellung durchlebt (Cognitive Review). Damit soll eine Steigerung der Toleranz gegenüber Angst durch Diskussion und Übungen erreicht werden.
Parallel dazu wird die fehlerhafte Logik des inneren Dialogs korrigiert, z. B. bei Tachykardie. Statt „Jetzt sterbe ich infolge eines Herzanfalls" lautet die erarbeitete „dekatastrophierte" Version „ich habe einen Angstanfall".

Zwischen den einzelnen Sitzungen erhalten die Patienten Hausaufgaben, die sich auf die Erhebungen einer Analyse des eigenen Verhaltens und auf die Exposition in angstauslösender Situation beziehen.

Im hypnotherapeutischen Teil wird vor allem mit Hilfe von Trance und Zeitprogression versucht, Ressourcen zu mobilisieren. Es wird das befriedigende und erleichterte Gefühl angstfrei zu sein, an einem sicheren Ort zu sein, imaginiert und auf die einzelnen Schritte zurückgeblickt, die notwendig waren, dieses Ziel zu erreichen. Da man sich häufig Angst dadurch macht, daß man innerlich angstbesetzte Situationen antizipiert – somit ebenfalls eine Zeitprogression durchführt – entspricht unser Vorgehen einem Utilisieren des Symptoms zur Angstbewältigung. Die Strategie besteht also darin, von der imaginierten Angstfreiheit aus Zugang zu Gefühlen der Sicherheit und der inneren Stärke zu finden.

Als posthypnotischer Auftrag am Schluß der Trancearbeit wird der Patientin mitgegeben, daß, immer wenn Angst spürbar wird, Kontakt zu den neu entdeckten Ressourcen hergestellt werden kann.

d) Gruppen zur therapeutischen Nutzung von Traummaterial

Viele Patientinnen berichten während der Zeit des stationären Aufenthaltes von belastenden Träumen. Es ist geradezu typisch, daß wichtige Träume in einer Zeit der Um- und Neuorientierung auftreten.

Die Gruppe zur therapeutischen Nutzung des Traummaterials wird als offene Gruppe geführt. Dabei erzählt eine Gruppenteilnehmerin einen Traum, der im Mittelpunkt des Interesses aller steht. Das Einlassen auf die Botschaft des Traumes ist auch für die anderen Teilnehmerinnen bereichernd.

Shohet (1989) betont, daß alle in einer Gruppe erzählten Träume etwas über die Beziehung des Träumers zur Gruppe aussagen und nicht nur den Traum betreffen. Selbst wenn der Träumer den Traum hatte, bevor er der Traumgruppe angehörte, ist dessen Erzählen eine Botschaft an die Gruppe. Es kann heißen: „Ich vertraue euch diesen wichtigen Traum an", oder „Ich stelle euch mit einem alten Traum auf die Probe, bevor ich einen neueren erzähle".

Träume in der einen oder anderen Art auszutauschen, ist schon lange Brauch. Auch im Mittelpunkt des großen Heilkultes des antiken Griechenland, dem Kult des Asklepius, standen die Träume. In Epidaurus wurden die Riten tausend Jahre vollzogen.

Als besonders vertiefend hat sich das Zeichnen der Traumsymbole erwiesen. Laut Jacobi (1978) haben Symbole in der Tradition der Jungschen Traumdeutung Ausdrucks- und Eindruckscharakter, bilden ein innerseelisches Geschehen ab, inkarnieren sich sozusagen. Sie beeindrucken durch Sinngehalt und besitzen große Dynamik – damit kommt es zu einer seelischen Weiterentwicklung.

Der Hauptschwerpunkt in der Arbeit mit den Patientinnen liegt im Erkennen von dissoziierten Persönlichkeitsanteilen, sowie im Wiedererleben der im Traum vorhandenen Gefühle.

Der Einsatz der einzelnen Traumarbeitsmethoden ist von vielen Variablen abhängig. Unter anderem von der Ichstärke, den Abwehrmechanismen, dem Bedürfnis und der Motivation mit dem Traum arbeiten zu wollen, der Kreativität, dem Grad der Offenheit der Gruppe gegenüber.

Zu den wichtigsten Methoden gehören die Beobachtung des Traum-Ichs, das Zwiegespräch mit den Traumbildern, die Amplifikation, der künstlerische Ausdruck wie Malen, Modellieren, Dichtung, Musik, Tanz und Inszenierung.

Im allgemeinen verlieren die Patientinnen sehr schnell die Angst vor der Beschäftigung mit unbewußten Inhalten, und es kann sich so etwas wie ein Gespräch des bewußten Ich mit dem Unbewußten entwickeln und die Bedeutung des Traumes herausgearbeitet werden.

Diese kann lt. M. L. v. Franz (1985) in der Tradition der Jungschen Traumtheorie sein:

1. Der Traum stellt eine unbewußte Reaktion auf eine bewußte Situation dar.
2. Er stellt eine Situation dar, die aus einem Konflikt zwischen Bewußtsein und dem Unbewußten entstanden ist.
3. Er stellt eine Tendenz des Unbewußten dar, welche auf eine Veränderung der bewußten Einstellung abzielt.
4. Er stellt unbewußte Prozesse dar, welche keine Beziehung zum Bewußtsein erkennen lassen.

Die Patientinnen haben nach Beendigung des stationären Aufenthaltes Gelegenheit, weiter an diesen Gruppen teilzunehmen.

e) Entspannungstherapie

Autogenes Training und progressive Muskelentspannung nach Jacobson kommen zur Anwendung

f) Gruppen für Patientinnen mit hirnorganischen Beeinträchtigungen

Gerade die Bedürfnisse dieser Patientinnengruppe fanden im dargebotenen Therapieprogramm vielfach zu wenig Berücksichtigung. In möglichst konkreter Weise werden Zusammenhänge zwischen Suchtverhalten und persönlichem Erleben hergestellt. Zusätzlich wird dieser Patientinnengruppe ein spezielles Training ihrer kognitiven Fähigkeiten angeboten.

Das vorgestellte psychotherapeutische Vorgehen liefert uns die Chance, auf neue Erkenntnisse und Erfahrungen in der Suchttherapie zu reagieren, den individuellen Bedürfnissen der Patientinnen besser gerecht zu werden und in diesem Kontext immer wieder Motivation für die eigene therapeutische Weiterentwicklung zu finden.

Literatur

Bandler, R., Grinder J.: Struktur der Magie, Bd. I – Metasprache und Kommunikation, Paderborn, 1981
Battegay, R.: Der Mensch in der Gruppe, H.Huber Vlg., Stuttgart, 1977
Beiglböck, W., Feselmayer, S.: Der ungeliebte Patient – Aspekte der Psychotherapie mit Abhängigen personzentriert, 2/91 Wien, 1991
Burian, W.: Das Alexithymiekonzept in der Suchttherapie, Wr.Z.f. Suchtforschung, 8, 1/2, 1985
Cameron – Bandler, L.: And they lived happily ever after, Meta Publications, 1978
Conger, J. J.: Reinforcement theory and the dynamics of alcoholism, Qu. J. Stud. Alc., 17, 1956
Chambless, D. L., Goldstein, A. J.: Agoraphobia. In: Goldstein, A. J., Foa, E. B. (Ed.) Handbook of behavioral interventions: a clinical guide, Wiley, New York, 1980
Franz v., M. L.: Träume, Deimon, 1985
Grinder, J., Bandler, R.: Therapie in Trance: Hypnose, Kommunikation mit dem Unbewußten, 1984
Grinder, J., Bandler, R., Milton Modell, aus Patterns of the Hypnotic Techniques of Milton Erickson, Vol. I
Hauk, E., Beiglböck, W.: Neue Perspektiven der Alkoholismusforschung – Psychodiagnostik unter Belastung, Wr. Z. f. Suchtforschung, 12, 3, 1989
Jacobi, J.: Die Psychologie von C. C. Jung, Olten, 1978
Jung, C. G.: Aktive Imagination, 1968
Kast, V.: Imagination als Raum der Freiheit, Walter Verlag, 1988
Kostrba, A.: Hypnotherapie und Akupunktur. Referat gehalten bei der Joint Conference zum ISH-Kongreß 1992, unveröffentlicht, Jerusalem, 1992
Kretschmer, W. Wachtraummethoden in Klinischer Hypnose, In: Revenstorf, Klinische Hypnose, Springer, Berlin Heidelberg New York Tokyo, 1990
Leuner, H.: Lehrbuch des katathymen Bilderlebens, Huber, Bern, 1985
Levenson, R. W., Sher, K., Grossmann, L., Newman, J., Newlin, D.: Alcohol and stress response dampening: pharmacological effects, expectancy and tension reduction, J. Abnorm. Psychol., 89, 1980
Lesch, O.: Chronischer Alkoholismus, Thieme, Stuttgart, 1984
Margraf, J., Schneider, S.: Panik – Angstanfälle und ihre Behandlung, Springer, Berlin, 1989
Meermann, R., Vandereyken, W.: Verhaltenstherapeutische Psychosomatik, Schattauer, Stuttgart, 1991
Revenstorf, D.: Hypnose als kognitive Therapie. In: Peter, B., Kraiker, CH., Revenstorf, D. (Hrsg.) Hypnose und Verhaltenstherapie, H. Huber, Bern, 1991
Revenstorf, D.: Klinische Hypnose, Springer, 1990
Rost, W. D.: Psychoanalyse des Alkoholismus, Klett-Cotta, Stuttgart, 1987
Wilson, G. T.: Alkohol und Angst. In: Meermann, R., Vandereyken, W., Verhaltenstherapeutische Psychosomatik in Klinik und Praxis, Schattauer, Stuttgart, 1991

Klinische Psychologie und Gesundheitspsychologie in Behandlung und Prophylaxe von Suchtkrankheiten

S. Feselmayer, W. Beiglböck, R. Marx, E. Hauk, E. C. Zach, Ch. Fischer,
U. Narath, S. Waigmann

1. Einleitung

Die klinische Psychologie umfaßt nicht nur die klinisch-psychologische Diagnostik, sondern auch Methoden der psychologischen Behandlung. Der Schwerpunkt der Psychodiagnostik im Bereich der Suchterkrankungen liegt v.a. im Bereich der Erhebung von Art und Ausmaß der hirnorganischen Folgeerscheinungen des Suchtmittelmißbrauches und der Diagnostik der psychischen Grunderkrankung bzw. Beeinträchtigung, die bei der Entstehung der Erkrankung einen bestimmenden Faktor darstellten. Dementsprechend liegt auch der Schwerpunkt der psychologischen Behandlung in diesen beiden Bereichen. Forschungsschwerpunkte in den letzten Jahren lagen in Arbeiten zur Restitution von hirnorganischen Beeinträchtigungen und in Beiträgen zum Problem der „Suchtpersönlichkeit".

Präventive Maßnahmen im Bereich der Suchtproblematik haben bisher in Österreich – im Gegensatz zur Behandlung – eine eher untergeordnete Rolle gespielt. Die Bedeutung diesbezüglicher Maßnahmen wurde erst in den letzten Jahren zunehmend erkannt. Die Gesundheitspsychologie (Health Psychology) beschäftigt sich im Bereich der Suchtproblematik v.a. mit der Erstellung geeigneter und individuell abgestimmter Präventionsprogramme für verschiedene Lebensbereiche wie z. B.: Schulen, Verkehr u. ä. Der Schwerpunkt der Tätigkeit der Psychologen/-innen des Anton Proksch-Institutes lag in den letzten Jahren v. a. im Bereich „Alkohol am Arbeitsplatz", wobei von der Schulung aller Beteiligten bis zur Implementierung von Präventions- und Hilfsprogrammen in div. Großbetrieben im Sinne einer Personalentwicklung sämtliche Bereiche abgedeckt werden.

2. Klinische Psychologie

2.1. Psychologische Diagnostik

2.1.1. Zum Problem der „Suchtpersönlichkeit" („Grundstörung")

Die Suche nach einer „Suchtpersönlichkeit" stand jahrzehntelang im Zentrum psychopathologischer Untersuchungen bei Abhängigkeiten. Diese Untersuchungen waren sowohl testpsychologisch als auch psychodynamisch orientiert. Kategorisieren und klassifizieren hat ja nicht nur in der Suchtforschung eine beruhigende Wirkung auf Forscher und vor allem Therapeuten. Mit der Entdeckung einer genau umschriebenen „Suchtpersönlichkeit" wäre es möglich gewesen, einheitliche therapeutische Konzepte zu entwickeln, die den therapeutischen Zugang vielleicht zu sehr vereinfacht hätten und damit zu einer noch größeren Stigmatisierung der Betroffenen geführt hätten. Das Anfang bis Mitte der 70-er Jahre in der Wissenschaft aufgetauchte Paradigma des systemischen Zuganges hat auch in den letzten Jahren und Jahrzehnten vermehrten Einfluß auf die Suchtforschung gewonnen.

Wie Burian (1984) in einem Überblicksartikel zur Persönlichkeit des Alkoholikers feststellte, gibt es „über die Persönlichkeit des Süchtigen eine ungeheure Fülle kontroverser Untersuchungen".

Burian meint in diesem Zusammenhang, daß die traditionelle psychiatrische Klassifikation und ihre Annahmen über die Krankheitsentstehung nicht einfach auf den Alkoholiker übertragbar sind. Er meint vielmehr, daß wir in der Person des Alkoholikers bzw. des Süchtigen keine Entstehungsfaktoren sondern vielmehr das Ergebnis der Alkoholabhängigkeit treffen und bestenfalls von bevorzugten Abwehrstrukturen sprechen können, die notwendig sind, um sein gefährdetes psychosoziales Gleichgewicht zu erhalten.

Diese bevorzugten Abwehrmechanismen sind beim Süchtigen aber genauso unterschiedlich wie alle anderen individuellen Persönlichkeitsmerkmale. Eine Reihe von Autoren, die sich dem Problem der Suchtpersönlichkeit, vor allem aus psychodynamischer Sicht genähert haben, sind jedoch der Meinung, das Phänomen der Alexithymie sei bei Abhängigen überzufällig häufig anzutreffen.

Unter Alexithymie versteht man im wesentlichen die Schwierigkeit bzw. die Unfähigkeit Gefühle zu benennen, zu differenzieren und auszudrücken. Die Phantasie der Patienten ist oft gering entwickelt, ihre Sprache eingeengt, sehr häufig an gegenständliche konkrete Details gebunden. Burian meint auch, daß diese Patienten und Patientinnen in ihren Beziehungen oft symbiotisch an den Partner gebunden sind, der ihre Stabilität sichert. Die Abhängigkeit vom Partner zeigt sich besonders in einer Unsicherheit beim Durchsetzen eigener Wertvorstellungen und einem recht hohen Maß an sozialer Anpassung. Wie wir also feststellen können, wird auch bereits in den psychodynamischen Modellen vom Konzept der „Suchtpersönlichkeit" teilweise abgegangen und systemische Einflußgrößen mitberücksichtigt, die wohl im therapeutischen und diagnostischen Vorgehen ihren Niederschlag finden müssen.

Das Phänomen der „Suchtpersönlichkeit" versuchte man jedoch nicht nur aus psychodynamischer Sicht, sondern auch von der Seite der Testpsychologie her zu beleuchten. Vor allem seit Mitte der 70-er Jahre wurde eine größere Anzahl von Fragebogenuntersuchungen publiziert, die meist jedoch sehr unterschiedliche Ergebnisse erbrachten (vgl. Feselmayer, Beiglböck 1991)

Insgesamt bleibt festzuhalten, daß die einfachen Persönlichkeitsuntersuchungen der Alkoholabhängigen bzw. Polytoxikomanen mittels testpsychologischer Verfahren abhängig von der Forschungsrichtung sehr heterogene Ergebnisse gebracht haben. Dies entspricht auch der Erfahrung jedes klinisch tätigen Therapeuten.

Aufgrund dieser entmutigenden Ergebnisse wurde in der Folge versucht verschiedene Persönlichkeitstypen herauszufiltern. Stellvertretend für die Vielzahl der Untersuchungen seien hier kurz 2 Arbeiten aus dem Anton Proksch-Institut (Burian, Feselmayer 1978, Feselmayer, Beiglböck 1988) zitiert. Eine Faktorenanalyse von Burian und Feselmayer bestätigte zwar insgesamt die Grundannahme, daß z. B. polytoxikomane Frauen verschiedene Arten neurotischer Strukturen aufweisen, jedoch spezifische und differenziertere alkoholtypische Persönlichkeitsstrukturen konnten auch hier nicht gefunden werden. Aber es ergaben sich bereits auch hier erste Hinweise, daß die Patienten mit starken sozialen Widersprüchen zu kämpfen haben. Bei den Autoren blieb damals der Kontext der Entwicklung Gesellschaft-Persönlichkeit-Suchtmittel ungeklärt, die Einbettung der Persönlichkeit eines Abhängigen in verschiedene soziale Systeme und Strukturen sollte jedoch in der späteren Forschung von Interesse sein.

In einer anderen Untersuchung (Feselmayer, Beiglböck 1988) wurden abhängige Jugendliche mit nichtabhängigen Jugendlichen anhand des Gießentests verglichen. Wieder zeigten sich in beiden Gruppen spezifische Neurotikerprofile, jedoch sowohl in der Kontrollgruppe, als auch in der Versuchsgruppe, ein relativ hoher Prozentsatz von unauffälligen Persönlichkeitsprofilen.

Obwohl bereits zu diesem Zeitpunkt die Annahme der multifaktoriellen Genese einer Abhängigkeitsentwicklung schon zu den wenigen Grundhypothesen der Suchtforschung gehört hat, über die Konsens bestanden hat, beschäftigten sich die Untersuchungen nur mit der Einflußgröße Individuum.

Die Interaktion Droge und Umwelt wurde bei diesen diagnostischen Untersuchungen außer acht gelassen. Erst mit der Einführung des zu Beginn angeführten Paradigmenwechsels gewann die Beobachtung der Interaktion zwischen den einzelnen Einflußgrößen vermehrt an Bedeutung. Im folgenden beschäftigten wir uns im Rahmen unserer Forschungsprojekte vor allem mit der Interaktion zwischen Individuum und seinen Bezugspersonen (siehe „Psychotherapie in der Behandlung Substanzabhängiger" in diesem Buch).

Insgesamt bleibt festzuhalten, daß es so wie es die Suchtpersönlichkeit nicht gibt, auch das Suchtpaar nicht gibt, wie ursprünglich angenommen.

Es lassen sich jedoch bestimmte charakteristische Konstellationen annehmen, je nachdem ob der Mann oder die Frau an einer Abhängigkeitsentwicklung leidet.

Auch wenn der Wunsch nach suchtspezifischen, klar umschriebenen Persönlichkeitstypen und Systemkonstellationen verständlich ist, da einheitliche Strukturen einen vereinfachten therapeutischen Zugang erlauben würden, ist unserer Ansicht nach doch ein differenzierteres Vorgehen vonnöten.

Bei der Psychodiagnostik von Abhängigen ist genauso wie bei allen psychischen Störungen im Persönlichkeitsbereich eine individuelle personbezogene Diagnostik nötig. Eine für die Therapie relevante Diagnostik erfordert auch eine erweiterte Sichtweise. Abhängige müssen zunächst als Teil eines größeren Systems gesehen werden, wobei das System und somit das Ganze eine Eigendynamik entwickelt, die mehr ist als die Summe seiner einzelnen Teile. Diese Einflüsse müssen sowohl bei der Diagnostik als auch der psychologischen Behandlung von Abhängigkeiten berücksichtigt werden.

2.1.2. Zum Problem des hirnorganischen Psychosyndroms

Die Diagnose „Organisches Psychosyndrom" (OPS) bei Alkoholikern stellt sehr häufig eine Stigmatisierung dar, durch die der Patient als unmündiges Wesen eingestuft wird, das der dauernden Bevormundung einer Therapie bedarf, was in der Folge eine Rückkehr in das normale Leben des Patienten erschwert. Die extremsten Ergebnisse dazu finden wir bei Carlson et al. (1973), die bei 95% der Alkoholabhängigen organische Leistungsminderungen fanden bzw. bei Roehrich und Goldman (1993), die je nach setting und verwendeter Testbatterie von bis zu 100% berichten. Templer et al. (1975) hingegen fanden bei abstinenten Alkoholikern keine Defizitsymptome. Der nosologische Begriff des OPS läßt auch eine Einheitlichkeit vermuten, die es noch nicht präzise operationalisierbar gibt.

Berner (1979) betont in seinem Prägnanztyp des hirndiffusen organischen Psychosyndroms die Beeinträchtigung von sowohl noopsychischen (Intelligenz, Gedächtnis) als auch thymopsychischen Funktionen (Antriebsverminderung, Affektstörung).

Schon in einer der ersten Veröffentlichungen zur Restitution des organischen Psychosyndrom (Burian, Feselmayer 1980) schlußfolgern die Autoren als Ergebnis einer Längsschnittstudie, daß die testdiagnostisch feststellbaren Leistungsdefizite der Patientinnen als Durchgangssyndrome infolge einer Intoxikation zu sehen sind. Von einem organischen Psychosyndrom sollte nur dann gesprochen werden, wenn neben psychometrisch erfaßten Defiziten ergänzende neurologische und internistische Befunde vorliegen.

In einer differenzierteren Nachfolgeuntersuchung (Feselmayer et al. 1983) beträgt der Prozentsatz der Organiker, die auch nach 6 Wochen noch reduzierte Werte aufweisen 12%, während es 8 Tage nach Beginn des Entzuges noch 40% aller stationär aufgenommenen Patienten waren. Dabei konnten anhand der Eigenschaftswortliste nicht nur im noopsychischen

Bereich, sondern auch im thymopsychischen Bereich Unterschiede zwischen Organikern und Nichtorganikern testmäßig erfaßt werden. Arbeiten, die von einem höheren Prozentsatz von Organikern auch nach 6-wöchiger Abstinenz berichten, generalisieren meist von minimalen Teilleistungsschwächen auf Organizität. Diese Generalisierung ist auf Basis dieser Daten nicht nur unzulässig, sondern – wie bereits erwähnt – auch gefährlich im Sinne einer Stigmatisierung des Patienten.

Ein weiteres Problem ergab sich dadurch, daß bei der testdiagnostischen Abklärung der Fragestellung „hirnorganisches Psychosyndrom" oft keinerlei noopsychischen Defizite festgestellt werden konnten, jedoch ausschließlich thymopsychische Beeinträchtigungen, die bei einem hirnorganischen Psychosyndrom zu erwarten wären (v. a. Affektlabilität). Aufbauend auf diesen Beobachtungen wurde eine experimentelle Studie an 130 nicht selektierten Patienten des Anton Proksch-Institutes durchgeführt.

Bei der Betrachtung der gesammelten Daten über die gesamte Versuchspopulation konnten nach der 3. Behandlungswoche bei 31.4% der Untersuchten eine leichte bis mittelschwere hirnorganische Beeinträchtigung gefunden werden. Dies stimmt im wesentlichen mit unseren früheren Untersuchungen überein.

Betrachtet man die Ergebnisse in den einzelnen Subtests, so lassen sich für alle eingangs erwähnten Untersuchungen Belege finden: Irgendeine geringgradige Beeinträchtigung findet sich bei knapp 94% der Untersuchten eine leichte bis schwere Beeinträchtigung eben bei knapp 31%. Eine Beeinträchtigung aller thymo- und noopsychischen Funktionen, wie sie bei strenger Auslegung des Bernerschen Prägnanztyps zu erwarten ist, fand sich bei keinem einzigen Untersuchten. Daraus läßt sich bereits ablesen, daß es mehr als unzulässig ist, von dem alkoholbedingten organischen Psychosyndrom zu sprechen. Dies kann wohl nur dann getan werden, wenn bestimmte gemeinsame Ausprägungen vorliegen, wobei eine Beeinträchtigung aller Funktionen als ein sehr seltenes Ereignis anzusetzen ist.

In weiterer Folge wurde versucht, solche gemeinsam auftretenden Ausprägungen zu finden, wobei wir allerdings nur bedingt erfolgreich waren. Immerhin scheint es Hinweise darauf zu geben, daß das am häufigsten auftretende Symptom im Alkoholentzug Aufmerksamkeitsstörungen und nicht Merkfähigkeitsstörungen sind.

Trotz der statistischen Schwächen glauben wir Hinweise darauf gefunden zu haben, daß es möglicherweise doch 2 Typen von organischen Beeinträchtigungen gibt, zumindest lassen sich in Konfigurationsfrequenzanalyse und Clusteranalyse Hinweise darauf finden. Wobei im Sinne der Ausgangshypothese davon ausgegangen werden kann, daß bei dem einen Typ die Beeinträchtigung eher im noopsychischen Bereich liegt. Bei einer anderen Gruppe von Patienten kann von einer geringeren noopsychischen Beeinträchtigung, jedoch von einem vergleichsweise höheren thymopsychischen Defizit gesprochen werden.

Zusammenfassend bleibt zum Problem „Hirnorganisches Psychosyndrom" folgendes festzuhalten:

Wie bereits mehrfach betont, sollte nicht bereits bei einer Teilleistungsstörung von einem OPS gesprochen werden.

Weiters scheint es zu viele verschiedene Arten der Ausprägungsverbindungen zu geben, als daß man von dem *OPS* sprechen könnte. Diese Beeinträchtigungen sollten auf Symptomebene beschrieben werden.

Wie bei dem Problem „Suchtpersönlichkeit" gilt auch hier, daß eine differenziertere Betrachtung angebracht ist, um den Patienten gerechter zu werden und eine individuell abgestimmte Behandlungsstrategie auf der Basis geeigneter diagnostischer Maßnahmen zu entwickeln.

2.2. Psychologische Behandlung

Die Psychologische Behandlung im Bereich der Suchterkrankungen beschäftigt sich so wie die klinisch-psychologische Diagnostik mit zwei wesentlichen Teilbereichen, nämlich dem Training der eventuell beeinträchtigten kognitiven Funktionen (siehe oben) und der Behandlung der psychologischen Gestehungsbedingungen einer Abhängigkeitserkrankung mittels Counselling, social-skill-training, Entwicklung von Coping-Strategien, Entspannungstechniken u. a.

Im folgenden sollen drei psychologische Behandlungsmaßnahmen diese beiden Bereiche illustrieren.

2.2.1. Hirnleistungstraining

Die Effizienz eines kognitiven Trainings zur Wiederherstellung beeinträchtigter kognitiver Funktionen gilt im wesentlichen als gesichert (vgl. Roehrich, Goldman 1993). Die Autoren zeigten anhand einer placebokontrollierten Studie die Wirksamkeit eines einfachen Trainingsprogrammes auf und weisen auf die noch nicht voll genutzten Möglichkeiten des Einsatzes von Computern in diesem Bereich hin.

Im Anton Proksch-Institut wird seit einem Jahr ein Computer (Fa. Schuhfried) zum Training kognitiver Funktionen mit gutem Erfolg eingesetzt.

Die Voraussetzung für eine zielgerichtete Fördermaßnahme ist die Quantifizierung einer etwaigen Beeinträchtigung, die durch eine psychodiagnostische Untersuchung vor Beginn des Trainings erfolgt.

Gleichzeitig ermöglicht die Leistungsdiagnostik eine auch für den Klienten oftmals diffus erlebte kognitive Beeinträchtigung transparent zu machen. Das hier beschriebene Trainingsverfahren bietet die Möglichkeit, gezielt die betroffenen Bereiche zu aktivieren.

Die Programmeinheiten decken folgende Bereiche ab:

– Konzentrationsübungen,
– Förderung der selektiven Wahrnehmung,
– einfache und komplexe Gedächtnisübungen,
– visuelle Raumoperationen,
– Visomotorik,
– Reaktionsgeschwindigkeit.

Die Gerätekonfiguration besteht aus einem Farbmonitor und einem Patientenpult, das ähnlich wie ein Computerspiel aufgebaut ist und somit einen hohen Aufforderungscharakter hat.

Für jede Programmeinheit stehen mehrere Schwierigkeitsstufen zur Verfügung, die sich an die Leistung des Probanden anpassen.

Das gegebene Leistungsfeedback hat die Funktion eines Selbstkontrollmechanismus, ermöglicht aber auch mit Fortschritten und Rückschlägen umgehen zu lernen. Eingebettet in die testdiagnostische Vor- und Nachuntersuchung können neben dem Training auch normative Aussagen und Veränderungen erfaßt werden.

Ein exemplarischer Fall soll die Einsatzmöglichkeit dokumentieren:
Frau T. ist 53 Jahre alt und aufgrund einer Alkohol- und Medikamentenabhängigkeit am API in Behandlung. Sie arbeitet als Buchhalterin in einem kleinen Betrieb, der Wiedereintritt in die Firma ist möglich. Sie selbst beklagt eine subjektive Verlangsamung, sowie Gedächtnisprobleme und Konzentrationsmangel; dem nahenden Arbeitsbeginn sieht sie eher mit Sorge entgegen.
Nach der Testung, die korrespondierend mit dem Erleben der Klientin eine leichte organische Beeinträchtigung zeigt, beginnt die Trainingsphase.

Anfänglich täglich halbstündig, steigert die Klientin von sich aus die Trainingsdauer.

Auffällig sind bei der Untersuchten die persönlichen Ansprüche: Kann sie ihr vorgegebenes Ziel nicht erreichen, stellt sich eine stimmungsbedingte Arbeitsminderung ein, sodaß der Aufbau von Coping Strategien in diesem Fall unabdingbar war.

Die Leistungsparameter, die zu trainieren waren, konnten innerhalb einer dreiwöchigen Trainingseinheit deutlich gebessert werden, auch die Nachuntersuchung verdeutlichte den Trainingserfolg.

Dieses Beispiel soll auch die Notwendigkeit von Rehabilitationsmaßnahmen für die berufliche Resozialisierung aufzeigen. Nicht nur, daß die kognitiven Leistungen gefördert werden, zeigt sich auch die Wichtigkeit, die eigenen Leistungsgrenzen einschätzen zu können.

2.2.2. Biofeedback

Das Prinzip des Biofeedbackverfahrens beruht auf der Rückmeldung biologischer Körperfunktionen. Physiologische Prozesse, die nicht oder nur ungenau durch die exterozeptiven Sinnesorgane erfaßbar sind, werden der bewußten Wahrnehmung zugänglich gemacht. Mittels einer spezifischen Apparatur können bestimmte physiologische Funktionen, wie Herzfrequenz, Hautleitwert, Muskelaktivität, Atemfrequenz, Elektroenzephalogramm oder Blutdruck, operativ gemessen und in exterozeptiv wahrnehmbare Signale umgesetzt werden. Durch Biofeedback ist aber nicht nur die Wahrnehmung der ablaufenden physiologischen Reaktionen möglich, sondern auch die gezielte Beeinflussung derselben (Kröner-Herwig, Sachse, 1988). Physiologische Prozesse werden durch kontingente Rückmeldung in eine gewünschte Richtung modifiziert (Birbaumer, 1977). Das Ziel des Biofeedbacktrainings besteht demnach darin, daß durch äußere Rückmeldung, die rückgemeldete Funktion nach einer Übungszeit willentlich beeinflußt werden kann (Legewie, Nusselt, 1975). Die Biofeedbackmethode basiert auf den aufsehenerregenden Experimenten von Miller und Dicara in den 60er Jahren, die zu einer großen Euphorie auf diesem Forschungsgebiet führten. Man verwendete die Biofeedbackmethode in der Behandlung verschiedenster Erkrankungen und setzte große Hoffnungen in deren Heilung. Es kam allerdings in den 70er Jahren zu einer großen Ernüchterung, da sich diese Hoffnungen nicht erfüllten, und nur Teilerfolge bei einigen Störungsbereichen erzielt werden konnten. So konnten auch die Ergebnisse der Studien, die zum Beginn der Biofeedbackforschung beigetragen hatten, nicht mehr repliziert werden, und dieser Forschungszweig wurde wieder in den Hintergrund gedrängt. Erst in den 90er Jahren, dem Jahrzehnt zunehmender Technisierung und Progression der Computergeneration, erlebt die Biofeedbackforschung einen neuen Aufschwung. Mit den verbesserten Methoden physiologischer Datenerhebung, -verarbeitung und -speicherung bieten sich neue Perspektiven in der Anwendung von Biofeedbackverfahren. Biologische Rückmeldungen sind mit einer meßtechnisch sowie optisch und akustisch verfeinerten und modifizierten computergesteuerten Biofeedbackstation möglich, wodurch die Arbeit mit Biofeedbackverfahren wieder an Sinnhaftigkeit gewinnt.

In der Behandlung der Alkoholkrankheit wurde Biofeedback bereits in den 70er Jahren eingesetzt, als man anhand psychophysiologischer Untersuchungen feststellte, daß bei chronischen Alkoholikern ein erhöhtes physiologisches Arousal vorhanden ist. Dieses erhöhte physiologische Aktivierungsniveau wurde im Bereich der Elektromyographie (EMG) im Frontalisbereich festgestellt (Steffen et al., 1974, 1975). Nathan (1974, zitiert nach Wittchen, 1978) konnte in einer Studie feststellen, daß bei Alkoholikern eine insgesamt erhöhte Muskelspannung vorhanden ist, die mittels Biofeedbacktraining jedoch reduzierbar ist. Versuchspersonen, die lernten ihre Muskelspannung zu beeinflussen, konsumierten auch geringere Alkoholmengen. Die Ergebnisse dieser Studie wurden in späteren Jahren jedoch angezweifelt. Das erhöhte physiologische Arousal zeigte sich vor allem in einer Reduktion des Alpha-Rhythmus im EEG (Jones, Holmes, 1976). Man setzte aufgrund dieser Befunde große Hoffnungen auf die Rückmeldung der Hirnstromaktivität (Elektroenzephalogramm: EEG). Die Rückmeldung der Alpha-Gehirnwellen wurde bekannt unter dem Namen Alpha-Training und beruht darauf, daß durch die Sichtbar- und Bewußtmachung der Alpha-Wellen auch deren Beeinflussung möglich sei. Eine gesteigerte Alpha-Aktivität führt zu Gefühlen der Entspannung und Gelöstheit (Vaitl, 1993). Wittchen (1975) führte in Kalksburg das Alpha-Training bei chronischen Alkoholikern und Personen der Normalpopulation durch und stellte fest, daß 82% der Untersuchten die Kontrolle der Alpha-Wellen erlernen konnten.

Dabei konnte er keinen Unterschied zwischen Normalpersonen und chronischen Alkoholikern ohne organisches Psychosyndrom feststellen. Chronische Alkoholiker, bei denen ein organisches Psychosyndrom diagnostiziert wurde, konnten aufgrund der beeinträchtigten Reaktionszeit keine oder nur mangelhafte Alpha-EEG- Kontrolle erlernen.

Für viel Aufsehen sorgte auch eine Studie von Peniston und Kulkosky (1989) über das Alpha-Theta Gehirnwellen-Training mit der Erhebung der Beta-Endorphin Anteile bei Alkoholikern. Das Alpha-Theta-Gehirnwellen-Biofeedback-Trainingsprogramm wurde als neue Behandlungstechnik bei chronischen Alkoholikern eingeführt. Über das Studium der Theta-Gehirnwellen wurde im Gegensatz zu den Alpha-Wellen relativ wenig veröffentlicht, man weiß jedoch, daß dieser Rhythmus in einer EEG-Aufnahme im tiefen Stadium der Meditation erreicht wird. Ergebnisse der Anwendung dieser Entspannungstechnik auf die Behandlung bei Alkoholismus bestätigen weder die Effizienz noch widerlegen sie diese. Eine Hypothese besagt, daß die Elektroenzephalogramme chronischer Alkoholiker unter der Voraussetzung eines anhaltenden EEG-Gehirnwellentrainings eine reliable Erhöhung der Alpha-EEG-Amplitude und eine Steigerung der Höhe der EEG Alpha Aktivität zur Folge hat. Peniston und Kulkosky (1989) wiesen nach, daß Entspannungstherapie in Form eines Gehirnwellentrainings (brain-wave training – BWT) Depressionen und die Rückfallhäufigkeit bei Alkoholikern reduziert. Die Anwendung des Brainwavetrainings, scheint eine Stabilisierung der Beta-Endorphinwerte zu bewirken, die noch 13 Monate später durch eine, im Vergleich zur Kontrollgruppe, niedrigere Rückfallrate bestätigt werden konnte. Die Autoren schließen daraus, daß die durch BWT induzierte Entspannung eine wertvolle Therapie in der Behandlung von Alkoholikern darstellt. Weitere Untersuchungen in diesem Bereich wären zur Absicherung dieser Ergebnisse wünschenswert. Möglicherweise nimmt auch die Biofeedbackforschung in den nächsten Jahren einen erneuten Aufschwung, da die technischen Möglichkeiten auf diesem Gebiet mittlerweile so fortgeschritten sind, daß sie eine einfache Handhabung des EEG- Biofeedbacks ermöglichen.

Allgemein besitzen Entspannungsmethoden in der Alkoholismusbehandlung eine große Bedeutung, da sie zur Erlernung eines herabgesetzten Aktivierungsniveaus hervorragend geeignet sind. So kommen neben dem Autogenen Training und der Progressiven Muskelrelaxation natürlich auch Biofeedbackverfahren mit verschiedenen Parametern, wie Elektromyographie, Elektrodermatologie, zur Anwendung (Wittchen, 1978).

Derzeit wird in Kalksburg eine Studie über die Biofeedback- Entspannungsmethode bei alexithymen Alkoholikern durchgeführt (Waigmann, 1994). Alexithyme Merkmale zeigen sich in nicht äußern und nicht wahrnehmen können von Gefühlen. Gerade in jüngerer Zeit wurde ein Zusammenhang zwischen alexithymen Störungen und Alkohol- und Drogenabhängigkeit herausgefunden (Burian, 1985; Greger, 1992; Krystal, 1979; 1988). Nachdem in einer Reihe von Studien nachgewiesen werden konnte, daß bei Alexithymen aufgrund der gehemmten Äußerung von Gefühlen nach außen, die physiologischen Werte ansteigen, muß man annehmen, daß dieser Umstand auf Dauer zu Folgeerkrankungen führen kann (Traue, 1989). Daraus ergibt sich auch die noch offene Frage, ob alexithyme Alkoholiker eine höhere Rückfallsrate aufweisen, als nicht alexithyme. Mittels Entspannungsmethoden soll dem Klienten ein Werkzeug gegeben werden, das ihm helfen kann, seine physiologischen Werte zu kontrollieren. Ziel dieser Studie ist es, festzustellen, ob die Methode der Biofeedbacktherapie bei alexithymen Alkoholikern ein erhöhtes physiologisches Belastungsarousal effektiver reduzieren kann, als bei nichtalexithymen Alkoholikern. Es besteht die Annahme, daß für alexithyme Alkoholiker das Erlernen einer Entspannungsmethode leichter möglich ist, wenn ihnen dabei die Möglichkeit geboten wird, ihre physiologischen Prozesse durch Visualisieren besser wahrzunehmen und damit auch besser kontrollieren und verändern zu können. Sollte dieser Nachweis gelingen, könnte das Biofeedbackverfahren, auch durch die erweiterten technischen und damit verbundenen ökonomischeren Möglichkeiten, wieder eine attraktive Behandlungsmethode in der Alkoholismustherapie werden.

2.2.3. Computergestützte Diagnostik und Behandlung

Computergestützte Verfahren haben im letzten Jahrzehnt im Anton Proksch-Institut in der Psychologischen Diagnostik und Forschung, zunehmend auch in der Psychologischen Behandlung, einen hohen Stellenwert gewonnen. Leistungsuntersuchungen und Biofeedbackverfahren sind ohne Computer mittlerweile fast undenkbar, elaborierte Fragebogenuntersuchungen kaum effizient durchführbar.

Im Psychologischen Labor des Anton Proksch Institutes haben computergestützte Verfahren bereits Anfang der 80er Jahre Einzug gehalten. Trotz der für heutige Verhältnisse geringen Leistungsfähigkeit der damaligen Geräte und Programme, waren mit ihrer Neueinführung Testabläufe, Testbatterien in vorher undenkbar effizienter Weise durchführbar. Eingeschränkt wurden (und werden bis heute) die Möglichkeiten fast ausschließlich durch die den eigentlichen Chancen zwangsläufig immer nachhinkende Testentwicklung und -programmierung.

Die Akzeptanz der computergestützten Verfahren durch die Probanden kann aus der Erfahrung des Anton Proksch-Institutes allgemein als sehr gut bezeichnet werden. Die Darbietung des Testmaterials kann in vielen Fällen ansprechender durch Monitorunterstützung erfolgen; insbesondere bei Fragebogenuntersuchungen können durch bessere Lesbarkeit die Ermüdung, und durch einen klaren Ablauf, die Zahl der Auslassungen deutlich verringert werden.

Auch für die Psychologinnen und Psychologen liegen die Vorteile auf der Hand: Zeitraubende Auswerteschritte entfallen, das rechnerische Ergebnis liegt sofort nach Testende vor: Sehr effizient kann somit über die Notwendigkeit der Vorgabe weiterer Tests entschieden werden. Adaptive Verfahren werden erstmals problemlos möglich, spezielle Leistungstests durchführbar.

Andererseits müssen auch die Probleme des computergestützen Testens angesprochen werden. Hier imponiert vor allem das Problem der Gültigkeit der über PC dargebotenen Tests:

In den ersten Jahren der Darbietung psychologischer Tests über Computer wurden die Papier-Bleistift-Normen – mangels Angebots an speziell für Computervorgabe normierter Tests – einfach übernommen. Die gravierende Änderung der Testsituation und -materialien, im Vergleich zu einer Papier-Bleistift-Situation, bedingt für sich alleine zumindest eine Überprüfung der Gültigkeit bereits vorhandener Normen. Die damals vielfach verbreitete Praxis vorhandene Tests einfach mit gleichen Normen in ein Programm zu übersetzen, muß in diesem Licht mit großen Vorbehalten betrachtet werden. Gute Vertriebsfirmen achten jedoch neuerdings darauf, daß die Tests für den Computereinsatz nachnormiert werden.

Ähnliches gilt für Aussehen und Bedienungweise der Testperipherie: Zwischen Geräten unterschiedlicher Anschaffungszeitpunkte waren fallweise Unterschiede feststellbar. Auch hier war die weithin gebräuchliche Übernahme der Normen zwar kaum zu umgehen, jedoch sicher problematisch. Doch auch hier werden derzeit Anstrengungen unternommen diese mögliche Fehlerquelle auszuschließen.

Augenmerk muß bei Anwendung computergestützter Testverfahren auch darauf gelegt werden, daß die Versuchsleiter nicht den Bezug zu den verwendeten Verfahren verlieren. Während bis zur PC-Anwendung zumeist bei der Auswertung, wenn nicht auch bei der Vorgabe, der Psychologe, die Psychologin direkten Kontakt zum Testmaterial hatte, ist dies bei Computervorgabe meist stark reduziert: Der Bereich zwischen Instruktion und Testergebnis ist in viel geringerem Ausmaße Teil der täglichen Routine.

Trotz aller zuletzt angesprochenen Probleme, die bei entsprechend kritischem, fachlich fundiertem Vorgehen bewältigbar sind, ist eine moderne Psychodiagnostik ohne Computerunterstützung kaum mehr denkbar. In zunehmendem Maße gilt dies auch für die Psychologische Behandlung. Neben Biofeedback muß hier im besonderen der Bereich des Hirnleistungstrainings genannt werden, der erst mit dem Computer in der täglichen Arbeit rationell angeboten werden kann.

2.2.4. Ergopsychometrie

Die enge Verbindung zwischen psychologischer Diagnostik und psychologischer Behandlung zeigt sich am Beispiel der erst in den letzten Jahren entwickelten Ergopsychometrie.

Eine der selbstverständlichsten Forderungen in der psychologischen Diagnostik, daß Tests nur unter neutralen, streßfreien Bedingungen vorgegeben und bewertet werden sollen, kann nach Guttmann (1982) zu falschen Ergebnissen bzw. Vorhersagen führen und verdient daher aufgrund neuerer Untersuchungen in anderem Licht gesehen zu werden.

Mit der Entwicklung der Ergopsychometrie, dem Testen unter physischer und/oder psychischer Belastung, entstand eine neue Methode der Leistungsdiagnostik, die vorerst im sportpsychologischen Bereich zum Einsatz kam, wo bereits auch erste Ansätze zur Behandlung eventuell auftretender Leistungsdefizite unter Belastung entwickelt wurden. So ergaben sich Hinweise darauf, daß jene Sportler, die in Wettkampfsituationen nicht ihr volles Leistungspotential umsetzen können („Trainingsweltmeister"), in einer Testung unter psychischer Belastung schlechtere Leistungen erbringen, als bei einer Erhebung ihrer Leistungen in einer ruhigen, streßfreien Situation. Dabei wurde auch festgestellt, daß eine Behandlung dieser Gruppe mittels Selbstkontrolltechniken möglich ist (Beiglböck 1983, Bischof 1983).

Laut Guttmann (1986) kann die Kenntnis des eigenen Aktivierungsniveaus und die Beobachtung einer stattfindenden Aktivierungsänderung in einer Streßsituation dazu beitragen, die Auswirkungen auf die persönliche Leistungsfähigkeit zu erkennen. Deshalb sieht er zusätzlich zur Kontrolle der Aktivierung, auf die besonders Augenmerk gelegt wird, die Modifikation des Attributionsstils als effektive Form der Intervention an. Ist jemand fähig, eine anfangs angstmachende Situation mit positiver Einstellung zu meistern, kann dieses Vorgehen zur physiologischen Selbstkontrolle verwendet werden.

Das Ausschöpfen des individuellen Leistungspotentials – auch unter Belastung – spielt jedoch nicht nur im Sport eine wesentliche Rolle, sondern auch in anderen Bereichen des Lebens, wie z. B. in der Schule oder bei Anforderungen des normalen modernen Lebens, wie etwa am Arbeitsplatz oder im Straßenverkehr.

Bei der Untersuchung von Patienten mit psychogenen Störungsbildern ergaben sich Hinweise darauf, daß Patienten unterschiedlicher klinischer Gruppen zu einem weitaus höherem Prozentsatz nicht in der Lage sind, unter Belastung ihre Leistung umsetzen zu können. Daher versuchte eine Forschergruppe am Anton Proksch-Institut diese Ergebnisse auf ihre Brauchbarkeit für die Alkoholismusforschung zu überprüfen.

Eine Studie von Beiglböck, Feselmayer und Bischof (1989) beschäftigte sich mit Ergopsychometrie bei klinischen Gruppen. Die Versuchsgruppe wurde aus 20 Psychosomatikern und 20 Alkoholabhängigen gebildet. Personen mit anamnestisch gesichertem Erleichterungstrinken, bzw. bereits ärztlich behandelten Erkrankungen aus dem psychosomatischen Formenkreis, wurden aus der Kontrollgruppe ausgeschlossen. In der Streßbedingung wurde unspezifisches weißes Rauschen über Kopfhörer dargeboten.

Die umfangreiche Testbatterie wurde jeweils unter Normalbedingung und unter Streßbedingung vorgegeben. Die Aufenthaltsdauer der Versuchsgruppen in den Kliniken betrug sechs bis acht Wochen. Die ergopsychometrische Untersuchung wurde erst knapp vor der Entlassung durchgeführt, was speziell im Falle der Alkoholiker wichtig erschien, damit Restitutionseffekte ausgeschlossen werden konnten (vgl. Feselmayer, Marx, Hofleitner und Beiglböck, 1983).

Das Verhältnis von Trainingsweltmeistern, d.h. jener Patienten, die unter Belastung schlechtere Leistungen als in Ruhe erbrachten, zu Nicht-Trainingsweltmeistern war in beiden klinischen Gruppen annähernd gleich groß. Ca. 72.5% Trainingsweltmeister bei den Versuchsgruppen standen nur 43.5% Trainingsweltmeister der Kontrollgruppe gegenüber. In der Kontrollgruppe befanden sich also mehr als doppelt so viele Personen, die unter Belastung einen Leistungsanstieg hatten (56.5%) als in den Patientengruppen (27.5%).

Bei Betrachtung des subjektiven Aktivierungsniveaus über die 3 Testzeitpunkte zeigte sich, daß die Patienten mit Leistungsabfall unter Belastung keine Veränderung ihres subjektiven Aktivierungszustandes erlebten, während die Personen mit Leistungsanstieg eine signifikante Veränderung in Richtung größerer Aktiviertheit angaben. Auch beim Item wach/müde erlebten sich die Nicht-Trainingsweltmeister signifikant wacher als die Trainingsweltmeister über den Testverlauf. Die Nicht-Trainingsweltmeister der Kontrollgruppe gaben ebenfalls eine signifikante Veränderung in Richtung mehr aktiv und wach an. Ein objektiv erfaßbarer Leistungsanstieg in verschiedenen Leistungstests ging, sowohl in der Patientengruppe als auch in der Kontrollgruppe, mit einer Steigerung des subjektiven Aktivierungsniveaus und zunehmender Wachheit einher.

Daß jedoch die Diagnose „Trainingsweltmeister" nicht ein Lebensurteil bleiben muß, wurde in der zuvor angeführten sportpsychologischen Untersuchung von Beiglböck (1983) nachgewiesen. Guttmann (1986) betont, daß Selbstkontrolle nicht identisch mit Entspannung ist. Selbstkontrolle verlangt bewußtes und absichtliches Handhaben von Aktivierungsprozessen, was in der Gruppe der sogenannten Trainingsweltmeister offensichtlich nur suboptimal erfolgt. In Streßsituationen ist dies meist die absichtliche Entspannung.

Nichtsdestoweniger gibt es Personen, die ein sehr niederes habituelles Aktivierungsniveau besitzen und sogar unter Belastung nicht ihre optimale Leistung erreichen. Diese müssen lernen, ihre Aktivierung den Aufgabenstellungen entsprechend zu erhöhen. Durch den Gebrauch formelhafter Vorsätze im Sinne autosuggestiver Beeinflussung kann das Training in die entsprechende Richtung modifiziert werden.

Der Versuch, eine Selbstkontrolltechnik (modifiziertes Jacobson-Training mit Vorsatzbildung) auch bei „klinischen Trainingsweltmeistern" zur Therapie einzusetzen, wurde von Hauk (1989) erstmals durchgeführt.

147 männliche und weibliche Alkoholiker wurden einem ergopsychometrischen Setting mit parallelisierten Testbatterien, einmal unter neutraler und einmal unter Streßbedingung, unterworfen. Als Stressor wurde wieder „weißes Rauschen" verwendet.

Die Diagnose „Trainingsweltmeister" wurde dann aufgrund von 3 verschiedenen Leistungstests, dem Subtest assoziatives Merken aus dem A. Kohlmann Demenztest, einer Parallelform von Grünberger und zwei neu konstruierten Parallelformen, dem Syndrom-Kurztest (SKT) von H. Erzigkeit, der in 4 Parallelformen vorliegt und den Reaktionen am Wr. Determinationsgerät gestellt, wobei das Trennungskriterium ein Leistungsabfall in mindestens einem der drei Leistungstests unter Belastung war.

Beim 1. Testzeitpunkt ergaben sich 120 Trainingsweltmeister. 82% der Personen hatten also unter Belastung einen Leistungsabfall. Bei der bereits erwähnten Studie von Beiglböck, Feselmayer und Bischof (1987) ergaben sich 72.5% Trainingsweltmeister, in ihrer Kontrollgruppe betrug der Prozentsatz 43.5%. Im sportlichen Bereich, bei den Orientierungsläufern (Beiglböck, 1983) belief sich der Anteil der Trainingsweltmeister gar nur auf 20%.

Nach dem 1. Testzeitpunkt wurden die identifizierten Trainingsweltmeister in eine Versuchsgruppe und eine Kontrollgruppe geteilt. Die Versuchsgruppe wurde drei Wochen lang in dem speziellen Training unterwiesen, die Kontrollgruppe bekam kein zusätzliches Training angeboten.

Beim 2. Testzeitpunkt (3 Wochen später) zeigte sich, daß nur mehr 28,3% der Personen in der Versuchsgruppe, jedoch 92.9% der Personen in der Kontrollgruppe einen Leistungsabfall unter Streß hatten. Das hoch signifikante Ergebnis ($p<0.0001$) zeigt die Wirkung des sehr intensiv durchgeführten Trainings. Ein großer Prozentsatz der Personen in der Versuchsgruppe hat also gelernt, den Aktivierungsprozeß der Situation anzupassen und die Leistung gemäß der Anforderung zu steuern.

Das Ergebnis dieser Untersuchung zeigt, daß die bei Sportlern so nützliche Therapie für Trainingsweltmeister auch bei klinischen Gruppen, in diesem Fall bei Alkoholikern, die in der Literatur als besonders gespannte Personen beschrieben werden und meist inadäquat auf Belastungen reagieren sollen (Feuerlein, 1984; Bräutigam et al., 1975), erfolgreich eingesetzt werden kann. Die Patienten bekommen bei der Beherrschung der Methode nicht nur ein Instrument in die Hand, das ihnen gestattet, ihr optimales Leistungsvermögen zu erreichen, sie können auch, da sie gelernt haben auf Spannungsunterschiede in ihrem Körper vermehrt zu achten, ganz bewußt Entspannung anstreben.

Die erfolgreiche Handhabung dieser Aktivierungsprozesse äußert sich auch im Persönlichkeitsbereich durch vermehrte Selbstsicherheit. Viele dieser Patienten erleben oft nach langer Zeit erst wieder, daß sie ihre Leistung beeinflussen können, was einen positiven Einfluß auf den Selbstwert hat. Abgesehen von der Behandlung der Grundstörung ermöglicht dieses Verfahren durch eine Beschleunigung der Rehabilitation einen rascheren Zugang zu psychotherapeutischen Interventionen.

3. Gesundheitspsychologie

3.1. Alkohol am Arbeitsplatz als Beispiel gesundheitspsychologischer Intervention

In Österreich sind ca. 5–7% der Mitarbeiter eines Betriebes alkohol- oder medikamentenabhängig. Alkoholkranke fehlen 16mal häufiger am Arbeitsplatz als unauffällige Alkoholkonsumenten. In 50.000 von 200.000 Arbeitsunfällen (inklusive Unfälle am Weg zum Arbeitsplatz) ist Alkohol mit im Spiel. Ein alkoholauffälliger Mitarbeiter erbringt nach einer Untersuchung der Stanford University nur noch 75% der Arbeitsleistung eines unauffälligen Alkoholkonsumenten.

Nach Seidl (1989) beträgt der sich daraus ergebende jährliche Verlust eines Unternehmens pro 1000 Mitarbeiter 3 Millionen öS. Pro Arbeitstag entstehen österreichischen Unternehmen ein alkoholbedingter Schaden von 40 Millionen Schilling. Bezogen auf die gesamte Volkswirtschaft in Österreich sind dies 10 Milliarden Schilling pro Jahr.

Diese Zahlen sollten aufhorchen lassen, spiegeln sie doch nicht nur ein gewaltiges Ausmaß von menschlichem Leid wider, sondern lassen auch erahnen, welche psychologischen Probleme und Führungsprobleme am Arbeitsplatz entstehen.

Alkohol am Arbeitsplatz beeinträchtigt auch das Betriebsklima. Mitarbeiter, die unter Alkoholwirkung stehen, sind in ihrem Wesen verändert, z. B. aggressiver, kritikloser, versprechen mehr, als sie halten können; machen, wie schon erwähnt mehr Fehler, die zum Teil von anderen mit ausgebessert werden müssen; fehlen häufiger, weshalb es bei anderen zu Mehrarbeit kommt, es entsteht dadurch Unzufriedenheit. Probleme des Einzelnen werden damit zu Problemen des Betriebes.

Hilfloser Umgang mit Gesundheitsproblemen von Mitarbeitern kann zu hilflosem Führungsstil führen, dies widerspricht moderner Unternehmenskultur. Chronisch wiederkehrende Probleme werden als inkompetente Personalpolitik erlebt, und Führungsprobleme bewirken ein schlechtes Betriebsklima.

Als Beispiel für inkompetente Personalpolitik gilt die Ausgliederung eines betroffenen Mitarbeiters, ohne zuvor Schritte gesetzt zu haben, wie sie in einem innerbetrieblichen Präventionsprogramm vorkommen.

Aus den bereits genannten Zahlen von Betroffenen wissen wir, daß das Ausgliedern nur eine vorübergehende kosmetische Aktion ist, und daß das Problem bei anderen oder neuen Mitarbeitern mit großer Wahrscheinlichkeit wieder den Betrieb belasten wird.

In Österreich sind im Gegensatz zur BRD (West) und den USA nur in ganz wenigen Unternehmen Programme zur Früherkennung und Behandlung von betroffenen Mitarbeitern zu finden. Das Problem wird solange ignoriert, bis die reduzierte Arbeitsleistung und die zahlreichen Krankenstände nicht mehr übersehen werden können. Dann allerdings wird dem betroffenen Mitarbeiter nicht geholfen, sondern gleich massiv gedroht bzw. gekündigt. Man sieht das daran, daß über 60% der Patienten im Anton Proksch Institut zum Zeitpunkt ihrer Aufnahme arbeitslos sind, während in der Gesamtbevölkerung die Arbeitslosenquote derzeit knapp 6% beträgt. Alkoholkrank wird man nicht von einem Tag auf den anderen, sondern dies ist ein Prozeß, der sich bei Männern im Durchschnitt über 10–15 Jahre hinzieht und bei Frauen 5–7 Jahre dauert. Ein langer Zeitraum mit vielen typischen Ereignissen, die für Vorgesetzte Gelegenheit bieten würden, den Betroffenen auf sein Problem und die damit verbundenen innerbetrieblichen Schwierigkeiten anzusprechen.

Warum schauen Vorgesetzte aber solange tatenlos zu ?

Ein wichtiger Grund dafür mag darin liegen, daß Mißbrauch von Alkohol in Österreich noch immer ein Tabu-Thema ist. Mit „bsoffenen Gschichten" bekommt man bei uns noch immer mehr Anerkennung als Ablehnung. Aber bereits auf dieser Ebene kann man, wie schon erwähnt, beträchtliche Ausfälle beobachten.

Das Trinken am Arbeitsplatz betrifft alle Berufsschichten und macht auch nicht vor der Führungsetage halt.

Mögliche gesundheitpsychologische Angebote bestehen in verschieden innerbetrieblichen Maßnahmen. Diese sollten auf jeden Fall 2 Bereiche umfassen:

1. innerbetriebliche Präventions- und Früherkennungsprogramme
2. Einzelfallhilfe

ad. 1. Innerbetriebliche Präventions- und Früherkennungsprogramme

Der für einen Betrieb schwierigste Teil besteht in der Installation eines innerbetrieblichen Präventions – und Früherkennungsprogrammes.

Ein solches innerbetriebliches Programm kann nur funktionieren, wenn es vom gesamten Betrieb getragen wird. Wir meinen damit: Führungsspitze, Betriebsrat, mittleres Management und Basis. Es muß einheitlich und transparent sein. Unsere Erfahrung zeigt, daß wenn nur eine dieser Instanzen ausfällt oder es sogar sabotiert, das vorgegebene Ziel nicht erreicht werden kann.

Ein wesentlicher Punkt ist daher im Vorfeld einer eventuellen Implementierung eines derartigen Programmes, eine Sensibilisierung aller Ebenen des Betriebes zu erreichen. Dies muß mit besonderer Sorgfalt geschehen, um häufig zu beobachtendem Abwehrverhalten vorzugreifen. Bereits hier müssen Gesundheitspsychologen innerbetrieblichen Entscheidungsträgern zur Seite stehen.

Erst nach Abschluß dieser Phase ist eine „kick-off group" (vgl. Dietze 1992) zu installieren.

Generell erscheint es jedoch sinnvoll darauf hinzuwirken, daß die Tätigkeit derartiger Gruppen nicht nur auf Suchtprobleme beschränkt bleibt, sondern auch die Erlangung der Kompetenz zur Entwicklung breiter angelegter Gesundheitsförderungsprogramme angestrebt wird. Dies erhöht nicht nur die Akzeptanz eventueller Programme in der Belegschaft, sondern erscheint auch im Hinblick auf andere psychosoziale Schwierigkeiten (z. B. psychosomatische Erkrankungen) oder gesundheitsgefährdendes Verhalten (z. B. Fehlernährung) von Bedeutung. Die Aufgaben dieser Gruppe sollte v. a. in folgenden Bereichen liegen (vgl. Standfest 1991):

– Ermittlung von Risken für den problematischen Umgang mit Suchtmitteln,
– Abbau von arbeitsplatzbedingten Risikofaktoren,
– Entwicklung von Maßnahmen zur Vermeidung von Mißbrauchsverhalten (z. B. alkoholfreie Getränke promoten, Aktionswochen für Jugendliche etc.),
– Aufbau von betriebsinternen Strukturen als Hilfestellung für Betroffene.

Die Aufgabe des Gesundheitspsychologen in dieser Phase der Projektentwicklung ist die Unterstützung beim Finden eigener, an den jeweiligen Betrieb angepaßten Lösungen, sowie die Durchführung geeigneter Schulungsprogramme, die zumindest folgende Bereiche umfassen sollten (vgl. Feselmayer, Marx 1993):

Information, Diskrimination, Selbstreflexion, Kommunikation

Die Punkte Information und Diskrimination dienen der Sensibilisierung für die Suchtproblematik allgemein, vor allem dem Erkennen- und Unterscheidenlernen zwischen Gebrauch, Mißbrauch und Abhängigkeit. Die Auswirkungen des Alkoholkonsums auf die Arbeitsleistung, sowie typische Wesensveränderungen bei Gefährdeten und Suchtkranken, sollen in dieser Phase dargestellt und diskutiert werden.

Die Selbstreflexion betrifft den eigenen Trinkstil und den betrieblichen Umgang mit Alkohol. Laissez-faire in einem Bereich und Restriktion im anderen, lassen auf Führungsschwäche schließen. Denn Problemgespräche werden z. B. dann unglaubwürdig, wenn von Mitarbeitern Abstinenz gefordert wird, und in der Chefetage Alkohol als soziales Schmiermittel für den Abschluß von Geschäftsaufträgen verwendet wird.

Die Kommunikation, das heißt Gespräche mit Gefährdeten und Abhängigen, gehört für Vorgesetzte mit Führungsverantwortung zu den besonders schwierigen Aufgaben. Erfahrungsgemäß ist das erste problemzentrierte Gespräch, also das Konfrontationsgespräch, wo besondere Schwellenängste überwunden werden müssen eher schwierig (vgl. Beiglböck 1993).

In speziellen Workshops, welche von erfahrenen Gesundheitspsychologen geleitet werden sollten, werden die Fragen geklärt:

Wann solche Gespräche zu führen sind;
Wer daran teilnehmen soll;
Wie sie geführt werden sollen;
   z. B. welche Punkte zuerst angesprochen werden sollen
   und welche erst später;
Wann sie wiederholt werden müssen;
Wie man Abwehrstrategien der Betroffenen begegnet;
Welche Sanktionen erlaubt sind.

Anhand von exemplarischen Fällen und im Rollenspiel werden diese Punkte intensiv trainiert.

ad. 2. Einzelfallhilfe

Unter Einzelfallhilfe versteht man alle Maßnahmen, die dazu dienen, bereits erkrankte Mitarbeiter auf Ihr Problem anzusprechen und Hilfemöglichkeiten aufzuzeigen. Einzelfallhilfe sollte fachkundig in die Wege geleitet werden, die Funktion des Vorgesetzten, beschränkt sich dabei im wesentlichen darauf, in einem Konfrontationsgespräch das Problem so anzusprechen, daß in weiteren Motivationsgesprächen der Mitarbeiter bereit ist, externe Hilfe anzunehmen. Als günstig hat es sich erwiesen, wenn dazu ein Betriebsarzt oder Betriebspsychologe beigezogen wird. Hier gibt es 3 Möglichkeiten:

- Vermittlung eines niedergelassenen Spezialisten.
  (Arzt oder Psychologe)
- Vermittlung einer Spezialambulanz.
- Vermittlung einer stationären Behandlungseinrichtung.

Erst an einer dieser drei Stellen sollte dann die medizinisch-psychologische Diagnose gestellt und die Behandlung eingeleitet werden. Ein ausführliches Erstgespräch an dieser Stelle dient folgenden Zielen:

- Aufbau eines Vertrauensverhältnisses, das vor allem die therapeutische Schweigepflicht, gegenüber Außenstehenden, (Vorgesetzten und Familienmitgliedern etc.) zum Inhalt hat,
- Abbau der Angst vor Stigmatisierung,
- Überprüfung der Probleme und Änderungsmotivation des Betroffenen,
- Zuweisung zur ärztlichen Durchuntersuchung und Erstellung der ärztlichen Diagnose.
  Frühestens jetzt kann bei entsprechenden Befunden von einer Abhängigkeit gesprochen und eine Behandlung eingeleitet werden.

Während der Behandlung, die in 4 Phasen abläuft, sollte es zu Kontakten zwischen Patient, Vorgesetzten, Betriebsarzt bzw. Betriebspsychologe und Therapeut kommen.

Ziel dieser Kontakte ist:

- Für den Patienten die Erkenntnis, daß die Firma seiner Behandlung positiv gegenübersteht und ihn in seinen Bemühungen um Aufrechterhaltung der Abstinenz unterstützt.
- Weiters allfällige Änderungen in seinem Einsatzbereich vorzunehmen, sofern diese für das Therapieziel günstig sind.
- Für Vorgesetzte, Betriebsarzt und Betriebspsychologen Zusammenhänge zwischen Arbeitssituation und Entstehung und Aufrechterhaltung der Erkrankung erkennen zu lernen. Dies ist nur dann möglich, wenn der Suchtkranke nicht isoliert betrachtet wird, sondern in seinem sozialen Umfeld gesehen wird, und Veränderungen auch in seinem sozialen Umfeld angestrebt werden. Einzelfallhilfe ist nicht nur tertiäre Prävention, sondern hilft auch, die Maßnahmen der primären Prävention zu optimieren.
- Für den Therapeuten ist es wichtig, die Sichtweise der Firma kennenzulernen. Divergierende Aussagen können benutzt werden, um an realistischeren Therapiezielen zu arbeiten.

Für ein fruchtbringendes Ergebnis solcher Kontakte ist es unerläßlich, daß das Therapiegeheimnis nicht verletzt wird, was bedeutet, daß die Gesprächsinhalte zuvor mit dem Patienten abgesprochen sein müssen, und daß die Gespräche selbst im Beisein des Patienten erfolgen.

Hat der Patient eine stationäre Therapie absolviert, so ist die Behandlung noch nicht abgeschlossen, sondern wird ambulant weitergeführt. Um den Erfolg zu stabilisieren, ist es wichtig, den Mitarbeiter in ein Nachsorgeprogramm einzugliedern, welches idealerweise sowohl durch den betriebsärztlichen bzw. betriebspsychologischen Dienst, als auch in einer ambulanten Beratungsstelle durchgeführt werden kann. In einer geschlossenen Behandlungskette, wie sie vom Anton Proksch Institut entwickelt wurde, wird der Patient vom selben Therapeuten weiterbehandelt, welcher ihn auch stationär betreut hat. Damit ist eine optimale Behandlungskontinuität gewährleistet.

3.2. Gesundheitspsychologische Maßnahmen bei der Arbeit mit Angehörigen von Suchtpatienten

Etwa seit den Fünfziger Jahren fand eine stürmische Entwicklung des Spektrums familieneinbeziehender Methoden bei der Behandlung psychiatrisch auffälliger und damit zunehmend auch alkoholkranker Patienten statt. Damit erfolgte eine Erweiterung des Anwendungsbereiches psychologischer Behandlung vom Individuum hin zum gesamten System „Familie" als Folge von einer Vielzahl von Forschungsergebnissen, ursprünglich ausgehend von der sog. „Neuen Physik" und der philosophischen Erkenntnisse, gemäß welchen jede Veränderung eines Teiles auch die Gesamtheit des Systems verändert, und – siehe Gestaltpsychologie – das Ganze mehr als die Summe seiner Teile ist. Es trat immer unübersehbarer die Bedeutung der Veränderungen kleinster Einheiten für die Funktion der Gesamtheit in den Vordergrund.

Familientherapeutische Sitzungen sind aus vielen Gründen, wie z. B. Zahl und Ausbildung des vorhandenen therapeutischen Personals, finanzielle und zeitliche Möglichkeiten der zu behandelnden Familie, Größe des betroffenen Familiensystems, etc., nicht möglich.

Hier kann der Psychologe mit der Anwendung gezielter Strategien, welche sowohl Information als auch Beratung und psychologische Behandlung inkl. Verhaltenstraining und Entspannungstechniken inkludieren, unterstützend tätig werden.

Schwerpunktmäßig läßt sich die Angehörigenarbeit in diesem Rahmen grob unterteilen in

- telefonische Angehörigenberatung und -betreuung,
- persönliche Beratungsgespräche mit Angehörigen im Bereich der ambulanten Behandlung von Suchtpatienten,
- begleitende psychologisch fundierte Unterstützung der Angehörigen während des stationären Aufenthaltes des Suchtpatienten, sowie Vorbereitung der Angehörigen auf Veränderungen im Familiensystem nach Rückkehr des stationär behandelten Patienten in den Familienverband.

3.2.1 Die telefonische Angehörigenberatung und -betreuung

Die telefonische Betreuung von Angehörigen erfordert nebst der Vermittlung sachlicher Information über den Verlauf von Suchtkrankheit eine gezielte und gleichzeitig behutsame Befragung des – zumeist zu Beginn anonymen – Anrufers. Die Situation ist besonders bei Erstkontakten heikel, der Anrufende muß sich in seiner meist verzweifelten Lage sofort verstanden und akzeptiert fühlen können. Telefonische Kontakte dieser Art kommen fast immer unter starkem psychischem Druck zustande. Es handelt sich zumeist um Partner oder Eltern, gelegentlich aber auch um nahestehende Freunde des Suchtkranken, die vor der Aufgabe stehen, sich selbst vor den Auswirkungen der Krankheit des Betroffenen – und häufig direkt vor dem Patienten selbst – zu schützen, gleichzeitig aber Verantwortung für das süchtige Verhalten meinen tragen zu müssen.

Im besten gesundheitspsychologischen Sinne ist somit ein rasches Erfassen der Situation des Anrufers und diagnostische Einordnung des Krankheitsstadiums des Süchtigen ein unbedingtes Muß. Darauf basierend können sodann weiterführende Informationen, mit welchen gleichzeitig Verständnis für den Anrufer signalisiert wird, gegeben und die in der Regel dringliche psychische Entlastung des Angehörigen eingeleitet werden. Dazu gehört auch der Abbau der Hemmschwelle, weitere telefonische Gespräche bei Bedarf anzuknüpfen, sodaß ein erster Schritt zu einem veränderten Umgang des Angehörigen mit dem Betroffenen erarbeitet werden kann. Angemerkt sei an dieser Stelle noch, daß solche psychohygienischen Strategien das Gefüge der Partner- bzw. Elternbeziehungen zu dem betroffenen Kranken zwar in oft nur winzigen Schritten aber dennoch – siehe oben – nachhaltig in der Form verändern können, daß damit bereits wertvolle Motivationsarbeit für eine spätere Behandlungsbereitschaft des Süchtigen geleistet wird.

In den meisten Fällen gelingt es auch, den Angehörigen zu einem persönlichen Gespräch und zur Teilnahme an laufenden Angehörigengruppensitzungen einzuladen, sodaß psychohygienische Maßnahmen vertiefend-unterstützend angewendet werden können.

3.2.2. Angehörigenarbeit im Bereich der Ambulanz

Unter anderen ist der Zeitfaktor sehr wesentlich für den Erfolg gesundheitspsychologischer Behandlung. Der Angehörige hat praktisch immer eine lange Leidenszeit hinter sich, während der er bestimmte verfestigte Strukturen im Umgang mit dem Kranken aufgebaut hat, und er benötigt nun einen fachlich versierten und psychologisch gut ausgebildeten Gesprächspartner, der ihm ausreichend Zeit widmet, um seine bisherigen Erfahrungen reflektieren zu können. Dabei ist es notwendig, ein Klima herzustellen, in welchem der Angehörige seinen Ängsten und bislang in der Regel unterdrückten Aggressionen gegenüber dem Suchtkranken auch Ausdruck verleihen kann. Diese Gespräche dienen in erster Linie der psychischen Entlastung des Angehörigen und tragen dadurch unmittelbar zur Erhöhung seiner psychischen Belastbarkeit bei. Von großer Bedeutung ist die Vermittlung der Erkenntnis, daß der Suchtkranke lediglich dann erfolgreich behandelbar sein kann, wenn er selbst dies ausdrücklich wünscht, und daß es daher kontraindiziert ist, dem Patienten weiterhin beim Vertuschen seiner Krankheitsfolgen behilflich zu sein. Dieser Punkt bedarf in der

Regel langwieriger stützender Behandlung des Angehörigen insofern, als dieser meist schon lange Zeit die Verantwortung für den Patienten und dessen Verpflichtungen übernommen hat, und sich daher auch nicht so leicht von dieser Rolle, die letztlich auch eine Machtposition darstellt, trennt, zumal auch jegliches Vertrauen in diese Fähigkeiten des Suchtkranken inzwischen geschwunden ist. Zu diesem Zweck setzt die Gesundheitspsychologie ein Maßnahmenpaket bestehend aus Information, Kommunikationstraining, Erarbeitung von Coping Strategien, Erlernen von Entspannungsmechanismen, gezielt und sehr individuell auf die Bedürfnisse der jeweiligen Person abgestimmt, ein.

Aus der zunehmenden Kenntnis des Krankheitsverlaufes einerseits, und der abnehmenden Verstrickung in diese Rollenzuweisungen andererseits, resultiert eine im psychohygienisch erwünschten Sinne stattfindende Distanzierung des Angehörigen gegenüber den Forderungen des Suchtkranken. Dies erst ermöglicht dem Angehörigen, die jeweils zielführenden Schritte zur Veränderung der Gesamtsituation einzuleiten. Konkret mag dies bedeuten, daß die Frau eines Alkoholkranken z. B. aufhört, ihm täglich die gleichen Vorwürfe zu machen, auf ihn nachts zu warten, ihn in Gasthäusern zu suchen und dgl. mehr, sondern vielleicht sogar zunächst einmal mit den Kindern die gemeinsame Wohnung verläßt und damit beginnt, wieder auf ihren eigenen Gesundheitszustand und jenen der Kinder zu achten, den alkoholabhängigen Partner „loszulassen", und damit den oben beschriebenen ersten Schritt setzt, auf Grund dessen sich die gesamte bestehende, bis dahin festgefügte Abhängigkeitsproblematik zu verändern beginnen kann.

Dieser Schritt wird jedoch erst möglich, wenn der Angehörige erfaßt und auch innerlich nachvollzogen hat, daß er weder „Schuld" noch Verantwortung für das Suchtverhalten seines Partners trägt, und aus dieser Haltung heraus es auch für ihn nicht möglich sein kann, die Entwicklung des Suchtverhaltens zu steuern oder dieses zu stoppen.

3.2.3. Gesundheitspsychologische Begleitung von Angehörigen während der Dauer des stationären Aufenthaltes von Suchtpatienten

Die Zeit der stationären Behandlung der Suchtkranken ist immer eine kritische Zeitspanne in bezug auf Veränderungen in der Beziehung zwischen Angehörigen und Süchtigem. Zum einen wird der nunmehr behandlungswillige Kranke mit hohen Erwartungen betrachtet, zum anderen befürchtet der gesunde Partner, seine gewohnte und mehr oder weniger unumstritten gewesene Machtposition in der Partnerschaft verlassen zu müssen. Nicht selten erweist sich der Angehörige während dieser Zeit als ungewöhnlich stark krankheitsanfällig: Der Zusammenbruch äußerer Strukturen der Familie geht häufig mit der Dekompensation physischer und psychischer Natur einher.

Das vordringliche Anliegen der gesundheitspsychologisch orientierten Begleitung muß daher die fortlaufende Unterstützung und Stabilisierung des Angehörigen sein, da der nunmehr zumindest einmal räumlich vom Suchtkranken „losgelöst" ist. Dies bedeutet für den Angehörigen eine psychologisch gut zu nutzende Chance seine bisherige Position in der Partnerschaft zu reflektieren. Der Behandlungszeitraum des Patienten ist so für den Angehörigen eine Möglichkeit der körperlichen, wie der seelischen Erholung.

Ein weiteres Anliegen des Gesundheitspsychologen ist in diesem Zusammenhang die Vorbereitung von Strategien für „die Zeit danach". Da der Angehörige während der Krankheit des Süchtigen tatsächlich oft gezwungen war, Initiativen zu ergreifen, die schon erwähnte Position des „Starken", die „Machtposition" zu übernehmen, gilt es nunmehr, mit ihm zusammen Konzepte zu erarbeiten, mittels derer er auch akzeptieren lernen kann, daß der nun abstinente Suchtkranke sich schrittweise wieder in die bestehenden Verantwortungsbereiche integrieren wird. Diese begleitende psychologische Behandlung muß den Angehörigen soweit abstützen, daß dieser imstande ist, auch bei ständiger Konfrontation mit der Rückfallgefährdung bei dem Patienten nicht direktiv-entmündigend zu reagieren, sondern anstelle blinden und überzogenen Vertrauens und damit verbundener Enttäuschungsreaktionen, im gegebenen Fall eine gesunde, distanzierte und stabile Gelassenheit aufzubringen, die nicht sofort durch Verurteilungen den Lernprozeß des Süchtigen wieder blockiert, was sich ja unweigerlich sofort auf die Qualität der Beziehung negativ auswirken müßte.

Das Ziel der gesundheitspsychologischen Angehörigenarbeit im Suchtbereich muß somit als Schwerpunkt stets die psychische Unterstützung bei gleichzeitigem Ermöglichen einer Lockerung festgefügter Abhängigkeitsstrukturen sein. Wenn diese subtile und schwierige Arbeit gelingt, kann sowohl bei dem betroffenen Patienten als auch dem Angehörigen wieder persönliches Wachstum stattfinden, womit wieder sinnerfülltes Leben möglich wird.

4. Schlußbemerkung

An dieser Stelle konnte nur ein Ausschnitt aus der Tätigkeit klinischer Psychologen/-innen und Gesundheitpsychologen/-innen im Bereich der Abhängigkeitsproblematik dargestellt werden.

Trotzdem hoffen wir einen Teil des breiten Spektrums klinisch-psychologischer und gesundheitspsychologischer Diagnostik und Intervention beleuchtet zu haben.

Literatur

Beiglböck, W.: Ergopsychometrische Diagnostik in der Sportpsychologie. Unveröff. Diss. Univ. Wien, 1983

Beiglböck, W., Feselmayer, S., Bischof, B.: Ergopsychometrie – Neue Wege der experimentellen Psychodiagnostik pathologischer Belastungsreaktionen. Zf. f. exp. u. angew. Psychologie, Göttingen, 1/89, Hogrefe, 1989

Beiglböck, W.: Die ersten Konfrontationsgespräche mit abhängigen Mitarbeitern/innen. Inhalt und Funktion problemorientierter Gespräche. Wr. Zf. f. Suchtforschung, 16, 1, 1993

Birbaumer, N.: Biofeedback und operante Konditionierung physiologischer Prozesse. In: Birbaumer, N. (Hrsg.) Psychophysiologie der Angst. (S. 267–270). (Fortschritte der klinischen Psychologie 3). München, Urban und Schwarzenberg, 1977

Bischof, B.: Psychologische und psychophysiologische Moderatorvariablen in der Belastungsdiagnostik. Unveröff. Diss., Universität Wien, 1983

Berner, P.: Psychiatrische Systematik. Ein Lehrbuch. Huber, Bern, 1979

Bräutigam, W., Christian, P.: Psychosomatische Medizin. Stuttgart, Thieme, 1975

Burian, W., Feselmayer, S.: Restitution bei alkoholkranken und polytoxikomanen Frauen, insbesondere zum Residualsyndrom. In: Keup, W. (Hrsg.) Folgen der Sucht, Thieme, Stuttgart, 1980

Burian, W.: Das Alexithymiekonzept in der Suchttherapie. Wiener Zeitschrift für Suchtforschung, 8, (1/2), 33–37, 1985

Burian, W.: Die Psychotherapie des Alkoholismus. Unter besonderer Berücksichtigung des Frauenalkoholismus. Vandenhoek und Ruprecht, Göttingen, 1984

Carlson C., Claeson, L. E., Petterson, L.: Psychometric signs of cerebral dysfunction in alcoholics, British Journal of Addiction, 68, 8386, 1973

Dietze, K.: Alkohol und Arbeit. Erkennen-Vorbeugen-Behandeln. Orell Füssli, Zürich, 1992

Feselmayer, S., Marx, R., Hofleitner, I., Beiglböck, W.: Kritische Untersuchung zum organischen Psychosyndrom. Wr. Zf. für Suchtforschung 6, 4, 1983

Feselmayer, S., Beiglböck, W., Bischof, B: Das alkoholinduzierte organische Psychosyndrom – einheitliches Syndrom oder differenzierte Typen. Vortrag gehalten bei der Tagung experimentell arbeitender Psychologen Bamberg, 1987

Feselmayer, S., Beiglböck, W., Burian, W., Lentner, S.: Psychologische Charakteristika jugendlicher Abhängiger in Langzeit- und Kurzzeittherapieeinrichtungen. In: Ladewig, D. (Hrsg.) AIDS bei Drogenabhängigkeit, ISPA-Press, Lausanne, 1988

Feselmayer, S., Beiglböck, W.: Von der Suchtpersönlichkeit zum Suchtsystem – neue Erkenntnisse. Wr. Zf. f. Suchtforschung. 14, 3/4, 1991

Feselmayer, S., Marx, R.: Ausgliedern oder Helfen? Psychologische Grundlagen des Umganges mit Gefährdeten am Arbeitsplatz. Wr. Zf. f. Suchtforschung, 16, 1, 1993

Feuerlein, W.: Alkoholismus – Mißbrauch und Abhängigkeit. Stuttgart, Thieme, 1984

Greger, R.: Emotionsdifferenzierung und ihre Veränderung durch Belastung bei alexithymen Alkoholikern. Philosophische Diplomarbeit, Universität Wien, 1992

Guttmann, G.: Ergopsychometry: Testing under Physical or Psychological Load German Journal of Psychology, 6,2, 141144, 1982

Guttmann, G.: Ergopsychometric Testing: Predicting and Actualizing Optimum Performance under Load. In M. H. Appley, R. Trumbull (Eds.), Dynamics of Stress. Plenum Series on Stress and Coping. New York and London, Plenum Press, 1986

Hauk, E.: Ergopsychometrie bei klinischen Gruppen. Die Auswirkungen einer Selbstkontrolltechnik auf die Leistungen bei Alkoholikern. Unveröff. Diplomarbeit, Universität Wien, 1989

Jones, F.W., Holmes, D. S.: Alcoholism, alpha production and biofeedback. Journal of Consulting and Clinical Psychology, 45, 698–699, 1974

Kröner-Herwig, B., Sachse, R.: Biofeedbacktherapie: klinische Studien; Anwendung in der Praxis Stuttgart: Kohlhammer, 1988

Krystal, J. H.: Alexithymia and Psychotherapy. Am. J. Psych., 33, 17–31, 1979

Krystal, J. H., Giller, E. L., Cicchetti, D. V.: Assessment of Alexithymia in Posttraumatic Stress Disorder and Somatic Illness: Introduction of a Reliable Measure. Pychosomatic Medicine, 48, No. 1/ 2, 1986

Legewie, H., Nusselt, L. (Hrsg.): Biofeedback- Therapie. Lernmethoden in der Psychosomatik, Neurologie und Rehabilitation. München, Urban und Schwarzenberg, 1975

Nathan, P. E., Bridell, D. W.: Behavioral Assessment and Treatment of Alcoholism. In: Kissin, B., Begleiter, H. (Eds.) The biology of Alcoholism, 1977
Peniston, E. G., Kulkosky, P. J.: Alpha- Theta Brainwave Training and ß-Endorphin Levels in Alcoholics. Alcoholism: Clinical and Experimental Research, 13, No. 2, 271–279, 1989
Roehrich, L., Goldman, M. S.: Experience-Dependent Neuropsychological Recovery and the Treatment of Alcoholism. Journal of Consulting and Clinical Psychol. 61,5, 1993
Seidl, Ch.: Alkohol im Betrieb. Unveröffentl. Dipl.-Arbeit, Wirtschaftsuniv. Wien, 1989
Standfest, E.: Suchtverhalten in der Arbeitswelt – Vorbeugen und Helfen aus der Sicht der Gewerkschaft. In: LSSH (Hrsg.) Alkohol am Arbeitsplatz, Landesstelle gegen die Suchtgefahren für Schleswig-Holstein, Kiel, 1991
Steffen, J. J.: Tension- reducing effects of alcohol: Further evidence and some methodological considerations. Journal abnorm. Psychol., 83, 542– 547, 1974
Steffen, J. J.: Electromyographically in duced relaxation in the treatment of chronic alcohol abuse. (Brief reports). Journ. Cons. Clin. Psychol., 43, 275, 1975
Templer, D. I., Ruff, C.F., Simpson, K.: Trail-Making-Test performance of alcoholics abstinent at last year. Int. Journal of Addiction, 10, 609–612, 1975
Traue, H. C.: Gefühlsausdruck, Hemmung und Muskelspannung unter sozialem Streß. Göttingen: Hogrefe, 1989
Vaitl, D.: Biofeedback. In: Vaitl, D., Petermann, F. (Hrsg.) Handbuch der Entspannungsverfahren (S. 272–309). Band 1. Grundlagen und Methoden, Weinheim: Psychologie- Verlags-Union, 1993
Waigmann, S.: Ein Effektivitätsvergleich der Biofeedback- Entspannungsmethode zwischen alexithymen und nichtalexithymen Alkoholikern. Unveröffentlichte Diplomarbeit, Universität Wien, 1994
Wittchen, H.-U.: Biofeedback und Alkoholismus. Philosophische Dissertation, Universität Wien, 1975
Wittchen, H.-U.: Die Bedeutung von Biofeedback Methoden in der Alkoholismustherapie. Wiener Zeitschrift für Suchtforschung, 1, Nr. 3, 23–41, 1978

Elektrophysiologische Aspekte des Alkoholismus: kognitive Potentiale

H. Frank, A. Rustembegovic

1. Einleitung

Zwillings- und Adoptionsstudien lassen auf eine starke genetische Komponente bei der Genese des Alkoholismus schließen. Man begann daher nach möglichen biologischen Markern der Erkrankung zu suchen (Schuckit, 1980).

Die Erkenntnis der Heterogenität dieser Krankheit und Widersprüche in den Forschungsergebnissen führten zur Suche nach neuen Typologien des Alkoholismus. Die Wirkungsstärke genetischer Faktoren, aber auch Komorbidität (Depression, antisoziale Persönlichkeitsstörungen, Phobien, Panikattacken, Psychopathie, Neurotizismus) oder Persönlichkeitsmerkmale (wie „sensation seeking", „novelty seeking", „harm avoidance" oder „reward dependence") wurden als diskriminative Variable bei der Bildung von Subtypen des Alkoholismus verwendet. Die Typologie von Cloninger (1987) sei als Beispiel genannt.

Sowohl Morphologie als auch Amplitude und Latenz des kognitiven Potentials p300 sind bei eineiigen Zwillingen bzw. bei Geschwistern ähnlicher als bei Nichtgeschwistern (Polich und Burns 1987, Steinhauer et al. 1988), was für die genetische Transmission der Quellen und somit der Attribute dieses Potentials spricht. Ihre Rolle als Marker eines erhöhten Alkoholismusrisikos war Gegenstand umfangreicher Forschung.

Diese endogenen kognitiven Potentiale und ihre Veränderung bei chronischem Alkoholismus sind Thema der vorliegenden Arbeit.

2. Elektrophysiologische Aspekte – kognitives Potential p300

Aus der von der unverletzten Kopfhaut mit Hilfe von Elektroden abgeleiteten hirnelektrischen Hintergrundaktivität – dem EEG – lassen sich mit Hilfe der elektronischen Datenverarbeitung ereigniskorrelierte Potentiale (EKP, event related potential, ERP) sichtbar machen (Abb. 1). Diese Phänomene sind Antworten des Kortex auf äußere oder innere Ereignisse und daher stimulus- bzw. zustandsabhängig. Man kann sie als eine Abfolge von bioelektrischen positiven und negativen Potentialschwankungen oder „Wellen" beschreiben mit bestimmten Charakteristika wie Latenzen und Amplituden oder topographischen Besonderheiten.

Evozierte Potentiale lassen sich in exogene und endogene Potentiale unterteilen. Exogene Potentiale sind solche, deren Amplituden bzw. Latenzen von Reizgegebenheiten wie z. B. Lautstärke, Tonhöhe, Helligkeit eines Lichtreizes etc. beeinflußt werden. Endogene Potentiale hingegen sind weitgehend unabhängig von physikalischen Eigenschaften des Reizes und hängen wesentlich von kognitiven Faktoren ab.

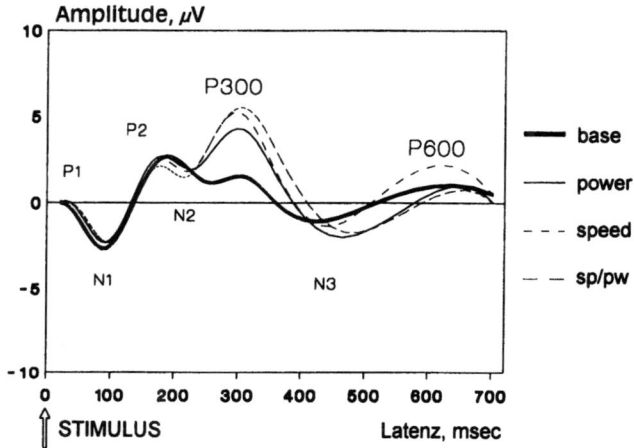

Abb.1. Das akustisch evozierte Potential (AEP) mit seiner endogenen Komponente p300 und seine Abhängigkeit von der Aufgabenschwierigkeit (base=baseline, power= leicht, speed=mittel, sp/pw=schwierig)

2.1. Beschreibung der p300

Verarbeitungsnegativität, Erwartungswelle (CNV) und p300 sind zustandsabhängige Phänomene und damit endogene Potentiale. Wir konzentrieren uns auf die p300 oder kurz p3 genannt. Sie ist eine positive Welle, die ungefähr um 300 msec (daher der Name „p300"!) nach dem Stimulus auftritt und meist eine relativ hohe Amplitude aufweist. Diese positive Welle wird nur unter ganz bestimmten Bedingungen generiert.

Das Auftreten einer p300-Komponente in den hirnelektrischen Antworten auf dargebotene Reize setzt voraus, daß die Versuchsperson, zumeist aufgrund einer Instruktion, ihre Aufmerksamkeit zuwendet (Aufgabenrelevanz, task relevance). In der klassischen experimentellen Anordnung muß der Proband aus einer Reihe von gleichartigen Hintergrund- oder Standardreizen (z. B. 1000 Hz-Töne, sogenannter Nichtzielreiz) selten und nach dem Zufall eingestreute Reize, die vom Standardreiz abweichen (z. B. 2000 Hz-Töne, sogenannter Zielreiz), mit einem Tastendruck beantworten oder in Gedanken mitzählen.

Die Amplitude der p300-Komponente hängt vom Ausmaß der beim Probanden vorliegenden Ungewißheit (equivocation) ab. Nach der Informationstheorie entspricht die übertragene Information dem Informationsgehalt eines Ereignisses abzüglich eines möglichen Informationsverlustes, bedingt durch die subjektive Ungewißheit, ob das Ereignis korrekt wahrgenommen wurde. Unter Berücksichtigung dieser Unsicherheit (Terminus der Informationstheorie: Equivokation) haben Ruchkin und Sutton (1978) p300-Befunde erklären können, die sich in Untersuchungen mit Signalentdeckung und Zeitschätzungsparadigmen (Johnson und Donchin 1978) gezeigt hatten.

Hinsichtlich des Zeitablaufes bei der Generierung der p300-Welle wird angenommen, daß der kognitive Prozeß, der vom Auftreten der p300-Komponente begleitet ist, erst initiiert wird, wenn die Analyse des Signals abgeschlossen ist.

Der Hippokampus ist einer der wichtigsten Hirngebiete, die zur Entstehung der p300 zumindest beitragen (Halgren et al. 1980, Porjesz und Begleiter 1981, Hill et al. 1988), ein Hirngebiet, das eng mit Lern- und Gedächtnisfunktionen verknüpft ist.

Nach Donchin (1981) spiegelt die p300-Welle den intrapsychischen Prozeß der Kontextaktualisierung wieder. Über die in der Umwelt fortlaufend auftretenden Ereignisse werden Konzepte gebildet, mit welchen Ereignissen weiterhin zu rechnen ist. Tritt ein seltenes, unerwartetes Ereignis auf, so muß das vorliegende Konzept aktualisiert werden. Dieser Prozeß ist vom Auftreten der p300-Welle begleitet. Die Amplitude reflektiert den Betrag der kognitiven Verarbeitungskapazität (processing resources, mental efforts), die bei der Informationsverarbeitung der auslösenden Reize in Anspruch genommen wird.

Versuchsbedingungen, bei denen die Probanden ihre Aufmerksamkeit auf zwei verschiedene gleichzeitig ablaufende Reizdarbietungen aufteilen müssen (Doppelbelastungsaufgaben), zeigten, daß bei der Signalverarbeitung eine Zunahme der mentalen Arbeitsbelastung (mental workload) mit einer Vergrößerung der p300-Amplitude einhergeht.

Wie fügt sich der Zusammenhang von p300-Amplitude und Intensität kognitiver Prozesse in das Konzept der Kontextaktualisierung?

Donchin (1986) stellte die Hypothese auf, daß die p300-Amplitude das Ausmaß kognitiver Verarbeitung reflektiere, das für die Modifikation der im „Arbeitsspeicher" (working memory) vorliegenden Repräsentation des auslösenden Reizes erforderlich ist.

Ein kognitives Modell für die p300-Welle, welches sich an theoretische Konzepte von Shiffrin und Schneider (1977) und deren Unterscheidung von automatischen und kontrollierten Informationsverarbeitungsprozessen orientiert, wurde von Rösler (1982) vorgeschlagen. Danach ist ein Reiz immer dann von einer meßbaren p300-Welle gefolgt, wenn er kontrollierte und nicht automatische Prozeßabläufe bei seiner Verarbeitung erfordert. Ein solches Modell würde im Gegensatz zum Konstrukt der Kontextaktualisierung Befunde interpretieren können, wonach die p300-Amplitude mit der Komplexität der dargebotenen Stimuli und der Aufgabe zunimmt (Johnson 1984).

Folgende intervenierende Variable und kognitive Konstrukte werden somit für die p300 in Anspruch genommen:

Intervenierende Variable:
Erwartung (expectancy, Squires et al. 1976), Ungewißheit (equivocation, Ruchkin und Sutton 1978), mentale Arbeitsbelastung (mental workload, Isreal et al. 1979, 1980), Verarbeitungszeit (processing time, McCarthy und Donchin 1983).

Kognitive Konstrukte:
Orientierungsreaktion (orienting reaction, Donchin et al.1984), Gedächtnissuchoperation (memory search, Mulder 1986), Mustervergleich (template matching, Ford 1978), Kontextaktualisierung (context updating, Donchin 1981), kontrollierte kognitive Verarbeitung (controlled processing, Rösler 1982).

2.2. Subtypen der p300

Man unterscheidet mehrere Subtypen der p300:
- Die eigentliche mit parietozentralem Maximum auftretende p300b,
- die frontozentral mit höchster Amplitude auftretende p300a (Squires et al. 1975) und
- die von Courchesne et al. 1975 erstmals beschriebene Novel-p300.

Die beiden letztgenannten Subtypen weisen charakteristische Eigenschaften der Orientierungsreaktion auf. Die im Vergleich zur p300b kürzere Latenz reflektiert eine automatische Orientierung. Die Amplitude der p300 nach unerwarteten und neuartigen Stimuli (Novel-p300), für die vom Probanden keine aktive Reaktion vorgesehen ist, steigt mit dem Grad der Abweichung vom Standardstimulus und habituiert schnell (Yamaguchi and Knight, 1991). Die parietozentrale p300b ist kein elektrophysiologisches Korrelat der Orientierungsreaktion, da kaum Habituationsphänomene beobachtet werden können und sie nur durch aufgabenrelevante Reize ausgelöst wird.

Courchesne (1977,1978,1983, zitiert nach Holcomb et al., 1985) beschrieb zusätzlich zur p300 verschiedene späte ERP Komponenten: eine negative Komponente zwischen 300 und 600 msek (Nc) sowie eine positive Komponente zwischen 700 und 1100 m (Pc). Ebenso berichtete Courchesne über eine späte zentroparietale langsamen Welle (SW), die bei Zielreizen in Kindern höher als in Erwachsenen war. Rösler und Heil (1991) bringen späte positive Potentiale mit Situationen in Zusammenhang, in denen Information verwendet werden muß, die einen Zugriff auf das Gedächtnis (working memory) erfordern und die Revision operationaler Schemata verlangt oder die Revision von Konzepten über Stimulus-Response Beziehungen. Die Amplitude und Dauer dieser Komponente hänge von den Anforderungen ab, die an das „arbeitende Gedächtnis" gestellt werden.

Ruchkin et al. (1990a,b) betrachteten die p300 als komplexes Phänomen, dem verschiedene neuronale Quellen zugrunde liegen und dessen Ausprägung, zeitlicher Ablauf und Topographie vom Typ der gerade ablaufenden mentalen Operation bestimmt wird.

3. Genetische Aspekte des Alkoholismus

An umfangreichen Stichproben durchgeführte Studien haben einen signifikanten genetischen Beitrag bei bestimmten Formen des Alkoholismus demonstriert (Bohman et al., 1981, Cloninger et al., 1981, Bohman et al., 1992).

Sher (1991) fand, daß ein häufig verbreiteter Typus des Alkoholismus (Typ I nach Cloninger), der sowohl bei männlichen als auch bei weiblichen adoptierten Kindern von Alkoholkranken vertreten ist, mit einem milderen Alkohalabusus und minimaler Kriminalität der biologischen Eltern assoziiert ist und üblicherweise milden aber auch fallweise einen schweren Verlauf (abhängig vorwiegend von postnatalen Faktoren) aufweist. Der Typ II war mit schwerem Alkoholmißbrauch, Kriminalität und einer extensiven Behandlungsgeschichte des biologischen Vaters männlicher Adoptierter, einem mäßigen bis schweren Verlauf und relativ geringer Modulation durch die Umwelt verbunden. Weibliche Adoptierte hingegen zeigten selten Alkoholismus, jedoch häufig körperliche und psychiatrische Beschwerden. Daraus schließt der Autor, daß Kinder von Alkoholkranken (children of alcoholics, COAs) keineswegs als homogene Gruppe anzusehen sind. Der Autor weist auf die Rolle der Umwelt hin: Viele Alkoholkranke haben keine ebenfalls alkoholkranken Verwandten. Eine sehr hohe Rate an Alkoholkranken ist unter den Eltern von Inzest-Opfern zu beobachten. Alkoholikerfamilien haben ein geringeres Ausmaß an familiärem Zusammenhalt, Ausdrucksfähigkeit, Unabhängigkeit, intellektuell-kulturelle Orientierung usw.

COAs weisen ein höheres Risiko für eine Reihe negativer Konsequenzen auf. Einige dieser Beobachtungen könnten allerdings auch mit der gestörten Familiensituation zusammenhängen, die eine wichtigere Determinante der Psychopathologie sein könnte, als eine genetische Disposition. Ferner besteht eine signifikante Komorbidität zwischen Alkoholismus und anderen Störungen (vor allem anxiety disorders, affektive Störungen, Drogenabusus/-abhängigkeit und antisoziale Psychopathie), ebenso wie die Komorbidität der Eltern ein wichtiger Faktor für die Natur und das Ausmaß der Probleme ihrer Nachkommen zu sein scheint.

Brown et al. (1987) untersuchten die Erwartungen gegenüber Alkoholeffekten und fanden, daß erwachsene COAs signifikant stärkere Erwartungen hatten, daß Alkohol ihre kognitiven und motorischen Leistungen erhöhen würde als Nicht-COAs.

COAs sind in ihren Leistungen im Bereich Wahrnehmung/Motorik nicht signifikant beeinträchtigt. Sie haben jedoch Defizite bei Leistungen des verbalen und nichtverbalen abstrakten und begrifflichen Denkens. Es wurden verschiedene kognitive Defizite beschrieben: Abstraktionsfähigkeit, visuelles Scannen, Aufmerksamkeitsleistungen und Fähigkeiten des Planens, räumliches Lernen, der Wortfindung (vocabulary), Abstraktion, organisatorische Fähigkeiten und verbale Begabungen (Gillen und Hesselbrock, 1992). Tarter et al. (1989) beschrieben Mängel der Planung, Reflektivität, psychomotorischen Leistungen und Fähigkeit ablenkende Stimuli auszuschalten, was auf zerebrale Dysfunktion hinweise. COAS sollten angeblich an einer Schwäche des zielgerichteten Verhaltens leiden. Diese Ergebnisse könnten allerdings auch im Zusammenhang mit der Häufung der Psychopathologie, vor allem der Häufung der antisozialen Persönlichkeitsstörung (ASP) als Komorbidität in den Familien Alkoholkranker stehen. Alkoholiker mit ASP haben einen früheren Erkrankungsbeginn, einen schwereren Verlauf als Nicht-ASP-Alkoholkranke, ferner sind bei ihnen neuropsychologische Fehlfunktionen wahrscheinlicher als bei Nicht-ASP-Alkoholiker. Sie sind charakterisiert durch früheren und schweren Alkoholkonsum und häufigeren Konsum illegaler Drogen. Eben diese Gruppe der ASP weist Mängel in der Planung, im kontrollierten Verhalten, häufigere kriminelle Handlungen in der Jugend etc auf. So könnte also die komorbide ASP einen Beitrag zur kognitiven Dysfunktion leisten. Tarter et al. (1989) untersuchten COAs und schlossen Kinder mit ASP-Eltern aus. Nicht ausgeschlossen wurden jedoch Kinder (durchschnittlich 12 Jahre alt, ASP noch nicht zu erfassen!) mit späterem ASP! Die Autoren untersuchten daher in einer weiteren Untersuchung COAs zwischen 21 und 25 Jahren und schlossen alle Personen mit ASP bzw mit ASP der nahen Angehörigen aus der Gruppe der COAs aus und untersuchten sie als eigene Gruppe, wenn kein Alkoholismus in der Familie zu explorieren war. Die Studie bestätigte die Hypothese der Autoren: Es fanden sich keine Unterschiede zwischen der FHP (family history positive) – und der FHN (family history negative) – Gruppe, wenn Personen mit ASP ausgeschlossen worden waren. ASP-Personen hingegen zeigten schlechtere Leistungen bei sprachlichen Aufgaben.

Eine weitere Erklärung, daß Tarter Unterschiede zwischen FHP- und FHN- Kindern fand, ist darin zu sehen, daß eventuell Entwicklungsstörungen für die festgestellten kognitiven Mängel verantwortlich sind, die sich im Laufe der weiteren Reifung wieder normalisieren. Zwar birgt der Ausschluß von Personen mit bereits vorhandenen Alkoholproblemen sicher einen Fehler in sich (handelt es sich doch um die Personen mit dem größtmöglichen Risiko!), doch würde der Einschluß dieser Personen den schweren Fehler der Kontamination mit direkten Effekten des Alkohols mit sich bringen. Schlußfolgerung: Die bei Alkoholkranken mit der zusätzlichen Diagnose ASP gefundenen neuropsychologischen Defizite stehen zumindest nicht alleine mit dem Alkoholmißbrauch in Zusammenhang.

Die Suche nach dem Zusammenhang zwischen verschiedenen Defiziten (vor allem neurophysiologischen und psychologischen) und die Identifikation spezifischer Mechanismen, die das erhöhte Risiko für Alkoholismus und andere Erkrankungen unter COAs bewirken und moderieren (buffern), muß für die künftige Forschung vorrangig sein. D. h.: Eine Identifikation jener Faktoren, die ein erhöhtes Alkoholismusrisiko bewirken, ermöglicht es auch, Träger der biologischen Prädisposition zu finden, bei denen sich diese Erkrankung dennoch nie entwickelt. Der nächste Schritt könnte zur Identifikation jener Faktoren führen, die imstande sind, das Risiko zu minimieren, Strategien der Prevention könnten überdacht werden. (Pickens and Svikis 1991, Schuckit 1992).

4. p300 und Alkoholismus

Taghavy et al. (1991) beobachteten, daß die frühen Komponenten des Primärkomplexes des evozierten Potentials (p60 bis n250), die man der Wahrnehmung und Empfindung zuordnen kann, im Vergleich mit den p300-Komponenten, welche als elektrophysiologisches Substrat von kognitiven Prozessen anzusehen sind, erst bei höheren Blutalkoholkonzentrationen signifikante Veränderungen (Latenz der p300 verlängert, Amplitude reduziert) zeigten.

Nach Haan et al. (1991) ist die mittlere p300 Latenz entgegen der experimentellen Erwartung der Autoren bei Alkoholkranken mit gerade abgeschlossener Entgiftung signifikant kürzer als bei Normalpersonen (Haan et al. (1991).

Nach einmonatiger Abstinenz ihrer alkoholkranken Probanden stellten Roso et al. (1992) eine signifikante Verzögerung der n2 und der p300 und einen Anstieg der n1-p2-Amplitude fest. Nach 5 Monaten nahm die n2-Latenz ab. Ein Jahr nach Beginn der Behandlung war die n2-Latenz normal, während die p300-Latenz und die n1-p2-Amplitude weiter von der Kontrollgruppe abwichen. Diese Resultate sprechen für einen unterschiedlichen Grad der Reversibilität während anhaltender Abstinenz.

Weißenborn et al. (1988) registrierten bereits im Frühstadium der hepatischen Enzephalopathie eine verzögerte Latenz der p300, die mit einer verzögerten Reaktionszeit korrelierte. In einer späteren Arbeit (Weißenborn et al., 1990) bestätigen die Autoren dieses Ergebnis und bezeichnen die p300 zusammen mit psychometrischen Variablen aus dem NCT (number connection test) als sensitiven Parameter einer noch latenten Enzephalopathie. Die hohe Retest-Reliabilität der p300-Latenz und ihre Insensiblität für Lerneffekte macht die p300-Latenz auch zu einer geeigneten Variable für Längsschnittuntersuchungen.

Rohrbaugh et al. (1990) untersuchten 12 Patienten mit alkoholischem OBS (organic brain disease), davon litten 9 an der Korsakoffschen Krankheit. Latenz, Amplitude und Topographie der p300 waren bei Korsakoff-Patienten nicht merkbar verändert. Die 3 Patienten mit alkoholischer Demenz hingegen zeigten parietal keine meßbare p300. Die frühe frontal negative Komponente der O-Welle war in beiden Alkoholikergruppen wesentlich höher als in der Kontrollgruppe. Die O-Welle korrelierte mit Leistungen in neuropsychologischen Tests (v.a. mit Maßen für Gedächtnis und Funktionen des Frontallappens). Die Autoren interpretieren diese Daten als mangelnde Fähigkeit der Regulation der Aufmerksamkeit und Orientierung bei Umweltreizen. Diese Interpretation stimmt mit Untersuchungen des K-Komplexes bei Alkoholkranken überein (Frank und Stangassinger, 1979, Frank 1983).

Holcomb et al. (1985) stellten bei Korsakoff-Patienten im Vergleich zu gleich alten Normalpersonen niedrigere p300-Amplituden fest. Abstinente Alkoholkranke ohne Korsakoff-Syndrom zeigten jedoch keine Veränderung der (akustischen) p300 an: Sie sehen damit die Beobachtung gestützt, daß Langzeit-Alkoholismus ohne Korsakoff-Syndrom keine klinisch relevanten Gedächtnisdefizite zur Folge hat.

Porjesz und Begleiter (1981) fanden jedoch in p300-Studien bei chronischen Alkoholkranken zentralnervöse Defizite, und stellten die Frage, ob diese eine Konsequenz des jahrelangen Alkoholmißbrauches sind oder prämorbid, vor Entwicklung des Alkoholismus, schon vorhanden waren bzw. ob eine Interaktion beider Faktoren besteht. Nach wie vor ist es zweifelhaft, ob eine vollständige Erholung mit anhaltender Abstinenz erfolgt. Das Problem der Reversibilität umfaßt auch die Frage, ob diese auf das Verschwinden einer Entzugssymptomatik zurückzuführen ist oder die Heilung einer zerebralen Schädigung darstellt.

Baribeau et al. (1986) untersuchten mit Hilfe der akustischen p300 männliche und weibliche Personen mit und ohne familiärem Risiko für Alkoholismus und klassifizierten sie entweder als leichte oder schwere Trinker. In der weibliche Gruppe waren die p300-Amplituden bei schweren Trinkerinnen niedriger als bei leichten Trinkerinnen, unabhängig vom familiärem Risiko. Bei den Männern hatten schwere Trinker mit familiärem Risiko niedrigere Amplituden als schwere Trinker ohne familiäres Risiko. Bei den leichten Trinkern der männlichen Gruppe gilt dieser Zusammenhang nicht. Daraus schließen die Autoren, daß die Beziehung zwischen p300 und familiärem Risiko nicht so direkt ist, wie es die Literatur nahelegt.

Hesselbrock et al. (1986) berichten über niedrigere (visuelle) p300-Amplituden bei FHP (family history positive) jungen Männern im Vergleich zu FHN (family history negative) Personen bei gleichem Lebensalter, gleicher Trinkmenge und gleichem Alter beim ersten alkoholischen Getränk, wobei die Leistungen in den neuropsychologischen Tests bei beiden Gruppen gleich war. Lediglich in der verbalen Intelligenz waren die FHP schlechter. Die Schlußfolgerung der Autoren lautet: Subtile Unterschiede zentralnervöser Funktionen, die verhaltensmäßig nicht verifizierbar sind, könnten als Marker erhöhten Risikos für Alkoholismus dienen.

Noble et al. (1986) untersuchten 41 Vater-Sohn-Paare mit psychometrischen und elektrophysiologischen (EEG, visuelle p300) Methoden. Bestimmt wurden Alkoholismus in der Familie (FHP vs. FHN), Alkoholismus des Vaters (abstinent, RA) bzw. soziales Trinken des Vaters (SD). Es zeigte sich, daß Kinder (8–12a) von RA bei psychologischen Tests schlechter abschnitten und niedrigere p300-Amplituden bei längerer Latenz aufwiesen als SD-Kinder. Kinder der FHP Gruppe hatten in den psychologischen Tests schlechtere Werte und niedrigere p300-Amplituden als FHN Kinder.

Polich et al. (1988) und andere Autoren zeigten, daß Söhne alkoholkranker Väter ein 4-fach höheres Alkoholismusrisiko haben als Söhne nicht alkoholkranker Väter (Cloninger et al. 1981, Cotton 1979, Goodwin 1979). Auch das Risiko der Töchter ist erhöht. Dies ließ auf eine starke genetische Komponente des Alkoholismus schließen. Das Ergebnis war das Motiv für die Suche nach möglichen biologischen Markern (Schuckit, 1980). Polich und Burns (1987) sowie Steinhauer et al. (1988) untersuchten die Morphologie, die Amplitude und die Latenz der p300 an eineiigen Zwillingen und fanden große Übereinstimmungen. Man kann dies als Hinweis auf eine genetische Transmission der Generatoren und somit der Attribute der p300 ansehen. Elmasian et al. (1982) fanden in einer frühen Studie zur Vererbung des Alkoholismus Plazeboeffekte (Reduktion der – akustischen – p300 Amplitude) bei FHP jungen Männern (18–26 Jahre), nicht jedoch bei FHN jungen Männern. Eine Anschlußstudie (Neville und Schmidt 1985) ergab keine Unterschiede der p300 ohne Plazebomanipulation. Eine Replikation der Originalstudie erbrachte dieselben Ergebnisse (Polich und Bloom 1988). Allerdings korrelierte die Latenz der p300 mit der berichteten durchschnittlichen Trinkmenge und mit der Kapazität des unmittelbaren Gedächtnisses, sodaß ein Zusammenhang zwischen der p300-Latenz und einem residualen Effekt des chronischen Alkoholkonsums anzunehmen ist.

Bei allen bisher berichteten p300-Paradigmen handelte es sich um akustische Stimuli. Aber auch Studien, die visuelle Stimuli verwendeten, ergaben inkonsistente Ergebnisse: 7–13 jährige Söhne alkoholkranker Väter produzierten niedrigere p300-Amplituden als FHN Söhne, noch bevor irgendein Alkoholkonsum erfolgt war (Begleiter et al. 1984). Dasselbe Paradigma auf 21–28 Jahre alte Söhne alkoholkranker Väter angewendet, zeigte niedrigere p300-Amplituden dieser FHP Gruppe im Vergleich zu einer FHN Kontrollgruppe (O'Connor et al. 1988). Die persönliche Trinkgeschichte der Personen war allerdings nicht erhoben worden. In einem anderen, aber ebenfalls visuellen Design (Farbdiskrimination), wurden zwischen 8–12jährigen FHP- und FHN-Söhne Alkoholkranker keine Amplituden- aber Latenzunterschiede gefunden (Whipple und Noble 1986). Eine visuelle Helligkeitsdiskriminationsaufgabe belegte weder Amplituden-, noch Latenzunterschiede. Eine Beziehung zwischen p300 und Alkoholkonsum konnte bei der Untersuchung der alkoholkranken Väter nicht eindeutig nachgewiesen werden.

Ob die p300 Komponente zwischen Individuen mit und ohne genetischem Risiko für Alkoholismus diskriminieren kann, ist weiterhin ein offenes Problem. Folgende Faktoren könnten zur Variabilität der Resultate beitragen: Die Methode, nach der Risiko- und Kontrollpersonen einander zugeordnet werden, Aufgabentyp und Aufgabenschwierigkeit, der Populationtyp, der untersucht wird, Unterschiede individueller Trinkgeschichte und Unterschiede der Trinkgeschichten der verschiedenen Populationen verschiedener Untersuchungen. In einer exakt kontrollierten Studie untersuchten Polich et al. (1988) die akustische p300 bei 18–26 jährigen männlichen und weiblichen (in der Untersuchung fand sich keine Beziehung zwischen p300 und Zyklus) FHP- und FHN-Kindern alkoholkranker Väter und erhoben u. a. auch die persönliche Trinkgeschichte der Vpn. Sie fanden weder für Amplitude noch Latenz einen zuverlässigen Unterschied zwischen den FH Gruppen für irgendeine Aufgabe der Testreihe, ebensowenig einen p300-Unterschied zwischen Männern und Frauen. Es scheint somit, daß zumindest die akustische p300 kein zuverlässiger biologischer Marker der Vererbbarkeit des Alkoholismus ist (Cloninger 1987).

Mittels eines visuellen ERP-Paradigmas wurden 25 Paare von männlichen FHP- und FHN-Personen (19–24 Jahre) unter Alkohol (0.5 ml bzw 0.8 ml/kg) und Placebo untersucht (Begleiter 1990, 1993, Porjesz und Begleiter 1989). ERP und Grad der Alkoholisierung (shas) wurden 20, 60, 90 und 300 Minuten nach Alkoholeinnahme erhoben. Schon vor der Alkoholeinnahme zeigten FHP-Personen niedrigere p300-Amplituden. Sie waren gegen Alkoholeffekte resistenter: Die n1-Amplitude der Nichtzielreize wurde durch Alkohol, vor allem okzipital, im geringeren Ausmaß reduziert. Die Amplitude blieb während der gesamten Beobachtungszeit bei FHN-Personen reduziert, während bei FHP-Personen nach 90 Minuten die Amplitude normalisiert war. D. h.: FHP-Personen zeigen gegenüber Alkohol eine höhere Toleranz. Die Latenz war in beiden Gruppen unter Alkohol verlängert.

High risk-Personen (HR) sind empfindlicher für den physiologischen Effekt des Alkohols jedoch subjektiv weniger empfindlich (Pollock et al. 1984). Aber auch widersprüchliche Ergebnisse sind bekannt: FHP-Personen zeigten weniger physiologischen Effekt und mehr Sensitivität für Alkohol im Vergleich zu FHN-Personen (Ehlers et al. 1989). Pollock et al. (1983) berichteten mehr Responsivität und mehr Sensitivität der FHP-Personen! Beide Autorengruppen stellten jedoch fest, daß HR-Männer sich nach einer einzigen Dosis Alkohol weniger intoxiziert fühlen als low risk (LR)-Männer. Dies stimmt mit Berichten von Tarter et al. (1984) überein: Präalkoholiker sind für den Alkoholeffekt vulnerabler, sie zeigen physiologische Labilität, wobei Alkohol als Regulativ wirkt. Goodwin (1988) beschrieb eine höhere anfängliche Toleranz gegenüber Alkohol. Eine Studie von Propping (1983) ergab, daß Personen mit wenig ausgeprägten Alpha oder Beta im EEG (ohne Alkohol) empfindlicher für Alkoholeffekte sind als solche mit deutlich ausgeprägtem Alpha-Rhythmus. Ferner sind EEGs von männlichen und einigen weiblichen Alkoholikern weniger synchronisiert. Diese Gruppe repräsentiert den Typ I nach Cloninger, der Alkohol zur Entspannung und Synchronisation ihrer Alpha-Aktivität verwenden: Alkohol normalisiert ihre physiologischen Funktionen. Die Gruppe Alkoholkranker mit synchronisiertem EEG korrespondiert möglicherweise mit Pollocks HR-Gruppe und mit Ehlers Gruppe, die weniger Responsivität zeigt.

Porjesz und Begleiter (1991) untersuchten mit einem komplexeren visuellen p300-Kopf-Orientierungs-Paradigma HR-Buben zwischen 7 und 13 Jahren ohne Vorerfahrung mit Alkohol: Es zeigte sich, daß die p300-Amplituden in HR-Buben niedriger als in LR-Buben waren. Vergleichbare Ergebnisse erzielten Whipple und Noble (1986) sowie Steinhauer et al. 1988. O´Connor et al. (1988) erreichten gleichlautende Ergebnisse mit etwas älteren Buben. Begleiter et al. (1987) berichteten ähnliche Ergebnisse auch beim akustischen oddball-Paradigma (7–16 Jahre alt, keine Erfahrung mit Alkohol und Drogen). Die Väter dieser Gruppe entsprachen den Kriterien für auf Männer limitierte Typ II Alkoholiker mit frühem Beginn des Alkoholismus, einer hohen Rate an Rückfällen, die ausgedehnte Behandlungen notwendig machten, häufig verbunden mit geringfügigen kriminellen Handlungen. Die HR-Buben kamen aus Familien, in denen Alkoholismus in hohem Maße vererbt wurde und auf Männer beschränkt war. Einige Arbeiten konnten dieses Ergebnis (niedrigere p300-Amplituden bei HR-Buben) nicht wiederholen: Baribeau et al. (1986) berichten über eine Gruppe von HR-Personen (geringer Alkoholkonsum, mäßiger Alkoholkonsum) zwischen 19 und 35 Jahren, wobei HR-Personen, die bereits Alkoholprobleme entwickelt hatten, von der Gruppe ausgeschlossen worden waren. Porjesz und Begleiter (1991) wenden jedoch ein, daß es sich bei der untersuchten Stichprobe eher um eine gesiebte Gruppe von HR-Personen handelte, die keinen Alkoholismus mehr entwickeln würden und über eine Art von Schutz verfügten, der sie vor Alkoholismus bewahrte. Zu denken ist dabei an die Untersuchung von Hill et al. (1988), die über höhere kognitive Effizienz (capacity) der nicht betroffenen Zwillingsbrüder berichten und dies als Schutz vor einer Entwicklung des Alkoholismus interpretieren.

Elmasian et al. (1982) fanden niedrigere p300-Amplituden bei HR-Personen nach Verabreichung eines Alkohol-Plazebos und interpretieren dies als Ausdruck der Erwartung an den Alkohol. Schmidt und Neville (1985) fanden bei HR-Männern längere Latenzen der N430, die mit der verbalen Begriffsbildung zusammenhängt. Polich und Bloom (1988) fanden keine p300-Amplituden-Unterschiede zwischen männlichen HR- und LR-Studenten. HR-Personen waren sensitiver für Alkoholeffekte als LR-Personen.

Benegal et al. (1992) variierten in den 4 Probandengruppen ihrer Studie die Parameter HR/LR und früher Beginn/später Beginn des Alkoholismus: In Bestätigung ihrer experimentellen Hypothese zeigten LR-Personen mit spätem Beginn die höchsten p300-Amplituden, die HR-Gruppe mit frühem Einsetzen des Alkoholismus die niedrigsten Amplituden.

Die widersprüchlichen Ergebnisse beruhen teilweise auf folgender Tatsache: Im allgemeinen beurteilen verschiedene Laboratorien den Alkoholismus der Väter bzw. der Familien auf unterschiedliche Art. Es ist daher möglich, daß bei einem hohen Prozentsatz an Personen, die Nachkommen nicht Nachkommen von Alkoholkranken, sondern von leichten und mäßigen Trinkern sind. Nach wie vor ungelöst ist die Beziehung zwischen p300 Charakteristika und Trinkgeschichte.

Zusammenfassend: Die Reduktion der p300-Amplitude stellt somit vielleicht einen Phänotyp-Marker für Alkoholismus dar. HR-Personen werden durch ein exzessiv hochfrequentes EEG charakterisiert und zwar ohne Verabreichung von Alkohol. Diese elektrophysiologischen Maße könnten einen Marker für die Vulnerabilität für Alkoholismus darstellen. Allerdings wurden diese Ergebnisse noch zu wenig bestätigt. Auch liegen widersprüchliche Ergebnisse vor.

Sicher ist, daß die Tatsache eines alkoholkranken Vater noch nicht für ein erhöhtes genetisches Risiko spricht, ebenfalls an Alkohol zu erkranken. Es könnte sich um eine Phänokopie oder einen „versprengten" Fall handeln (Porjesz und Begleiter, 1991). Hier müssen Umweltfaktoren in Betracht gezogen werden. Daher ist die Auswahl der Versuchspersonen ein Hauptproblem bei der High-Risk-Forschung.

Elektrophysiologische Maße haben den Vorteil, daß sie sowohl Indizes für Trait- als auch für State-Charakteristika umfassen. Die Trait-Indizes enthalten Phänotyp-Marker (z. B. p300 Amplitude, hochfrequente Beta), die Personen mit erhöhtem Risiko auch ohne die Verabreichung von Alkohol unterscheiden können. Die elektrophysiologischen State-Charakteristika, vor allem EEG und ERP-Antworten auf Alkohol (Änderungen im Alphabereich und der N1-Amplitude) unterscheiden ebenfalls HR- von LR-Gruppen.

Erste Ergebnisse aus Langzeitstudien an großen Stichproben weisen darauf hin, daß in der Gruppe 18 bis 25 jähriger Söhne alkoholkranker Väter 40% der Probanden eine signifikant weniger intensive Reaktion (subjektives Befinden, EEG, Änderungen von Cortisol, Prolactin, ACTH etc) auf Alkohol aufwiesen als die übrigen untersuchten Personen (Schuckit, 1992). In der Follow-up Untersuchung 8 bis 12 Jahre nach der Erstuntersuchung war die Häufung der Alkoholabhängigkeit in dieser Gruppe mit ursprünglich niedriger Reaktion auf Alkohol signifikant. Zur Zeit fehlen noch Berichte, daß Personen mit niedriger p300-Amplitude tatsächlich an Alkoholismus erkranken, Zwischenergebnisse dieser noch nicht vollständig abgeschlossenen Studie weisen jedoch darauf hin (Schuckit, 1992).

5. Abstinenz und P300, eine experimentelle Studie

In einer Studie von Reed et al. (1992) waren langzeit-abstinente Alkoholkranke in sechs neuropsychologischen Tests von nichtalkoholkranken Personen nicht zu unterscheiden. Erst kürzlich entgiftete Alkoholkranke zeigten durchwegs schlechtere Leistungen als Langzeit-Abstinente und als Kontrollpersonen. Die Kurzzeit-Abstinenten zeigten neben subtilen Gedächtnisdefiziten deutliche Schwierigkeiten der Abstraktion und der Funktionen von Wahrnehmung sowie Motorik. Diese Personen waren also im neuropsychologischen Sinne noch nicht wiederhergestellt. Man könnte argumentieren, daß die Beschränkung auf den „gesunden" Alkoholkranken die Verallgemeinerbarkeit der Ergebnisse reduziert. Sie sind aber auf jene große Gruppe von Alkoholkranken verallgemeinerbar, die arbeitsfähig bleibt, und der biosozialen Morbidität entkommt. Sie treffen somit auf sozial intakte Alkoholkranke zu.

Zusammenfassend: Langzeit-Abstinenz normalisiert die Gedächtnisfunktionen. Möglicherweise waren jene Patienten die an der Studie teilnahmen, die kognitiv am besten Ausgestatteten, die die Behandlung am effektivsten verwerten konnten und daher Langzeit-Abstinente wurden. Zweitens nehmen vielleicht vor allem intakte Persönlichkeiten an derartigen Untersuchungen freiwillig teil. Abschließend: Abstinente Alkoholkranke zeigen prinzipiell während der ersten 5 Monate ihrer Abstinenz neuropsychologische Defizite. Langzeit-Abstinente hingegen zeigen Leistungen, die von gesunden nichtalkoholkranken Personen nicht unterscheidbar sind (Reed et al., 1992).

Aus den vorliegenden Ergebnissen der Zwillings- und Adoptionsstudien geht hervor, daß Alkoholismus vererbt wird. Im allgemeinen haben Söhne von alkoholkranken Vätern ein 4-fach höheres Risiko an Alkoholismus zu erkranken als Söhne nichtalkoholkranker Väter (Polich et al. , 1988, Zerbin-Rüdin 1984).

Ebenso wurden die genetischen Faktoren als Ursache interindividueller Unterschiede neuroelektrischer Aktivitäten, die mit spezifischen sensorischen und kognitiven Ereignissen während der Informationsverarbeitung assoziiert sind, vielfach bestätigt. Die p300 ist eines dieser neuroelektrischen Phänomene. Johnson und Donchin (1985), Johnston et al. (1986), Fein und Turetsky (1989) und andere Autoren beobachteten eine zusätzliche späte positive Welle, ähnlich im Auftreten und Verhalten wie die früher auftretende p300-Welle. Üblicherweise wird diese Welle als Antwort auf Feedback-oder emotionale Stimuli evoziert (Johnston et al., 1986). Sie tritt jedoch als Antwort auf jede Art von Stimulus auf, wenn die Komplexität der Aufgabe und der Informationsverarbeitung mehr Ressourcen beansprucht. Im Gegensatz zum Oddball-Paradigma resultiert das 3-Ton-Paradigma in einem 2-Stadien-Prozess der Evaluierung und Klassifizierung von Stimuli, wobei ein Ton zunächst als Standard oder Nicht-Standard (d. h. Wahrnehmung der Abweichung) und im nächsten Schritt als seltener Zielreiz oder als seltener Nichtzielreiz klassifiziert werden muß (Fein und Turetsky, 1989, s. 393). Verleger hingegen berichtet, daß die Generierung einer späteren positiven Welle (nach p300) nicht eines dritten Stimulus bedürfe, sondern auch ohne „rare Nontargets" aufträte (Verleger, 1988).

In zahlreichen innovativen Studien berichteten Begleiter (1990), Begleiter et al. (1990), Porjesz und Begleiter (1983, 1985) und andere Autoren über ERP-Veränderungen in abstinenten Alkoholkranken. Sie legten Gewicht auf die Unterscheidung, ob die bei Alkoholkranken manifesten zentralnervösen Defizite prolongierte Entzugssymptome oder Veränderungen des Gehirns repräsentieren, die von entzugsbedingten Fehlfunktionen zu unterscheiden sind. Dieses Problem wird noch wichtiger, wenn es um die Frage der Reversibilität von Hirnschädigungen bzw. -dysfunktionen nach chronischem Alkoholmißbrauch geht.

Man beobachtete, daß sich viele dieser ERP-Abweichungen mit anhaltender Abstinenz wieder rückbilden. Jedoch einige spezifische Komponenten des ERP, wie eine veringerte p300-Amplitude, bleiben anscheinend auch in langzeitabstinenten Alkoholkranken signifikant vermindert, wenn man sie mit Kontrollwerten vergleicht. Die Autoren nahmen an, daß diese neuroelektrischen Merkmale, die sich bei abstinenten Alkoholkranken nicht erholen, der Entwicklung des Alkoholismus möglicherweise vorangehen. Man registrierte bei Söhnen alkoholkranker Väter p300-Potentiale, deren Amplitude signifikant niedriger als die der Söhne nicht alkoholkranker Väter waren (Begleiter et al. 1990, Sponheim und Ficken 1990). Dieser Unterschied wurde als möglicher biologischer Marker der Anfälligkeit für die Entwicklung der Alkoholkrankheit interpretiert. Die Ergebnisse einiger Studien stimmen jedoch damit nicht überein (Holocomb et al. 1985, Baribeau et al. 1986, z. T. auch Whipple und Noble 1986: Latenz, nicht Amplitude, Polich et al. 1988).

Grau et al. (1992) untersuchten die Reversibilität der Veränderungen evozierter Potentiale an Alkoholkranken 1 Monat und 5 Monate nach deren Entzug: Die Autoren fanden Unterschiede der Latenzzeit der Welle V des SAEP, der p100 des visuell evozierten Potentials und der n2 und der p300. Nach 5-monatiger Abstinenz normalisierte sich nur die Latenz der n2, was diese Komponente als sensiblen Indikator der Reversibilität neurophysiologischer Veränderungen ausweist. In einer weiteren Arbeit derselben Autoren erfolgt nach 5-monatiger Abstinenz die Restitution der verlängerten p300-Latenzzeit, allerdings ausschließlich bei jüngeren Alkoholkranken.

Wenn auch nicht bezweifelt wird, daß neben toxisch-pharmakologischen Wirkungen auch genetische Faktoren zur Verminderung der p300-Amplitude beitragen, ist eine Restitution zumindest geringeren Ausmaßes nach langer Abstinenz dennoch nicht auszuschließen.

In einer Studie in unserem Labor (Frank et al. 1992,1993,1994) wählten wir dieses Problem zum Ziel der Untersuchung.

Methodik

In einer Längsschnittstudie untersuchten wir die Wirkung der Abstinenz und des Rückfalls auf die p300.

Versuchspersonen: Wir untersuchten 2 Gruppen von Alkoholkranken am 3. und 8. Tag, nach 8 Wochen, sowie 8 Monate nach dem Entzug: Ein Jahr nach der ersten Sitzung wiesen wir jede Versuchsperson einer der folgenden Gruppen zu: (1) Abstinent seit mehr als 1 Jahr (n= 46), (2) rückfällig nach einer abstinenten Periode von 2 bis 6 Monaten (n = 34). Eine 3. Alkoholikergruppe gab es nicht: Wer rückfällig wurde, wurde dies nach spätestens einem halben Jahr. 31 Nichtalkoholkranke dienten als Kontrollpersonen. Diese 3 Gruppen waren nach Alter und Ausbildung parallelisiert. Das Durchschnittsalter betrug 40 Jahre, die Streubreite 25 bis 50 Jahre.

Ausschlußkriterien: Zerebrale Traumata, Medikation während der letzten 14 Tage (Psychopharmaka, Analgetika, Antabus), Epilepsie, neurologische, psychiatrische oder schwere interne alkoholunabhängige Erkrankungen, Leberzirrhose, Diabetes, Polytoxikomanie oder Drogenmißbrauch. Wir mußten alle alkoholkranken Versuchspersonen mit schwerer Abstinenzsymptomatik aus der Untersuchung ausschließen und nahmen nur Alkoholkranke mit milder oder mittlerer Entzugssymptomatik, die keine medikamentöse Behandlung notwendig machte, in die Studie auf.

Datenerfassung: Für die Registrierung der p300 leiteten wir unipolar von Fz und Pz gegen die verbundenen Mastoide ab. Die untere Frequenzgrenze betrug 0.1, die obere 30 c/s. EEG-Perioden mit EOG- oder anderen Artefakten wurden aus der Analyse eliminiert. EEG-Perioden von jeweils (leider nur) 800 msec wurden gemittelt.

ERP-Prozedur: Die Komponente p300 wurde mittels eines 3-Ton Paradigmas evoziert. Jeder Versuch bestand aus 15% seltenen Zielreizen (Rt, 2000 Hz), aus 15% seltenen Nichtzielreizen (Rtn, 500 Hz) und 70% Hintergrundstimulierung (1000 Hz). Alle Töne wurden binaural über Kopfhörer mit gleicher Tondauer und Intensität (55 db) dargeboten. Zielreize und

Nichtzielreize wurden nach dem Zufall in die Folge der Hintergrundtöne eingestreut. Das Interstimulusintervall betrug 2000 msec. Alle Personen führten pro Sitzung 4 Aufgaben durch. Die Instruktionen lauteten folgendermaßen: 1. Ignorieren Sie alle Arten von Tönen (base), 2. Zählen Sie die seltenen hohen Töne (power), 3. Drücken Sie so schnell Sie können auf die Reaktionstaste, jedesmal wenn ein hoher Ton kommt (speed) 4. Zählen Sie die hohen Töne mit *und* drücken Sie so schnell Sie können die Reaktionstaste nach jedem Zielreiz (speed/power).

Mit einer computerunterstützten Methode bestimmten wir Amplituden und Latenzen der kognitiven Potentiale. Die p300 war als maximale positive Spitze zwischen 250 und 500 msec definiert. Die „p600" definierten wir als Positivierung zwischen 500 und 800 msec, sofern zwischen ihr und der p300 eine eindeutige Negativierung auftrat.

Psychometrische Daten: Wir erhoben sowohl psychometrische als auch demographische Daten (Reaktionszeiten, Erhebung der familiären Belastungen mit Alkoholismus etc.).

Statistische Auswertung: Es kamen parametrische und nichtparametrische Signifikanztests (statistisches Programmpaket SPSS, Schubö und Uehlinger, 1986) zur Anwendung.

Ergebnisse

1. P300 – Seltene Zielreize (rare targets), (Abb. 2):
1.1. Die Amplitude der p300, evoziert durch seltene Zielreize, war in beiden Gruppen der Alkoholkranken im Vergleich zur Kontrollgruppe reduziert. Dies gilt für den 3. und 8. Abstinenztag und für alle 4 Bedingungen.
1.2. Die Amplitude nimmt mit Zunahme der Abstinenzzeit zu (Fz, Pz)
1.3. und sinkt wieder ab, wenn der Patient rückfällig wird (Fz).
1.4. Acht Monate nach dem Entzug verblieb ein – allerdings knapp nicht signifikanter – Unterschied zwischen abstinenten Alkoholkranken und Kontrollpersonen. Rückfällige Patienten, die erneut seit 3 bis 10 Tagen vor der letzten Sitzung abstinent waren, zeigten signifikant niedrigere Amplituden, verglichen sowohl mit langzeitabstinenten Patienten als auch mit Kontrollpersonen.
1.5. Wir konnten keinerlei signifikanten Latenzunterschiede zwischen Alkoholkranken und Kontrollgruppe demonstrieren, wenn auch in beiden Alkoholikergruppen die Latenz signifikant mit zunehmender Abstinenzdauer abnahm.

2. P300 – Seltene Nichtzielreize (rare non-targets), (Abb.3):
2.1. Die p300 der seltenen Nichtzielreize war bei Alkoholkranken niedriger als bei Kontrollpersonen
2.2. und nahm mit zunehmender Zeit bei abstinenten Alkoholkranken fronto- and parietozentral, bei rückfälligen Patienten nur parietozentral in einer Bedingung ab. Es war kein experimenteller Effekt bei der Latenzzeit der seltenen Nichtzielreize zu beobachten.

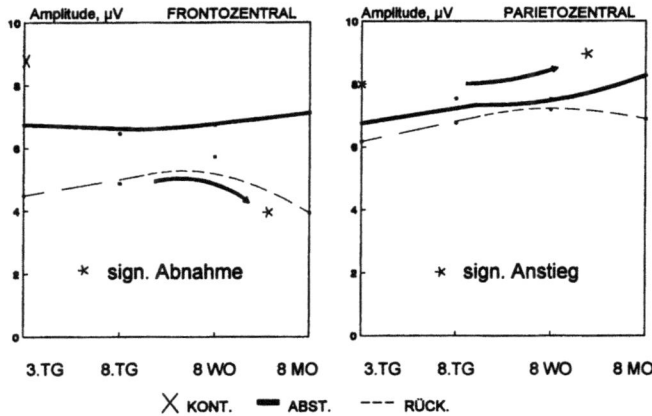

Abb. 2. Amplitude der p300 nach seltenen Zielreizen frontozentral (links) und parietozentral (rechts) unter speed-Bedingung.

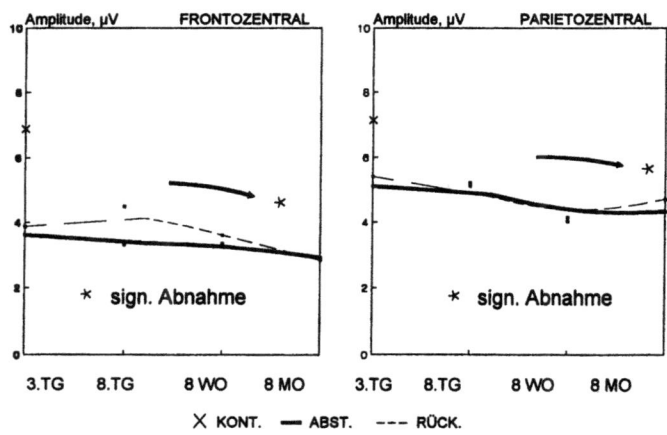

Abb. 3. Amplitude der p300 nach seltenen Nichtzielreizen frontozentral (links) und parietozentral (rechts) unter speed-Bedingung.

3. „p600" – Seltene Zielreize und seltene Nichtzielreize: (Abb. 4)
3.1. Bei beiden Alkoholikergruppen war die Latenzzeit der „p600" im Vergleich zur Kontrollgruppe klar verzögert. Dies gilt für den 3. und 8. Tag der Abstinenz.
3.2. Die „p600"-Latenz ist unbeeinflußt von der Dauer der Abstinenz in der Bedingung der passiven Diskrimination (base).
3.3. (Abb. 4) Sie nimmt mit der Abstinenzzeit ab bei „p600", ausgelöst durch seltene Zielreize (Pz) und seltene Nichtzielreize (Fz), wenn gezählt oder auf die Reaktionstaste gedrückt werden mußte.

Elektrophysiologische Aspekte des Alkoholismus 193

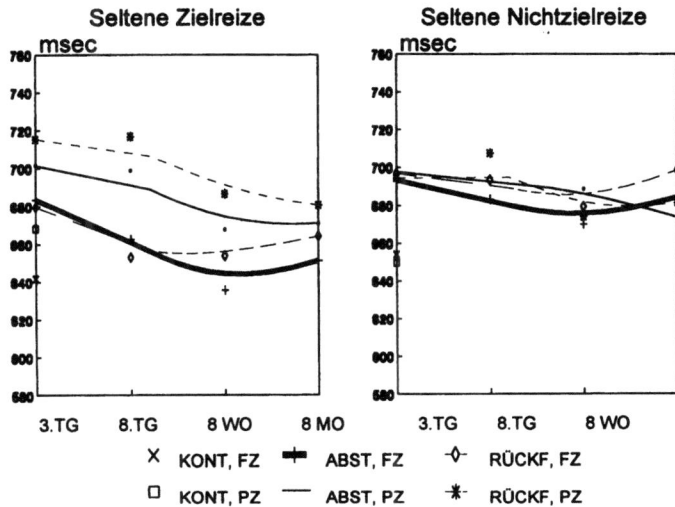

Abb. 4. Latenz der p600 nach selten Zielreizen (links) und seltenen Nichtzielreizen (rechts) unter speed-Bedingung.

3.4. Die Latenz der „p600" nach seltenen Zielreizen ist durch die Instruktion beeinflußt: Unter base-Bedingung unterscheiden sich die Latenzwerte der „p600" parietozentral und frontozentral nicht. Wenn jedoch durch die Instruktion die Aufmerksamkeit aktiviert wird, ist die Latenz der Welle frontozentral wesentlich kürzer als parietozentral (Abb. 4). Dieser Effekt ist nur für die Zielreize statistisch signifikant, ...

3.5. nicht aber für die seltenen Nichtzielreize. Der Effekt ist stabil über alle 3 Bedingungen mit aktiver intentionaler Diskrimination, bei Kontrollpersonen, abstinenten und rückfälligen Alkoholkranken am 3., 8. Tag, 8 Wochen und 8 Monaten nach dem Entzug.

4. Instruktion und p300: Es ist bekannt, daß der steigende Schwierigkeitsgrad einer Aufgabe vom Anstieg der p300-Amplitude begleitet ist und daß dieser Effekt bei Alkoholkranken verschwindet. In unseren Alkolikergruppen waren Effekte der Testinstruktion, also der Aufgabenschwierigkeit wohl in parietozentraler Ableitung nicht aber frontozentral registrierbar. In Kontrollpersonen jedoch war der Einfluß der Aufgabenkomplexität in beiden Ableitungen nachweisbar.

5. Familiärer Alkoholismus: Zwischen Alkoholkranken mit familiärem Alkoholismus und Patienten ohne eine derartige Belastung waren keine Unterschiede bei der p300 nachweisbar. Mehr als 70% unserer Patienten wiesen eine familiäre Belastung mit Alkoholismus auf. Zwei Drittel von ihnen blieben abstinent: d. h. fast alle (90%) langzeit-abstinenten Patienten unserer Studie hatten eine familiäre Belastung mit Alkoholismus (Tabelle 1). Ein Nachteil der Studie war das Fehlen von alkoholkranken Patienten ohne Alkoholismus in der Familie.

Tabelle 1. Familiärer Alkoholismus und Rückfall. Chi-Square sigifikant (p niedriger als 0.01). FHP = family history positive, FHN = family history negative

GRUPPE	ABSTINENT	RÜCKFÄLLIG	Summe
Kein fam. Alk.	3	14	17
Fam. Alk	27	15	42
Summe	30	29	59

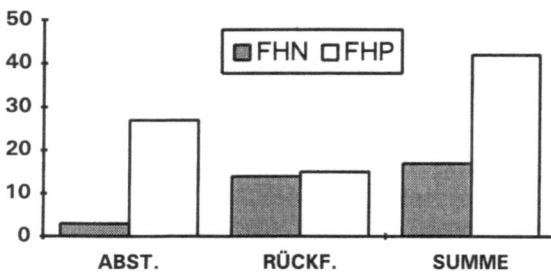

Diskussion

Die Amplitude der p300 war in kurzzeit-abstinenten Alkoholkranken signifikant reduziert. In Alkoholkranken, die zumindest 1 Jahr abstinent waren, war die mittlere Amplitude unter 3 der 4 Bedingungen zwar niedriger als in Kontrollpersonen, doch verfehlte dieser Unterschied knapp die Signifikanzgrenze.

Die p300 indiziert verschiedene Prozesse, je nachdem ob sie durch Zielreize oder seltene Nichtzielreize hervorgerufen wird. Die bei Alkoholkranken mit verminderter Amplitude auftretende p300 nach Zielreizen erholt sich zumindest teilweise im Laufe der anhaltenden Abstinenz. D. h.: jene Prozesse bzw. Phänomene, die für die Entstehung dieser p300 verantwortlich sind (processing resources, mental workload, mental efforts) restituieren zum Teil bei anhaltender Abstinenz. Der knapp verfehlte signifikante Unterschied zwingt uns zwar zur Beibehaltung der H0-Hypothese, schließt aber einen signifikanten Unterschied bei einer Abänderung des experimentellen Designs (z. B. visuelle statt akustische Stimuli) nicht aus. Eine weitere Erklärung für die Restitution der p300-Amplitude ist im Typus des Alkoholkranken, der die Stichprobe dominiert, zu vermuten: Ist es in anderen Studien anscheinend eher der Typus II des Alkoholkranken nach Cloninger – also die antisoziale Persönlichkeit mit vielen Rückfällen, kriminellen Handlungen, schweren Trinkexzessen, hauptsächlich auf Männer beschränkte Form, usw. – scheint der repräsentative Alkoholkranke unserer Gruppe eher der Typ I nach Cloninger zu sein. Dennoch ist auch dieser Typus ein „echter" Alkoholkranker, dessen genetische Vorbelastung allerdings wesentlich geringer ausgeprägt sein dürfte, was eine familiäre Belastung nicht unbedingt ausschließt!

Die Amplitude der p300 nach seltenen Nichtzielreizen, obschon ebenfalls vermindert, jedoch durch das Andauern der Abstinenz unbeeinflußt, nimmt mit wiederholten Sitzungen ab bzw. habituiert. Diese Komponente (sie entspricht der „p300a") steht in Zusammenhang mit Orientierungsreaktionen.

Die lange Latenz der späten positiven Welle um 600 msec scheint eine Verzögerung bestimmter Aspekte der ablaufenden Informationsverarbeitung Alkoholkranker zu reflektieren, die vielleicht durch das 3-Ton-Paradigma zu Tage tritt. Diese Positierung tritt bei Alkoholkranken später auf, ob sie nun abstinent bleiben oder nicht.

Dieses späte und langsame positive Potential tritt nach seltenen Zielreizen und seltenen Nichtzielreizen auf. Wir beobachteten jedoch, daß die Latenz der „p600" nach Nichtzielreizen fronto-und parietozentral gleich lang ist. Hingegen ist nach Zielreizen die Latenz dieser Komponente frontozentral signifikant kürzer als in parietozentralen Ableitungen. Dieses Ergebnis ist konsistent für alle drei aktiven Bedingungen, nicht für die baseline-Bedingung. Es gilt für beide Gruppen Alkoholkranker und für die Kontrollgruppe.

Ähnliche Positivierungen nach 500 msec beschrieben Naumann et al. (1993) bei der Verarbeitung emotionaler Stimuli und Falkenstein et al. (1991) bei korrigierten Fehlerreaktionen. Eine positive Welle um 600 msec registrierte Paller (1993) und interpretierte sie als ereigniskorreliertes Potentialkorrelat des bewußten Erinnerns. Das hier beschriebene Phänomen erinnert auch an die „second thoughts" nach Johnson und Donchin (1985): Obwohl die Instruktion keinerlei Aufforderung enthielt, nach Beendigung einer Tonserie die Anzahl der Fehler zu nennen, gaben so gut wie alle Versuchspersonen spontan an, wie viele Fehler sie gemacht hatten: nach jedem Stimulus war also vermutlich eine „interne" Beurteilung der Reaktion als „richtig" oder „falsch" erfolgt. Sie dürfte ferner der „späten positiven Welle", wie sie in der Literatur beschrieben wird oder auch der späten „Subkomponente" der p300b, wie sie Smith and Guster (1993) beschreiben, entsprechen.

Das in unserer Studie frühere Absinken auf die Basislinie erklärt sich erstens aus der verwendeten Zeitkonstante und ebenso aus der zu kurzen Analysezeit, die den tatsächlichen Zeitpunkt des Abklingen mit größer Wahrscheinlichkeit nicht erfassen konnte. Dennoch war die Positivierung p600 eindeutig als echtes Potential, das ja auch mit der Versuchanordnung variierte, zu erkennen.

Söhne alkoholkranker Väter haben ein vierfach höheres Risiko an Alkoholismus zu erkranken als Söhne nichtalkoholkranker Väter. Andererseits zeigt unsere Studie, daß Patienten mit familiärer Belastung doppelt so häufig langzeit-abstinent bleiben als Patienten ohne Alkoholismus in der Familie. Wir interpretieren dies als Ergebnis eines soziales Lernprozesses, der zu einem besseren Verständnis der Alkoholkrankheit und einer erhöhten Akzeptanz der Notwendigkeit absoluter Alkoholabstinenz führt. Allerdings ist in unserer Studie „familiärer" Alkoholismus nicht mit „hereditärem" Alkoholismus gleichzusetzen: Kaum einer der alkoholkranken Väter, Großväter usw. ließ sich bei einer späteren näheren Prüfung dem Typ II nach Cloninger (mit starker genetischer Komponente) zuordnen. Auch dieser Umstand, daß nämlich unsere Patientengruppe durch einen anderen Alkoholikertyp als dem Typ II repräsentiert wird, wie er in anderen Studien dominiert, trägt vielleicht ebenso zur Erklärung der Ergebnisse bei.

Die geheime Hoffnung, im kognitiven Potential, in einer defizitären Informationsverarbeitung bzw. in einer mangelnden Kapazität der Informationsverarbeitung oder ungenügenden Restitution vielleicht auch einen prognostisch relevanten Parameter für die Rückfallswahrscheinlichkeit zu finden, erfüllte sich vorläufig leider nicht.

Danksagung

Diese Studie aus unserem Labor wurde durch den „Fonds zur Förderung der wissenschaftlichen Forschung in Österreich", P5610, unterstützt.

Literatur

Baribeau, J., C. Braun, G. Bartolini, M. Ethier, J. P. Laurent: Gender, familial risk for alcoholism, and drinking pattern: a binaural event-related potential study. Psychophysiology, 1986, 23: 424

Begleiter, H..: Effects of alcohol on cognitive ERPs. Electroenceph. Clin. Neurophysiol. 1990, 75: S 9–S 10

Begleiter, H., B. Porjesz: A potential phenotypic marker for the development of alcoholism. Alcohol and alcoholism 28: 207, 1993

Begleiter, H., B. Porjesz, B. Bihari, B. Kissin: Event-related brain potentials in boys at risk for alcoholism. Science (Wash DC) 1984, 335: 1493–1496. Zitiert nach Polich et al. 1988

Begleiter, H., B. Porjesz, J. Odencrantz: Event related potentials in males at risk for alcoholism. Psychophysiology 27: S 4, 1990

Begleiter, H., B. Porjesz, R. Rawlings: Auditory recovery function and P3 in boys at high risk for alcoholism. Alcohol, 1987, 4: 314–321. Zitiert nach Porjesz und Begleiter 1991

Benegal, V., S. Jain, S. M. Channabasavanna: P300 deficits parallel continuum of risk in first degree male relatives of alcoholics. Alcohol and alcoholism, 27: 56, 1992

Bohman, M., R. C. Cloninger, S. Sigvardson, A. L. von Knorring: Steps toward a classification of alcoholism: lessons from adoption studies. In: Saitoh S., P. Steinglass, and M. A. Schuckit (Eds.), Alcoholism and the family. Seiwa Shoten Publisher, Tokyo, 48–56, 1992

Bohman, M., S. Sigvardson, C. R. Cloninger: Maternal inheritance of alcohol abuse: cross-fostering analysis of adopted men. Arch. Gen. Psychiatry, 38: 965–969, 1981

Brown S. A., V. A. Creamer, B. A. Stetson: Adolescent alcohol expectancies in relation to personal and parental drinking patterns. J. Abnorm. Psychol. 1987, 96: 117–121. zitiert nach Sher 1991

Cloninger, R.: Neurogenetic adaptive mechanisms in alcoholism. Science (Wash DC) 1987, 236: 410–416. Zitiert nach Polich et al. 1988

Cloninger, R. C., M. Bohman, S. Sigvardson: Inheritance of alcohol abuse. Arch. Gen. Psychiatry 1981, 38: 861–868. Zitiert nach Polich et al. 1988

Cotton, N. S.: The familial incidence of alcoholism. J. Stud. Alcohol, 1979, 40: 89–116. Zitiert nach Polich et al. 1988.

Courchesne, E., S. A. Hillyard, R. Galambos: Stimulus novelty, task relevance and the visual evoked potential in man. Electroenceph. Clin. Neurophysiol. 39: 131–143, 1975

Courchesne, E.: Event-related brain potentials: Comparision between children and adults. Science, 1977, 197: 589–592. Zitiert nach Holcomb et al., 1985.

Courchesne, E.: Neurophysiological correlates of cognitive development: changes in long-latency event-related potentials from childhood to adulthood. Electroenceph. Clin. Neurophysiol. 45: 468–482, 1978
Courchesne, E.: Cognitive components of the event-related brain potentials: changes associated with development. Aus: Gaillard A. W. K., W. Ritter (Eds.) Tutorials in ERP-research: Endogenous components. Elsevier/North-Holland. Amsterdam, 1983: 329–344. Zitiert nach Holcomb et al. 1985
Donchin, E.: Surprise !...Surprise? Psychophysiology, 18:493–513, 1981
Donchin, E., E. Heffley, S. A. Hillyard, N. Loveless, I. Maltzman, A. Öhman, F. Rösler, D. Ruchkin, D. Siddle: Cognition and event-related potentials. 2. The orienting response and P300. In: Karrer, R., J. Cohen, P. Tueting (Eds.) Brain and information: Event-related potentials. Annals of the New York Academy of Sciences 435: 39–57, 1984
Ehlers C. L., T. L. Wall, M. A. Schuckit: EEG spectral characteristics following ethanol administration in young men. Electroenceph. Clin. Neurophysiol. 73: 179–187, 1989
Ehlers, C. L., T. K. Reed, R. I. Chaplin: Ethanol effects on ERP components in monkeys. Alcohol. Clin. Exp. Res. 10: 109, 1986
Elmasian, R., H. Neville, D. Woods, M. Schuckit, F. E. Bloom: Event-related brain potentials are different in individuals at high and low risk for developing alcoholism. Proc. Natl. Acad. Sci. USA 1982, 79: 7900–7903. Zitiert nach Polich et al. 1988
Falkenstein, M., J. Hohnsbein, J. Hoormann: Ereigniskorrelierte Potentiale bei Fehlerverarbeitung und Fehlerkorrektur. Z.EEG-EMG 21:103, 1991
Fein, G., B. Turetsky: P300 latency variability in normal elderly: Effect of paradigm and measurement technique. Electroenceph. and Clin. Neurophysiol., 72: 384–394, 1989
Ford, J. M.: Does P300 reflect template match/mismatch? In: Otto, D. A. (Ed.) Multidisciplinary perspectives in event-related research. U.S. Environmental Protection Agency, U.S. Goverment Printing Office EPA-600/9-77-043, 1978
Frank, H., R. Mader, R. Marx, B. Marx, M. Fritsch, E. Ch. Zach: Late endogenous potentials in a 3-tone-paradigm experiment in short- and long-term abstinent alcoholics. Alcohol. Clin. Exp. Res. 16: 614, 1992
Frank, H., R. Mader, R. Marx, B. Marx, M. Fritsch, E. Ch. Zach: Cognitive potentials in abstinent and relapsed alcoholics: P300 and „P600". In: Heinze, H.-J., T. F. Münte, G. R. Mangun (Eds.), New developments in event-related potentials. Birkhäuser, Boston, Basel, Berlin, 245–252, 1993
Frank, H., R. Mader, E. Ch. Zach, R. Marx, B. Marx, M. Fritsch: Late endogenous potentials in a three-tone-experiment experiment in short- and long-term abstinent alcoholics. Pharmacopsychiatry 1994, in Druck
Frank, H., W. Stangassinger: Sleep of alcoholics during the withdrawal phase. Electroenceph. Clin. Neurophysiol. 47: 16., 1979
Frank, H.: Elektrophysiologische Aspekte des Alkoholismus: Schlafprofil und evoziertes Potential. In: R. Mader (Ed.), Alkohol- und Drogenabhängigkeit. Neue Ergebnisse aus Theorie und Praxis. Verlag Brüder Hollinek, Wien, 1983.
Gillen, R., V. Hesselbrock: Cognitive functioning, ASP, and family history of alcoholism in young men at risk for alcoholism. Alcohol. Clin. Exp. Res.16: 206–214, 1992
Goodwin, D. W.: Alcoholism and heredity: Arch. Gen. Psychiatry 1979, 36: 57–61. Zitiert nach Polich et al. 1988
Grau, C., F. Cadaveira, M. Corominas, R. Ferrer, M.Sanchez-Turet: Effects of age on the recovery of brain abnormalities in chronic alcoholics: a multimodality study. Alcohol and alcoholism, 28:245, 1993
Grau, C., F. Cadaveira, M. Sanchez-Turet: Differential reversibility of alterations in evoked potentials in abstinent alcoholics: a multimodality study. Alcohol and alcoholism 27: 57, 1992
Haan, J., B. Sczepanski und G. Schulz: P300 beim Alkoholismus: Untersuchungen nach abgeschlossener Entgiftung. Z.EEG-EMG, 21: 103, 1991

Halgren, E., N. K. Squires, C. L. Wilson, J. W. Rohrbaugh, T. L. Babb, P. H. Crandall: Endogenous potentials generated in the human hippocampal formation by infrequent events. Science 210: 803–805, 1980

Hesselbrock, V. M., S. J. O. Connor, A. Tasman: Neuropsychological and EVP performance in young men at risk for alcoholism. Alcohol. Clin. Exp. Res. 10: 96, 1986

Hill, S. Y., S. R. Steinhauer, J. Zubin, T. Baughman: Event-related potentials as marker for alcoholism risk in high density families. Alcohol. Clin. Exp. Res. exper. res. 12: 545–554, 1988

Holcomb, P. J., A. Schmidt, H. Neville: Event-related brain potentials in Korsakoff's psychosis. Alcohol. Clin. Exp. Res. 9: 202, 1985a

Holcomb, P. J., P. T. Ackerman, R. A. Dykman: Cognitive event-related brain potentials in children with attention and reading deficits. Psychophysiology 22: 656–667, 1985b

Isreal, J. B., C. D. Wickens, E. Donchin: P300 amplitude changes during tracking task as a function of continuous variations of tracking difficulty. Psychophysiol. 16: 175, 1979

Isreal, J. B., G. L. Chesney, C. D. Wickens, E. Donchin: P300 and tracking difficulty: Evidence for multiple resources in dual task performance. Psychophysiology 17, 1980, 259–273. Zitiert nach Holcomb et al. 1985b.

Johnson, R. Jr., P300: A model of the variables controlling its amplitude. Aus: Karrer, R., J. Cohen, P. Tueting (Eds.) Brain and information: Event-related potentials. Annals of the New York Academy of Sciences 435: 223–229, 1984

Johnson, R. Jr., E. Donchin: On How P300 amplitude varies with the utility of the eliciting stimuli. Electroenceph. Clin. Neurophysiol. 44: 424–437, 1978

Johnson, R. Jr., E. Donchin: Second thoughts: Multiple P300s elicited by a single stimulus. Psychophysiology 22: 182–194, 1985

Johnston, V. S., D. R. Miller, M. H. Burleson: Multiple P3s to emotional stimuli and their theoretical significance. Psychophysiology 23: 684–694, 1986

McCarthy, G., E. Donchin: Chronometric analysis of human information processing. Aus: Gaillard A. W. K., W. Ritter (Eds.) Tutorials in ERP-research: Endogenous components. Elsevier/North-Holland. Amsterdam, 1983. Zitiert nach Holcomb et al. 1985

Mulder, G.: The concept and measurement of mental efforts. In: Hockey G. R., A. W. K. Gailard, M. G. H. Coles (Eds.), Enegetics and human information processing. Nijhoff Publ. Dordrecht, 1986

Naumann, E., D. Bartussek, O. Dietrich, D. Vogelbacher, S. Mehrtens: Emotionality and the late positive complex of the event-related potential. In Heinze, H.-J., T. F. Münte, G. R. Mangun (Eds.) New developments in event-related potentials. Birkhäuser, Boston, Basel, Berlin, 157-162, 1993

Neville, H. J., A. L. Schmidt: Event-related brain potentials in subjects at a risk for alcoholism. In: Chang, N., N. Chao (Eds.) Early identification od alcohol abuse. (Res. Monogr. 17). Rockville, MD, National Institute on alcoholabuse and alcoholism, 1985, 228–239. Zitiert nach Polich et al. 1988

Noble, E. P., S. C. Whipple, E. S. Parker, L. Meyers, R. E. Poland: Psychological and biological studies on sons of alcoholics. Alcohol. Clin. Exp. Res. 10: 98, 1986

O'Connor, S., V. Hesselbrock, A. Tasman, N. DePalma: P3 amplitude in boys at risk for alcoholism. Alcohol 1988, 4: 323–330. Zitiert nach Polich et al. 1988

Paller, K. A.: Elektrophysiologische Studien zum menschlichen Gedächtnis. Z. EEG-EMG 24: 24–33, 1993

Pickens, R.W, D. S. Svikis: Genetic contributions to alcoholism diagnosis. Alc. Health and Res. World. 15: 272–277, 1991

Polich, J., F. E. Bloom: Event-related brain potentials in individuals at high and low risk for developing alcoholism: failure to replicate. Alcohol. Clin. Exp. Res. 12: 368–373, 1988

Polich, J., T. Burns: P300 from identical twins. Neuropsychologia 1987, 25: 299–304. Zitiert nach Polich et al. 1988

Polich, J., T. Burns, F. E. Bloom: P300 and the risk for alcoholism: Family history, task difficulty and gender. Alcohol. Clin. Exp. Res. 12: 248–254, 1988

Pollock, V. E., W. F. Gabrielli, S. A. Mednick, D. W. Goodwin: Physiological and psychological measures before and after alcohol administration among men at risk for alcoholism. Psychophysiology 23: 454, 1986
Pollock, V. E., J. Volavka, D. W. Goodwin, S. A. Mednick, W. F. Gabrielli, J. Knop, F. Schulsinger: The EEG after alcohol administration in men at risk for alcoholism. Arch. Gen. Psychiatry 1983, 40: 857–864. Zitiert nach Porjesz und Begleiter 1991
Pollock, V. E., J. Volavka, A. Mednick, D. W. Goodwin et al.: A prospective study of alcoholism: Electroencephalographic findings. In: Goodwin, D. W., K. T. Van Duser, S. A. Mednick (Eds.) Longitudinal Research in Alcoholism. Boston, Kluwer-Nijloff, 1984, 125–145. Zitiert nach Porjesz und Begleiter 1991.
Porjesz, B., H. Begleiter: Human evoked brain potentials and alcohol. Alcohol. Clin. Exp. Res. 5: 304–317, 1981
Porjesz, B., H. Begleiter: Brain dysfunction and alcohol. In: Kissin B., H. Begleiter (Eds.) The patogenesis of alcoholism, Vol. 7, 415–483. Plenum, 1983
Porjesz, B., H. Begleiter: Event-related brain potentials to high incentive stimuli in abstinent alcoholics. Alcohol. Clin. Exp. Res. 9: 190, 1985
Porjesz, B., H. Begleiter:Effects of alcohol on cognitive event-related potentials. Presented at Research Society on Alcolism, Beaver Creek, Colorado, June 1989. Zitiert nach Porjesz und Begleiter 1991
Porjesz, B., H. Begleiter: Neurophysiological factors in individuals at risk for alcoholism. In: Galanter M. (Ed.) Recent developments in alcoholism. Vol. 9, Children of alcoholics. Plenum Press New York, London, 53–65, 1991
Propping, P.: Genetische Einflüsse bei der Wirkung von Alkohol auf das Gehirn, besonders das EEG, beim Menschen. In: Zang K. D. (Ed.) Klinische Genetik des Alkoholismus, Kohlhammer, Stuttgart, 47–64, 1984
Propping, P.: Pharmacogenetics of alcohol's CNS effect: Implications for etiology of alcoholism. Psychopharm. Biochem. Behav. 1983, 18: 549–553. Zitiert nach Porjesz und Begleiter 1991.
Reed, R. J., S. B. Rourke: Long-term abstinent alcoholics have normal memory. Alcohol. Clin. Exp. Res. 16: 677–683, 1992
Rohrbaugh. J. W., M. J. Eckardt, J. M. Stapleton, E. A. Zubovic, P. R. Martin, M. Linnoila, J. L. Varner: Slow event-related brain potentials in alcoholic organic brain disease. Psychophysiology 27: S. 60, 1990
Rösler, F.: Hirnelektrische Korrelate kognitiver Prozesse. Springer-Verlag, Berlin, Heidelberg, New York, 1982
Rösler, F., M. Heil: Toward a functional categorization of slow waves: taking into account past and future events. Psychophysiology 28: 344–358, 1991
Roso, M., F. Cadaveira, C. Grau, M. Sanchez: Reversibility of ERP changes in chronic alcoholics after a year of abstinence. Electroenceph. Clin. Neurophysiol. 82: 77P, 1992
Ruchkin, D. S., R. Johnson, L. H. Canoune, W. Ritter, M. Hammer: Multiple Sources of p3b associated with different types of information. Psychophysiology 27: 157–176, 1990
Ruchkin D. S., R. Johnson, L. H. Canoune, W. Ritter: Short-term memory storage and retention: an event-related brain potential study. Electroenceph. Clin. Neurophysiol. 76: 419–439, 1990b
Ruchkin D. S., S. Sutton: Equivocation and P300 amplitude. In: Otto D. A. (Ed.) Multidisciplinary perspectives in event-related brain potential research. U.S. Environmental Protection Agency, U.S. Goverment Printing Office EPA-600/9-77-043. 175–177, 1978
Schmidt, A. L., H. J. Neville: Language processing in men at risk for alcoholism; An event-related potential study. Alcohol 1985, 2: 529–534. Zitiert nach Porjesz und Begleiter 1991
Schubö, W., H.-M. Uehlinger: SPSSX. Handbuch der Programmversion 2.2. Gustav Fischer Verlag, Stuttgart/New York, 1986.
Schuckit, M. A.: Alcoholism and genetics: possible mediators. Biol.Psychiatry 15: 1980, 437–447. Zitiert nach Polich et al. 1988.

Schuckit, M. A.: Reaction to alcohol as a predictor of Alcoholism. Alcohol and Alcoholism 27: 31, 1992

Schuckit, M. A.: Alcoholism, a familial disorder. In: Saitoh, S, P. Steinglass, M. A. Schuckit (Eds.), Alcoholism and the family. Seiwa Shoten Publisher, Tokyo, 3–13, 1992

Shiffrin, R. M., W. Schneider: Controlled and automatic human information processing: II. Perceptual learning, automatic attending, and a general theory. Psychological Review, 1977, 84: 127–190. Zitiert nach Rösler, 1982

Sher, K. J.: Psychological characteristics of children of alcoholics. In: Galnanter, M. (Ed.) Recent developments in alcoholism. Vol. 9, Children of alcoholics. Plenum Press New York, London, 301–326, 1991

Smith, M. E., K. Guster: Decomposition of recognition memory event-related potentials yields target, repetition, and retrieval effects. Electroenceph. Clin. Neurophysiol. 86: 335–343, 1993

Sponheim, S. R., J. W. Ficken: P300 and N200 amplitudes in boys with and without history of paternal alcohol depencence. Psychophysiology 27: S. 66, 1990

Squires, N. K., K. C. Squires, S. A. Hillyard: Two varieties of long-latency positive waves evoked by unpredictable and auditory stimuli in man. Electroenceph. Clin. Neurophysiol. 38: 387–401, 1975

Squires, K. C., C. Wickens, N. K. Squires, E. Donchin: The effekt of stimulus sequences on the waveform of the cortical event-related potential. Science 193: 1142–1146, 1976

Steinhauer, S. R., S. Y. Hill, J. Zubin: Event-related potentials in alcoholics and their first-degree relatives. Alcohol, 1988. Zitiert nach Polich et al. 1988.

Taghavy, A., L. Brütting, C. F. A. Kügler, D. Taghavy: Differentielle Wirkung der akuten Alkoholintoxikation auf die exogenen (P100) und endogenen (P300) Komponenten des visuellen P300-Paradigmas. Z.EEG-EMG 21: 101, 1991

Tarter R. E., T. Jacob, D. Bremer: Cognitive status of sons of alcoholics. Alcohol. Clin. Exp. Res. 13: 232–235, 1989

Tarter R. E., A. I. Alterman, K. L. Edwards: Alcoholic denial: A biopsychological interpretation. J. Stud. Alcohol 1984, 45: 214–218. Zitiert nach Porjesz und Begleiter 1991

Verleger R.: Event-related potentials and cognition: A critique of the context updating hypothesis and an alternative interpretation of P3. Behavioral and brain sciences 11: 343–356, 1988

Weißenborn, K., M. Scholz, H.-J. Heinze, J. Wiltfang, H. Künkel: Veränderungen der P300 in Frühstadien der hepatischen Enzephalopathie. Z.EEG-EMG 19: 194, 1988

Weißenborn, K., M. Scholz, H. Hinrichs, J. Wiltfang, F. W. Schmidt, H. Künkel: Neurophysiological assessment of early hepatic encephalopathy. Electroenceph. clin. Neurophysiol. 75: 289–295, 1990

Whipple, S. C., E. P. Noble: The effect of familial alcoholism on visual event-related potentials. Psychophysiolog 23: 470, 1986

Yamaguchi, S., R. T. Knight: P300 generation by novel somatosensory stimuli. Electroenceph. Clin. Neurophysiol. 78: 50–55, 1991

Psychotherapie in der Behandlung Substanzabhängiger

W. Beiglböck, W. Burian, S. Feselmayer, R. Marx

1. Einleitung

Im Behandlungskonzept des Anton-Proksch-Institutes hat die Psychotherapie einen wesentlichen Stellenwert, wie schon mehrfach an anderer Stelle in diesem Buch betont wird. Die psychotherapeutische Arbeit mit Abhängigen wird in der freien Praxis oft als sehr schwierig beschrieben, da das Ineinandergreifen von Sucht und Grundstörung den psychotherapeutischen Prozeß in mannigfaltiger Weise beeinflußt. Sowohl Sucht als auch Grundstörung müssen als eigene „Störungsbilder" gesehen und psychotherapeutisch behandelt werden (Beiglböck, Feselmayer 1991). Die dafür notwendigen Ansatzpunkte können wie folgt dargestellt werden (siehe Abb. 1):

Dabei gilt – so wie in der Psychotherapie im allgemeinen –, daß die Einengung auf *eine* psychotherapeutische Schule meist nicht zielführend ist. Daher sollen im folgenden die wesentlichen psychotherapeutischen Richtungen mit ihren diesbezüglichen Konzepten vorgestellt werden.

2. Grundzüge der klientenzentrierten Psychotherapie in der Arbeit mit Abhängigen

Wie wir wissen, versteht Rogers als klientenzentrierte Psychotherapie das Beziehungsangebot an den Klienten, der sich in einem Zustand der Inkongruenz befindet und in einer Psychotherapie persönlichkeitsverändernde bzw. korrigierende Erfahrungen machen soll (Rogers, 1957). Wie wir ebenfalls wissen, bedient sich diese Therapie im wesentlichen keiner anderen Methoden, als die erlebte und durch die klientenzentrierte Haltung definierte Beziehung im therapeutischen Prozeß einzusetzen. Doch gerade diese „Beziehungsarbeit" zeigt sich bei Abhängigen als äußerst schwierig.

Wir können suchtkranke Patienten mit unserer Therapieform nur dann erreichen, wenn sie fähig sind, Beziehung zu ihren Erfahrungen und Gefühlen aufzunehmen und zu erleben und zu reflektieren. Also Inkongruenz nicht nur haben können, sondern ansatzweise auch erleben können.

Therapie des süchtigen Verhaltens

Therapieziel: absolute Abstinenz
vom Suchtmittel

+

Therapie der Grundstörung

Therapieziele betreffen:

- Klärung
- Defizite in der sozialen Kompetenz
- Phobien
- Ängste
- Depressionen
- sexuelle Probleme
- Partnerprobleme
- gestörte Genußfähigkeit
- Defizite im Umgang mit:
  negativen und positiven Emotionen

– Frustrationen	– Freude
– Ärger	– Liebe
– Wut	– Genuß
– Trauer	– Wohlbehagen
– Angst	– Begeisterung
– Langeweile	etc
etc.	

+

Therapie des Systems

- Familie
- Arbeitssituation
- soziale Beziehungen in der Freizeit

Abb. 1.

In der Begegnung mit Alkohol- und Drogenabhängigen setzt uns Psychotherapeuten aber die immer wieder beobachtbare emotionale Kommunikationsschwäche und Phantasiearmut dieser Patienten bzw. Patientinnen in Erstaunen. Wenn auch bis jetzt noch keine sicheren empirischen Befunde vorliegen, haben verschiedene Autoren jedoch die Auffassung vertreten, daß auf diese Symptomatologie das sogenannte Alexithymiekonzept anwendbar ist. Unter Alexithymie versteht Burian (1985) vor allem die Schwierigkeit bzw. Unfähigkeit, Gefühle zu benennen, zu differenzieren und auszudrücken. Die Phantasie der Patienten ist gering entwickelt, die Sprache ist eingeengt und sehr häufig an gegenständliche, konkrete Details gebunden. Gerade diese Definition läßt erahnen, wie schwierig ein klientenzentrierter Zugang zu diesen Patienten ist.

Diese Inkongruenz der Person der Süchtigen wird durch die Einnahme des Suchtmittels passager weitgehend reduziert. In diesem Zustand ist der Süchtige für uns jedoch therapeutisch nicht erreichbar. Für den Therapeuten bedeutet dies aber ein besonderes Engagement in der Gestaltung der Beziehung zum Suchtkranken. Das Besondere nun besteht darin, daß dieses Beziehungsangebot oft mißverstanden wird. Es muß einerseits besonders empathisch sein, um eben z. B. Gefühle erfahrbar zu machen, andererseits aber konfrontierend in bezug auf das süchtige Verhalten. Diese besondere Art des Beziehungsangebots wird oft zum zentralen Thema in der Therapie gemacht, denn es muß Klarheit darüber herrschen, daß die Empathie dem Patienten gilt und seiner Sucht keinerlei empathische Haltung entgegengebracht wird. (vgl. Feselmayer, Heinzl 1985). D. h. ein JA zur Person, ein NEIN zur Sucht.

Rogers hat einmal geschrieben: „Wenn ich mich so, wie ich jetzt bin akzeptiere, dann ändere ich mich. Ich glaube dies sowohl von meinem Klienten wie auch aus eigener Erfahrung heraus gelernt zu haben, daß wir uns nicht ändern können, nicht von dem, was wir sind, entfernen können, bis wir völlig akzeptieren, was wir sind, dann ereignet sich fast unmerklich die Veränderung" (Rogers, 1973). Im Umgang mit Abhängigen ist diese Aussage von Rogers von eminenter Bedeutung für die therapeutische Arbeit. Denn erst nach Erlangen einer gewissen Krankheitseinsicht in seine Abhängigkeit kann der therapeutische Prozeß in Gang gesetzt werden. Aber gerade diese Krankheitseinsicht stellt bei Abhängigen aufgrund der nicht erlebbaren Inkongruenz ein besonderes Problem dar. Es läßt sich also festhalten, daß bei Abhängigen jeweils zwei selbständige Therapien mit eigener Indikationsstellung und eigenem Therapiekontrakt und Therapieziel notwendig sind.

Therapieziel der ersten Therapie oder des ersten Schrittes ist die Erzielung der Abstinenz. Kongruenz ist dann erreicht, wenn sich der Klient als abstinenter Alkoholkranker gut erleben kann und sein Selbst in diese Richtung umstrukturiert und gefestigt hat. Erst dann ist der Weg für eine zweite Therapie bzw. für eine neue Indikationsstellung offen. Hier werden neue Therapieziele erarbeitet, die sich aus den Persönlichkeitsstörungen bzw. Inkongruenzen ergeben, die einen Auslöser für diese Suchterkankung darstellen.

Zusammenfassend noch einmal die Indikationsstellung und die damit verbundenen Probleme der klientenzentrierten Psychotherapie bei Abhängigen:

Eine klientenzentrierte Psychotherapie ist dann indiziert, wenn erstens die Störung eine psychische ist, und zwar eine Inkongruenz, zweitens ein Selbstkonzept und ein gewisses Ausmaß von Beziehungsfähigkeit zu sich selbst vom Klienten gegeben ist. Hier sei nochmals auf die vorigen Ausführungen bezüglich der Alexithymie hingewiesen. Drittens der Klient das therapeutische Beziehungsangebot zumindest in Ansätzen wahrnehmen und annehmen kann.

Gerade hier, beim Annehmen des Beziehungsangebotes durch den Klienten, ergeben sich in der Arbeit mit Abhängigen für den Therapeuten einige Schwierigkeiten. Zuerst ist es eine immer wieder beobachtbare Tatsache, daß der Klient seine Beziehung zum Therapeuten wie zu seiner Droge gestaltet. Der Therapeut hat genauso wie die Flasche jederzeit verfügbar zu sein und nur Wohlbefinden herzustellen. Hier gilt es für den Therapeuten klare Grenzen zu ziehen, trotz aller Empathie die Eigenverantwortlichkeit des Klienten zu beachten. Eine weitere „Beziehungsfalle" liegt darin, daß die Abhängigen einer Opferideologie unterliegen und sich selbst als Opfer ihrer Umwelt und nicht als Gestalter ihrer Umwelt erleben. Dieses Verhalten wird derart perfektioniert, daß der Therapeut oft ungewollt in die Rolle des Helfers gerät, Funktionen für den Klienten übernimmt, die eigentlich er selbst zu tragen hätte. Oft läßt sich der Therapeut aufgrund dieser dem Abhängigen eigenen Beziehungsgestaltung verführen, die Vereinbarung der Abstinenz fallen zu lassen. In der Arbeit mit Abhängigen ist es also auch für den klientenzentrierten Therapeuten wichtig, Grenzen zu setzen und vermehrte Aufmerksamkeit auf die dem Klienten eigene Beziehungsgestaltung zu richten.

Viertens liegt ein wichtiges Kriterium für die Indikationsstellung darin, daß in der Aufhebung der Inkongruenz im Erleben des Klienten wenigstens ein erster Schritt zur Lösung seiner Probleme gesehen werden kann und sei es auch nur die Klärung des Problems, d. h., daß Krankheitseinsicht hergestellt werden kann, was wie wir weiter oben ausgeführt haben, für den Abhängigen recht schwierig sein kann.

Um diese „Therapie der zwei Schritte" zu unterstützen, sind zwei Voraussetzungen beim Therapeuten unbedingt notwendig. Erstens das Herstellen eines angstfreien akzeptierenden Klimas, d. h. die drei Grundhaltungen der klientenzentrierten Psychotherapie, und zweitens das klare Konzept des Therapeuten, daß die Alkoholkrankheit eine bleibende, aber doch stillzulegende Krankheit ist.

3. Systemische Therapie bei Abhängigen

Wolfgang Ertl (1986) hat geschrieben, „daß es eine notwendige therapeutische Haltung ist, den Klienten selbst als System und als Teil verschiedener Systeme, wie etwa Familien-, Arbeits- und Gesellschaftssystem zu sehen." Daß die Beziehungsgestaltung durch den Abhängigen eine wesentliche Rolle bei der Entstehung und Aufrechterhaltung seiner Abhängigkeit spielt, haben wir bereits bei der Darstellung des klientenzentrierten Ansatzes zu vermitteln versucht. Daher ist es notwendig, neben der einzeltherapeutischen Arbeit mit Abhängigen auch einen systemischen Zugang zu finden (Beiglböck, Feselmayer 1993). Gregory Bateson hat als erster Ende der 60er-Jahre eine umfassende Theorie des Alkoholismus aus kybernetischer bzw. systemischer Sicht dargelegt. Zum Verständnis dieser Theorie sind zwei Begriffe, nämlich die Begriffe der Symmetrie und Komplementarität, von Bedeutung, die wir kurz in Erinnerung rufen wollen.

Wenn in einer Zweierbeziehung das Verhalten von einer Person das Verhalten einer anderen Person gleichartig sind und so miteinander verknüpft, daß mehr von dem Verhalten der Person A mehr davon bei B auslöst und umgekehrt, dann ist diese Beziehung im Hinblick auf dieses Verhalten symmetrisch. Ein einfaches Beispiel für eine einfach strukturierte symmetrische Beziehung wäre z. B. der Rüstungswettlauf in den letzten Jahrzehnten. Das Aufrüsten eines Staates führt sofort zum Nachrüsten des anderen usw.

Ist dagegen das Verhalten zweier Personen ungleichartig, aber so miteinander wechselseitig angepaßt, daß mehr von A's Verhalten mehr von B's dazupassendem Verhalten auslöst, dann ist diese Beziehung im Hinblick auf dieses Verhalten komplementär. Ein einfaches Beispiel für eine komplementäre Beziehung wäre so in etwa das Verhältnis von Sadismus/Masochismus, Erziehung und Abhängigkeit usw. Das heißt eine Beziehung wäre so strukturiert, daß eine Zunahme aggressiven Verhaltens mit einer Zunahme von Unterwerfungsgesten beantwortet wird. Nach Bateson neigen sowohl symmetrische als auch komplementäre Beziehungen zu fortschreitenden Veränderungen derart, die Bateson als Schismogenese bezeichnet hat. Das heißt, daß z. B. symmetrische Kämpfe, wie etwa Rüstungswettläufe, dazu neigen zu eskalieren, wie wir es in den letzten Jahrzehnten erlebt haben. Erst das Abgehen eines Partners aus der symmetrischen Beziehung in eine komplementäre kann zu einer Änderung führen, wie es uns im großen politischen Rahmen ebenfalls in den letzten Jahren im Rüstungswettlauf zwischen Ost und West demonstriert wurde.

Was bedeutet aber nun dieser systemische Ansatz im Umgang mit Alkohol in unserer Gesellschaft? In unserer abendländischen Kultur besteht bezüglich unserer normalen Trinkgewohnheiten eine starke Tendenz zur Symmetrie, d. h. unabhängig von einer Abhängigkeitsentwicklung neigen wir dazu, wenn wir Alkohol trinken, stets mit den anderen mitzuhalten und so symmetrisch zu reagieren. Denken Sie z. B. an Stammtischrunden oder an die peer-Gruppe, wo das Mithalten, ein Geeichtsein, den Initiationsritus für das Erwachsenwerden darstellt.

Wird nun eine Abhängigkeitsentwicklung eingeleitet, so verschiebt sich der symmetrische Kampf oder die Rivalität auch noch auf eine andere Ebene. Die soziale Umwelt des Trinkers wird versuchen, ihm das Trinken als Schwäche und Labilität vorzuhalten, die er jedoch irgendwie beherrschen werde können. Dadurch wird der Alkoholiker dazu gezwungen, sich und der Umwelt zu beweisen, daß er doch weiterhin normal trinken kann. In weiterer Folge bleibt der symmetrische Kampf auch nicht auf die soziale Umwelt, auf die Freunde und seine Bezugspersonen und eben den Partner des Alkoholkranken beschränkt, sondern weitet sich auf den Alkohol als solchen aus. Er wird in einen tödlichen Konflikt mit dem Alkohol verstrickt. Er muß beweisen, daß ihn der Alkohol nicht umbringen kann, daß er von der Flasche nicht besiegt wird.

Tritt jetzt in diesen Zweifrontenkampf, nämlich gegen die Umwelt und gegen den Alkohol, auch noch der Therapeut hinzu, der dem Alkoholkranken möglichst drastisch die negativen Folgen des Alkoholkonsums vor Augen führt, ihn dahingehend zu beeinflussen versucht, dem Alkohol abzuschwören, ihm Vorwürfe bezüglich seiner Rückfälle macht, so eskaliert auch dieser symmetrische Kampf, d. h. der Alkoholkranke wird auch dem Therapeuten zu beweisen versuchen, daß er dem Alkohol nicht unterliegt, womit ständige Rückfälle und Frustration sowohl auf Seiten des Therapeuten als auch des Patienten garantiert sind. Daher meint Bateson, daß eine wirkungsvolle therapeutische Interaktion erst dann beginnen kann, wenn der Alkoholiker vor dem Alkohol kapituliert und zugibt, wirklich krank zu sein, d. h., daß er davon abgeht, den symmetrischen Kampf mit dem Alkohol weiterzukämpfen und in die Komplementarität geht. Dies beschreibt nichts anderes als jenen Umstand den wir zuerst als Erleben der Inkongruenz oder Erreichen der Krankheitseinsicht bezeichnet haben.

Daher meint auch Bateson, daß es das oberste Ziel eines Therapeuten sein muß, nicht in einen symmetrischen Konflikt mit dem Alkoholkranken zu gelangen. Ebenso tendiert das o.e. Phänomen, daß Alkoholabhängige ihren Therapeuten als Suchtmittel verwenden, ebenfalls zu einer symmetrischen Eskalation. Wenn der Therapeut versucht, ohne das Geschehen zu reflektieren, sich aus der therapeutischen Beziehung zurückzuziehen und derart übermäßige Beziehungsangebote ablehnt, so ist die Folge ein erneuter Kampf zwischen Patient und Therapeut. Je vehementer der Patient versucht Zuwendung zu erlangen, desto vehementer wird sich der Therapeut aufgrund seiner Überforderung zurückziehen.

Aber auch als nichtsystemisch arbeitender Therapeut sollte man beachten, daß der Abhängige nicht nur mit der ihn abhängig machenden Substanz zu kämpfen hat, sondern sich meist auch in einem auf den ersten Blick irrationalen Rivalitätszustand mit seiner Bezugsperson befindet. Der Alkohol erhält in der Partnerbeziehung einen wichtigen Stellenwert. In vielen Fällen läuft die Kommunikation in Partnerschaften, in denen ein Partner alkoholabhängig ist, nur mehr über den Alkohol. Der eine Partner versucht den anderen dazu zu bewegen abstinent zu sein, womit ein symmetrischer Konflikt, wie eben erst dargestellt, eskaliert. Der andere Partner hat aber auch in seiner Alkoholabhängigkeit ein potentes Machtmittel, auf diese Beziehung Einfluß zu nehmen. Aussagen wie „wenn du nicht bald zu trinken aufhörst, verlaß ich dich wirklich" oder von der anderen Seite „ich könnte ja schon zu trinken aufhören, wenn du etwas liebevoller zu mir wärst" stehen an der Tagesordnung.

Zu all dem Gesagten ergibt sich die Notwendigkeit eines systemischen Ansatzes in der psychotherapeutischen Arbeit mit Abhängigen einzuführen, sowohl in der Einzeltherapie als auch in der Partner- und Familientherapie.

Um diese Annahmen einer experimentellen Überprüfung zu unterziehen wurden in unserer Klinik vorläufig vier Studien durchgeführt, die sich vornehmlich mit den dyadischen Strukturen von alkoholabhängigen Männern und Frauen und ihren Partnern beziehungsweise Müttern befaßten (Schmögl, Tesar, Kaltenbrunner 1991, Kessler 1992).

Als Ergebnis dieser Arbeiten ist festzuhalten, daß in Partnerbeziehungen der alkoholkranken Frau symmetrische Kommunikationsmuster statistisch signifikant häufiger auftreten. In Paaren mit abhängigen Männern konnte ein Überwiegen der symmetrischen Eskalation gegenüber einer Kontrollgruppe nicht gefunden werden. Es konnte allerdings beobachtet werden, daß sowohl der alkoholabhängige Mann als auch dessen Partnerin ihre Kommunikation als weniger flexibel einschätzen, als dies bei der Kontrollgruppe beobachtet werden kann. Die gegenseitige Interaktion wird eher durch Abwertung charakterisiert, d. h. wenn Frauen abhängig sind, tendieren deren Partnerschaften eher zu einer symmetrischen Eskalation. Wenn hingegen die Männer alkoholabhängig sind, tendieren deren Partnerschaften zum eher rigiden auf der Stelle treten und Überbefürsorgen von Seiten der Partnerin.

Sieht man diese Ergebnisse im Zusammenhang mit den Trinkauslösern, die von Männern und Frauen angegeben werden, nämlich daß Frauen eher Beziehungsprobleme und Partnerkonflikte (Smole 1985) als Ursache ihrer Abhängigkeitsentwicklung sehen, Männer eher berufliche Probleme (Wanke 1981), d. h. Probleme in der sekundären Umwelt, so läßt sich dies wie folgt interpretieren:

Der Alkoholismus der Frau ist ein weiterer Schritt der Eskalation bei einem schon vorher bestehenden symmetrischen Konflikt.

Da der Mann hingegen seine primären Probleme außerhalb der Partnerschaft sieht, muß er wohl versuchen, wenigstens in der Partnerschaft Homöostase zu erleben und deshalb ev. bestehende oder dadurch neu entstehende Probleme zu unterdrücken. Der Alkoholismus könnte also dazu dienen, die geringere Flexibilität überhaupt aushaltbar zu machen.

Diese Ergebnisse sind somit ein zusätzlicher Beleg dafür, warum abhängige Frauen mehr an Veränderung und damit mehr an Psychotherapie interessiert sein könnten. Diese Ergebnisse sind auch gleichzeitig ein Hinweis darauf, warum Beziehungen länger bestehen bleiben, wenn der Mann abhängig ist. Durch eine rigide Interaktion wird eben versucht, die Beziehung so lange wie möglich aufrecht zu erhalten.

Es bleibt also festzuhalten, daß, so wie es die Suchtpersönlichkeit nicht gibt, unserer Meinung auch das Suchtpaar nicht gibt, wie es Bateson ursprünglich noch angenommen hat. Es lassen sich jedoch bestimmte charakteristische Konstellation annehmen, je nachdem ob der Mann oder die Frau an einer Abhängigkeitsentwicklung leidet.

Die gilt ebenso für die Herkunftsfamilien abhängiger Frauen und Männer, es lassen sich auf der Grundlage dieser Untersuchungen keine eng umschriebenen dysfunktionalen Systemstrukturen erkennen. Die enge Beziehung zur Mutter – und nur diese wurde hier direkt überprüft – ist allerdings in beiden Versuchspopulationen zu beobachten.

Je nach Geschlecht wird diese enge Beziehung allerdings auf unterschiedliche Art und Weise aufrecht erhalten – durch Konflikt oder durch Konfliktvermeidung. Ein Umstand der sich als familiäre Tradition bis in die Partnerschaften weiterentwickeln dürfte. D. h. ohnehin bekannte Rollenbilder unserer Kultur finden sich auch in diesen Patientengruppen, vielleicht nur etwas deutlicher ausgeprägt.

Aufgrund dieser beiden Tatsachen könnte man schließen, daß der Alkoholismus integraler Bestandteil von Familiensystem unterschiedlicher Muster sein kann. Zum Teil bedeutet dies, daß ganz normale Familien ganz normale Alkoholiker produzieren.

So scheint der Suche nach dem Suchtsystem ein ähnliches Schicksal beschieden zu sein wie der Suche nach der Suchtpersönlichkeit – sie könnte vergebens sein.

4. Hypnotherapeutisches Vorgehen bei Abhängigen

In den letzten Jahren hat die Hypnose bzw. die Hypnotherapie als psychotherapeutisches Verfahren eine beachtliche Renaissance erlebt. Dies ist umso interessanter, nachdem die Hypnose nach der Ablehnung durch Sigmund Freud als psychotherapeutisches Verfahren lange Zeit in Verruf geriet.

Das ständige Auf und Ab dieses psychotherapeutischen Verfahrens scheint aber zur Geschichte der Hypnose dazuzugehören. Nach geradezu euphorischen Berichten in der Zeit um die letzte Jahrhundertwende scheint sich dies am Ende dieses Milleniums zu wiederholen.

Dies gilt teilweise auch für die Behandlung der Abhängigkeitserkrankungen mittels Hypnose. So schreibt Joire 1908: „Die wirklich rationelle Behandlung des Alkoholismus, deren Wirksamkeit durch die Erfolge bewiesen ist, besteht in der hypnotischen Suggestion." Betrachtet man aber die entsprechenden Fallberichte bzw. therapeutischen Erfolge in der Originalliteratur, so ergibt sich ein etwas differenzierteres Bild. So schreibt z. B. Grossmann 1894, daß er mehr als 50 Fälle von Dipsomanie und Trunksucht behandelt hätte, und bei vielen sei die Behandlung erfolgreich gewesen. Was dieses viele allerdings bedeutet, und wie er Erfolg definiert, geht aus dieser Literatur nicht hervor. Lediglich im Anhang finden sich 3 Fallberichte mit angeblich zweijährigen Abstinenzperioden. Ebenso berichtet Tuckey 1895, daß er 8 Fälle von chronischem Alkoholismus behandelt hätte; davon hätte er 4 geheilt (ebenfalls ohne zu definieren was das sei), 1 Fall sei gebessert gewesen und 3 unverändert.

Die Euphorie, die klassische Hypnose in der Behandlung von Alkoholabhängigkeit anfangs ausgelöst hatte, konnte der Realität nicht standhalten. Dies geht wohl auch aus den harten Fakten der Literatur hervor, obwohl sich die Autoren einer höchst euphorischen und blumigen Sprache bedienten. Im Laufe der Jahrzehnte ist das Konzept der klassischen Hypnose zur Behandlung des Alkoholismus im wesentlichen gescheitert. Woran könnte dies liegen?

Primär ist wohl anzunehmen, daß das Konzept der klassischen Hypnose deswegen zum Scheitern verurteilt war, weil es die Alkoholabhängigkeit sehr eindimensional als sogenannte „abulische Erkrankung" (Joire 1908) gesehen hatte. Nach Ansicht dieser Autoren war der Alkoholabhängige lediglich an seinem „Willen" erkrankt. Daher sah die Behandlung auch so aus, daß es lediglich um die Schaffung von sogenannten „Hemmungszentren" ging.

Dies erfolgte mit den in der klassischen Hypnose üblichen Verfahren der posthypnotischen Suggestion, wo z. B. Übelkeit (Tuckey 1895) oder Armlähmungen (Joire 1908) bei Alkoholkontakt suggeriert wurden.

Dieses eindimensionale Konzept, das letztendlich nur in einer Symptombehandlung bestand, ist nach dem heutigen Stand der Wissenschaft – die von einer multifaktoriellen Genese der Alkoholabhängigkeit ausgeht – nicht mehr haltbar.

Letztendlich sind aber gewisse Erfolge in der Behandlung der Alkoholabhängigkeit mittels klassischer Hypnose nicht zu bestreiten. Diese lassen sich wohl bei Alkoholabhängigen oder sonstigen Suchterkrankungen am ehesten durch die Phänomene der Gegenübertragung oder der systemischen Verstrickung erklären. Wie allen, die mit Substanzabhängigen arbeiten hinlänglich bekannt ist, gelingt es diesen Patienten oft sehr rasch den Therapeuten im Sinne einer Koabhängigkeit für sich einzunehmen. Diese Bindung an den Therapeuten ist in einer derartigen Therapie wohl unausbleiblich, muß aber im Regelfall dazu utilisiert werden, dem Klienten letztendlich ein selbständiges Umgehen mit seinen Problemen zu ermöglichen. Wird dieses Utilisieren unterlassen, entsteht ein sehr diffuses, verstricktes Therapeut-Patient-Verhältnis, in dem Phänomene wie Übertragung und Gegenübertragung durchaus auch eine reine Symptombehandlung zeitweise wirksam werden lassen können, indem sich der Patient sozusagen „dem Therapeuten zuliebe" kurzfristig verändert. Dies gilt, wie bereits angedeutet, insbesondere für Suchtpatienten, wo es sehr rasch passieren kann, daß sowohl Therapeut als auch Patient in diese Abhängigkeitsstrukturen hineingleiten. Wer hat von seinen abhängigen Patienten noch nicht Sätze wie „Sie sind der Einzige der mir helfen kann", oder „Sie sind der beste Therapeut den ich je hatte" gehört.

Ein zweiter Punkt warum klassische Hypnose wirksam sein könnte, findet sich in einer Randnotiz, die Tuckey 1895 in einem seiner Bücher anführt. Er schreibt zum Schluß in einem Nebensatz über einen erfolgreich behandelten Alkoholkranken: „Der kleine Geschäftsärger regt ihn nicht mehr so auf wie früher, ebenso trägt er die unvermeidlichen häuslichen Störungen mit Gleichmut." Eigentlich wollte Tuckey lediglich Ekel gegen Alkohol mittels posthypnotischer Suggestionen suggerieren, was ihm auch gelang. Dieser Nebensatz verrät allerdings, daß hier wohl – wie es auch noch später geschehen ist – Hypnose als Entspannungstechnik eingeführt wurde, bzw. womöglich sogar an der Grundstörung gearbeitet wurde. Dieses wohl unbeabsichtigte Arbeiten an der Grundstörung entspricht einem modernen Ansatz in der psychotherapeutischen Behandlung von Abhängigen. Mittlerweile geht man nämlich davon aus, wie bereits oben beschrieben, daß psychotherapeutische Arbeit mit Abhängigen in zwei Phasen vor sich zu gehen hat.

Daher bleibt die alleinige Behandlung der Abhängigkeit ebenso erfolglos wie die alleinige Behandlung der Grundstörung. Eine erfolgreiche Therapie hat eben in diesen zwei Bereichen zu erfolgen.

Es scheint also so zu sein, daß bei den erfolgreichen klassischen Hypnosen – zumindest wie sie z. B. Tuckey beschreibt – sehr wohl eine derartige „zweiphasige" Therapie stattgefunden hat, die dann auch langfristig erfolgreich sein kann.

Nachdem aus den obgenannten Gründen die klassische Hypnose wie erwähnt im wesentlichen in der Behandlung von Alkoholabhängigkeit oder

Substanzabhängigkeit gescheitert war, wurden Hypnose oder auch hypnotherapeutische Ansätze im Laufe des zwanzigsten Jahrhunderts nur zur Behandlung der Nikotinabhängigkeit oder als gezielte Entspannungstechnik bei der Behandlung von Substanzabhängigen eingesetzt (vgl. Miller 1990). So erbrachte auch eine zu Beginn der 90-er Jahre durchgeführte computerunterstützte Literaturrecherche einer großen deutschen Datenbank keine anderen Ergebnisse.

Mittlerweile wurde es aber für Wissenschaftler und Therapeuten immer klarer, daß bei der Behandlung von Substanzabhängigen von einem eindimensionalen, monokausalen Denken, um erfolgreich arbeiten zu können, Abstand genommen werden muß. Substanzabhängigkeit ist als ein multifaktorielles Geschehen zu betrachten, das erst aus dem Zusammenspiel von spezifischer biologischer Wirkung der Droge, Persönlichkeit des Abhängigen und seiner Umwelt verstehbar wird. Unserer Meinung nach fand die Hypnose in der Behandlung von Substanzabhängigen in den letzten Jahrzehnten deswegen keine Resonanz, weil sie in ihren theoretischen Überlegungen weiterhin einem monokausalen Behandlungskonzept verpflichtet blieb (Beiglböck und Feselmayer 1992).

Erst Milton Erickson ging von einem derartigen monokausalen Denken ab und revolutionierte die klassische Hypnose. Dieses neue Gedankengut fand allerdings nur wenig Eingang in die Behandlung von Abhängigen. Dies ist umso bedauerlicher, da die Hypnotherapie aufbauend auf den wesentlichen theoretischen Überlegungen, die in der Behandlung von Substanzabhängigen eine Rolle spielen, sehr sinnvoll eingesetzt werden kann. Es waren vor allem vier theoretische Überlegungen, die bei der Entwicklung unseres hypnotherapeutischen Behandlungskonzeptes eine wesentliche Rolle gespielt haben.

1) Verbesserung noopsychischer bzw. kognitiver Leistungen durch tranceartige Zustände
2) Dissoziationstheorie nach Bandler und Grinder
3) Schulung der Wahrnehmung innerer Vorgänge
4) Bedeutung der Systemtheorie in der Hypnotherapie

Diese sollen im folgenden näher erläutert werden:

4.1. Verbesserung noopsychischer bzw. kognitiver Leistungen durch tranceartige Zustände

Das durch die Suchtmittel hervorgerufene hirnorganische Psychosyndrom mit seiner Beeinträchtigung kognitiver Leistungsparameter stellt sehr häufig eine Stigmatisierung dar, durch die der Patient als unmündiges Wesen eingestuft wird, das der dauernden Bevormundung einer Therapie bedarf, was in der Folge eine Rückkehr in das normale Leben des Patienten erschwert. Diskussionen über Ausmaß und Dauer dieser Leistungsbeeinträchtigung werden im Bereich der wissenschaftlichen Suchtforschung sehr emotionell geführt. Wir konnten bereits in einigen Untersuchungen zeigen (Marx, Feselmayer, Beiglböck 1985), daß in der dritten Woche nach Absetzen des Suchtmittels ein Drittel der Patienten deutliche hirnorganische Beeinträchtigungen aufweist, daß sich aber nach sechs Wochen nur mehr bei ca. 10% der Patienten eine derartige Beeinträchtigung nachweisen läßt.

Da unser Behandlungsprogramm auf eine nur kurzfristige stationäre Behandlung ausgerichtet ist und einen hauptsächlich psychotherapeutischen Schwerpunkt hat, haben wir uns mit der Frage beschäftigt, wie Patienten bereits früher in den psychotherapeutischen Prozeß miteinbezogen werden können.

Wir haben uns dazu der sogenannten Ergopsychometrie bedient. Unter Ergopsychometrie ist die Erhebung kognitiver Leistungsparameter mittels einer psychologischen Testung sowohl in Ruhe als auch unter physischer und/oder psychischer Belastung zu verstehen.

Erhebt man kognitive Parameter wie z. B. die Reaktionszeit oder wie Merkfähigkeit einmal in einer neutralen streßfreien Situation und darauffolgend in einer Situation, wo der Patient unter Streßbelastung steht, z. B. unangenehme Geräusche, so zeigen sich folgende Ergebnisse:

Während in der Durchschnittsbevölkerung nur ca. 43% ein deutliches Absinken ihrer kognitiven Leistungsfähigkeit in der Belastungssituation gegenüber der Ruhesituation aufweisen, so sind es unter Alkoholkranken 82%, die auf eine psychische Belastung mit einem Abfall ihrer kognitiven Leistungsfähigkeit reagieren. Der Vollständigkeit halber sei erwähnt, daß bei Hochleistungssportlern ein derartiger Leistungsabfall nur bei 20% der Untersuchten zu beobachten ist.

Wir haben nun mit einem Teil unserer Patienten über drei Wochen 2–3 mal wöchentlich ein intensives Entspannungstraining durchgeführt (Hauk 1989).Wir verwendeten das integrierte Entspannungstraining nach Peter und Gerl (1977).

Dabei zeigte sich, daß in jener Gruppe von Patienten, die dieses integrierte Entspannungstraining regelmäßig übte, bei der nachfolgenden Untersuchung, nach eben drei Wochen, nur mehr 25% schlechtere Leistungen unter Belastung aufwiesen, während in einer Kontrollgruppe, die dieses Training nicht erhielt, der Prozentsatz gleichblieb. Ausgehend von diesen Daten kann auch testdiagnostisch belegt werden, daß der Restitutionsverlauf durch intensives tranceähnliches Entspannungstraining beschleunigt werden kann.

Wir nehmen an, daß die Patienten durch dieses Entspannungstraining in die Lage gesetzt werden, ihre vegetativen Funktionen bzw. ihr Aktivierungsniveau in Belastungssituationen besser zu regulieren.In weiteren Untersuchungen wollen wir diesen Effekt auch mittels elektroencephalografischer Befunde stützen. Eine derartige Untersuchung läuft derzeit an unserer Abteilung.

4.2. Dissoziationstheorie nach Bandler und Grinder (1985)

Bandler und Grinder (1985) gehen davon aus, daß Alkoholiker stark dissoziiert sind. Als Beleg dafür führen sie an, daß ein Alkoholiker im nüchternen Zustand über seine Erlebnisse in den Phasen, in denen er betrunken ist, kaum Auskunft geben kann. Ebenso ist es ihm unmöglich, im alkoholisierten Zustand über seine nüchternen Erfahrungen Auskunft zu geben. Der nüchterne und der betrunkene Teil sind so voneinander getrennt, daß sie sich nicht gleichzeitig im Erleben der Person ausdrücken können. Daher muß es ein wesentlicher Bestandteil der 1. Therapiephase sein, dem oder der Alkoholkranken den Zugang zu beiden Erlebnisbereichen zu ermöglichen.

4.3. Die Schulung der Wahrnehmung innerer Vorgänge

In der Begegnung mit Alkohol- und Drogenabhängigen setzt uns Psychotherapeuten die immer wieder beobachtbare emotionale Kommunikationsschwäche und Phantasiearmut dieser Patienten in Erstaunen. Das dürfte auch mit ein Grund sein, daß Suchtkranke in verschiedenen psychotherapeutischen Schulen als besonders schwieriges Klientel gelten. Daher werden Suchtkranke von vielen Psychotherapeuten auch nicht in Behandlung genommen. In diesem Zusammenhang wurde bereits zu Beginn dieses Beitrages auf das sogenannte Alexithymiekonzept verwiesen.

Aus diesem Konzept ergibt sich logischerweise die Notwendigkeit psychotherapeutischer Interventionsstrategien. Aber als Vorbereitung um hier überhaupt mit Psychotherapie beginnen zu können, scheint es notwendig, daß der Patient lernt, seine Affekte wahrzunehmen und auch zu artikulieren bzw. in Symbole umzusetzen und symbolisiert zum Ausdruck zu bringen. Dies wird in der Literatur immer wieder als besonders schwieriges Unterfangen beschrieben.

Wir haben recht gute Erfahrungen mit Hilfe von Trancezuständen es den Patienten zu erleichtern, ihre Affekte wahrzunehmen und zu unterscheiden.

4.4. Probleme des Einsatzes der Hypnotherapie bei Abhängigen

Aus unseren Erfahrungen zeigt sich, daß mit dem Begriff Hypnose oder Trance einerseits große Ängste und Befürchtungen, andererseits aber auch unrealistische Erwartungshaltungen verbunden sind. Da diese beiden Umstände den Rapport und somit auch die Hypnotherapie ungünstig beeinflussen können, ist es wesentlich, durch ein langsames Heranführen an die Möglichkeiten der Trance – wie wir es in unserem Gruppenprogramm versuchen – Ängste und Befürchtungen abzubauen.

Andererseits ist mit dem Begriff Hypnose oft und gerade bei Abhängigen der Wunsch nach einem „Wegzaubern" der Problematik verbunden – ohne daß sich der Patient aktiv an seiner Veränderung beteiligen muß. Diese kognitiven Strukturen müssen ebenso angesprochen werden, wie die Erwartung, daß Trance stets nur mit angenehmen, passiv-rezeptiven Erlebnissen verbunden ist.

Oft wird der Hypnose oder Hypnotherapie vorgeworfen, daß sie den Eskapismus des Substanzmittelabhängigen nur fördern.

Er erhält angeblich statt des Suchtmittels nunmehr eine andere Methode in die Hand, um Realitäten entfliehen zu können. Aus unserer Erfahrung können wir zwar bestätigen, daß die Patienten sehr geneigt sind, Trancezustände in diesem Sinne für sich zu verwenden. Jedoch kann diese Tendenz behutsam utilisiert werden, so daß der Patient dafür gewonnen werden kann, sich auf dieses manchmal sehr belastende psychotherapeutische Geschehen einzulassen. Daher möchten wir nochmals betonen, daß Hypnotherapie bei der Behandlung Substanzabhängiger nur einen Teil des Behandlungskonzeptes darstellen kann, und in einen größeren psychotherapeutischen Rahmen eingebettet sein muß.

Abschließend ist noch festzuhalten, daß es sich bei der Hypnotherapie um ein sehr potentes psychotherapeutisches Verfahren handelt. Hypnotherapie beschleunigt nicht nur die Rehabilitation, sondern auch psychotherapeutische Prozesse. Damit hat der Therapeut aber auch vermehrte Verantwortung für den behutsamen Umgang mit dem therapeutischen Prozeß zu übernehmen – dies gilt aber wohl für jede Art der Psychotherapie.

5. Psychoanalytische Psychotherapie für Drogenabhängige und Alkoholiker

Das psychoanalytische Konzept der Sucht wurde schon im „Mödlinger Modell" erläutert, und wir werden uns hier nur den behandlungstechnischen Aspekten widmen.

Vor einigen Jahren war ich noch der Auffassung, daß psychotherapeutische Kurzverfahren für viele Alkohol- und Drogenabhängige wirksam sein können (Burian 1981). Da die meisten Drogenabhängigen nur sehr selten umschriebene Konflikte haben, wie es z. B. Luborsky als das „zentrale Beziehungskonfliktthema" auffaßt, sondern vielmehr diffuse strukturelle Probleme mit einer rasch wechselnden Psychopathologie präsentieren, kann für unser Klientel eine Kurztherapie nicht in Frage kommen (Luborsky 1988). Auch die durchschnittliche Behandlungsdauer hat sich für mich deutlich verlängert: unter 300 Stunden lassen sich meines Erachtens kaum anhaltende Verbesserungen bewirken. Die Kombination von individueller Psychotherapie und Gruppenpsychotherapie in der therapeutischen Gemeinschaft ergibt aus meiner Erfahrung eine besondere Intensität der therapeutischen Bemühungen. Während in der Gruppe durch Konfrontation und Deutung einiges vorbereitet werden kann, wird in der Einzelpsychotherapie jenes Material bearbeitet, das durch die Gruppenarbeit aktiviert worden ist. Über die vielen Anknüpfungspunkte zwischen interaktiver (stützender) und expressiver Psychotherapie habe ich schon gesprochen. In unserem Setting wird es noch schwerer sein als in der psychotherapeutischen Praxis immer eine exakte Unterscheidung zwischen interaktiver und aufdeckender Psychotherapie zu treffen. Was wir aber sehr oft beobachtet haben, ist das Phänomen, daß in der akzeptierenden psychotherapeutischen Atmosphäre der therapeutischen Gemeinschaft die Tendenz zur aufdeckenden und einsichtsorientierten Psychotherapie im Zunehmen begriffen ist.

In der klinischen Arbeit gehen wir von den Übertragungsphänomenen aus, die wir analysieren und/oder benützen können. Zuerst muß der Patient seine Gedanken und Gefühle ausdrücken. Daraus können wir erkennen, auf welche Art und Weise sich der Patient Schaden zugefügt hat, und welche Veränderungschancen bestehen. Dies erfolgt stets unter der Annahme, daß ein Mehr an Wissen dem Patienten ermöglicht, sein Erleben und sein Verhalten zu begreifen. Die wichtigsten Informationen werden wir aus der Wiederbelebung der zentralen frühen Beziehungsprobleme in der aktuellen Beziehung zu dem Psychotherapeuten erhalten. Soweit wie möglich, abhängig von der Fähigkeit der Patienten die deutende und verstehende Behandlungstechnik zu nutzen, werden wir versuchen, die Übertragung zu analysieren und weniger zu benutzen.

Natürlich weisen alle Psychotherapien, auch die klassische Psychoanalyse, interaktive und stützende Elemente auf. Bei unseren strukturell schwer gestörten drogenabhängigen Patienten verwenden wir zusätzlich unterstützende therapeutische Techniken (Bibring 1954, Wallerstein 1986, Luborsky 1988).

Bibring hat schon 1954 die wirksamen Faktoren des psychotherapeutischen Prozesses zusammengefaßt und im wesentlichen fünf Techniken beschrieben.

1. Suggestion: Darunter verstehen wir jenen Vorgang, der unter Umgehung der kritischen Instanzen des Ich, bestimmte Gedanken, Gefühle und Vorstellungen übernimmt. Die affektive Beeinflußbarkeit des Menschen ohne Hilfe der Argumentation ist bekanntlich eine allgemeine menschliche Eigenschaft. Die Suggestion kann sowohl direkt durch Hypnose eingesetzt werden und bewirkt damit ein vorrübergehendes Verschwinden des Symptoms, sie kann aber auch indirekt in den verschiedensten Techniken versteckt vorkommen. In einer etwas abgewandelten Form kommt Suggestion auch schon zu Beginn der Beziehung zwischen Psychotherapeut und Patient zum Tragen. Wir können damit am Anfang der therapeutischen Beziehung bestimmte Hoffnungen wecken und damit die Entwicklung verschütteter Fähigkeiten fördern. Dem Patienten müssen schon sehr früh die irrationalen Bedingungen seines Verhaltens gezeigt werden, gleichzeitig auch auf das bei allen Einschränkungen verbliebene Potential zur Veränderung hingeweisen werden.

2. Abreaktion: Das Abreagieren gestatten dem Patienten auf ein Ereignis affektiv zu reagieren, ohne einen größeren Affektbetrag zurückzuhalten. Freud und Breuer haben schon in den „Studien über Hysterie" das Abreagieren als eine Erinnerungsarbeit beschrieben. Doch bedeutet Abreagieren nicht nur ein Erinnern, sonder auch die Wiederholung des verdrängten Affekts. Die Begriffe wie Übertragung, Durcharbeiten, Agieren usw. hängen ganz eindeutig mit dem Konzept der Abreaktion zusammen und stellen weitaus mehr dar, als nur die Aufhebung des traumatisierenden Affektes.

3. Manipulation: Darunter verstehen wir eine große Gruppe von sehr unterschiedlichen therapeutischen Techniken. Bibring war mit dem Begriff nicht sehr glücklich und bezog in diese Kategorie so unterschiedliche

Aspekte ein, wie Beratung, Führung, Grenzziehung, Verbote, Erleichterungen usw. Er verstand darunter auch die äußere Manipulation, wie die Hospitalisierung und hätte auch das Modell der therapeutischen Gemeinschaft als solche aufgefaßt. Die Manipulation betrifft auch Symptome und Abwehrsubstitute, wie die Behinderung von feindseligen Phantasien oder die Ermunterung zu differenzierten Abwehrmechanismen, wie Intellektualisierung und Personifizierung anstelle von Verleugnung und Spaltung zu verwenden.

4. Klärung: Mit Hilfe der Klärung machen wir jenes Material bewußt, welches schon fast bewußtseinsfähig ist. Der Therapeut reflektiert das verstreute und verschüttete Material, das der Patient an uns gerichtet hat, um daraus ein verständliches und zusammenhängendes Bild zu machen. Im Rahmen der unterstützenden Psychotherapie wird die Klärung sehr oft verwendet und ist nur durch die Fähigkeiten des Patienten begrenzt. Die Konfrontation, die sehr oft unter Klärung subsumiert wird, versucht direkt unbewußte Inhalte anzusprechen. Sie kann, unangemessen eingesetzt, eine sehr manipulative Intervention darstellen, und wird Angst hervorrufen. Der Patient kann aus der Konfrontation nur dann etwas herausholen, wenn er noch das Maß der Angst kontrollieren kann. Besteht keine stabile Beziehung zwischen dem Patienten und dem Psychotherapeuten, wird es kontraproduktiv sein, eine Konfrontation zu setzen, da sie Widerstand und Angst hervorruft.

5. Deutung: Die Deutung nimmt in der psychoanalytischen Technik einen besonderen Platz ein. Freud unterschied zwischen Deutung und der Mitteilung der Deutung, d. h. den für den Patienten richtigen Zeitpunkt zu finden und in welcher Form dies geschehen soll. Wir verstehen unter Deutung alle Bemühungen des Analytikers aus den Mitteilungen und Verhaltensweisen des Patienten den unbewußten Sinngehalt herauszuarbeiten. Diese Interventionen haben zum Ziel die innere Wahrnehmung zu erweitern und auf dem Weg der Einsicht eine „dynamische Veränderung" herbeizuführen (vgl. Sandler u. a. 1979). Die drogenabhängigen Patienten unterscheiden sich im Ausmaß und der Art der benötigten Unterstützung, bei den meisten werden zumindest am Beginn der therapeutischen Beziehung, bei manchen für die gesamte Dauer, zusätzliche unterstützende Maßnahmen notwendig sein. Wichtige Indikatoren dafür sind eine niedrige Angsttoleranz und mangelnde Reflexionsfähigkeit. Wichtig ist dabei die Sicherung der „hilfreichen therapeutischen Beziehung" (Luborsky), schon der Begriff streicht klar den interaktiven Aspekt der Therapie heraus. Aber nicht nur die Struktur der Behandlung zwischen Patient und Psychotherapeut ist hilfreich, vielmehr ist es die Struktur der therapeutischen Gemeinschaft, die Summe aller Interaktionen und Beziehungen wird therapeutisch begriffen.

Aus meiner Erfahrung hat es sich als sehr nützlich herausgestellt, dem drogenabhängigen Patienten immer wieder zu vermitteln, daß die Psychotherapie nicht Selbstzweck ist, sondern ihm gestatten wird, sich von den Drogen zu befreien. Diese stützende Beziehung soll auch durch die Hervorhebung aller jener Zeichen gefördert werden, die auf einen Behandlungsfortschritt hindeuten. Letztlich wird das Behandlungsziel ja nicht in großen Sprüngen erreicht, sondern in kleinen Schritten mit gelegentlichen Ruhepausen. Ich versuche immer wieder die Motivation des Patienten zu heben, indem wir einen Rückblick auf die psychotherapeutische Wegstrecke werfen. Bei Drogenabhängigen haben wir es überdies mit einer Population zu tun, die wenig Vorerfahrung über Psychotherapie besitzt und anfangs über eine bescheidene Introspektion verfügt. Ein sehr wichtiger Schritt ist die Vorbereitung des Patienten auf die psychotherapeutische Behandlung, eine ausreichende Information und die Einführung in die Therapie und ihre institutionellen Formen. Für alle Patienten ist eines der zentralen Ziele die Drogenfreiheit. Andere Zielsetzungen sind ein erhöhter Realitätsbezug und eine erfolgreiche Affektregulierung, vor allem eine verbesserte Angsttoleranz. Die Ziele, welche wir uns mit dem Patienten setzen, sind nicht nur zu Beginn und am Ende wichtig, sondern wirken sich auf den gesamten Behandlungsprozeß aus. Wir erhalten immer wieder Anhaltspunkte für den Fort- oder Rückschritt in der Entwicklung des Patienten, diese erlauben auch die Phasen der Veränderung im therapeutischen Ablauf zu erkennen. Vor allem das Setzen realistischer Ziele ist bei unseren Patienten besonders wichtig, da sie dazu neigen, die Behandlung als unbegrenzte Abhängigkeit zu erleben. Das Setzen bestimmter, realistischer Ziele dient schließlich auch dazu, solche regressiven Entwicklungen zu bremsen.

Wie kann es sein, daß mit Hilfe unserer, mehr interaktiven als expressiven Psychotherapie überhaupt bleibende Veränderungen bei diesen schwierigen Patienten möglich werden? Wallerstein (1986) hat in einer sehr schönen und klaren Darstellung die sechs wichtigsten Charakteristika der unterstützenden Psychotherapie beschrieben.

Ein wesentlicher Wirkungsfaktor aller unterstützenden Verfahren ist die sogenannte „Übertragungsheilung". Darunter verstehen wir einfach die Möglichkeit des Patienten, sich seinem Therapeuten zuliebe zu verändern. Aus dieser befriedigenden Übertragungsbeziehung, die aus der positiven Übertragung gespeist wird, können auch manchmal lebenslängliche Therapien entstehen, doch sind solche in meiner Erfahrung relativ selten und kommen eher bei masochistischen Persönlichkeiten vor. Zwischen jenen Patienten, die ihre psychische Autonomie durch Introjektion und Identifikation bewahren können und den bereits erwähnten, „lebenslänglichen Patienten", die kontinuierliche Stützung und Betreuung brauchen, ähnlich dem diabetischen Patienten, gibt es eine Gruppe von Patienten, die Wallerstein mit dem „Transfer der Übertragung" charakterisiert. Diesen Patienten gelingt es aus ihrer Psychotherapie die positive Übertragung zu bewahren und sie auf eine andere wichtige Person, meisten den Partner, zu transferieren. Natürlich ist hier immer die Stabilität der Partnerbeziehung vorausgesetzt, von der der Patient abhängig bleibt. Ein weiterer Wirkmechanismus bei unterstützenden Psychotherapien ist die Einbeziehung der Neurose in die therapeutische Beziehung und damit verbunden eine Milderung oder gar Verschwinden des gestörten Verhaltens in der Lebenswelt des Patienten. Z. B. ein sehr abhängiger Patient überträgt seine Wünsche auf die Behandlung bzw. den Psychotherapeuten und kann sich damit im Alltag freier und selbstsicherer entwickeln. Psychodynamisch betrachtet wächst die neue Selbstsicherheit dadurch, daß die Beweggründe für seine Abhängigkeit nicht analysiert werden, sondern in den sicheren Bereich der therapeutischen Beziehung verlagert worden sind.

Ganz im Gegensatz dazu steht die „Anti-Übertragungsheilung", die aus der negativen Übertragung herrührt. Der Patient verändert sich gegen die Erwartung des Psychotherapeuten, er triumphiert über ihn. Diese Besserungen sind seltener und da sie mit der negativen Übertragung verknüpft bleiben, beinhalten sie auch ungleich mehr Instabilität und Abstützung durch außen.

Was Alexander und French mit der „korrigierenden emotionalen Erfahrung" gemeint haben, ist deshalb enger zu fassen, weil der manipulative Ansatz stets ein Gegenstück zum Konflikt des Patienten bietet, und um verändernd zu wirken, unrealistisch bleiben muß. Die traditionelle psychoanalytische Haltung mit der affektiven Neutralität gegenüber dem Patienten reicht völlig aus, um eine Veränderung des infantilen Konfliktes des Patienten herbeizuführen, ohne die Risken der Manipulation. Das wesentliche ist, hier das Gleichmaß zu halten und nicht Übertragung-Gegenübertragungs-Bewegungen ausgeliefert zu sein, die ihre Grundlage in der neurotischen Geschichte des Patienten haben. Zur Korrektur der emotionalen Erfahrung, die in allen wirksamen Psychotherapien vorkommen, gehört auch ein veränderter Realitätsbezug und ein bestimmtes Maß an Pädagogik. Indem sich jeder Patient positiv mit seinem Psychotherapeuten identifiziert, insbesonders mit dem Helfer und Heiler in ihm, kommt es zu einer, zumindest passiv herbeigeführten, Veränderung des Realitätsbezuges, auch aktive Elemente mit pädagogischem Einschlag sind aus einer interaktiven Psychotherapie nicht wegzudenken.

Zuletzt möchte ich noch hinzufügen, daß diese Wirkfaktoren in allen erfolgreichen Psychotherapien (und Psychoanalysen) eine wichtige Rolle einnehmen müssen. Die zentrale Wirkung der verändernden Interpretation ist dagegen mehr der Psychoanalyse im engeren Sinn vorbehalten und deshalb auch nicht für alle Patienten geeignet.

6. Verhaltenstherapie in der Behandlung Abhängiger

6.1. Erste Anfänge

Den großen Wandel, den die Verhaltenstherapie seit ihrem Beginn 1953 in den letzten 4 Jahrzehnten durchgemacht hat, läßt sich auf sehr eindrückliche Weise auch in der Therapie von Abhängigen nachvollziehen. Zu Beginn wurde der Begriff Verhalten noch auf äußere beobachtbare Sachverhalte beschränkt. Das Symptom war das Problem. Dementsprechend bedeutete dies für die Therapie von Abhängigen, daß die Suchtmitteleinnahme als das zu verändernde Symptom betrachtet wurde, welches in seiner Auftrittswahrscheinlichkeit durch das Verändern der auslösenden Bedingungen (Stimuluskontrolltechniken) oder der folgenden Konsequenzen (aversive Methoden) reduziert werden sollte.

Bereits in den 60er Jahren wurde der Verhaltensbegriff erweitert auf innere Zustände, wie Gedanken, Bewertungen, Gefühle und Motive. Diese Phase wird als „kognitive Wende" bezeichnet. Man ging damals allerdings noch von der Vorstellung aus, daß diese inneren Modalitäten den gleichen Lerngesetzen wie äußeres, beobachtbares Verhalten folgen. Man findet in dieser Zeit in der Verhaltenstherapie Techniken wie Gedankenstop, verdeckte Reizsubstitution, verdeckte Sensibilisierung, verdeckte Kontrolle (coverant control) etc.

In die gleiche Zeitspanne fällt die Entwicklung des lerntheoretischen Konzeptes vom Modellernen (Bandura, 1965), das davon ausgeht, daß die bloße Beobachtung eines Vorbildes (Modell) ausreicht, um schlagartig neue Reaktionen in das Verhaltensrepertoire aufzunehmen, und zwar ohne daß der Beobachtende selbst eine Verstärkung erfährt. Damit begann auch die Analyse der sozialen Bedingungen, die die Vorbildwirkung für die Suchtmitteleinnahme begünstigten. Man fand z. B., daß ein Erwachsener pro Jahr mit seinen Augen bis zu 6.000 mal Alkohol konsumiert. George und Marlatt (1983) analysierten einige Jahre später Fernsehfilme und fanden 4 Funktionen, die das Alkoholtrinken vermittelt, nämlich Erleichterung sozialer Situationen, Fertigwerden mit Streß, Erhöhung der sexuellen Attraktivität und Stärkung des Selbstwertgefühles. Außerdem verschafft das Konsumieren von Alkohol Zugang zu sozial attraktiven Gruppen (Stammtisch, Bürogemeinschaft, Jugendcliquen etc.). Für die Therapie bedeutete dies nun eine Abkehr von der Sicht: „das Problem ist das Symptom", hin zu der Sicht: Probleme bewirken das Symptom. Die Spannungs-Reduktions-Hypothese beherrschte die verhaltenstherapeutische Sicht der Sucht. Die Reduktion aversiver Zustände durch die psychotrope Wirkung des Suchtmittels (negative Verstärkung) wurde nun als ein zentrales Motiv für den wiederholten Konsum von Suchtmitteln gesehen. Man findet in dieser Zeit in der Verhaltenstherapie vermehrt sogenannte Breitbandprogramme (Lazarus, 1973). Grundstörungen wie soziale Unsicherheit, erhöhte Streßanfälligkeit, Ängste, Depressionen, etc. wurden als die eigentlichen Probleme für süchtiges Verhalten angesehen und entsprechend mit Kombinationen aus Entspannungstechniken, sozialem Kompetenztraining, Expositionsverfahren, operanten Verfahren, Streßimpfungstraining, Selbstinstruktionstraining etc. behandelt. In diese Phase fällt auch der wohl berühmteste Ansatz der Verhaltenstherapie in der Behandlung von Alkoholabhängigen, das kontrollierte Trinken.

6.2. Kontrolliertes Trinken

Wesentliche Phänome der Sucht, wie der Kontrollverlust, die Toleranzentwicklung sowie Entzugserscheinungen, erwiesen sich in experimentalpsycholgischen Untersuchungen als abhängig von Umgebungsbedingungen und Erwartungshaltungen (Engle, Williams, 1972; Marlatt et al., 1973; Ludwig, Wikler, 1974) . Damit wurden Grundthesen der damaligen Suchttheorie, wonach diese Phänomene „endogene" Ursachen hätten, erschüttert. Auch exzessives Alkoholtrinken wurde ausschließlich als ein erlerntes Fehlverhalten betrachtet, das damit konsequenterweise auch wieder verlernt werden könne. Lovibond und Caddy (1970) in Australien sowie das Ehepaar Sobell (1973) aus den USA ließen die Fachwelt mit erfolgversprechenden Therapieprogrammen zum Erlernen des kontrollierten Trinkens aufhorchen. Das therapeutische Prinzip bestand im wesentlichen darin, daß auf die Überschreitung einer bestimmten Alkoholmenge im Blut, aversive Reize gesetzt wurden, womit ein Diskriminationslernen stattfand. Die ersten Ergebnisse schienen sensationell und stimulierten weitere Suchtforscher zur Nachahmung, wobei die späteren Programme sich dadurch auszeichneten, daß das Diskriminationslernen in Breitbandprogramme eingebettet wurde, die den Aufbau von zum Trinken alternativen Verhaltensweisen und den Abbau von Grundproblemen (Ängste, Depressionen, soziale Unsicherheit etc.) zum Ziel hatten. (Vogler et al.,1975 ; Feldhege et al. 1977; Marx ,1981). Zusammengefaßt konnten folgende Ergebnisse erzielt werden: erste Katamnesen von 1/2 Jahr und 1 Jahr brachten noch bemerkenswerte Erfolge, die einigen Autoren als Erfolgsbestätigung genügten und zu keiner weiteren Nachkontrolle anregten. Dort, wo längere Katamnesen durchgeführt wurden, stellte sich nach und nach Ernüchterung ein. Pendery et al. (1982) untersuchten die ehemaligen Patienten von Sobell und Sobell und fanden nach 10 Jahren von ursprünglich 20 Programmteilnehmern nur einen Alkoholkranken, der angeblich noch in kontrollierter Art und Weise Alkohol trinkt. Marx (1981) führte ein ideographisch konzipiertes Breitbandprogramm mit 5 Patienten über einen Zeitraum von 4 Jahren durch. Nach einem Jahr waren die Ergebnisse noch sehr ermutigend, danach hielten sich die Patienten jedoch zunehmends in immer geringerem Ausmaß an die Regeln für das kontrollierte Trinken. Alkoholexzesse nahmen zu mit den damit verbundenen Schäden im sozialen und physischen Bereich, kontrolliertes Trinken wurde zum kontrollierten Betrinken, ein Patient wechselte zum Therapieziel der absoluten Alkoholabstinenz, 3 Patienten hielten trotz wiederholtem Scheitern in geradezu neurotischer Weise am Therapieziel des kontrollierten Trinkens fest, obwohl in einem Therapievertrag zu Beginn der Therapie für diese Fälle eine Rückkehr zur absoluten Abstinenz vereinbart wurde. Ein Patient verstarb an einem Karzinom. Zieht man in Betracht, daß im Verlauf von 4 Jahren jeder der Patienten an ca. 175 Therapiestunden teilgenommen hat, so steht außer Zweifel, daß der Arbeitsaufwand in keiner Relation zum Erfolg steht.

Weiters soll auch ein trauriges Nebenergebnis nicht verschwiegen werden: Allein das Bekanntwerden, daß in Wien ein Programm zum kontrollierten Trinken stattfindet, verführte eine Reihe von lange abstinenten Patienten des traditionellen Therapiekonzeptes zum Schluß, daß kontrolliertes Trinken prinzipiell möglich sei. Darauf erfolgende Selbsttherapien mit dem Ziel des kontrollierten Trinkens endeten in unkontrollierten Trinkstilen, die meist eine erneute stationäre Behandlung notwendig machten.

Sollten Forschungsergebnisse einmal zeigen, daß nur 1 Prozent der Alkoholiker kontrolliertes Trinken erlernen können, so wäre nach meiner Erfahrung zu erwarten, daß mehr als 50 Prozent der Alkoholiker der Meinung wären, zu diesem einen Prozent zu gehören. Behutsamer Umgang mit entsprechenden Ergebnissen ist daher notwendig.

6.3. Kognitive Verhaltenstherapie

„Der eigentliche Paradigmenwechsel in der Verhaltenstherapie hat sich nach der Entwicklung von Ansätzen vollzogen, die sich deutlich vom Reiz-Reaktions-Modell entfernten und kognitive Prozesse als strukturierende und steuernde Komponenten für emotionale, motivationale, physiologische und motorische Vorgänge verstehen." (Beerlage et al., 1988). Es wird nun auch davon ausgegangen, daß bei Diskrepanzen zwischen Kognitionen eines Menschen und äußeren Reizen, die Kognitionen und Emotionen das Verhalten stärker beeinflussen als äußere Reize. Ellis (1979): „Nicht die Dinge an sich beunruhigen uns, sondern das, was wir über sie denken", seine Grundthese der Rational Emotive Therapy (RET) fußt auf der Annahme, daß immer wiederkehrende emotionale Probleme auf irrationale Glaubenssätze und daraus abgeleiteten negativen Selbstsuggestionen zurückzuführen sind. Beispiele für solche Glaubenssätze sind: „Jeder muß mich mögen", „Man darf keine Fehler machen" etc. Für viele kognitive Prozesse werden zur Erklärung nun kognitive Theorien herangezogen. „War die Verhaltenstherapie ursprünglich auf Vorgehensweisen beschränkt, die das klassische und operante Konditionieren zur Grundlage hatten, so stellt sie heute eine Therapierichtung dar, die sich durch den Pluralismus der ihr zugehörigen Ansätze auszeichnet. Charakteristisch für die Verhaltenstherapie ist mehr ihr prinzipieller methodischer Standpunkt, als der Rückgriff auf spezielle theoretische Konzepte oder Techniken. Ihre Basis ist heute die gesamte experimentelle/empirische Psychologie mit ihren Nachbardisziplinen." (Beerlage et al., 1988).

6.3.1. Anwendung der sozial-kognitiven Verhaltentherapie auf die Behandlung von Abhängigen

Dem heute von Experten unbestrittenen Modell von der multifaktoriellen Genese süchtigen Verhaltens, welches weiters durch viele Bedindungen auch aufrechterhalten wird, wird das funktionale Bedingungsmodell für den diagnostisch-therapeutischen Prozeß wohl am besten gerecht. Problematisches Denken, Fühlen und Verhalten wird aus verschiedenen Blickwinkeln sowohl horizontalen als auch vertikalen Problemanalysen unterzogen. Die horizontale Analyse entspricht der traditionellen Analyse der Verhaltenstherapie und untersucht für einzelne Verhaltenseinheiten vorausgehende, begleitende und nachfolgende Bedingungen. Von Bedeutung sind dann jene Variablen, die einen Einfluß auf Intensität, Frequenz und Art des untersuchten Verhaltens haben. Verhalten wird immer auf 3 Manifestationsebenen betrachtet. Es sind dies: Die externe beobachtbare Verhaltensebene, die subjektiv-kognitiven Ebene (Gedanken, Gefühle, Erwartungen, Motive, Einstellungen), sowie die biologisch-physiologische Ebene. Damit können selbst neue faszinierende Erkenntnisse aus dem Bereich der biologischen Forschung, wie sie von Topel (1991) dargestellt werden, in der Mikro-Ebene der Verhaltensanalyse problemlos als verhaltenssteuernde Elemente berücksichtigt werden. Die vertikale Verhaltensanalyse untersucht wie sich übergeordnete Pläne und Regeln (rationale und irrationale) von Patienten auf das konkrete Verhalten auswirken.

Monokausale Betrachtungsweisen, denenzufolge für ein Symptom „eine wahre Ursache" herauszufinden sei, sind der Erkenntnis gewichen, daß menschliche Probleme multideterminiert sind und in einem Gefüge von Einflußgrößen stehen, die sich wechselseitig beeinflussen. Dies jedoch erfordert eine systembezogene Betrachtungsweise.

Die sozial kognitive Lerntheorie betont die Subjektivität der Wahrnehmung, d. h. der subjektiven Einschätzung, sowohl der Situation, als auch dem Handeln wird entscheidende handlungssteuernde Potenz beigemessen. Kognitionen und Emotionen werden als Informationsverarbeitung verstanden, die zu einem Handlungsentwurf führen, zugleich beeinflussen sie auch die Wahrnehmung der Situation.

Genauso wie Handlung und Handlungsabläufe in einem Lernprozeß auf- und abgebaut und so zu einer Gewohnheit werden können, so können auch Kognitionen und Emotionen gelernt werden. Sie sind dann feststellbar als: Einstellungen, Motivationen und Gefühle und äußern sich konkreter als Erwartungen, Attributionen, irrationale Gedanken, Selbstverbalisationen, vorweggenommene Bewertung des Handlungsergebnisses, Einschätzung der subjektiven Kompetenz und allgemeiner emotionaler Befindlichkeit (Revenstorff, Metsch, 1986). Für das Zustandekommen und die Aufrechterhaltung dieses kognitiven, emotionalen und motorischen Repertoires werden in hohem Maße soziale Kontingenzen (Beachtung bzw. Ignorieren von Bezugspersonen) verantwortlich gemacht.

Schneider (1985) faßt die Bestimmungsstücke in einem Handlungsregulationsmodell zusammen und überträgt es auf die Anwendung bei Alkoholikern und kommt dabei zu einer Fülle von Zielen, die bearbeitet werden sollten. Übergeordnetes Ziel ist ein selbstverantwortliches Leben ohne Suchtmittel und zufriedene Abstinenz. Die Therapie fördert den Selbstregulationsprozeß. Um dies zu erreichen werden folgende 5 Unterziele verhaltenstherapeutisch analysiert und mit entsprechenden Therapietechniken angestrebt:

1. Akzeptieren der Suchtmittelabhängigkeit
2. Erkennen von Zusammenhängen zwischen Suchtmittelgebrauch und individueller Lebensführung
3. Einübung von Selbstkontrolle
4. Vergrößerung von Entfaltungsmöglichkeiten in den Bereichen
   - Kontaktaufnahme zu anderen,
   - Verbesserung der kommunikativen Fähigkeiten,
   - Übung von selbstsicherem Verhalten,

- bessere Wahrnehmung von Gefühlen und konstruktiver Umgang mit ihnen.
5. Schaffung von neuen Möglichkeiten, die eine Aternative zum Suchtmittelgebrauch darstellen.

6.4. Bedeutung der motivationalen Aspekte für die Verhaltestherapie bei Abhängigen

Alle Suchtmittelabhängigen, die freiwillig eine psychotherapeutische Behandlung aufsuchen, haben in der Regel einen großen Leidensdruck. Dieser bezieht sich jedoch meist nicht darauf, daß das Suchtmittel eingenommen wird, sondern auf die mannigfachen belastenden Folgen, die sich daraus im psychischen, physischen oder sozialen Bereich ergeben. Als Ziel der Behandlung wird demzufolge zuerst deren Beseitigung und danach das Erlernen eines kontrollierten Umganges mit dem Suchtmittel erwartet. Kontrollierte Einnahme des Suchtmittels jedoch hat sich, wie schon dargestellt, nicht als erreichbar erwiesen, sodaß eine der ersten Aufgaben des Therapeuten darin besteht, den Patienten über die Mechanismen der Abhängigkeit zu informieren und ihn danach für das Ziel der dauerhaften absoluten Suchtmittelabstinenz zu motivieren. Der Patient muß die Abstinenz als ein erstrebenswertes Ziel ansehen. Dies wird am besten in Gruppentherapien erreicht, in welchen die positiven Aspekte dieses Zieles diskutiert werden und von solchen Patienten, die schon einmal eine längere Abstinenzphase bewältigt haben, bestätigt. Hier sind vor allem die Ergebnisse der Motivationspsychologie im Rahmen der Psychotherapie (Kanfer, Schefft, 1988) für die Behandlung von Abhängigen von ganz besonderer Bedeutung. Kanfer (1992) geht allgemein für Psychotherapie davon aus, daß „viele Klienten nicht so sehr bei der Ausführung des neuen Verhaltens unterstützt werden müssen, sondern vielmehr die Bereitschaft zu einer Verhaltensänderung (Übergang von zwar unerwünschten, aber vertrauten und gewohnten Verhaltensmustern zu neuen, unbekannten, schwierigen) gefördert werden muß. Obwohl dieser motivationale Aspekt ganz entscheidend ist für einen Therapieerfolg, wurde er bei der Darstellung therapeutischer Methoden lange Zeit zu wenig berücksichtigt."

Bei Abhängigen kann man sehr häufig feststellen, daß nach der Beseitigung bzw. Linderung der am meisten belastenden Folgen der Suchtmittelabhängigkeit, die Motivation zur Fortsetzung der Psychotherapie stark abnimmt und die Behandlungsziele, welche nach der Problemanalyse im Konsens mit dem Patienten formuliert wurden, nicht mehr engagiert angestrebt werden. Patienten kommen zu spät oder nicht zu vereinbarten Therapiestunden, Hausaufgaben werden nicht gemacht oder vergessen, die Selbstreflexion wird oberflächlicher und der Therapeut hat den Eindruck, mehr zu arbeiten als der Patient. Abhängige gehören zu den Patienten, welche die höchsten Psychotherapieabbrüche aufweisen. Kontinuierliche therapiebegleitende Diagnostik, wie sie in der Verhaltensstherapie lange Tradition hat, muß gerade in der Therapie von Abhängigen die motivationalen Aspekte besonders überprüfen, und in den therapeutischen Interventionen sicherstellen, daß die Entscheidung für die richtigen Veränderungen nicht wieder unreflektiert in Frage gestellt werden, ohne daß sie der Therapeut bemerkt. Weiters ist zu beachten, daß ein entsprechend hohes Engagement für zielführende Veränderungen aufgebaut und auch aufrechterhalten wird. Die zahlreichen Arbeiten der neueren Verhaltenstherapie im Bereich „Motivation" bieten dafür wertvolle Anregungen.

7. Ausblick

Trotz aller unterschiedlicher Sicht- und Vorgehenweisen der einzelnen Schulen ist nun im Bereich der Psychotherapie von Substanzabhängigen die Zeit reif für ein Lernen und Profitieren voneinander. In Österreich dokumentiert sich dies in der am 8. 10. 93 erfolgten Gründung der „Arbeitsgemeinschaft für Integrative Psychotherapie bei Abhängigkeitserkrankungen (AIPA)". Wir freuen uns über die begonnene Zusammenarbeit und erhoffen uns großen Gewinn für die Therapie dieser schwierigen Patientengruppen.

Literatur

Bandler, R., Grindler, J.: Reframing – ein ökologischer Ansatz in der Psychotherapie. Junfermann, Paderborn, 1985

Bandura, A.: A Social Learning Interpretation of Psychological Dysfunctions. In: London, P., Rosenhan, O.: Foundations of abnormal psychology. New York: Holt, Rinehart & Winston, 293–344, 1986

Bateson, G.: Ökologie des Geistes. Suhrkamp, Frankfurt, 1971

Beerlage, I., Caspar, F., Elke, G., Fliegel, St., Franke, A., Jost, I.: Verhaltenstherapie – Theorien und Methoden – Einführung Forum für Verhaltenstherapie und Psychosoziale Praxis, Bd. 11 1–15, DGVT, Tübingen, 1986

Bibring, E.: Psychoanalysis and the Dynamic Psychotherapies, J. Am. Psa. Ass. 2, 745–770, 1954

Burian, W.: Die Psychotherapie des Alkoholismus. Göttingen/Zürich, 1981

Burian, W.: Das Alxithymiekonzept in der Suchttherapie. Wr.Z.f.Suchtforschung, 8, 1/2, Wien, 1985

Beiglböck, W., Feselmayer, S.: Abhängige und ihre Familien – Kommunikationsstrukturen Abhängiger in ihren Bezugs- und Herkunftsfamilien, Lambertus Vlg., Freiburg, 1993

Beiglböck, W., Feselmayer, S.: Der ungeliebte Klient – Aspekte der Psychotherapie mit Abhängigen. personzentriert, 2, Wien, 1991

Beiglböck, W., Feselmayer, S.: Hypnotherapie und systemische Therapie bei Abhängigen. In: Peter, B., Schmidt, G. (1992) Erickson in Europa. C. Auer Vlg., Heidelberg, 1992

Ellis, A.: Klinisch-theoretische Grundlagen der rational-emotiven Therapie. In: Ellis, A. und Grieger, R. : Praxis der rational-emotiven Therapie. Urban, Schwarzenberg, München, 1979

Engle, K. B., Williams, T. K.: Effect of an Ounce of Vodka on Alcoholics' Desire for Alcohol. Quart. J. Stud. Alc., 33: 1099–1105, 1972

Erickson, M. H., Rossi, E. L.: Hypnotherapie. Pfeiffer, München, 1981

Ertler, W.: Gesprächspsychotherapie und systemische Sichtweise. Argumente für eine notwendige Integration. Personzentriert 1/86 35–42, ÖGWG, Linz, 1986

Feldhege, F. J., Kraemer, S., Schneider, R., Schulze, B., Vollmer, H: Ambulante Therapie für Jugendliche und junge Erwachsene mit Alkoholproblemen. Beschreibung des Programms und erste Ergebnisse. Max Plank Institut für Psychiatrie, Projektgruppe Rauschmittelabhängigkeit, München, 1977

Feselmayer, S., Marx, R., Hofleitner, I., Beiglböck, W.: Kritische Untersuchung zum organischen Psychosyndrom. Wr. Z. f. Suchtforschung, 6, 4, 1983

Feselmayer, S., Heinzl, K.: Die klientenzentrierte Psychotherapie bei Abhängigen. Wr. Z. f. Suchtforschung, 8, 1/2, 39–49, 1985

Gerl, W.: Gesprächspsychotherapie und Hypnotherapie. In: Howe, J. (Hrsg.): Integratives Handeln in der Gesprächstherapie. Beltz, Weinheim, 1983

George, W. H., Marlatt, G. A.: Alcoholism. The Evolution of a Behavioral Perspective. In: Galanter, M. (eds.): Recent Developments in Alcoholism, Vol. 1, Plenum, New York, 1983

Grossmann, J. (Hrsg.): Die Bedeutung der hypnotischen Suggestion als Heilmittel, De Bong & Co, Berlin, 1984

Hauk, E., Beiglböck, W.: Neue Perspektiven der Alkoholismusforschung – Psychodiagnostik unter Belastung. Wr. Z. f. Suchtforschung, 12, 3, 1989

Joire, P.: Handbuch des Hypnotismus. Louis Marcus Verlagsbuchhandlung, Berlin, 1908

Kaltenbrunner, A.: Empirische Studie über familiale Interaktionsmuster in den Ursprungsfamilien männlicher Alkoholiker. Unveröffentl. Diplomarbeit Univ. Wien, 1991

Kanfer, F. H., Scheft, B. K.: Guiding the Process of Therapeutic Change. Research Press, Campaign (IL), 1988

Kanfer, F. H., Reinecker, H., Schmelzer, D.: Selbstmanagement-Therapie. Ein Lehrbuch für die klinische Praxis. Springer Verlag, Berlin, 1991

Kanfer, F. H.: Die Motivierung des Klienten aus der Sicht des Selbstregulationsmodells. Verhaltensmodifikation und Verhaltensmedizin 13. Jg. Heft 3, 137–152, 1992

Kessler, G.: Strukturen und Interaktionsmuster in den Herkunftsfamilien alkoholabhängiger junger Frauen unter besonderer Berücksichtigung der Beziehung zu ihren Müttern. Unveröffentl. Diplomarbeit Univ. Wien, 1991

Lazarus, A. A.: Behavior Therapy and Beyond. McGraw Hill, New York deutsch 1978: Verhaltenstherapie im Übergang. Breitband-Methoden für die Praxis. Reinhardt, München/Basel, 1971

Lovibond, S. H., Caddy, G.: Discriminated Aversive Control in The Modification of Alcoholics Drinking Behavior. Behavior Therapy 1: 437–444, 1970

Luborsky, L.: Einführung in die analytische Psychotherapie. Berlin, 1988

Ludwig, A. M., Wikler, A.: „Craving" and Relapse to Drink. Q. J. Stud. Alcohol 35: 108–130, 1974

Marlatt, G. A., Demming, B., Reid, J. B.: Loss Of Control Drinking In Alcoholics. An Experimental Analogue. J. Abnormal Psychology 81: 223–241, 1973

Marlatt, G. A.: Alkoholverlangen, Kontrollverlust und Rückfall: Eine kognitive Analyse des Verhaltens. Teil 1 und 2 Wiener Zeitschrift für Suchtforschung, Jg. 1, Nr. 4, 19–24 Wiener Zeitschrift für Suchtforschung, Jg.2 , Nr. 1, 11–20, 1978

Marx, R.: Doubtful Results of Controlled Drinking. Kongressband des Kongresses des International Council of Alcohol and Addictions ICAA , Wien, 1981

Miller, A. W.: Using Hypnotherapy in Communicating with the Recovering Addicted Patient. Paper presented at 5th European Congress of Hypnosis, Konstanz, 1990

Pendery, M. L. , Maltzmann, I. M., West, L. J.: Controlled Drinking by Alcoholics? New Findings and a Reevaluation of a Major Affirmative Study. Science, 217: 169–175, 1982

Peter, B., Gerl, W.: Entspannung. Mosaik Vlg., München, 1988

Peter, B.: Hypnotische Phänomene. In: Revenstorf, D. (Hrsg.) Klinische Hypnose, Springer Vlg., Berlin, Heidelberg, 1990

Revenstorf, D., Metsch, H.: Lerntheoretische Grundlagen der Sucht. In: Feuerlein, W. Theorie der Sucht , Springer Verlag, Berlin, 1986

Rogers, C. R.: Die klientbezogene Gesprächspsychotherapie. Kindler, München, 1973

Rosen, S. (Hrsg.): Die Lehrgeschichten von Milton H. Erickson. ISKO-Press Hamburg, 1985

Sandler, J., Dare, Chr., Holder, A.: Die Grundbegriffe der psychoanalytischen Psychotherapie. Stuttgart, 1979

Schmögl, P.: Die Kommunikation in Partnerschaften männlicher Alkoholiker – eine empirische Studie. Unveröffentl. Diplomarbeit Univ. Wien, 1991

Schneider, R.: Verhaltenstherapie in der Fachklinik. In: Schrappe, O.: Methoden der Behandlung von Alkohol-, Drogen- und Medikamentenabhängigkeit (Gemeinsamkeiten und Unterschiede) Schattauer, Stuttgart / New York, 1983

Smole, S.: Frauenalkoholismus und Rollenbild. Unveröff. Diss. Univ. Wien, 1985

Sobell, M. B., Sobell, L. C.: Alcoholics Treated by Individualized Behavior Therapy: One Year Treatment Outcome. Behavior Res. Ther. 11: 599–618, 1973

Tesar, M.: Eine empirische Studie zu dem Thema: Der kommunikative Ablauf bzw. die kommunikative Störung zwischen der Alkoholikerin und ihrem Partner. unveröff. Diplomarbeit Univ. Wien, 1991

Topel, H.: Euphorie und Dysphorie. Zur Neurobiologie der Stimmungen und des Suchtverhaltens. Schriftenreihe des Fachverbandes Sucht e. V. Bd. 5 Nagel, Bonn, 1991

Tuckey, L.: Psychotherapie oder Behandlung mittels Hypnotismus und Suggestion. Heusers. Vlg. Berlin, 1895

Vogler, R. E., Compton, J. V., Weissbach, T. A.: Integrated Behavior Change Techniques f or Alcoholics. J.Consult.Clinic.Psychol. 43: 233–243, 1975

Wallerstein, R. S.: Psychoanalysis and Psychotherapy. Annuals Psa., 16: 129–151, 1988

Wanke, K.: Unterschiedliches Suchtverhalten bei Frau und Mann. In: DHS (Hrsg.) Frau und Sucht – Beobachtungen, Erfahrungen, Therapieansätze Hamm, 1981

Aktivierung durch Arbeitstherapie, Beschäftigungstherapie, Ergotherapie, Sport und Weiterbildung

R. Marx, E. C. Zach, A. Gursch, E. Stark-Tomsicek, G. Antensteiner

1. Einleitung

Das Erreichen einer dauerhaften Abstinenz und die Herstellung derjenigen körperlichen, geistigen, emotionalen und motivationalen Voraussetzungen, die ein sinnerfülltes Leben ohne Suchtmittel und die Wiedereingliederung in das soziale Umfeld und in den Arbeitsprozeß ermöglichen, gilt für alle Suchttherapien als das allgemein verbindliche Ziel. Ein positives Selbstwertgefühl ist hierfür eine unabdingbare Notwendigkeit. Der Wert, den wir Menschen uns selbst zuschreiben und von anderen auch zugeordnet bekommen, hängt zu einem großen Teil von unserer Fähigkeit ab, etwas zu leisten. Das Leistungsmotiv wird von der Psychologie auch als ein allgemeines Charakteristikum angesehen, das in jeder Situation allgegenwärtig ist (McClelland, 1961), es ruft im Menschen eine Tendenz hervor sich um Erfolg zu bemühen. Die Stärke dieser Tendenz hängt ab von der individuellen Erfolgserwartung, vom Anreiz des in Aussicht stehenden Erfolges und von der Annahme einer persönlichen Verantwortung für den Erfolg (Atkinson, 1964). Die Komplexität des Leistungsmotivs wird noch dadurch erhöht, daß manche Menschen sich in ihrem Handeln von der Erwartung des Erfolges leiten lassen, und andere wiederum von der Vermeidung von Mißerfolg (Zimbardo, Ruch 1978). Soziale Anerkennung vermittelt Ich-Identität und Geborgenheit. Ausbleiben einer Befriedigung dieses wichtigen Bedürfnisses führt zu emotionalen Störungen und begünstigt letztlich den Konsum psychotroper Stoffe. So ist es nicht verwunderlich, daß zu allen Zeiten der Therapie von Abhängigen, der zielgerichteten Aktivität ein besonderer Stellenwert eingeräumt wurde. Dort wo die individuelle Ausgangslage des Patienten hinsichtlich Leistungsvermögen, realistischer Zielsetzung, Erfolgserwartung, Mißerfolgserwartung und Bereitschaft zur Übernahme einer persönlichen Verantwortung für Erfolg etc. bei der Planung und Durchführung der aktivierenden Maßnahme mitberücksichtigt werden, ist der Beiname Therapie voll gerechtfertigt. Ein wiederaufkeimendes Selbstwertgefühl wirkt sich auch förderlich auf die Bereitschaft, konstruktiv in der Psychotherapie mitzuarbeiten, aus. Bereits in der ersten Beschreibung der Arbeitstherapie im API stellten Fritsch und Kryspin-Exner (1967) fest: „Der Passivität des Süchtigen muß ein Maximum an Aktivität entgegengesetzt werden", wobei vor allem schon nach dem körperlichen Entzug jenen Betätigungen der Vorrang gegeben werden sollte, die Trainingsmöglichkeiten auf eine erfolgreiche Wiedereingliederung ins Berufsleben gestatten. Tätigkeiten, die eine Übernahme von Verantwortung für eine der therapeutischen Gemeinschaft dienenden Leistung, die Zuverlässigkeit und Selbständigkeit erfordern, stehen hier an vorderster Stelle. Da die Arbeitslosenzahl unserer Patienten weit über dem jeweiligen Prozentsatz in der Bevölkerung liegt, wird dem Training arbeitsrelevanter Fähigkeiten große Aufmerksamkeit gewidmet.

Diese Ziele sind in der Suchttherapie inzwischen unbestritten (Walch-Heiden,1984; Missel, P. und Zemlin, U., 1984). Unterschiede zwischen einzelnen Kliniken können bestenfalls im Angebot aktivierender Maßnahmen und im dafür verwendeten zeitlichen Aufwand sowie in der organisatorischen Einbettung dieser Maßnahmen im Gesamtbehandlungskonzept erkannt werden. Seit den ersten Jahren des Bestehens des API (1961) hat die Aktivierung von Suchtpatienten nicht an Bedeutung verloren, sondern zugenommen, was an der Diversifikation des Angebotes mit differenzierten Zielrichtungen erkennbar ist. Damals wurden alle aktivierenden Tätigkeiten dem Bereich Arbeitstherapie zugeordnet, da diese von den Arbeitstherapeuten mitbetreut wurden. Die im Laufe der Jahre deutlich zugenommene Bettenzahl, gestattete es schließlich, einzelne Bereiche dieser Aktivierungstherapie mit spezialisiertem Personal zu verselbständigen.

2. Aktivierungstherapeutische Bereiche und ihre Zielsetzungen

Trotz unterschiedlicher Abhängigkeit (Alkohol, Psychopharmaka, Drogen), bzw. unterschiedlicher Altersgruppen, bzw. unterschiedlichem Geschlecht, haben die Konzepte der einzelnen therapeutischen Departements zur Aktivierung der Patienten gemeinsame Ziele, die durch folgende Bereiche besonders gefördert werden:

2.1. Arbeitstherapie

Die Arbeitstherapie als „Urform aller werkenden Therapieideen" (Lempke 1989, S. 10) wird in ihrer gängigen Definition in hohem Maße durch „Nützlichkeit" und „Leistung" bestimmt (vgl. Janz und Hillers 1959, S. 216 ff; Franzke 1983, S. 12). Implizit wird mit der Sinnhaftigkeit der geleisteten Arbeit Sinn und Heilwirkung für die Patienten postuliert. Aus dieser Sichtweise erklärt sich die gedankliche Klammer, die im Anton Proksch-Institut über die Tätigkeiten mit haus- und systemerhaltenden Anteilen mit dem Begriff „Arbeitstherapie" gelegt wird. Zu ergänzen wäre jedoch noch aus unserer Sicht, daß der Sinn einer Tätigkeit „für etwas" noch lange nicht Sinn „für den Patienten" haben muß, vielmehr ist das „Sinnerleben" des Patienten die maßgebliche Größe. Es muß für den Patienten der Sinn seiner Tätigkeit nachvollziehbar und erlebbar sein oder werden um einen positiven Einfluß auf ihn ausüben zu können. Folgende Forderungen an eine Beschäftigung im Rahmen der Arbeitstherapie müssen deshalb gestellt werden:

1. Die Sinnhaftigkeit der Tätigkeit muß für den Patienten nachvollziehbar begreifbar sein.
2. Der Patient muß die Tätigkeit mit seiner Leistungsfähigkeit bewältigen können. Nur dann kann er sich selbst als „sinnvoll" im Zusammenhang mit dieser Arbeit sehen, kann er Verantwortung übernehmen.
3. Der Patient muß durch die an ihn gestellte Arbeit gefordert sein. Nur dann ist ihm das Erleben tatsächlich „etwas geleistet zu haben" möglich, nur dann ist, nach der Simonschen Regel der Arbeitstherapie, ständiger Fortschritt in kleinen Schritten erzielbar (Simon 1927).

Verantwortung für sich und andere übernehmen können, Wiedererlernen oder Erlernen von geregelten Tagesabläufen für eine Wiedereingliederung in ein zukünftiges Berufsleben, Aktivierung, Förderung eines Gemeinschaftsgefühls durch Tätigkeiten für andere sind weitere Ziele, die mit dem Begriff der Arbeitstherapie wesentlich verbunden sind, und die durch sie in ihrer besonderen Bedeutung für die Suchtarbeit geleistet werden können.

2.2. Beschäftigungstherapie

Die Beschäftigungstherapie des Anton Proksch-Institutes ist weniger auf eine direkte psychotherapeutische und zielgerichtete Arbeit an den Problemen des einzelnen Patienten ausgelegt, denn auf freie, wählbare, anregende, auflockernde, lösende, aktivierende und motivierende Beschäftigung an sich. Ohne von einer therapeutischen Intervention sprechen zu müssen, kann hier der Patient aus eigenem Interesse und in eigenem Rhythmus Ziele erreichen, wie sie bei Lempke (1989, S.159ff) als „engere therapeutische Ziele" aufgelistet und beschrieben sind:

1. Pädagogische Ziele – Freizeitgestaltung, Hobbyvermittlung, Do-it-yourself-Ansatz, alternative Lebensformen, Wiederbelebung alter Fähigkeiten
2. Psychologische Ziele – Beeinflußung des Antriebs, der Emotionalität, der Vertrauensbildung, der Wahrnehmung der eigenen Person und des sozialen Umfeldes, des Sozialverhaltens, Selbstwertsteigerung.

Der Zugang zum Patienten in einer nicht von der Situation „hier Therapeut – dort Patient" geprägten Ausgangslage, gelöst vom Anspruch „am Patienten zu arbeiten", nimmt sowohl vom Patienten als auch vom Therapeuten Druck. Gemeinsam kümmern sich Patient und Arbeitstherapeut um das Gelingen eines Vorhabens. Zwischen Patienten und Arbeitstherapeuten kann sich gerade so ein sehr gelöstes, freies Miteinanderarbeiten, -werken und -reden entwickeln, getragen von der gemeinsamen Bemühung am Gelingen eines Vorhabens.

Lempke (1989, S. 2) hierzu: „Was in der psychiatrischen und psychotherapeutischen Behandlung oft lange Zeit der Annäherung bedurfte, faltete sich hier in den Räumen der Beschäftigungstherapie zuweilen wie ein gut lesbares Buch sehr spontan aus".

Die Beschäftigungstherapie hat so ihren Stellenwert durchaus gleichrangig neben Psychotherapie, Psychologischer Behandlung und Pharmokotherapie (vgl. Lempke 1989, S. 2) und stellt deshalb im besonderen in der Suchtbehandlung keineswegs eine Hilfstätigkeit, sondern einen wichtigen und eigenständigen Pfeiler im Konzert der therapeutischen Vorgehensweisen dar (vgl. Lempke 1989, S. 7).

2.3. Ergotherapie

Ergotherapie ist eine Therapieform, die diverse handwerkliche Techniken und die Bearbeitung verschiedener Materialien nutzt, um sie für therapeutische Zwecke einzusetzen.

Im funktionellen Bereich zählen weiters Schienenherstellung, Training von motorischen und sensorischen Funktionen, Hilfsmittelherstellung und -beratung sowie Selbsthilfetraining, zu den Aufgaben der Ergotherapeuten.

Sie wird von diplomierten ErgotherapeutInnen (DET) nach Zuweisung durch Arzt/Therapeuten durchgeführt. Neben dem psychiatrischen Aufgabenbereich kommt Ergotherapie u.a. auch in Fachkliniken für Orthopädie, Neurologie, Pädiatrie und Geriatrie sowie in Rehazentren, Strafanstalten und selbständigen Praxen zum Einsatz. Therapieziele und Schwerpunkte sind je nach Bereich verschieden.

Der Begriff Ergotherapie leitet sich von den griechischen Wörtern Ergon (Tat, Handlung, Werk, das durch Tat Hervorgebrachte) und Therapeia (Pflege, Heilung, Dienen) ab.

Bereits in der frühen Menschheitsgeschichte stellten die Menschen eine Reihe von Geräten her, die sie zum Teil als Waffen für Kampf und die Jagd benötigten, zum Teil aber auch als Gebrauchsgegenstände für die Nahrungsverwertung, die Tierhaltung und das allgemeine Zusammenleben.

Schon früh begann man aber auch damit, diese Gebrauchsgegenstände mit Ornamenten und Farbgebungen aller Art zu schmücken und zu verzieren. Zum Teil nahm damit bereits der Gebrauchswert ab und es war zu erkennen, daß der frühe Mensch bereits ein klares Bedürfnis hatte, neben dem Nützlichen auch an das Schöne zu denken.

Weiters wurden Skulpturen hergestellt, die Menschen oder Tiere in vereinfachter oder karikierender Form zeigten, oder aber auch Anbetungsfiguren darstellten. Dabei stand der schöpferisch-kreative Akt, die Auseinandersetzung mit Weltbildern und der Ausdruck von geistig-spirituellen Wahrnehmungen im Vordergrund.

Die verschiedenen Bedürfnisse des Menschen nach Betätigung finden in folgender Einteilung nach Lempke (1989) Ausdruck:

Handwerk — Herstellung von praktisch-nützlichen Gebrauchsgegenständen
Kunsthandwerk — Nützlich-Dekoratives mit abnehmender Gebrauchsfunktion
Kunst — Betonung des schöpferisch-kreativen Aktes und der Auseinandersetzung des Menschen mit sich selbst

2.3.1. Ergotherapie in der Suchtbehandlung

In der Ergotherapie wird versucht auf die verschiedenen Bedürfnisse des Menschen einzugehen. Durch die handwerkliche Tätigkeit wird vorwiegend der gesunde Anteil im Menschen angesprochen. Es wird der Tätigkeitstrieb genutzt um Realitätssinn, Eigentumsverantwortlichkeit und Wahrnehmungsfähigkeit durch den Umgang mit dem Material und der Therapeutin zu fördern. Im Therapieprogramm des Anton Proksch-Institutes dient Ergotherapie der Unterstützung des Rehabilitationsprozesses im Verlauf des Alkohol-, Medikamenten- und Drogenentzugs.

Die ergotherapeutischen Ziele lassen sich in drei Kategorien einteilen:
Pädagogische Ziele:
— Steigerung von Durchhaltevermögen, Frustrationstoleranz etc.
— Freizeitgestaltung, Hobbyvermittlung
— Wiederbeleben alter Fähigkeiten
Psychologische Ziele:
— Beeinflußung der momentanen Befindlichkeit/Stimmung und des Antriebs
— Beeinflußung des Selbstwertgefühls
— Beeinflußung des Sozialverhaltens
Psychodynamische Ziele:
— Ausdrucks- und problembezogenes Arbeiten in Form von Collagen oder Auseinandersetzung mit Formen und Farben.

Im sozialpsychiatrischen Bereich ist weiters ein vermehrtes Selbsthilfetraining (Haushalt, Kochen, Stadtorientierung...) erforderlich. Die Wahrnehmung dieser Schwerpunkte ist von der Struktur der Institution, und vom Verhältnis der Ergotherapeutinnen zur Patientenzahl abhängig.

Die Ergotherapeutin stimmt die einzusetzenden handwerklichen Techniken auf die Fähigkeiten des Patienten ab. Mit Hilfe der Arbeitsanalyse (Aufschlüsselung des Arbeitsvorganges in Teilaspekte wie z. B. Kraftaufwand, geistige Anforderung und affektiver Gehalt) wird dabei der Schwierigkeitsgrad der ausgewählten Technik ermittelt. Eingesetzte Techniken sind z. B. Buchbinden, Korbflechten, Weben, Teppichknüpfen, Seidenmalen, Holzarbeiten und Metallarbeiten sowie ausdrucksfördernde Mittel wie Tonarbeiten, freies Malen und Collagieren.

2.4. Berufliche Weiterbildung (Lernstudio)

Das Lernstudio steht allen therapeutischen Departements des API zur Verfügung und wird im Rahmen der Aktivierungsmaßnahmen auch rege in Anspruch genommen.

2.4.1. Historische Entwicklung

Bereits 1974 wurde in der neu errichteten Frauenstation des Anton Proksch-Instituts ein Lernstudio eingerichtet, das zunächst Patientinnen und Patienten die Möglichkeit geben sollte, im Laufe ihrer Kur vor allem Schreibmaschinen-Schreiben, einfache Bürofertigkeiten und Sprachen zu erlernen. Das zugrunde liegende theoretische Konzept, durch zielgerichtetes geistiges Training sich einerseits für die Arbeitswelt vorteilhafte Fertigkeiten anzueignen, als auch andererseits durch Aktivität die Therapie zu begünstigen, paßte nahtlos zum Konzept der Arbeitstherapie bei Suchtkranken ganz allgemein. Die Kurse wurden daher von den Arbeitstherapeuten mitbetreut. Die technischen Gerätschaften samt Kursmaterial wurden schon damals von der Firma Sight and Sound zur Verfügung gestellt. Finanziell gefördert wurde das Konzept, so wie noch immer, von der Arbeitsmarktverwaltung. Obwohl das intendierte Ziel bei einzelnen hochmotivierten Patienten erreicht wurde, und somit die Sinnhaftigkeit des Lernstudios außer Frage stand, konnte es zunächst noch keine Breitenwirkung erlangen. Ursachen dafür lagen einerseits im organisatorischen Bereich und am Lernmaterial selbst. Die Kurse wurden nicht regelmäßig betreut, was ein schlechtes Modell für Zuverlässigkeit und Pünktlichkeit war. Weiters war das Lernmaterial noch nicht so ausgereift, daß es für ein Selbststudium ausgereicht hätte. Die betreuenden Arbeitstherapeuten waren im Umgang mit den Kursinhalten und den Kursmaterialien nur sehr mangelhaft ausgebildet und vermittelten daher selbst manchmal das Gefühl der Hilflosigkeit, statt es zu beseitigen. Und schließlich wurde das Lernstudio von den Ärzten und Psychologen des Hauses nicht genügend als zusätzliche therapeutische Maßnahme angesehen und unterstützt.

1981 übersiedelte das Lernstudio von der Frauenstation auf die neuerrichtete Männerstation C. Die allgemeine Akzeptanz stieg durch die nun besseren Lernplätze jedoch nur mäßig. Erst eine sehr selbstkritische Bestandsanalyse führte 1986 zu einer generellen Änderung des organisatorischen Ablaufes und damit zu einer Topeinrichtung im arbeitstherapeutischen Bereich des Anton Proksch-Instituts. Mit der Betreuung und dem Neuaufbau wurde ein Psychologe beauftragt, welcher der Einteilung von Kursteilnehmern und dem Kursablauf eine professionelle Struktur gab. Nach dem Motto „Weniger ist mehr" hatte das Lernstudio nur noch an 4 Tagen in der Woche für jeweils 3 Stunden geöffnet, die Kursmaterialien waren vollständig vorhanden und auf dem letzten Stand, die Patienten wurden motiviert und bestmöglichst in die Kurse eingewiesen und dabei laufend unterstützt. Auf den einzelnen Stationen wurde Werbung für das Lernstudio gemacht, und Verhalten und Fortschritte der Patienten wurden bei den einzelnen Teambesprechung den Therapeuten mitgeteilt. Hinzu kam schließlich das gänzlich neue Lernkonzept des interaktiven Lernens an Computern und der Umgang mit Computern.

Von den Patienten wurde nun das Angebot, das zu lernen, was sie später auch wirklich nützen können, sofort und freiwillig angenommen. Freiwillig ist der Besuch des Lernstudios auch heute noch, und es ist während der Öffnungszeiten fast immer ausgelastet. Es erwies sich auch als ein großer Vorteil mit einem privaten Veranstalter zusammen zu arbeiten: Im gleichen Maß wie sich das Technologieumfeld und die Anforderungen der privaten Wirtschaft verändert haben, sind auch die Gerätschaften und die Kursprogramme, sowohl im Stammhaus des Sight and Sound Studios, als auch in der Dependance Kalksburg den zeitgemäßen Gegebenheiten angepaßt worden. 1986 war es wirklich nicht sehr verbreitet mit einem Personal Computer umgehen zu können. Im API konnte man es mit der Einführung von Computerarbeitsplätzen und EDV-Kursen bereits lernen.

Schon 2 Jahre danach erschien ein weiterer Schritt sinnvoll. Ab 1988 wurde das Lernstudio durchgehend während der Öffnungszeiten von einer Angestellten, welche vom Stammhaus zur Verfügung gestellt wurde, betreut. Zu diesem Zeitpunkt verschwanden auch die letzten mechanischen Schreibmaschinen von den Arbeitsplätzen und wurden durch PC's ersetzt.

2.4.2. Ausstattung und Kursangebot

Heute sind in den Räumlichkeiten des Lernstudios 18 PC's, 5 Videogeräte, 1 Bildplattengerät und nur mehr 3 Tonbandgeräte zu finden. Diese Entwicklung ist mit Sicherheit noch lange nicht abgeschlossen. Der große Ansturm der Lernwilligen machte es sinnvoll ab November 1993 einen weiteren Öffnungstag hinzuzunehmen. Nunmehr stehen den Patienten des Hauses die Türen zum Ort der Wissensvermehrung insgesamt 15 Stunden verteilt auf 5 Tage pro Woche offen. Im Beobachtungszeitraum der letzten beiden Jahre wurden ca. 660 Stunden pro Monat gelernt.

Das Kursangebot beinhaltet heute Bürokurse, Computerkurse und Sprachkurse, die im folgenden beschrieben werden:

Für Schüler, welche kaum Kontakt zum Computer hatten, steht ein Kursprogramm zur Verfügung, das in der Dauer von 35 Übungseinheiten die Welt der EDV erläutert und es möglich macht, mit dem Betriebssystem MS-DOS vertraut zu werden.

Nach Absolvierung dieses Kurses wird angeboten, sich mit der zeitgemäßen Benützeroberfläche für Personal Computer auseinanderzusetzen. Es handelt sich um den „Windows 3.1"-Kurs, welcher 18 Unterrichtseinheiten in Anspruch nimmt.

Im Bereich der Bürotechnik werden Maschinenschreibkurse am Computer angeboten, die vom absoluten Anfänger bis hin zum trainingswilligen Perfektionisten etwas bieten können.

Hier ist es möglich insgesamt 60 Übungseinheiten zu durchlaufen. Die ersten 20 Kurseinheiten wurden speziell für den Einsatzbereich Rehabilitation adaptiert.

In den Kursen Büropraxis, Orthographie und Interpunktion können insgesamt 72 Lektionen erarbeitet werden.

Im Textverarbeitungskurs „MS-WORD 2.0" unter dem grafischen Betriebssystem Windows werden die Schwerpunkte: Erstellen von Briefen, Aktennotizen und Berichte in 30 Unterrichtseinheiten behandelt.

In der Windows-Welt hat sich das Tabellenkalkulationsprogramm Excel durchgesetzt. Hier steht ein 14 Lektionen langer Kurs „Excel 4.0" zur Verfügung.

Sollte dem Wißbegierigen Desk Top Publishing ein Anliegen sein, kann die Windows-Applikation „PageMaker 3.0" in 30 Lektionen erlernt werden.

Sollte sich ein Patient für Stenografie interessieren, steht hier ein 33 Lektionen langer Stenokurs zur Verfügung.

Die Kurse „Einführung in die Buchhaltung", „Lohn- und Gehaltsverrechnung", „Kosten- und Leistungsrechnung", „Der Wechsel", „Leasing", „Volkswirtschaft", sowie „Kaufmännisches Rechnen" werden zwar selten mit Begeisterung belegt, haben jedoch gute Erfolge.

In 45 Lektionen kann man sich sowohl im Projektmanagement als auch im Marketing orientieren.

Für angehende Programmierer bietet das Lernstudio 70 Lektionen über die Sprache PASCAL an.

Sprachen werden im Lernstudio seit einiger Zeit mittels Videogeräten und speziellem Bildplattengerät, welches über einen PC angesteuert wird, erlernt. Als Ergänzung zu den Sprachlernprogrammen werden PC-gestützte Vokabeltrainer angeboten.

Erlernen kann man Englisch, Französisch, Italienisch, Spanisch und Deutsch, wobei die Zweigstelle Kalksburg hier eher ein Anfängerprogramm anbietet. Ab Ende des Jahres 93 haben wir unseren Patienten das Angebot gemacht, Sprachtrainingskurse in der Zentrale am Schubertring zu absolvieren. Wir hoffen, daß diese Neuerung ebenso angenommen wird, wie das bei all unseren anderen Angeboten war und ist.

Der Ablauf eines Kurses läßt sich wie folgt zusammenfassen:
Ein Patient, der für einen der Kurse Interesse hat, kann sich im Lernstudio zu den Öffnungszeiten anmelden und bei Bedarf sofort beginnen. Der Einstieg ist deshalb jederzeit möglich, da es sich bei den Kursen um Selbstlernprogramme handelt, die vom Computer erklärt, mit demselben geübt und durch Tests kontrolliert werden. Die Sprachkurse ermöglichen ein Arbeiten mit Videogeräten, Computern und Tonbandgeräten. Der Beginn wird gemeinsam mit der Betreuerin vorgenommen und der folgende Ablauf besprochen. Auf die Einhaltung der Lernstunden wird großer Wert gelegt. Die Schüler haben die Möglichkeit ihr Lerntempo selbst zu bestimmen und beliebig Wiederholungen einzuplanen. Bei Problemen mit Geräten oder Lernprogrammen steht jederzeit Hilfe durch die Trainerin zur Verfügung, welche in regelmäßigen Abständen auch mit den Ärzten und Psychologen des Hauses Kontakt hält.

Wird ein Kurs erfolgreich abgeschlossen, erhält der Patient eine Kursbestätigung und im Fall einer abgelegten Prüfung auch ein Zeugnis.

2.4.3. Einsatz von Lernkursen zur Erreichung von therapeutischen Zielen

Mit diesem nun seit fast 8 Jahren erprobten neuen Konzept des Lernstudios im Rahmen der Aktivierungsphase können wir eine Reihe von therapeutisch wichtigen Ziele erreichen oder fördern:

- Förderung des selbständigen Arbeitens
- Einhalten von Terminen, Pünktlichkeit
- Verbesserung der Konkurrenzfähigkeit und bessere Wahlmöglichkeit auf dem Arbeitsmarkt
- Eigene Fähigkeiten werden erkannt und realisch eingeschätzt, dies ist therapeutisch von großem Nutzen, da Suchtpatienten aufgrund ihrer zahlreichen suchtbedingten Mißerfolge, ihre eigenen Fähigkeiten generell eher unterschätzen. Verbale Großspurigkeit ist oft ein Indiz dafür, eigene Minderwertigkeitsgefühle zu kaschieren. Der Patient kommt im Lernstudio wieder vom Reden zum Tun.
- Mittelfristige Ziele können durch Abschluß von bewältigbaren Kursen in Form von Zeugnissen über die Absolvierung eines Kurses erreicht werden.
- Prüfungen stellen einen realen Maßstab für die Leistungsfähigkeit des Teilnehmers dar, wie sie in der Arbeitswelt gefordert ist, sodaß der Teilnehmer sicher sein kann, daß ihn „draußen" nicht andere Bedingungen erwarten, als er sie trainiert hat.
- Der erfolgreiche Abschluß eines Kurses motiviert oft zum Besuch weiterer Kurse, was sehr dazu beiträgt, daß aus passiven selbstunsicheren Patienten, aktive, selbstbewußte und lebensbejahende Menschen werden, die erkannt haben, daß sie ihre eigene Zukunft selbst mitbestimmen können.
- Durch das gezielte Training werden leichte kognitive Leistungschwächen, ähnlich wie bei den Brainjogging-Programmen effizienter behoben, als dies mit medikamentöser Therapie möglich wäre.
- Computer melden Erfolge unmittelbar zurück, was aus lerntheoretischer Sicht ein rasches Lernen ermöglicht. Die Lerninhalte werden in kleinen überschaubaren Schritten vermittelt, und der Lerntransfer wird durch gezielte Wiederholungen gesichert, was sehr günstig für den Aufbau eines gesunden Selbstwertgefühles ist.
- Förderung des Vertrauens in die eigene Lernfähigkeit. „Learning by doing" ist das Prinzip, das von der ersten Stunde an gilt: Unter Anleitung des Computers erarbeitet sich der Patient von Anbeginn an, abgestimmt auf seine Leistungsfähigkeit, den Lernstoff. Mißerfolge führen nicht wie im normalen Schulklassenbetrieb zu einer demotivierenden öffentlichen Blamage, sondern bleiben im interaktiven Dialog mit dem Computer und damit in der Privatsphäre.
- Abbau von Schwellenängsten. Patienten werden von den Erzählungen ihrer lernenden Kollegen ermutigt, es selbst zu probieren, da kein Risiko damit verbunden ist. Für Hilfestellungen und auch persönliche Betreuung und Ermunterung steht eine Trainerin ständig zur Verfügung.

Durch den persönlichen Rapport, den sie herstellt, werden Anfangsängste rasch überwunden.
- Die rasch erzielbaren Lernerfolge bewirken, daß die Patienten zunehmends über ihre Erfolge reden, was bei ihnen dazu führt, daß sie wieder Zugang zu ihren Resourcen finden. Positives Reden begünstigt auch positive Wahrnehmung und stellt ein nicht zu unterschätzendes Gegengewicht zu depressiven Gedanken dar.

Eine Einrichtung, wie sie das Lernstudio im API Kalksburg darstellt, ist in den vergleichbaren Einheiten, wie psychiatrischen Krankenhäusern, in dieser Form einzigartig und findet immer wieder reges Interesse unserer Kollegen.

2.5. Sporttherapie

Die Sporttherapie hat in der Beschäftigungstherapie gerade in der Suchtbehandlung – oft bedingt durch einen Mangel an Räumen, Material und Personen – kaum eine Tradition, sollte jedoch nach der Untersuchung von Hoffmann und Teske (1993) große Bedeutung haben. Dieses Ergebnis entspricht den Erfahrungen, die wir in der Beschäftigungstherapie des Anton Proksch-Institutes seit nunmehr mehr als drei Jahren mit der Einrichtung einer gut ausgestatteten Kraftkammer machen konnten: Wie Hoffmann und Teske können wir bei betreuten Patienten ebenfalls folgende Ergebnisse beobachten:

1. Hinführung zu einer realistischen Selbsteinschätzung
2. Steigerung der Motivation
3. Stärkung sozialer Komponenten
4. Verbesserung des Selbstwertgefühls
5. Erhöhung des persönlichen Durchsetzungsvermögens
6. Affektverarbeitung
7. Verbesserung physischer Parameter

Wesentliche Bedeutung hat hier eine kompetente und engagierte Betreuung durch einen entsprechend ausgebildeten Arbeits- und Beschäftigungstherapeuten. Es handelt sich hierbei um eine sehr intensive, hoch betreuungsfordernde Tätigkeit, die – hier ihr Nachteil – aus Gründen des Aufwands sicher nur für speziell ausgesuchte Patientengruppen durchführbar ist.

Neben der sehr intensiven Arbeit in der Kraftkammer werden im Rahmen der Sporttherapie weiters regelmäßige, geführte Wanderungen angeboten. Tennisplatz und Schwimmbad sind zur Sommerzeit, Tischtennis durchgängig zur Benützung frei. Versuche mit dem Mannschaftssport Fußball haben wir einige Zeit intensiv geführt. Die Ergebnisse waren insbesondere bei der Integration sozial problematischer Patienten sehr positiv. Mangels personeller Resourcen ist der Versuch aktuell eingestellt, eine Wiederaufnahme im Planungsstadium.

Gerade bei der Sporttherapie ist es essentiell, die Patienten durchgängig zu betreuen. Verletzungsgefahr und – besonders bei kompetitiven Mannschaftssportarten – Aggressionsdurchbrüche sind andernfalls nicht beherrschbar.

3. Darstellung einzelner Bereiche der Aktivierungstherapie auf unterschiedlichen Departments

3.1. Aktivierungstherapie auf den Departments für alkohol- und medikamentenabhängige Männer

3.1.1. Organisatorischer Aufbau

Im Sprachgebrauch des Anton Proksch-Institutes wird zwischen zwei wesentlichen Bereichen unterschieden (vgl. Beutel und Beyreiß 1989, S. 324):

Als Arbeitstherapie wird der für alle Patienten verpflichtende Teil bezeichnet: Jeder Patient übernimmt hier – sobald es körperlicher und psychischer Zustand gestatten – eine Aufgabe für die Gemeinschaft in seine Verantwortung. Die Bandbreite in Art und Ausmaß dieser Tätigkeit ist hier sehr weit gesteckt: Der Aufwand reicht von einem fast symbolischen Beitrag bis zu einer täglich mehrstündigen Arbeit.

Als Beschäftigungstherapie wird im hausinternen Sprachgebrauch das Angebot an frei wählbaren Aktivitäten bezeichnet. Von werkstattbezogenen Tätigkeiten (Holz-, Metallarbeiten, Maltechniken etc.), über Kegeln, Minigolf, Kraftkammer, Tennis, Fußball, Wandern, Lesen (Bücherei) bis zur Schulung und Umschulung unter Zuhilfenahme audiovisueller Methoden und Personal Computern reichen hier die Alternativen. Art und Anforderung der Tätigkeiten unterscheiden sich hier ebenso wie das Ausmaß der notwendigen Betreuung. Weniger den Tätigkeiten, trotzdem jedoch der Beschäftigungstherapie zurechenbar, muß noch das Angebot der von Patienten unter Supervision der Arbeits- und Beschäftigungstherapie betriebenen Kaffeehäuser – Kommunikationszentren genannt werden.

3.1.2. Stationärer Ablauf

Die Einteilung zu einer Aufgabe im Bereiche der Arbeitstherapie erfolgt zumeist zwischen dem fünften und vierzehnten Tag des Aufenthaltes. In Besprechungen mit den therapeutischen Teams der jeweiligen Stationen klärt der zuständige Arbeitstherapeut vorab Fragen der körperlichen und psychischen Einsetzbarkeit des Patienten. In einem persönlichen Gespräch zwischen Patient und Arbeitstherapeut wird danach versucht eine entsprechende Tätigkeit im Rahmen der Arbeitstherapie zu finden. Gleichzeitig wird auf die Möglichkeiten der Beschäftigungstherapie hingewiesen. Die ersten Tage in der Arbeitstherapie sind von einem Orientieren in die neue Aufgabe geprägt. Idealerweise wird versucht, neu eingeteilte Patienten kurz vor der Entlassung stehenden Patienten zur Hilfe und Einschulung zuzuteilen.

Die Beschäftigungstherapie steht den Patienten mit Einschränkungen ab dem ersten Tag zu Verfügung. Erste Voraussetzung ist, daß die für einige Angebote notwendige körperliche Belastbarkeit (z. B. Kraftkammer) gegeben ist. Die Entscheidung obliegt den behandelnden Ärzten.

Eine weitere Einschränkung besteht in der Notwendigkeit die vorhandenen Resourcen zu verwalten: Kurse im audiovisuellen Lernstudio, wie auch in der Werkstatt, als auch Trainingsprogramme in der Kraftkammer, benötigen einerseits oft spezielle Werkzeuge, Materialen, Maschinen als auch fundierte persönliche Betreuung. Alle Bedingungen können nicht immer gegeben sein, kurze Wartezeiten bis zum Freiwerden eines Platzes oder bis zum neuen Beginn eines Kurses sind oft notwendig. Die nicht völlig freie Verfügbarkeit spezieller Angebote stellt jedoch kaum einen Nachteil dar, erhöht sie doch durch Anmeldung und Wartezeit die Wertschätzung des Kurses durch die Patienten und die Motivation begonnene Tätigkeiten durchzuhalten und abzuschließen.

3.1.3. Beschäftigungstherapie – Werkstatt

Neben den bereits weiter oben beschriebenen Angeboten der Beschäftigungstherapie (Lernstudio und Sporttherapie), ist die Werkstätte als eine wichtige Säule in der Aktivierung zu nennen:

Die Arbeit in der Werkstätte als Teil der Beschäftigungstherapie ist weniger in einem starren Gruppenkonzept denn in einer „lockeren Gemeinschaft" organisiert. Verschiedenste Tätigkeiten werden von den Arbeitstherapeuten gleichzeitig betreut. Gruppen mit gleichen oder ähnlichen Aktivitäten sind aus organisatorischer Zweckmäßigkeit meist in gleichen örtlichen Bereichen angesiedelt (Maltechniken gemeinsam, Holzarbeiten bei den entsprechenden Werkbänken etc.). Neu hinzukommende Patienten werden vom Arbeitstherapeuten vorerst persönlich beraten, betreut und – falls notwendig – eingeschult. In der Folge unterstützen sich die Patienten bei Problemen oft gegenseitig. Der Arbeitstherapeut supervidiert, unterstützt und kann sein Augenmerk mehr auf spezielle Probleme legen, die einerseits sowohl im handwerklichen als auch im psychischen Bereich der Patienten liegen können.

Diese Art der freien Betreuung einer großen, bzw. mehrerer kleiner Patientengruppen gleichzeitig stellt an die Arbeitstherapeuten zeitweise große Anforderungen, läßt jedoch dem Patienten in einem hohen Maß die Freiheit, unbelastet von organisatorischem Ballast, einen eigenen persönlichen Rhythmus der Gestaltung und Kreativität zu finden.

Eine wesentliche Eigenheit der Werkstatt der Arbeits- und Beschäftigungstherapie der Männerstationen des Anton Proksch-Institutes ist die weitere Verwendung der hergestellten Objekte: Diese werden vom Patienten fast ausschließlich für den Eigengebrauch hergestellt. Es gibt keine Produktion, keine Fertigung für Auftraggeber, Basare etc. Den Patienten steht es weitgehend frei nach eigenen ästhetischen Vorstellungen für sich selbst und eigene Weiterverwendung zu arbeiten.

3.2. Ergotherapie auf dem Department für alkohol- und medikamentenabhängige Frauen

Die Patientinnen kommen entweder nach Zuweisung durch den Einzeltherapeuten oder aus eigenem Interesse in die Ergotherapie. Durch Rücksprache mit dem Therapeuten/ der Therapeutin können allgemeine Therapieziele und wichtige Punkte berücksichtigt werden.

In einem Erstgespräch erfolgt eine kurze Anamneseerhebung mit Schwerpunkt auf bisherigen handwerklichen Aktivitäten, Freizeitgestaltung und Erfahrungen mit Ergotherapie. Es werden Möglichkeiten und Aufgaben der Ergotherapie besprochen und vorläufige Therapieziele festgelegt.

Die Therapiezeiten werden in einer schriftlichen Vereinbarung festgehalten. Zu diesen Zeiten nimmt die Patientin an der offenen Gruppe am Nachmittag teil, wo es vorwiegend um die Auseinandersetzung mit einer handwerklichen Technik geht.

Bei speziellen Indikationen ist auch Einzeltherapie möglich.

In ein- bis zweiwöchentlichen Abständen führt die Ergotherapeutin mit der Patientin begleitende Gespräche über die in der Ergotherapie entstandenen Werkstücke und wichtige Erfahrungen. Weiters können aktuelle Themen aus anderen Therapien aufgegriffen und z.B. in Form von Collagen bearbeitet werden.

Der Therapieverlauf sollte weiters in regelmäßigen Abständen zwischen Ergotherapeutin und Einzeltherapeuten/Therapeutin besprochen werden.

Ein ergotherapeutischer Abschlußbericht dient schließlich der Zusammenfassung der wichtigsten Punkte im Verlauf der Ergotherapie.

Weiters erstreckt sich das Aufgabengebiet der Ergotherapeutin auf das Initieren und Unterstützen von Projekten zur Förderung von Zusammenarbeit in der Gemeinschaft und aktiver Freizeitgestaltung (Gestalten des Speiseraumes, Bazare etc.) sowie auf das Durchführen von Gedächtnistrainingsgruppen mit spielerischem Ansatz für die Gruppe der OPS-Patientinnen.

3.3. Ergotherapie an der Kurzzeittherapiestation für Drogenabhängige

Das ergotherapeutische Angebot auf „517" läuft unter dem Begriff „Aktivprogramm".

Das Aktivprogramm stellt neben dem medizinischen Bereich, der Einzel-und Gruppentherapie und der sozialarbeiterischen Betreuung eine der vier Säulen des Gesamtkonzepts innerhalb unseres Therapieangebotes dar.

Rahmenbedingungen:
Die äußeren Rahmenbedingungen beziehen sich auf die Zeitstruktur (Montag bis Freitag 13.30 bis 16.00), auf die Orte, an denen die Aktivitäten stattfinden (im oder außerhalb des Hauses) und auf die finanziellen, strukturellen und persönlichen Möglichkeiten der Station, bzw. der für das Aktivprogramm Verantwortlichen.

Der Vertrag, auf den sich der/die KlientIn mit seiner/ihrer Aufnahme an der Station einläßt, schließt die verpflichtende Teilnahme am Aktivprogramm als Teil des therapeutischen Settings mit ein. Eine Befreiung ist nach Absprache möglich, wenn medizinische oder von den Verantwortlichen akzeptierte und für sie nachvollziehbare Gründe vorliegen.

Die von den Leiterinnen des Aktivprogramms geplanten, organisierten und erarbeiteten Aktivitäten werden den PatientenInnen in Form eines Wochenplans mündlich und schriftlich mitgeteilt.

Schwerpunktbereiche:
- Körperarbeit und Entspannung (z. B. Yoga, Autogenes Training, Tanz)
- Sport (z. B. Sauna, Schwimmen, Spaziergänge, Squash, Paddeln)
- Arbeit mit kreativen Medien (z. B. Malen, Keramik, Fotografie)
- Kultur (z. B. Ausstellungen, Theater, Kino)
- Gruppenanimation (z. B. kommunikative Spiele, Rollenspiele)
- Tagesausflüge
- Seminare von Fachleuten, die nicht fix im Team arbeiten und ihre Fähigkeiten im Form von Seminaren weitergeben (z. B. Percussion, Tanz, Theaterworkshops, Video)

Die angeführten Aktivitäten sind teilweise Fixpunkte im Wochenprogramm, wie z. B. Schwimmen, Sauna, teilweise wird versucht, sie als sinnvolle Interventionen gezielt innerhalb des Gruppengeschehens einzusetzen.

Therapeutische Möglichkeiten des Aktivprogramms:
Auf der körperlichen Ebene bewirkt die Teilnahme am Aktivprogramm eine deutliche Beschleunigung der Revitalisierung und Gesundung des durch Drogenkonsums geschwächten Körpers.

Die Aktivierung des Körpers, z. B. im Rahmen sportlicher Betätigung und Körperarbeit kann aber auch eine Möglichkeit sein, sich und den Körper mit seinen Grenzen wieder spüren zu lernen und die Freude an der Bewegung wiederzuentdecken.

Die Möglichkeiten von körperlichen Betätigungen erstrecken sich vom gewaltfreien, lustvollen Ausagieren von Aggressionen und Spannungen bis hin zum Erleben der eigenen Körperlichkeit.

Auf der psychosozialen Ebene bietet das Aktivprogramm einen hohen Selbsterfahrungsanteil.

Dieser besteht einerseits in der Tätigkeit an sich, und andererseits in der Reflexion des Erlebten im Rahmen einer Nachbesprechung.

Außerdem kommt es zur Beeinflußung des Antriebs, sowohl im antriebsteigernden, als auch beruhigendem Sinn. Der Zugang zur Emotionalität wird gefördert und der Selbstwert steigt durch sichtbare Erfolge im Handeln und durch positive Rückmeldungen im Spiegel des Gegenübers.

Im gemeinsamen Tun wird sowohl die Wahrnehmung der eigenen Person als auch die der Anderen trainiert und im Idealfall erweitert.

Das Aktivprogramm bietet sich als Experimentierfeld an, Fremdes und Unbekanntes zu erforschen, neue Sichtweisen und Perspektiven zu entdecken. Dies kann ermöglichen, aus alten, eingeengten Lebens-und Verhaltensmustern heraus, hin zu einer flexibleren Rollengestaltung zu gelangen.

Als ein erstrebenswertes Ziel könnte hier auch der Wunsch formuliert werden, im Zuge des Aktivprogramms unterstützend zu wirken, Energie anstatt destruktiv, konstruktiv zu nützen.

4. Ausblick

In der Arbeits- und Beschäftigungstherapie ist im Anton Proksch Institut eine Entwicklung merkbar, die sich in den Wirtschaftsdaten der industrialisierten Länder schon seit langem zeigt: Die Arbeitslosigkeit – insbesondere der eher schlecht Qualifizierten und Jugendlichen ohne solide Ausbildung – ist in stetigem Anstieg begriffen. In den betroffenen Bevölkerungsschichten gewinnen einerseits mit der Arbeitslosigkeit Sucht- und Alkoholprobleme an Bedeutung, andererseits stellt eine Sucht- und Alkoholproblematik unter härteren Selektionsbedingungen einen deutlicheren Wettbewerbsnachteil denn zu Zeiten der Vollbeschäftigung dar.

Die Arbeits- und Beschäftigungstherapie ist für die schleichende Veränderung der Patientenpopulation in Richtung soziale Randgruppen (Arbeitslosigkeit und Langzeitarbeitslosigkeit auch Jugendlicher, psychische, soziale und körperliche Verelendung, Kriminalität, etc.) in besonderem Maße sensibel. Wie der Bereich der intern-medizinischen Versorgung und der Sozialarbeit ist die Arbeits- und Beschäftigungstherapie lange Zeit vor dem großen Bereich der Psychotherapie vor unübersehbare Probleme gestellt.

Die Anforderungen steigen laufend, die Arbeit mit den Patienten wird stetig aufwendiger, das derzeitige Niveau der arbeits- und beschäftigungstherapeutischen Betreuung kann nur mehr mit deutlichem Mehraufwand gehalten werden; die Aufgabe der Aktivierung der Patienten ist zunehmend nur mehr mit Abstrichen leistbar.

Dies trifft insbesondere deshalb hart, da gerade bei Randgruppen mit massiven Defiziten der Arbeits- und Beschäftigungstherapie in der Suchtbehandlung eine ausgesprochen hohe Bedeutung zukommt. Ein Mehr – auch an strukturellem Angebot – wird, wie in anderen Elementen im Konzert der Suchtbehandlung, für optimale Leistung im besonderen in der Arbeits- und Beschäftigungstherapie notwendig werden.

Ein Umbau dieser Art ist für das Anton Proksch-Institut aufgrund seiner Größe unausweichlich: Im Unterschied zu kleinen, rein als Musteranstalten mit höchster Selektion geführten Einrichtungen kann sich das Anton Proksch-Institut nicht von gesamtgesellschaftlichen Verschiebungen im Patientengut durch strengste Aufnahmekriterien abkoppeln.

Das notwendige „Mehr" für die Arbeits- und Beschäftigungstherapie wird aufgrund seines Ausmaßes aus ökonomischen Gründen einen Umbau in der Gewichtung der Elemente der Suchtbehandlung bedeuten müssen. Gemäß den Erkenntnissen der Organisationspsychologie könnte hier – als

Beispiel- zur Neugestaltung einer bestehenden Organisation und zur langfristigen Sicherung des Erfolges das derzeit dominierende Konzept der „Kundenorientierung" mit ihren drei Grundsätzen (nach Wottawa 1993, hier modifiziert auf die spezielle Situation einer Suchtbehandlungseinrichtung „Patientenorientierung") herangezogen werden:

1. maximale Wertschöpfung als oberstes handlungsleitendes Prinzip für alle Angehörigen des Unternehmens – Patientenorientierung statt Produktorientierung:
   Nicht die Funktion der Institution, ihrer Einflußbereiche und ihres Konzeptes darf die Entscheidungen leiten, sondern der tatsächliche therapeutische Erfolg.
   Für eine Suchtbehandlungseinrichtung bedeutet dies neben der Vermeidung innerbetrieblicher Reibungsverluste ein stetes Infragestellen von Konzepten, Theorien und Vorgangsweisen der Suchtbehandlung: Ein auf allen Ebenen flexibles Eingehen auf die im steten Wandel befindlichen Bedürfnisse des Patientengutes ist hier der Weg zur Maximierung des Therapieerfolges.

2. prozeßorientierte Unternehmensorganisation
   Im Gegensatz zu einer Stab/Linien-Organisation, die eine Organisation in Fach/Bereichs-Strukturen bedeuten würde, muß eine prozeß- (kunden- bzw. patienten-)bezogene Organisationsform gepflegt werden: Nicht die optimale Erfüllung von Aufgaben nach bereichsspezifischen Kriterien ist gefragt, sondern die in der Gesamtschau für den Patienten optimalste Vorgehensweise.
   Für die Suchtbehandlung bedeutet dies, statt einer im gleichen Verhältnis allen Patienten starr verordneten Aufteilung von Psychologischer Behandlung, Psychotherapie, Psychiatrischer Behandlung und Arbeitstherapie ein flexibles Abstimmen der therapeutischen Gewichte auf die speziellen Bedürfnisse einzelner Patienten und Patientengruppen: Dies könnte bis zur Entwicklung getrennter Konzepte für verschiedene Patientengruppen führen.

3. Kunden(Patienten)orientiertes Controlling
   Jede Organisation benötigt zur Optimierung ihrer Verhaltenssteuerung Rückmeldung über die objektiven Folgen von Maßnahmen, wie auch eine zwangsläufige normative Bewertung der so erzielten Ergebnisse. Für eine Suchtbehandlungseinrichtung ist dies die Notwendigkeit maximaler Information und genauester Bewertung des Behandlungserfolges.

Für die Arbeits- und Beschäftigungstherapie im speziellen, wie auch für das Anton Proksch-Institut gesamt, wird die rechtzeitige strukturelle Entwicklung zur Bewältigung der Anforderungen nach der Jahrtausendwende eine der bedeutsamsten Aufgaben sein.

Literatur

Atkinson, J. W., An introduction to motivation. Princeton: Van Nostrand 1964
Beutel, M., Beyreiß, D., Ziele und Methoden der Arbeits- und Beschäftigungstherapie im Haus Kraichtalblick. In: Suchtgefahren 35, 1989
McClelland, D. C., The achieving society. Princeton: Van Nostrand 1961
Franzke, E., Der Mensch und sein Gestaltungserleben. Hans Huber, Bern–Stuttgart–Wien, 2. Auflage 1983
Fritsch, J., Kryspin-Exner K., Arbeitstherapie. In: Kryspin-Exner, K. (Hrsg.) Die offene Anstalt für Alkoholkranke in Wien-Kalksburg – Methoden und Ergebnisse 1961–1966. Verlag Brüder Hollinek, Wien 1967
Hoffmann, H. D., Teske, Monique; Sporttherapie nach sportpsychologischen, sportmedizinischen und sportmethodischen Erkenntnissen in der ambulanten Behandlung von Suchtkranken (Abstract)
Janz, H. W, Hillers, Fr., Die Beschäftigungstherapie in der Psychiatrie. In Jentschura 1959
Jentschura, G. (Hrsg.), Beschäftigungstherapie. Georg Thieme, Stuttgart 1959
Lempke, G., Beschäftigungstherapie in der Psychiatrie. Georg Thieme, Stuttgart – New York 1989.
Missel, P., Zemlin, U., Therapiekonzept der Fachklinik am Rosenberg für zeitlich und inhaltlich variable stationäre Behandlung von Alkohol- und Medikamentenabhängigen. In: GPT – Gesellschaft für psychosomatische Therapie e. V., Schriftenreihe Band IX, Düsseldorf 1984
Rotter, H., Resozialisierung, Reintegration und Rehabilitation des Alkoholkranken. In: Kryspin-Exner, K. (Hrsg.), Arbeitstagung über Alkoholismus. Romayer Wien 1992
Simon, H., Aktivere Krankenbehandlung in der Irrenanstalt. Allgemeine Zeitschrift für Psychiatrie 87 und 90, 1927 (zitiert nach Franzke 1983)
Walch-Heiden, E., Therapeutisches Konzept der Arbeitstherapie. In: Informationsschrift über die Fachklinik Landgraf Friedrich Friedrichsdorf; 1984
Wottawa, H., Psychologen in der Wirtschaft – unsere Chance ? Vortrag anläßlich des 30. Kongresses des Berufsverbandes Österreichischer Psychologen und Psychologinnen am 19. 11. 1993 in Wien (Rohmanuskript)
Zimbardo, P. G., Ruch, F. L., Lehrbuch der Psychologie. Springer Verlag; Berlin 1978

Physiotherapie im Anton Proksch-Institut

H. Mader

Wenige Jahre nach der Eröffnung des Anton Proksch-Institutes wurde das Fehlen einer Physiotherapie kritisiert und auf die Notwendigkeit einer solchen Abteilung hingewiesen.

Erst bei der Errichtung der Frauenstation in den Jahren 1973 und 1974 waren die räumlichen Voraussetzungen gegeben, und es wurde die Einrichtung einer physikalisch-therapeutischen Abteilung für das gesamte Anton Proksch-Institut eingeplant.

Im Oktober 1974 konnte die Abteilung für physikalische Therapie ihren Betrieb aufnehmen, zunächst mit nur 5 Behandlungseinheiten.

Beim nächsten Umbau wurde, der zunehmenden Zahl der behandlungsbedürftigen Patienten und dem technischen Fortschritt Rechnung tragend, einerseits eine räumliche Erweiterung vorgenommen und andererseits die technische und apparatemäßige Ausstattung auf den modernsten Standard gebracht. Derzeit stehen 12 Behandlungseinheiten zur Verfügung (9 Nieder- und 3 Hochfrequenzgeräte).

Die Physiotherapie wird sowohl von den 3 Männerstationen und der Frauenstation als auch von den beiden Drogenabteilungen des API beschickt.

Den Aufgaben des Instituts entsprechend, steht die Behandlung der alkoholischen Polyneuropathie im Vordergrund. So wurden z. B. 1992 nach ICD-9 bei 7,1% der Aufnahmen des Anton Proksch-Institutes eine ausgeprägte alkoholische Polyneuropathie und bei 0,9% andere toxische Neuropathien diagnostiziert.

Zur Behandlung gelangen jedoch auch Mischformen bzw. Schmerzzustände anderer Genese, wie Malnutrition, Gefäßveränderungen, Nikotinabusus. Im Hinblick auf die oft mangelnde Compliance dieser Patienten sei auf die Zusammenhänge zwischen Schweregrad der neurologischen Ausfälle bei alkoholbedingten Polyneuropathien und cerebralen Abbauprozessen hingewiesen. Glibnitz und Laturna (1988) beschreiben, daß 86% der Patienten mit einem Polyneuropathiesyndrom auch deutliche Merkmale eines cerebralen Abbauprozesses aufweisen, wodurch die Krankheitseinsicht beeinträchtigt und die Zusammenarbeit mit diesen Patienten erschwert wird.

Bei einem hohen Anteil der Klientel finden sich häufig unfallbedingte, vorwiegend periphere, aber auch zentrale Paresen und daraus resultierende Muskelfunktionsstörungen.

Einen breiten Raum im Spektrum des therapeutischen Anwendungsgebietes nimmt die Behandlung von Schmerzsyndromen verschiedener Genese ein (Cervikalsyndrome, Lumbalgien, Spondylopathien, Myalgien etc.).

Da jedes Schmerzsyndrom neben somatischen auch psychische Faktoren enthält, stellen Schmerzbekämpfung und Entspannungstherapie eine wertvolle Ergänzung zu psychotherapeutischen Maßnahmen dar. Besonders gilt dies natürlich für die zahlreichen Formen des psychosomatischen Schmerzes. Schmerzsyndrome finden sich in unserer Klientel häufiger bei weiblichen Patienten, während bei der alkoholischen Polyneuropathie die Zahl der männlichen Patienten deutlich überwiegt.

Seit Bestehen der physikalisch-medizinischen Abteilung des Anton Proksch-Institutes wurden bis Ende 1993 mehr als 113 000 Behandlungen an insgesamt über 4 400 Patienten durchgeführt (63% Männer, 37% Frauen).

Hervorzuheben ist, daß nach den Richtlinien der äußerst ökonomischen Geschäftsführung des Institutes am Dienstpostenplan nur eine Stelle für Physiotherapie vorgesehen ist. Im Urlaub bzw. Krankheitsfall muß für Ersatz von auswärts gesorgt werden.

Die Physiotherapie hat in Ergänzung zu medizinischen und psychotherapeutischen Maßnahmen einen wesentlichen Stellenwert im Behandlungskonzept des Anton Proksch-Institutes.

Rolle und Funktion des Krankenpflegepersonals im Anton Proksch-Institut

R. Dachauer

Die besondere Stellung des Anton Proksch-Institutes als Sonderkrankenanstalt für Suchtkranke beeinflußt auch die Tätigkeit des Pflegepersonals. Da dieser Artikel den ersten Versuch einer Standortbestimmung darstellt, kann und soll er als Grundlage für weitere Diskussionen dienen.

Der Inhalt des Artikels bezieht sich auf den Aufgabenbereich des Pflegepersonals, um in weiterer Folge überdacht und reflektiert werden zu können.

Einerseits arbeiten wir als eigenständige Berufsgruppe, andererseits sind wir in das therapeutische Stationsteam miteingebunden. Darüberhinaus bestimmt auch das Konzept des API, die Patienten vom ersten Tag des Aufenthaltes wieder zu eigenem, verantwortlichem und selbstständigem Handeln anzuleiten, was ebenfalls unserem Tätigkeitsbereich entspricht.

Was ist unser Aufgabenbereich?

„Während die Aufgabe, die Rolle, die Zuständigkeit anderer Berufsgruppen auf der Station mehr oder weniger eindeutig definiert sind und sich dementsprechend die Patientenkontakte konzentrieren, ist der Aufgabenbereich des Krankenpflegepersonals alles andere als eindeutig. Und Uneindeutigkeit ist nun eigentlich etwas, was in der Psychiatrie und vor allem in der Arbeit mit Suchtkranken ganz und gar nichts zu suchen hat." (D. R. Schwoon u. M. Krausz, 1990)

Die ursprünglich krankenpflegerischen Aufgaben, wie sie auf chirurgischen oder internistischen Stationen durchgeführt werden (der Patient braucht sich nur ins Bett zu legen und wird gepflegt), fallen weg.

Dennoch besteht, wenn auch etwas abgewandelt, der Aufgabenbereich „Pflege im engeren Sinn", der den äußeren Rahmen unserer täglichen Arbeit bildet.

Wir sind dafür zuständig, daß die Medikation eingenommen wird; Blutdruck, Puls, Gewicht, Blutzucker wird gemessen, Infusionen vorbereitet. Es obliegt uns, für die Organisation, Einteilung und Vorbereitung diverser Untersuchungen Sorge zu tragen. Alle medizinisch/pflegerischen Belange werden dokumentiert (Fieberkurve, Medikamentenbuch, Rapportbuch), Umschläge verabreicht, Patienten zur Körperpflege angehalten und nicht zuletzt sind wir für die Überwachung von Patienten mit schweren Entzündungen, Überwachung von Patienten nach einem epileptischen Anfall und anderen somatisch- internistischen Beschwerden zuständig.

Worin besteht nun unser Aufgabenbereich innerhalb dieses Rahmens?

Welches sind nun die krankenpflegerischen Qualitäten, die bei der Arbeit in der Psychiatrie bzw. mit Abhängigen zum tragen kommen?

„Pflegeberufe: Als Spezialisten für die allgemeinen und hautnahen Bedürfnisse der Menschen sind Sie unersetzlich für abhängige Patienten, die ja nicht zufällig oft infantil bzw. oral verwöhnt oder frustriert genannt werden. Vertrauensbildung geht hier über die besondere Aufmerksamkeit für Ernährung, Körperpflege, Kleidung, Umgang mit dem Körper, mit Schmerzen, für die „kleinen" persönlichen Eigenheiten und Empfindlichkeiten. Fixierung auf ein Bedürfnis bei Vernachlässigung des anderen bedarf des Ausgleiches. Der verwahrloste Alkoholiker, der antibürgerliche Fixer und die zwanghaft saubere medikamentabhängige Hausfrau sind aus Ihrer Wertwelt heraus zu verstehen. Bedürfnisdiagnose und -therapie obliegt dem Pflegepersonal, das daher auch in keiner Fachambulanz-Beratungsstelle fehlen darf." (K. Dörner u. U. Plog, 1990)

Wie sieht das nun in unserer täglichen Praxis aus?

Im Institut befinden sich vier Stationen (drei Männer und eine Frauenstation), an denen die Anzahl der Patienten variiert. Daraus ergibt sich, daß eine Schwester zwischen 38 und 69 Patienten betreut, für sie verantwortlich und zuständig ist.

Auf jeder Station gibt es einen Ambulanzraum, der den zentralen Stützpunkt und Arbeitsbereich des Pflegepersonals bildet und als solcher auch als Stützpunkt der Station fungiert. Von seiten der Patienten wird dieser Ambulanzraum als Stützpunkt wahr- und auch auf vielfältigste Weise in Anspruch genommen. Durch die Anwesenheit („Dasein") einer Schwester rund um die Uhr auf jeder Station repräsentiert diese, daß wir immer zur Stelle und verfügbar sind.

Dies bringt sowohl Chancen als auch Gefahrenmomente für das Pflegepersonal im Umgang (in der Pflege) mit Suchtkranken. Die Gefahr liegt darin, den Bedürfnissen, dem Druck, der extremen Forderungshaltung der Patienten nachzugeben. Die Chance liegt darin das Verhalten der Patienten im Kontext seiner Abhängigkeit zu sehen und dementsprechend zu handeln. Es ist immer eine Gratwanderung zwischen der Aufgabe, die Bedürfnisse der Patienten zu erfüllen, Anteilnahme zu zeigen und sich gleichzeitig abzugrenzen. Denn die Bedürfnisse, die persönlichen Anliegen der Patienten, sind mannigfaltig und reichen vom Pflaster bis zur Krisenintervention.

In der Behandlung von Suchtkranken ist es wichtig, diesen Menschen während der stationären Therapie eine äußere Struktur, einen sicheren Rahmen anbieten zu können. Das Pflegepersonal kann durch die Einhaltung regelmäßiger Tagesabläufe, z.B. pünktliche Medikamentenausgabe, diesem Anspruch Rechnung tragen.

Wir sind teilweise auch dafür zuständig, daß die Hausordnung, die Ausgangszeiten, die Besuchszeiten, das Rauchverbot eingehalten werden und die Einhaltung der Nachtruhe gewährleistet ist. Wir kontrollieren die

Patienten mittels eines Atemtests oder einer angeordneten Harnprobe (bei Medikamentenabhängigen) auf ihre Abstinenz. Hin und wieder ist es notwendig, in Anwesenheit des Patienten eine Zimmerkontrolle durchzuführen. Aufgaben, die manche Schwester von uns mit zwiespältigen Gefühlen durchführt. Im übrigen sind diese Aufgaben „kontrollieren und aufpassen" alte Relikte einer Zeit, in der es noch kein ausgebildetes psychiatrisches Krankenpersonal gab, und unsere Vorgänger als „Irrenwärter" bezeichnet wurden.

Wir haben auch die Rolle eines Erstinformationsträgers übernommen. Schon bei der Aufnahme und während des Aufenthaltes können wir durch allgemein – sachliche Informationen und Aufklärung, Unsicherheiten, Unklarheiten, Befürchtungen, Zweifeln und Ängsten der Patienten entgegenwirken. Oft genügt es, mit dem Patienten gemeinsam einfache Problemlösungen zu finden, oder umgekehrt, dem Patienten zu verstehen zu geben, daß er sehr wohl in der Lage ist, sich die Information, die er braucht, selbstständig zu holen. Immer wieder den Patienten die Verantwortlichkeit für ihr Handeln zurückzugeben, auch das ist krankenpflegerischer Alltag.

„Diese Auseinandersetzungen mit Patienten bedeuten in der Behandlung von Abhängigen, daß durch die notwendige Konfrontation alltäglicher Verhaltensmuster, das Beachten der Einhaltung von Stationsregeln u. a.m. immer wiederkehrende, für Patienten und Pflegepersonal unangenehme und anstregende Situationen entstehen." (O. R. Schwoon u. M. Krausz, 1990)

Die Beobachtung und das Wahrnehmen der aktuellen Befindlichkeit des Patienten gehört ebenfalls zu unserem Aufgabenbereich. Vielfach ist dem Patienten nicht klar, wie er in sinnvoller Weise mit seiner Angst, seinem Schmerz, seinem Spannungszustand oder Konflikt umgehen soll. Durch verstehendes Annehmen und Zuhören , und die Präsenz der Pflegeperson als Gesprächspartner, trägt das Pflegepersonal einen wesentlichen Anteil zur therapeutischen Arbeit bei. Die Unterstützung und Aufmunterung des Patienten, Gefühle und Ereignisse, die ihn bewegen, in der Gruppen- oder Einzeltherapie mitzuteilen, ist ebenfalls ein wichtiger Aspekt.

„Die Zeit, die tatsächlich gemeinsam mit dem Patienten in einem Raum verbracht wird und in der die Schwester Interesse für den Patienten zeigt, ist von großer therapeutischer Bedeutung und gilt nach dem englischen Psychologen Shepherd als Indikator für die Qualität der Pflege." (M. Rave-Schwank u. C. Winter- v. Lersner, 1990)

Die tägliche Dienstübergabe ermöglicht Wahrnehmungen, Beobachtungen, Vorfälle und Ereignisse dem gesamten Stationsteam mitzuteilen. Gute Information zwischen allen Berufsgruppen ist ein wichtiger Teil der Teamarbeit. Es bedarf jedoch bewußter Bemühungen in allen Berufsgruppen, um oft fatale Beschränkungen der Kommunikation auf die eigene Berufsgruppe, zu durchbrechen.

Durch die vielfältigen Aufgaben und unterschiedlichen Kontaktformen des Pflegepersonals zu den Patienten besteht auch die Chance, ein Stück Normalität in den Wiedereingliederungsversuch in eine möglichst normale gesellschaftliche Umgebung (innerhalb oder außerhalb der Station) zu bringen. Dazu gehört auch der respektvolle Umgang mit dem Patienten und der uns anvertrauten Information.

„Indem die Pflegeperson mit Ihrem gesamten Verhalten den Patienten fühlen läßt, daß er für sie Herr A. oder Frau B. ist, dem sie Respekt entgegenbringt und dem sie bei ihrer Gesundung individuell unterstützt, erfüllt sie eine entscheidende Aufgabe. Diese therapeutische Einstellung sollte das Verhalten der Pflegeperson während des gesamten Arbeitstages bestimmen." (M. Rave-Schwank u. C. Winter- v. Lersner, 1990)

Um die Arbeit mit suchtkranken Patienten reflektieren zu können, bietet die uns zur Verfügung stehende Supervision einen geeigneten Rahmen. Dadurch wird auch die Überprüfung der Pflegequalität gewährleistet und angehoben.

Literatur

Dörner K., Plog U.: Irren ist menschlich, Psychiatrieverlag Bonn, 6. Auflage, 1990
Rave-Schwank M., Winter v. Lernser C.: Psychiatrische Krankenpflege, Gustaf Fischer Verlag Stuttgart, 1990
Schwoon D., Krausz M.: Suchtkranke – Die ungeliebten Kinder der Psychiatrie, Enke Verlag, 1990
Blasius D., „Der verwaltete Wahnsinn" – eine Sozialgeschichte des Irrenhauses, Fischer Verlag, 1980

Sozialtherapeutische Beratung

R. Loydolt

Sozialarbeit und Sozialtherapie sind wichtige Beiträge im Rahmen des Behandlungskonzeptes im Anton Proksch-Institut, sowohl im Bereich des stationären Settings als auch in der ambulanten Nachbetreuung. Sie sollen Teil des multiprofessionellen Behandlungskonzeptes sein.

Grundsätzliche Überlegungen zur Sozialarbeit

Zunächst scheint es wichtig, auf den Begriff der Sozialarbeit, ihre Geschichte, Entwicklung und Ziele näher einzugehen.

Der Begriff der Sozialarbeit wurde erst 1945 von den Vereinigten Staaten nach Europa gebracht. Er ist eine nicht ganz richtige Übersetzung des amerikanischen „Social Work". Besser wäre dieser Beruf als Soziales Wirken weitergegeben worden. Noch verwirrender wurde die Übersetzung des Namens der Hauptmethode dieses Berufes „Social Case Work" mit Einzelfallhilfe.

Social Case Work wurde von Mary Richmond durch das Buch „Social Diagnosis" (1917) geschaffen.

1922 definierte sie ihn folgendermaßen: „Social Case Work" ist jenes Verfahren, welches eine individuelle Persönlichkeitsentwicklung durch bewußte Anpassung erreicht, die zwischen Menschen und ihrer sozialen Umgebung stattfindet. Der deutsche Begriff „Einzelfallhilfe" läßt die wesentliche Dimension der sozialen „Anpassung" aus. Gerade die Hilfe im sozialen Bereich war eine entscheidende Grundlage von Sozialarbeit in den Vereinigten Staaten.

Die Autorin zeigt in dem schon erwähnten Buch „Social Diagnosis" die sozialen Bedingungen individuellen Lebens auf. Dabei war der Hauptgedanke, diese möglichst wertfrei zu bestimmen und ihre Zusammenhänge zu verstehen, also zuerst die Diagnose zu erstellen, bevor man zu helfen beginnt.

Die Bewertung der Armut nach moralischen, religiösen oder gar politischen Motiven wurde ersetzt durch eine möglichst objektive Analyse der sozialen Lage eines Einzelnen, einer Familie, Gruppe oder Gemeinde. Not wurde auf diese Weise gesellschaftlich verstanden.

Ein Jahr später wies Mary Cromwell Jarrett darauf hin, daß in vielen Fällen sozialer Armut psychiatrische Probleme vorkommen, wodurch es zu einer Ergänzung der Sozialarbeit durch das Verstehen psychischer Pathologien kam.

In der Folge wird Social Casework in Sozialtherapie umgeformt, man spricht vom Berater (Counselor) statt vom Case Worker.

Das Interesse für die Psychoanalyse wurde zu einer notwendigen Anlehnung an die Grundlage moderner Psychotherapie, gerade zu einer Zeit, da die Psychoanalytiker zuerst aus Deutschland, dann aus ganz Europa als Emigranten in die Vereinigten Staaten strömten.

In Europa ging allerdings die Entwicklung nicht gleich diesen Weg, da Sozialarbeit hier im wesentlichen zunächst staatlich und kirchlich getragene Fürsorge war. „Fürsorge", nicht „Sozialarbeit" war es, auf die mittelalterliche Armenpflege zurückgehend, die im 16. Jahrhundert mit Vincent de Paul ihren Anfang nahm.

Dennoch ist die Bedeutung der Psychoanalyse für die Entwicklung der Sozialarbeit auch in Europa unbestritten. In Erziehungsfragen konnte die Psychoanalyse leichter Anhaltspunkte finden als im Bereich staatlicher Sozialpolitik. Otto Fenichel und Wilhelm Reich untersuchten soziale Probleme psychoanalytisch, insbesondere unter Betonung der sexualen Reform und damit der Problemkreise der Eheberatung – Gebiete, die heute weitgehend der Sozialarbeit zugerechnet werden.

Das Zusammenwirken zwischen Psychoanalyse und Sozialarbeit zeigt sich durch die Arbeit von Sigmund Freud, der nicht nur eine Methode entwickelt hat, dem Einzelnen seelisch zu helfen, sondern durch die Aufdeckung der Bedeutung der Kindheit für das Verhalten des Erwachsenen völlig neue Wege für gesellschaftliche Einrichtungen weisen konnte. Die Randgruppen der Gesellschaft konnten durch ihn besser verstanden werden. Durch ihn hat der Begriff der sozialen Vorbeugung beim Einzelnen wie in der Gesellschaft Inhalt und praktische Anwendung bekommen.

Was versteht man unter Sozialarbeit und welche Ziele verfolgt sie?

In diesem Zusammenhang möchte ich zuerst auf den Krankheitsbegriff in der Sozialarbeit und kurz auch auf den der Psychoanalyse eingehen:

Gesund und krank, angepaßt und kriminell sind relative Begriffe. Nimmt man sie als absolut, so werden sie unwahr und fiktiv und dienen dem Zweck, Ungleichheiten und Machthierarchien festzulegen.

In der Sozialarbeit wird häufig mit Verwahrlosten aus der Unterschicht gearbeitet, wo der Begriff der „Störung" zum Ausgangspunkt für die Arbeit dient.

Zunächst leidet oft nicht bewußt der Betroffene selbst, sondern Angehörige, Institutionen oder die Gesellschaft, wenn sich jemand nicht an ihre Regeln anpaßt, weil er nicht „funktioniert", wie er soll.

Man kann in diesem Zusammenhang von einem sozialen Krankheitsbegriff sprechen, weil ja die Sozialität leidet.

Ein wichtiger Bezugspunkt der Tätigkeit ist also die gesellschaftliche Konformität, d. h. die sozial erwünschten Werte und Normen.

Spricht man in der Psychoanalyse über Ziele wie „Arbeits- und Liebesfähigkeit", „reife Persönlichkeit" und „Ich-Stärke", geht es in der Sozialarbeit unverhüllter um Ein- und Anpassung. Vor allem die Schwerpunktsetzung auf die Arbeitseingliederung ist mit vielen Anpassungsforderungen verbunden, mit Disziplin, Triebkontrolle usw.

Orientiert man sich also bezüglich der Behandlungsstrategien am Wertgerüst der Gesellschaft, so ist der Krankheitsbegriff auch ein Machtbegriff.

In der Spaltung zwischen Individuum und Gesellschaft, in den Widersprüchen zwischen beiden, wobei die Ordnung in Frage gestellt wird und diese durch Abwehr bis hin zur Gewalt wiederhergestellt wird, wird in der Sozialarbeit gearbeitet.

Wir sind in unserer Gesellschaft ständig mit einem umfassenden Bewertungsprozeß beschäftigt, der das Ziel hat, sozial Auffällige auszufiltern und abzuwehren.

Psychoanalyse und Sozialarbeit können leicht in Gefahr kommen, diesen Prozeß fachlich und praktisch abzustützen.

Sie können ihn aber auch unterlaufen, indem sie aufzeigen, daß die abgewehrten Kranken zu den abwehrenden Gesunden in direkter Beziehung stehen, sozusagen von ihnen herstammen, ihr ureigenstes Produkt sind.

Unsere Gesellschaft ist auf Ungleichheit aufgebaut. Diese wird immer wieder geschaffen durch Verdrängung, Kultur, Sozialisation und ungerechte Besitzverhältnisse. Je fixierter die Ungleichheit, desto effektiver wird sie gesellschaftlich wirksam und führt zum Ausschluß. Der Krankheitsbegriff fixiert hingegen Ungleichheit im Verhalten und auf psychischer Ebene.

Sozialarbeit muß also über die Anpassung hinaus zur Emanzipation streben. Sie hat den kritisch autonomen Patienten zum Ziel, der fähig ist, sich den gesellschaftlichen Widersprüchen zu stellen und sich mit ihnen konstruktiv auseinanderzusetzen.

Es geht darum, dem Klienten einen besseren Einblick in seine Situation und die Ursachen seiner Schwierigkeiten zu verschaffen, ihn zu mehr Autonomie und Selbständigkeit und damit zu besserer und bewußterer Gestaltung seiner sozialen Beziehungen zu befähigen.

Dieser Prozeß impliziert sowohl Anpassung als auch „Sich-Widersetzen" von Anpassung. Nicht Anpassung an die Normalität ist das Ziel, sondern das Ziel ergibt sich aus der Situation, den Bedürfnissen und den Möglichkeiten des Klienten. Im Verlaufe der gemeinsamen Arbeit soll der Klient an Freiheit und Eigenständigkeit gewinnen, um selbst seine Schwierigkeiten und Probleme zu erkennen, sich zu konfrontieren und realistische Ziele für sich zu setzen.

Sozialarbeit mit suchtkranken Menschen

Kein anderer Berufsstand, der in der Suchtkrankenhilfe tätig ist, verbindet in so umfassender Weise die unterschiedlichsten Betrachtungsweisen eines sozialen Problems. Das berufliche Handeln hat insbesondere zum Ziel:

- soziale Probleme und deren Ursachen zu erkennen und aufzudecken,
- persönlich und gesellschaftlich bedingte Schwierigkeiten zu bewältigen,
- persönliche, materielle und institutionelle Hilfen zu erschließen und zu vermitteln,
- zur Wahrnehmung sozialer Rechte und Angebote zu befähigen,
- und zur Kommunikation, Sinnorientierung, Wahrnehmung von Verantwortung, Eigenständigkeit und Toleranz zu befähigen.

Gerade an die Komplexität durch die Integration verschiedener Einzelwissenschaften werden in der Ausbildung und Praxis hohe Anforderungen an die Sozialarbeit gestellt.

In der Sozialarbeit im allgemeinen und besonders in der Arbeit mit Suchtkranken ist es wichtig, auf einige Grundhaltungen oder Prinzipien hinzuweisen:

Grundhaltung
    des Akzeptierens,
    des Nicht-Verurteilens,
    des Individualisierens,
    der Partnerschaft und Mitarbeiterschaft,
    der Selbstbestimmung des Klienten,
    der Vertraulichkeit und Verschwiegenheit,
    der Selbstreflexion des Sozialarbeiters.

Zunächst möchte ich näher auf die Grundhaltung der Partnerschaft eingehen. Der Klient ist nicht das Objekt unseres Bemühens, sondern Mitarbeiter an seinen eigenen Konflikten und Nöten. So bedeutet die Haltung der Partnerschaft, daß wir den Klienten in den ihm verbliebenen positiven Möglichkeiten und Kräften stärken, selbsttätig so weit wie möglich seine Konflikte in Angriff zu nehmen. In diesem Sinne ist das Bemühen des Sozialarbeiters für den Klienten Hilfe zur Selbsthilfe.

Demgegenüber bringt eine allzu aktiv-direktive und autoritäre Gestaltung des Hilfsprozesses den Klienten in Versuchung, Verantwortung abzuschieben, sich passiv betreuen zu lassen und ein neuerliches Abhängigkeitsverhältnis zu entwickeln.

Beim suchtkranken Menschen ist die aktive Mitarbeit sehr verschieden je nach dem Grad der Suchtabhängigkeit. Oft steht beim Suchtkranken zu Beginn völlige Passivität und Gleichgültigkeit, er verfügt über keine aktiven Ich-Kräfte mehr, es gilt dann zuzuwarten, bis der Leidensdruck so groß wird, daß er zu einer aktiveren Mitarbeit bereit macht.

Das Prinzip der Selbstreflexion ist vor allem durch die tiefenpsychologischen Übertragungserfahrungen der Psychotherapie mitbegründet. Die Persönlichkeit des Sozialarbeiters ist ein entscheidender Faktor. Sein Menschsein, seine Einstellungen und Haltungen haben eine ihm selbst nicht bewußte Wirksamkeit auf den Klienten. Daher sollte sich der Sozialarbeiter seiner persönlichen Bedürfnisse und Fähigkeiten, seiner Antriebe und Motivationen im wesentlichen bewußt sein.

Supervision bietet die Möglichkeit, sich selbst als Faktor im Hilfsprozeß klarer zu erkennen und die psychische Dynamik der Konflikte richtig zu erfassen und so wirksamere und zielsichere Hilfe zu geben.

Neben der Erweiterung und Vertiefung von Fach-, Feld- und Subjektkompetenz tragen Supervision und Selbsterfahrung ganz wesentlich zur Psychohygiene von Beratern und Therapeuten bei. Wer sich täglich ein Leben lang mit Konflikten anderer Menschen konfrontiert, sich intensiv einfühlt, vorübergehend identifiziert, der kann nicht verhindern, daß ihn einiges berührt. Selbsterfahrung und Supervision bieten „Ventilmöglichkeiten", um angestaute, unverarbeitete Erfahrungen rechtzeitig wahrzunehmen und zu verarbeiten, berufsbedingte Konflikte so früh wie möglich zu erkennen und belastende Auswirkungen in der Klientenbeziehung, im Team und im privaten Bereich zu verhindern.

Im wesentlichen lassen sich folgende Aufgabenbereiche und Aspekte des Hilfsprozesses aufzeigen:
— Beziehungsaufnahme,
— Psychosoziale Informationsarbeit,
— Psychosoziale Diagnose- psychosozialer Behandlungsplan,
— Psychosoziale Behandlung,
— Beziehungsabschluß.

In der Folge möchte ich genauer auf Aspekte und Fragestellungen, die der psychosozialen Information dienen, hinweisen, da sie sich bei der näheren Erforschung von sozialen Konflikten und für die diagnostische Auswertung bewähren.
— Welches sind die Fähigkeiten und Möglichkeiten des Klienten, sich selber zu helfen oder bei der Lösung seiner Konflikte mitzuarbeiten?
— Sind die intelligenzmäßigen Möglichkeiten ausreichend?
— Inwieweit ist der Klient fähig, die Realität zu akzeptieren? Wie steht es um seine Realitätskontrolle?
— Setzt die Umwelt oder eine allzu große äußere Belastung den Klienten unter Druck? Wie reagiert er darauf?
— Wie reagiert er in emotionalen oder leistungsmäßigen Belastungssituationen? In welchen spezifischen Belastungs- und Frustrationssituationen neigt er dazu, unangemessen zu reagieren?
— Wie erlebt und verarbeitet der Klient seine Gefühle? Ist er zu echten und positiven Gefühlsregungen fähig? Hat er die Fähigkeit, sich mit der Realität seiner Gefühle zu konfrontieren?
— Hat der Klient die Fähigkeit, Frustrationen positiv zu bewältigen, oder zeigt er nur geringe Frustrationstoleranz (Unfähigkeit, Unlustspannungen zu ertragen, warten oder verzichten zu können)?
— Kann der Klient sich in angemessener Weise behaupten und durchsetzen? Zeigt er eine Bereitschaft zur Resignation und zur Gefügigkeit oder zu überspanntem Ehrgeiz und Geltenwollen?
— Wie reagiert er, wenn er zur Selbstverteidigung gezwungen ist? Kann er in gesunder Weise aggressiv sein?

- Lassen sich in der biographischen Anamnese Vorprägungen und Neigungen zu konflikthaften Reaktionen bereits im Kindesalter erkennen?
- Welche Erziehungshaltung hat die frühen Erfahrungen des Klienten bestimmt: verwöhnend-weiche, überfordernd-harte oder wechselhaft-inkonsequente Erziehung?
- Kann man das konflikthafte Verhalten des Klienten auf eine gegenwärtige Belastungssituation oder/und als Folge früherer Konflikte betrachten?
- Hat der Klient eine altersentsprechende Selbständigkeit und Persönlichkeitsreife, oder besteht intensive emotionale Abhängigkeit von einem oder dem anderen Elternteil oder anderen Bezugspersonen?
- Wie steht der Klient zu beruflichen Anforderungen, findet er berufliche Befriedigung und Anerkennung?
- Wie bewältigt der Klient seine geschlechtliche Rollenfunktion als Mann oder Frau, in der Familie usw.?
- Ist der Klient beziehungsfähig? Wie reagiert er, wenn er akzeptiert wird?
- Hat er zuwenig oder zuviel Verantwortungsgefühl?
- Welche Abwehrmechanismen gebraucht der Klient in Konflikten? Neigt er dazu, Probleme zu rationalisieren, zu projizieren, zu kompensieren oder in körperliche Symptome zu konvertieren?
- Hat der Klient durch seine Konflikte einen ausgeprägten „Leidensdruck" und die Bereitschaft, seine Konflikte zu bewältigen, oder bieten ihm seine Konflikte einen „Krankheitsgewinn", der ihm eine Änderung seines konflikthaften Verhaltens erschwert?

Bei der Erabeitung des Behandlungsplanes ist dann zu berücksichtigen, welche Probleme vordringlich einer Klärung bedürfen und welche gelöst werden können.

In der Sozialarbeit wird im allgemeinen von Bedürfnisbefriedigung gesprochen. Als Modell zum methodischen Arbeiten wurde von Maslow eine Bedürfnispyramide geschaffen. Er geht davon aus, daß Bedürfnisse an der Basis nicht von darüberliegenden befriedigt werden können. Am unteren Ende dieses Modells befinden sich existentielle Bedürfnisse (physiologische Bedürfnisse, Sicherheit), darüber liegen die Soziobedürfnisse (gesellschaftliche Bedürfnisse, Anerkennung), an der Spitze der Pyramide die Egobedürfnisse (Selbstverwirklichung, Selbstentfaltung).

Mangelerscheinungen im materiellen Bereich, wie Nahrung, Kleidung und Wohnung, werden also andere Bedürfnisse zurückstellen. Erst wenn diese befriedigt sind, werden andere aktualisiert.

Besonders auch in der Arbeit mit Suchtkranken erscheint mir dieses Modell als methodischer Ansatz sinnvoll. Während der letzten Jahre ließ sich zunehmend feststellen, daß die sozialen Problemstellungen der Patienten schwieriger und umfassender wurden und eine immer größer werdende Anzahl des Klientels betreffen. Diese Entwicklung läuft parallel zu den zunehmenden Einsparungmaßnahmen seitens der Regierung am Sektor des Sozialbereiches.

Einige der wichtigsten sozialen Problemstellungen sind:

a) Obdachlosigkeit,
b) Arbeitslosigkeit,
c) Verschuldung,
d) Soziale Isolation.

Als SozialarbeiterIn im Anton Proksch-Institut ist man immer häufiger mit einer multifaktoriellen Problematik des Patienten konfrontiert. Meistens sind dieser Entwicklung lange Jahre des kontinuierlichen sozialen Abstieges vorangegangen, wie zum Beispiel Verlust des Arbeitsplatzes, Scheidung, Verlust der Wohnung, Entzug des Sorgerechtes für die Kinder, Schulden usw., um nur einige der häufigsten Faktoren zu nennen.

Bei diesen Patienten kann die stationäre Behandlung nur ein Teil in einem längeren therapeutischen Prozeß sein, der stärker im sozialen Umfeld eingebettet sein sollte.

Es gibt in unserer Gesellschaft eine nicht unbedeutende Gruppe von Alkoholikern, die zu ich-schwach sind, um auch nur den allereinfachsten Lebensanforderungen gewachsen zu sein, weil sie entweder therapieresistent oder einfach schon zu schwer durch den Alkohol geschädigt sind.

Für diese Patienten gibt es weder genug Wohnheimplätze oder betreute Wohngemeinschaften noch Arbeitsmöglichkeiten im Sinne von Beschäftigungsmöglichkeiten, die eine Tagesstruktur darstellen könnten und dafür auch eine Form der Entlohnung anbieten sollten.

Das betrifft hauptsächlich die Gruppe der chronischen, nicht rehabilitierbaren Alkoholiker.

Die Rehabilitation Alkoholkranker sieht sich aber allgemein zusehends einer gesellschaftspolitischen Realität gegenüber, die Rehabilitation im eigentlichen Wortsinne meistens unmöglich macht.

Obwohl es im Anton Proksch-Institut sogar eine Außenstelle des Landesarbeitsamtes, mit der Möglichkeit der anonymen Arbeitsvermittlung gibt, kann diese Einrichtung nicht darüber hinwegtäuschen, daß eine Arbeitsvermittlung für die Altersgruppe der über 35-jährigen sehr schwierig wird. Arbeit zu finden ist, eher für den Bereich des nichtqualifizierten Personals bei schlechter Bezahlung, das heißt nicht wesentlich über dem gesetzlich festgelegten Existenzminimum liegend, möglich. Im Bereich der sogenannten Behindertenarbeitsplätze, also bei geminderter Erwerbsfähigkeit, ist die Vermittelbarkeit gering oder zeitlich begrenzt.

Es ist offensichtlich, daß diese Rehabilitationsarbeit durch die Sozialarbeit allein nicht zu leisten ist, sondern vielmehr in den Bereich der Sozial- und Gesundheitspolitik fällt. Geht man von einer einfachen Kosten-Nutzenrechnung aus, so ist es sicherlich wesentlich ökonomischer, sinnvolle soziale Unterstützung zu bieten als Kosten in Spitälern, Heimen oder diverse finanzielle Überbrückungshilfen über Jahre hinweg zu leisten.

Der Sozialarbeiter kennt nun einerseits die gesellschaftliche Realität, andererseits muß er der speziellen Problematik des Suchtkranken Rechnung tragen.

Sucht stellt immer eine Flucht vor der Realität dar. Es ist daher verständlich, daß bei ungünstigem sozialen Umfeld eher zum Alkohol gegriffen wird als sonst. Da eine Vielzahl von Aspekten berücksichtigt werden müssen, um effiziente Arbeit zu leisten, wird deutlich, daß der Sozialarbeiter in der Behandlung von Suchtkranken, als Teil eines multiprofessionellen Teams, eine therapeutische Funktion hat.

Sozialarbeit setzt hier methodisches Wissen, ständige Weiterbildung und ein hohes Maß an Selbstreflexion voraus.

Interdisziplinäre Zusammenarbeit in der Suchttherapie

Interdisziplinäre Zusammenarbeit ist in den letzten Jahren im Zusammenhang mit Überlegungen zur Genese der Abhängigkeit ein Schlagwort geworden. Vielfach verbirgt sich aber hinter diesem Begriff eher die Ratlosigkeit gegenüber dem komplexen Bedingungsgefüge der Abhängigkeit.

Aus optimistischer Sicht gesehen geht man davon aus, daß durch die gemeinsame und sich ergänzende Art verschiedener Disziplinen die Problematik des Klienten besser verstanden wird und dadurch die Chancen einer Therapie größer sind.

Das derzeit herrschende sozialwissenschaftliche Krankheitsmodell bezieht sich darauf, daß vorwiegend psychosoziale Bedingungen vielfältigster Art die Entwicklung einer Abhängigkeit bestimmen und daß somatische, psychische und soziale Faktoren die Aufrechterhaltung einer Abhängigkeit steuern.

Auf diesem Hintergrund zeigt sich das Krankheitsbild eines Abhängigen folgendermaßen:

- körperliche Abhängigkeit,
- begleitende somatische Erkrankungen,
- psychische Störungen unterschiedlichster Art, die sich u. a. im „Nicht-Nein-sagen-Können" gegenüber Alkohol, Medikamenten ausdrücken.

Dazu kommt meist eine unzureichende Kompetenz zur Lebensbewältigung, wie z. B.:

- beim Kontakt zu anderen Personen,
- bei der alltäglichen Selbstorganisation, wie etwa im Berufsleben, im Umgang mit Geld oder vertraglichen Vereinbarungen,
- bei der Gestaltung der Freizeit.

Aus diesem multifaktoriellen Krankheitsbild erklärt sich, daß zur guten Zusammenarbeit bestimmte Kriterien von allen Berufsgruppen dafür beachtet werden sollten:

1) Abgestimmte Anamneseerhebung:
   Eine Anamnese sollte gemeinsam erstellt und ihre Ergebnisse diskutiert werden, da die von allen Fachleuten immer wieder betonten

Wechselwirkungen im Bedingungsgefüge einer Abhängigkeit bei einem getrennten Vorgehen nicht deutlich, aber für die Therapieplanung wichtig sind.

2) Gemeinsam erstellter Therapieplan:
Dieses Kriterium ergibt sich zwangsläufig aus einer gemeinsamen Anamnese, um Fehler isolierter Planungen zu verhindern.

3) Abgestimmtes therapeutisches Vorgehen:
Dieses Kriterium erscheint mir besonders wichtig, da sonst oft von den verschiedenen Berufsgruppen Maßnahmen gesetzt werden könnten, die entweder kaum in einem Zusammenhang stehen oder einander sogar widersprechen.

Inhaltlich orientierte Zusammenarbeit verschiedener Berufsgruppen wird umso leichter erreicht werden, je mehr Wissens- und Handlungskompetenz sowie Erfahrung die Mitarbeiter für ihren eigenen Bereich und je mehr Wissen sie über die Kompetenz der anderen beteiligten Berufsgruppen haben.

Gemeinsame Supervision und Fallbesprechung sind eine Voraussetzung dafür, eine gemeinsame Konzeption auch in die alltägliche Praxis konkret umzusetzen. Nur so ist es möglich zu einem abgestimmten Vorgehen im Einzelfall zu kommen, auch wenn aus technischen und organisatorischen Gründen die Mitarbeiter getrennt mit einem Klienten arbeiten. Supervision und Fallbesprechung sollen als Hilfe für den einzelnen beteiligten Mitarbeiter und als Steuerungsinstrument eines Teams in Hinblick auf die prinzipielle Gestaltung der Therapie verstanden werden.

Als notwendige weitere Voraussetzung möchte ich am Schluß das persönliche Bemühen hinzufügen.

Hausordnung und Therapieplan in der stationären Therapie

Am Anfang der Behandlung sind die Hausordnung und der Behandlungsplan darauf ausgerichtet die Über-Ich-Funktionen zu übernehmen. Es soll zunächst ein fester Rahmen gelegt werden, der dem Patienten helfen soll, sich vom Suchtmittel zu distanzieren.
Das betrifft zum Beispiel die Regel der Ausgangssperre für die ersten zehn Tage. Der ich-schwache Abhängige ist gerade zu Beginn oft nicht in der Lage, von sich aus „Nein" zu sagen.

Eine Atmosphäre, wie es das stationäre Setting darstellt, wirkt regressionsfördernd, das durch sein Reglement ein ungeheuer regressives Verhalten beim Patienten fördert. Das stationäre Setting nimmt ihm alle Verantwortung ab bis hin zur körperlichen und alltäglichen Fürsorge für sich selbst. Ein Großteil der Patienten hat in dieser Atmosphäre kein Bedürfnis nach Alkohol mehr.

Die stationäre Suchttherapie schafft damit eine klassische Double-bind-Situation. Sie verlangt vom Alkoholiker zum einen, seine Rechte und Freiheiten aufzugeben und sich ganz der Therapie auszuliefern, zum andern verlangt sie von ihm Stärke, Reife und Erwachsensein. Der Alkoholiker soll „Nein" sagen können und seine Impulse kontrollieren. Die Forderung an den Patienten besteht also darin, sich an die gesetzten Regeln zu halten und sich anzupassen, andererseits darin, sie zu übertreten, um dadurch seinen Reifungsprozeß, die Überwindung seiner abhängigen Struktur unter Beweis zu stellen.

Es besteht also eine Paradoxie zwischen den institutionsbedingten Anforderungen und den therapeutisch bedingten. Klaus Antons meint nun, gerade diese erlebte Paradoxie setze beim Patienten einen wichtigen Reifungsprozeß in Gang, der weniger in der Auseinandersetzung mit der Hausordnung, sondern im Erleben realistischer mitmenschlicher Beziehungen liegt, die eben widersprüchlich und inkonsistent seien. Es ist jedoch verständlich, daß viele Alkoholiker mit der Anforderung, die Hausordnung und therapeutisches Reglement an sie stellen, nicht fertig werden, weil sie zu einer realistischen Auseinandersetzung nicht in der Lage sind. Der Rückfall kommt dann am Wochenende, kurz nach der Entlassung oder bei Kurzausgängen zu Erledigung irgendwelcher Amtswege, also in Situationen, in denen der Patient sich wieder an sich selbst orientieren muß und die Regression wieder aufgegeben werden soll.

Gerade als SozialarbeiterIn arbeitet man meistens mit Patienten, die aufgrund ihrer persönlichen Lebensgeschichte, wie es zum Beispiel eine Heimkarriere, ein über einen längeren Zeitraum dauernder Aufenthalt in einem Obdachlosenheim, das Verbüßen einer Haftstrafe in einem Gefängnis, wiederholte stationäre Aufenthalte an einer psychiatrischen Abteilung usw. darstellen, hospitalisiert wurden. Diese Patienten fühlen sich meist in kürzester Zeit an der Station wohl, sind überangepaßt und unauffällig. Außerhalb des stationären Settings sind sie bei geringster Frustration überfordert und werden rückfällig. Es gibt auch eine Gruppe von Patienten, die am Beginn einer Behandlung besonders sozial auffällig sind, die aber entweder nach kurzer Zeit so schwere Verstöße gegen die Hausordnung setzen, daß sie entlassen werden, oder dann die Grenzen akzeptieren und sich genauso anpassen wie die erst erwähnte Gruppe.

Gemeinsam ist diesen Patienten, daß sie über kaum soziale Ressourcen verfügen, keine Angehörigen besitzen oder nicht mehr in Kontakt zu ihnen stehen.

Sie verfügen oft nicht über die soziale Fähigkeit einen Amtsweg zu erledigen, ein Telefonat zu führen, um eine bestimmte gewünschte Information einzuholen, manchmal sind sie nicht in der Lage, eine Adresse ausfindig zu machen, dort hin – und auch wieder zurückzufinden.

Gemeinsam ist ihnen weiters, daß sie unbezahlte Rechnungen monatelang ungeöffnet lassen und sich dann ohne Strom, Gas, Heizung, kurz vor einer Delogierung und mit einer Menge Schulden konfrontiert sehen.

Sie verfügen häufig nicht über die Fähigkeit, zu „wohnen" bzw. eine Wohnung alleine zu erhalten, ein weiteres Problem ist das „Vorstellen" an einem neuen Arbeitsplatz, da oft nicht klar ist, welche Informationen man selbst möchte und welche Fragen gestellt werden könnten.

Es geht also darum, die fehlende soziale Kompetenz zu erlernen, um den Anforderungen des Alltags gewachsen zu sein, um sich mit der Realität zu konfrontieren, ohne wieder in die Sucht zu flüchten.

Ziel wäre ein Nachreifungsprozeß, der innerhalb eines stationären Aufenthaltes von 6–8 Wochen sicher nicht erreicht werden kann, sondern begleitend über einen langen Zeitraum hinweg stattfinden sollte. Dabei geht es um die Förderung der Autonomie, um Konfliktbearbeitung an Hand einer konkreten Situation, der Probleme, die sich im Alltag stellen.

Der stationäre Aufenthalt kann daher zunächst nur die individuelle Problematik des Patienten abklären und beginnen, ihn mit der Realität langsam zu konfrontieren.

Außerdem kommt man als SozialarbeiterIn gerade bei diesen Patienten oft an gesellschaftliche und soziale Grenzen und wird nicht selten mit Patienten konfrontiert, denen man gar keine Alternative zum Alkohol bieten kann und die schon aus diesem Grunde therapieresistent sind:

Ein älterer Alkoholiker ohne Einkommen bzw. aus einer sozialen Randgruppe, seit Jahren arbeitslos, ohne Berufsausbildung und ohne soziale Bindungen ist in einer Situation, in der der Anspruch, eine Therapie oder eine Nachsozialisation durchführen zu wollen, unrealistisch ist.

Unter gewissen sozialen Randbedingungen schädigt das Milieu auf doppelte Weise: zum einen durch die aktuelle Verelendung, zum anderen durch ein bereits in der Kindheit vorliegendes pathogenes, instabiles Milieu.

In diesem Zusammenhang möchte ich nochmals auf die alternativen Möglichkeiten für den Entzug des Wertes Alkohol eingehen. Das betrifft alle Alkoholiker, wenn auch existentieller die Gruppe der sozial Deprivierten, da meines Erachtens das therapeutische Angebot in der Wertigkeit den Verzicht in einem stärkeren Ausmaß betont als Möglichkeiten der Alternative und die Suche nach einem adäquaten Ersatz.

Es ist nun keineswegs so, daß solche Alternativen völlig fehlen. Sie werden insbesondere im Rahmen der Ergo- und Bewegungstherapie angeboten, deren Wertigkeit aber oft den anderen psychotherapeutischen Maßnahmen untergeordnet ist.

Abhängigkeit von Alkohol oder einer anderen Droge ist als ein Selbsthilfeversuch zu verstehen, innerseelisches Gleichgewicht, Konflikte oder Erregung auszuhalten, damit umzugehen oder zu meistern.

Alkohol stellt also dar:
– einen Schutz gegen starke und bedrohliche Affektzustände, wie Wut, Furcht und Hilflosigkeit, wobei der Alkohol zugleich Hemmungen beseitigt und das Ausagieren ermöglicht,
– einen Schutz gegen drohende Hilflosigkeit und Abhängigkeitswünsche,
– die Möglichkeit, mit Hilfe des Alkohols eine neurotische, psychotische oder sexuelle Problematik zu mildern.

Psychosoziale Beratung

SozialarbeiterInnen sind im Rahmen ihrer Tätigkeit auch ein wichtiges Bindeglied in der Zusammenarbeit mit anderen Institutionen, um Maßnahmen gemeinsam zu koordinieren: z. B.
- Jugendamt,
- Sozialamt,
- Bewährungshilfe,
- Gericht,
- Strafvollzug,
- Rechtsberatung,
- Schuldnerberatung,
- Obdachlosenheim,
- Wohnungsamt,
- Arbeitsamt usw.

Es geht also darum, eine Vermittlerfunktion einerseits zwischen dem Patienten und gesellschaftlichen Institutionen und andererseits zu seinen Bezugspersonen einzunehmen. Im Mittelpunkt der Arbeit stehen soziale Beziehungen mit ihren Störungen, Gefährdungen und Ausfällen. Der Sozialarbeiter behandelt jedoch nicht nur den Abhängigkeitskranken als Beziehungsträger, sondern er arbeitet methodisch auch mit seiner Beziehung zu ihm. Darin zeigt sich ein wichtiges Merkmal beruflicher Sozialarbeit und ihrer Leistungsmöglichkeit im Rahmen der psychosozialen Beratung und Behandlung.

Sozialarbeit bewegt sich dabei in einem von der Gesellschaft festgesetzten Rahmen auf der Grundlage von Gesetzen, die in einer Demokratie immer nur Kompromisse zwischen den tragenden gesellschaftlichen Gruppen sind. Gesetze sind somit nie die Grundlage, mit deren Hilfe sich individuelle Notlagen beseitigen lassen. Not ist also immer definierte Not, weil sie objektiv kaum faßbar ist und die entsprechenden Definitionen die jeweils gesellschaftlich Einflußreichen festlegen. Sozialarbeit muß sich folglich auch immer in den Begrenzungen der Gesetze bewegen, was aber nicht bedeuten soll, daß sie sich mit den gültigen Begrenzungen im personellen und materiellen Bereich der Unterstützungen abfinden soll.

SozialarbeiterInnen haben deshalb auch aufzuzeigen, was es an menschenunwürdigen Bedingungen in unserer Gesellschaft und ihren Institutionen noch gibt. Mit dieser Haltung gerät man zwar oft in eine Außenseiterposition, die aber oft notwendig ist, auch wenn sie meistens unangenehm erlebt und deshalb auch nicht bewußt angestrebt wird. Diese Position ist aber bei bewußterer Betrachtung eine Voraussetzung, die Bewegung bringt und Entwicklung in Gang hält. Diese Rolle ist daher durchaus positiv zu sehen, damit sich eine Gesellschaft weiterentwickelt.

Für die Sozialarbeit bedeutet die Einnahme dieser Position Auseinandersetzung und Verursachung von Konflikten, um notwendige Veränderungen einzuleiten.

Sozialarbeit im Anton Proksch-Institut, im Bereich der stationären Entzugstherapie, bewegt sich genauso im Spannungsfeld zwischen Voraussetzungen, die durch die strukturelle Wirtschaftslage vorgegeben sind, den Strukturen der Institution, die hauptsächlich medizinisch geprägt sind, anderen Berufsgruppen und den Patienten und deren Bedürfnissen.

Literatur

Antons K., Schulz W.: Normales Trinken und Suchtentwicklung, Verlag f. Psychologie 1977

Baal J.: Sozialarbeit-Lernprozeß zwischen Anpassung und Widerstand, Münster 1986

Federn E.: Das Verhältnis zwischen Psychoanalyse und Sozialarbeit in historischer und prinzipieller Sicht aus Sozialarbeit und Psychoanalyse, In: Aigner J. C., Wien 1985

Feuerlein W.: Alkoholismus-Mißbrauch und Abhängigkeit, Thieme, 1979

Feuerlein W. (Hrsg.): Sozialisationsstörungen und Sucht, Wiesbaden 1981

Kuypers U. (Hrsg.): Sucht und Therapie, Lambertus 1982

Maas A.: Soziale Fallarbeit in der Suchtkrankenhilfe, Lambertus 1966

Rost W.-D.: Psychoanalyse des Alkoholismus, Stuttgart 1987

Rückert K: Krankheitsbegriff in Psychoanalyse und Sozialarbeit aus Sozialarbeit und Psychoanalyse, In: Aigner J. C. (Hrsg.), Wien 1985

Zeitschrift Sucht: Anpassen oder Streiten-Sozialarbeit/Sozialpädagogik in der Suchtkrankenhilfe, Heft 4/1991

Arbeitslosigkeit und Alkoholismus*

M. Kendlbacher

Die Berufsberatung hat in der Konzeption des Anton Proksch-Institutes, das neben der medizinischen und psychiatrischen Versorgung seiner Patienten auch deren soziale und berufliche (Re-)Integration vorsieht, die Aufgabe, eine Hilfestellung zur beruflichen Rehabilitation durch Beratung (berufliche Orientierung, Bewerbungstaktitk u. a.) und EDV-gestützte Arbeitsvermittlung anzubieten, mit dem Ziel, nach Möglichkeit bereits im Anschluß an den stationären Aufenthalt ein Dienstverhältnis zu begründen oder eine Schulungsmaßnahme einzuleiten, wodurch ein erster Schritt zur psychischen und sozialen Stabilisierung gesetzt wird.

Diese Stabilisierung ist eigentlich der wichtigste Erfolgsfaktor der Therapie, da der Zugang zum Arbeitsmarkt für ehemalige Suchtkranke nicht nur ein geregeltes Einkommen, sondern in der Folge auch soziale Sicherheit und Anerkennung sowie eine Tagesstruktur mit sich bringt. Man muß sich vor Augen halten, daß ca. ein Drittel aller Patienten von der Arbeitslosigkeit direkt betroffen sind, wobei ein Ausblick auf die in diesem Zusammenhang wichtigsten berufsbiographischen Merkmale und Situationen unerläßlich ist.

Beginnend bei den Einstiegschancen ins Berufsleben finden sich oft schon die Weichen für eine „negative" Berufskarriere gestellt: in entgangenen Bildungschancen (Schulabbrecher, Lehrabbrecher), im mehr oder weniger notgedrungenen Einstieg in Saisonberufe und Aushilfsarbeiten, die oft noch schlecht entlohnt sind usw; hiebei muß nicht unbedingt schon eine Alkoholproblematik eine Rolle gespielt haben, ist aber – soweit ich es beurteilen kann – nicht selten.

Beim Einstieg in die Arbeitslosigkeit ist von besonderer Bedeutung die Zugehörigkeit zur Stamm- oder Randbelegschaft im Betrieb, sodaß bei besonders früh einsetzender Arbeitslosigkeit bzw. gehäuften Arbeitslosigkeitszeiten, oft verbunden mit beruflicher Dequalifikation (Wechsel in unsichere Branchen, Anlerntätigkeiten u. a.) und materiellen Einbußen, und vor allem wegen alkohol(mißbrauch)bedingter Entlassung kaum noch Mög-

---

* Die in diesem Aufsatz geäußerten Ansichten können, da sie aus einer persönlichen Betroffenheit resultieren, keine Repräsentativität für sich beanspruchen und sind daher als diejenigen des Autors zu werten und zu verstehen.

lichkeiten eines Zugangs zur Stammbelegschaft (die zudem eine Tendenz „sozialer Schließung" aufweisen) gegeben sind.

In der Situation der Arbeitslosigkeit selbst droht sich eine „Arbeitslosenkarriere" zu perpetuieren – insofern die Einstiegschancen ja dadurch nicht zunehmen, sondern ein Hindernis darstellen – vor allem dann, wenn die Zuflucht zum Alkohol eine Verarbeitungsform darstellt, und wenn damit noch eine soziale (partnerschaftliche, familiäre …) Desintegration einhergeht und/oder dies in einer ländlichen Umgebung stattfindet; damit wird die regionale und berufliche Mobilität zu einem zwingenden Muster (nur weit weg, ins Ausland), mündet gegebenenfalls in Krankheit oder Pension, welche damit auch die Arbeitslosigkeit beenden und eine „Ersatzidentität" schaffen, wie dies bei Frauen die Hausfrauentätigkeit darstellt.

Bei dem Versuch einer „regulären" Beendigung der Arbeitslosigkeit, bei immer kürzer werdenden Dienstverhältnissen, muß dann oftmals der Wechsel in ein erheblich unsichereres Beschäftigungssegment in Kauf genommen werden (bis zu Aushilfsbeschäftigungen usw.) [1].

Unterbrechungen der Erwerbstätigkeit, dequalifizierende Wechsel in der Berufstätigkeit und, als häufige Begleiterscheinung, Suchtproblematik sind negative Ausgrenzungsmerkmale im Rahmen betrieblicher Beschäftigungsstrategien, wobei die durch die Suchtproblematik quasi erzwungenen Verläufe die Bedeutung der personenbezogenen Selektionskriterien – gegenüber fachlichen und leistungsspezifischen – noch einmal unterstreichen.

Was die Bedeutung derartiger brüchiger (Arbeits-)Biographien für die Wiedereinstiegschancen anlangt, kann man zwei Gruppen unterscheiden: diejenigen mit minderem Qualifizierungsniveau, mit zumeist gehäuften und/oder längeren Arbeitslosigkeitszeiten und diejenigen – meist ältere Personen –, die eine ausgezeichnete Qualifikation verbunden mit einem hohen Einkommen aufweisen; für Frauen ergibt sich dadurch, daß Hausfrauenarbeit immer noch eine sozial akzeptierte Rolle ist, eine generell andere Situation, doch gemeinsam ist ihnen, daß es hierbei auf die Möglichkeiten – objektiv und subjektiv – ankommt, die Unterbrechung(en) plausibel zu machen [2].

Da nun Alkoholismus und Berufsbiographie eng verknüpft sind und da der Arbeitsmarkt gerade für die Problemgruppe der Suchtkranken kumulative Selektionseffekte aufweist, wobei interessant ist zu bemerken, daß unsere permissive Alkoholgesellschaft regional und branchenspezifisch, ja selbst betriebsspezifisch unterschiedlichste Toleranzgrenzen setzt, ein stationärer Aufenthalt jedoch in allen Fällen eine Zäsur darstellt – als Krankheit ist man sich ihrer Stigmatisierung einig –, sind die subjektiven Möglichkeiten der Patienten zumeist sehr beschränkt bzw. durch demotivierende „negative" Berufsbiographien blockiert.

Die Berufsberatung hat nun die Möglichkeit das subjektive Potential der Klienten durch Motivationsarbeit, durch eine Abklärung der Wünsche und Möglichkeiten, durch Lebensplanung zu aktivieren sowie den Erwerb von Frustrationstoleranz und Eigeninitiative zu unterstützen. Dies ist auch primär der Bereich, der der Zusammenarbeit in den „Teams" mit den Therapeuten und Sozialarbeitern der jeweiligen Stationen bedarf, insofern eine ganzheitliche Problemlösung angestrebt wird, wodurch die (therapeutischen) Erfolgschancen erhöht werden. Und da weiters der Aufenthalt am Anton Proksch-Institut durch eine durchgehende Gruppenstrukturierung (Therapiegruppen, Arbeitsgruppen) gekennzeichnet ist, bietet sich hierfür neben dem Individualgespräch idealerweise die Möglichkeit von Gruppenbildungen an, deren Selbsthilfepotential nicht hoch genug eingeschätzt werden kann. Die Solidaritätsform der Gruppe bietet eine Plattform für einen zwanglosen Erfahrungsaustausch, der eine Relativierung von Einzelschicksalen mit sich bringen kann, für funktionierende Kommunikation, was in nicht wenigen Fällen, wo die Sozialbeziehungen demontiert sind, einen wichtigen Rückhalt und ein Lernfeld darstellt – leider gibt es ja für diesen Personenkreis kaum betreute Wohn- und Arbeitsmöglichkeiten –, für eine konstruktive Koordination und Strukturierung durch den Berufsberater und nicht zuletzt für konkrete Jobvermittlungen unter „Kollegen". Von diesen Möglichkeiten wurde von mir bislang nur ein beschränkter Gebrauch gemacht – aus Gründen, die hier nicht erörtert werden sollen –, indem in Zusammenarbeit mit einer Sozialarbeiterin Informations- und Diskussionsveranstaltungen in der Großgruppe zu den sozialen und beruflichen Folgen des Alkoholismus durchgeführt wurden, wo aber in Zukunft etwa an Gruppen für „Bewerbungstraining" gedacht wird, wodurch meines Erachtens die Beratung auch an Qualität gewinnt.

Durch diese sozialisierende und kommunikative Vorarbeit können die arbeitsspezifischen Angebote der Berufsberatung am API besser greifen, wobei nicht nur versucht wird, aus den bestehenden Angeboten geeignete Stellen zu finden bzw. Stellen zu akquirieren, sondern auch die konkreten Möglichkeiten der Arbeitsfähigkeit (in einem Arbeitstraining), des persönlichen Verhaltens (in einem Bewerbungstraining) und der Qualifizierung (in einer Schulungsmaßnahme) – wenn angebracht – zu optimieren bzw. zu modifizieren.

So bedeutet die Einbindung von Teilen der organisatorischen Kompetenz der Arbeitsmarktverwaltung mit der Einrichtung der Berufsberatung – wodurch Vereinbarungen mit diversen Beratungsstellen (wie Schuldnerberatung u. a.), Schulungseinrichtungen, Beschäftigungsprojekten, mit Betrieben unter Einbeziehung der zuständigen Berater/innen der Arbeitsämter getroffen werden können – quasi noch ins „Setting" der therapeutischen Intervention im wesentlichen ein Angebot für gewisse Hilfeleistungen, sei es einfach Arbeitsplatzsuche, seien es Bewerbungstaktiken, seien es Maßnahmen, wodurch die vom Arbeitsmarkt geforderten Qualifikationen wiederum hergestellt werden. Diese Einbindung hat die Funktion, einen hohen Motivierungsgrad in der Zusammenarbeit mit den Klienten zu gewährleisten, was für die oft (vorangehenden) frustrierenden Erfahrungen von großer Bedeutung ist.

Allerdings muß Arbeitslosigkeit nicht ex natura als Manko empfunden werden, sondern kann in manchen Fällen durchaus auch eine Entlastung darstellen, wobei für die erforderliche berufliche Integration das Fehlen von Arbeitsplätzen für bestimmte Qualifikationen bzw. auch sehr weite und unbestimmte Anforderungsprofile ganz besonders ins Gewicht fallen, weil Unter- wie Überforderung erhebliche Belastungsfaktoren darstellen. Nicht nur sind die individuellen Gestaltungsmöglichkeiten eines Arbeitsplatzes von der betrieblichen Arbeitsorganisation abhängig, sondern es sind auch die subjektiv-kommunikativen Möglichkeiten der Einzelnen in der Wahrnehmung ihrer Möglichkeiten, Rechte und Interessen sehr unterschiedlich – dies insbesondere dort, wo existentielle Belastungen die Abhängigkeit von einem Arbeitsplatz steigern bzw. wo die Zugeständnisse an erhöhte (betriebliche) Ansprüche zunehmen. Wessen Arbeitskraft nicht nachgefragt wird, der hat es zu „büßen" – wer nicht der Jolly Joker auf allen Bühnen ist –, sodaß in diesem Spielraum von: man tut, was man kann, und man kann, was man tut, die Arbeitslosigkeit quasi zu einer befriedigend-unbefriedigenden „Lösung" wird.

Ein Blick auf die Statistik der Berufsberatung am API zeigt sehr deutlich, wie schwierig es tatsächlich ist, einen Weg aus der Arbeitslosigkeit zu finden. So konnten 1993, bei einer dreitägigen Anwesenheit in der Woche, von 380 beratenen Personen (317 ml. und 63 wl.) nur 33 Personen (25 ml. und 8 wl.) – ohne diejenigen allerdings, welche eigeninitiativ oder durch andere einen Arbeitsplatz finden konnten, die aber, soweit ich es beurteilen kann, nicht allzuviele waren – in ein Dienstverhältnis vermittelt werden, und ungefähr ebensoviele in eine Schulungsmaßnahme eingegliedert werden, sodaß also bei etwa einem Fünftel das Ziel einer beruflichen (Re-)Integration erreicht wurde.

Dies hat in zunehmendem Maße mit den objektiven Gegebenheiten des Arbeitsmarktes zu tun: War die Erfolgsquote in der Zeit des Ausbaues dieser Stelle durch Frau Kubitschka (ca. 1970 bis 1990) noch erheblich günstiger gewesen, sicherlich auch aufgrund ihrer Erfahrung und ihres Einsatzes, so hat sich seither der Arbeitsmarkt dahingehend geändert, daß gerade diese Klientel vermehrt von Arbeitslosigkeit betroffen ist, da das zu beobachtende Arbeitsplatzdefizit einen verschärften Selektionsdruck bewirkt, in dem bestimmte Gruppen – wozu „Alkoholiker" mittelbar oder unmittelbar gehören – wie ältere Arbeitnehmer (zuletzt vor allem), Frauen (immer noch), Ausländer, Behinderte oder gesundheitlich eingeschränkt Vermittelbare, Minderqualifizierte wie auch ganze Berufsgruppen ein erhöhtes Risiko eines Arbeitsplatzverlustes bzw. die geringe Chance eines (Wieder-) Einstieges haben.

Seit den 80er Jahren – insbesondere von 1980 bis 1983 von 53 000 auf 127 000 und bis 1992 mit geringeren Zuwachsraten auf 193 000 – war die Arbeitslosigkeit trotz Wirtschaftswachstum und trotz fast durchgehend steigender Erwerbsbeteiligung (was demographische Gründe hat, wie auch eine erhöhte Erwerbsbeteilung der Frauen – die gleichwohl immer eine höhere Arbeitslosenquote als die Männer aufweisen – oder teilweise auch ein großer Zuzug ausländischer Arbeitskräfte) 1993 auf 220 000 gestiegen, wofür neben gestiegenen Produktivitätsraten auch enorme Umstrukturierungsprozesse (den Arbeitsplatzverlusten im Primär- und Sekundärsektor von 85 000 Arbeitsplätzen stand eine Zunahme im Tertiärsektor von 307 000 – zumeist auch wenig qualifizierten wie billigen – Arbeitsplätzen im Zeitraum zwischen 1981 bis 1991 gegenüber, was einer um 222 000 erhöhten Erwerbsbeteiligung an den derart geschaffenen Arbeitsplätzen entspricht) verantwortlich sind. Gleichzeitig ist bis 1993 das Verhältnis von Arbeitslosen und angebotenen Stellen österreichweit auf ca. 5 : 1 gestiegen.

Entscheidend ist nun, daß seit nunmehr 15 Jahren 1/3 der Erwerbsbevölkerung die Erfahrung der Arbeitslosigkeit machte, während sie umgekehrt 2/3 nicht macht(e), und daß aufgrund des objektiven Mangels an Nachfrage an Arbeitskräften der „Arbeitslosigkeitsprozeß" in Gang gesetzt wird: „In einem permanenten Umwälzungsprozeß zwischen Erwerbstätigen, Nichterwerbstätigen und Arbeitslosen wurde jener nicht nachgefragte Anteil der Erwerbspersonen immer wieder durchgefiltert – mit dem mehr oder weniger zwangsläufigen Ergebnis, daß ein wachsender Block an Arbeitslosen entstand, der unter heutigen Verhältnissen als schwer vermittelbar gilt. [3]"

Dadurch, daß die Arbeitslosigkeit keine vorübergehende (friktionelle) ist, sondern eine anhaltende (strukturelle), zusammenhängend mit den Umstrukturierungsprozessen der Wirtschaft, in denen sich Wirtschafts- und Sozialpolitik in einem ständigen Handlungsbedarf von der Vollbeschäftigung verabschiedet haben, ist das System der sozialen Sicherung (Arbeitslosen-Pensionsversicherung) aufgrund seiner traditionellen Ausrichtung auf eine vorübergehende Arbeitslosigkeit bzw. familiäre (paternalistische) Haftung bei Ausfällen aus der Erwerbsarbeit u. a. enorm belastet.

Nun ist aber Arbeitslosigkeit zunächst ein Problem des Arbeitsplatzdefizits: „Arbeitslosigkeit ist nur eine, wenn auch die wichtigste Form, in der dieses Arbeitsplatzdefizit zum Ausdruck kommt", und die mit der Arbeitslosigkeit verbundenen Tendenzen der Aus- und Eingrenzung bestimmter Personengruppen sind folglich gesellschaftlich-institutionelle Mechanismen, bei denen es um die Verteilung der Arbeit einerseits und um die damit verbundenen Chancen der Partizipation am Gesellschaftlichen (Reichtum, soziale Sicherheit, Status u. a.) andererseits geht [4].

Wie auch immer es um die (gesellschaftliche) Konsensfähigkeit bezüglich einer Umverteilung von Arbeit (und Einkommen) durch Arbeitszeitverkürzung steht: die Arbeitslosigkeit stellt in jedem Fall eine Arbeitszeitverkürzung ohne Lohnausgleich bei (betrieblicher) Externalisierung der Kosten dar. Und insofern könnte sich – was bei dem hohen Institutionalisierungsgrad dieses Bereiches noch einige Zeit in Anspruch nehmen wird – ein Kompromiß zwischen den Interessensvertretungen für eine Arbeitszeitverkürzung finden lassen, als dabei ein Tausch von betrieblich/wirtschaftlichen Interessen an einer Flexibilisierung der Arbeitszeit gegen rechtlich und sozial abgesicherte Formen kürzerer und diskontinuierlicher Arbeitszeiten, den individuellen Bedürfnissen der Arbeitnehmer angepaßt, erfolgen könnte, und die Kosten für eine derartige Arbeitsplatzbeschaffung erneut in den Produktionsprozeß internalisiert würden [5].

Ganz sicherlich würden damit auch die Hindernisse für „Randgruppen" – wie Alkoholiker – für eine Beteiligung am Gesellschaftlichen reduziert, die ansonsten durch die doppelten Schuldzuweisungstendenzen wegen Sucht und Arbeitslosigkeit von einer Ausgrenzung gefährdet sind. Dieser Mechanismus sozialer Schuldzuschreibungen funktioniert immer, wenn es darum geht, tatsächliche Ungleichheiten und systematisch ungleiche Gewinnchancen von gesellschaftlich organisierten Engpässen auf personenbezogene Merkmale zu transferieren.

Literatur

1. Büchtemann, Ch. F., Der Arbeitslosigkeitsprozeß, in: Bonß, W., Heinze, R. G. (Hrsg.), Arbeitslosigkeit in der Arbeitsgesellschaft, Frankfurt am Main 1984, p. 60 ff
2. Blanke, B., Heintel, H., Macke, C.-W., Arbeitslosigkeit und kommunale Sozialpolitik, in: Bonß, W., Heinze, R. G., a.a.O., p. 30ff
3. Döring, D., Soziale Sicherung bei Arbeitslosigkeit, in: B. Riedmüller und M. Rodenstein (Hrsg.), Wie sicher ist die soziale Sicherung?, Frankfurt am Main 1989, p 68 ff
4. Fischer, G., Arbeitsmarkt und Arbeitslosigkeit, in: E. Talos, M. Wiederschwinger (Hrsg.), Arbeitslosigkeit, Wien 1987, p. 5f
5. Welzmüller, R., Arbeitszeitverkürzung und soziale Sicherung, in: Riedmüller, B., Rodenstein, M. (Hrsg.), a.a.O., p 213 ff führt dies näher aus.

Ambulante Betreuung von Alkoholkranken in Wien

E. Schmidt

Historischer Rückblick und internationaler Vergleich

Um die Besonderheit des Kalksburger Modells hervorzuheben, möchte ich zunächst kurz auf die historische Entwicklung der Therapie der Alkoholabhängigkeit in einigen Ländern eingehen.

Mitte des 19. Jahrhunderts wurde die Bedeutung der Alkoholabhängigkeit und ihrer Auswirkungen auf die Gesellschaft erkannt. Dies führte zunächst hauptsächlich zur Gründung privater Vereine mit religiösem Hintergrund. Zum Beispiel entstanden in England erste Privatkliniken, die durch Schaffung einer moralischen Umgebung Besserung der Trinker erwarteten. Grundpfeiler in der Behandlung von Alkoholikern stellten in England schon frühzeitig die Asyle der Heilsarmee dar. Staatliche Stellen leugneten noch in den 50er Jahren unseres Jahrhunderts das Bestehen einer Alkoholproblematik in England. Erst Anfang der 60er Jahre wurden erste ATU's (alcohol treatment units) gegründet. Diese arbeiteten anfangs hauptsächlich mit stationärer Behandlung, erst später kamen ambulante Behandlungsmöglichkeiten dazu. Heute geht der Trend vermehrt zur ambulanten Betreuung, Selbsthilfegruppen wie zum Beispiel Anonyme Alkoholiker (AA) und Drinkwatchers gewinnen vermehrt an Bedeutung (Hunt et al. 1992).

In Amerika erfolgte die Behandlung Alkoholabhängiger zu Beginn des 20. Jahrhunderts in psychiatrischen Krankenhäusern. 1935 wurde die Vereinigung der Anonymen Alkoholiker gegründet, die zunehmend Bedeutung in der Behandlung Alkoholabhängiger in Amerika gewonnen haben. Auch das derzeit gängige Minnesota Modell (28 Tage stationärer Aufenthalt in einer Klinik zum körperlichen Alkoholentzug und Erarbeitung eines individuellen Erholungsplanes in Gruppentherapien) arbeitet meist eng mit den AA zusammen, die auch die Weiterbetreuung der Patienten übernehmen (Weisner et al. 1992).

In der Schweiz wurde 1877 die Schweizer Temperenzgesellschaft gegründet, die später den Namen Blaues Kreuz annahm. Deren Ideen wurden von den bedeutenden zeitgenössischen Psychiatern übernommen und die ersten stationären Behandlungseinrichtungen gegründet. Schon Ende des 19. Jahrhunderts entstanden erste ambulante Behandlungseinrichtungen, die meist privat geführt waren. Auch hier war das Blaue Kreuz sehr aktiv. In den 20er Jahren unseres Jahrhunderts wurde die Behandlung zunehmend von professionellen Therapeuten übernommen. Nach dem 2. Weltkrieg nahmen die ambulanten Einrichtungen einen großen Aufschwung, auch die Bedeutung der AA nahm in der Schweiz zu (Klingemann 1992).

Auch in Deutschland lag die Betreuung Alkoholabhängiger anfangs hauptsächlich in der Hand konfessioneller Organisationen. Bereits 1851 wurde durch einen evangelischen Geistlichen die erste „Suchtklinik" im Kreis Düsseldorf gegründet. Schon damals wurde erkannt, daß der Behandlungserfolg besser war, wenn sich der Patient nach dem stationären Aufenthalt einem Enthaltsamkeitsverein wie Kreuzbund, Blaues Kreuz oder Guttempler anschloß. In den 60er und 70er Jahren unseres Jahrhunderts stand in Deutschland ein langfristiger (ein Jahr) stationärer Aufenthalt, möglichst weit weg von der gewohnten Umgebung, im Zentrum der Alkoholikerbehandlung. Eine ambulante Nachbetreuung war – abgesehen von den oben erwähnten „Enthaltsamkeitsvereinen" – nicht vorgesehen (Marx et al. 1982). In den letzten Jahren besteht auch in Deutschland (nicht zuletzt aus Kostengründen) ein zunehmender Trend zur Verkürzung des stationären Aufenthaltes auf jetzt ca. 3 Monate und anschließende ambulante Nachbetreuung, die allerdings erst im Aufbau begriffen ist.

In allen diesen Ländern bestanden ambulante und stationäre Einrichtungen nebeneinander, eine Kontinuität der Therapie war nicht gegeben.

In Österreich gab es Anfang des 20. Jahrhunderts erste stationäre Entzugsbehandlungen im Bereich des psychiatrischen Krankenhauses am Steinhof. In den 20er Jahren wurden in Wien auch erste ambulante Behandlungseinrichtungen gegründet. Während des NS-Regimes wurden alle derartigen Einrichtungen geschlossen (Eisenbach-Stangl 1992).

1955 wurde von Univ.-Prof. Dr. Hans Hoff die Gründung einer selbständigen Trinkerheilstätte in Wien angeregt, in deren Grundgedanken bereits die ambulante Nachsorge enthalten war. Diese Anregungen fielen beim damaligen Minister für soziale Verwaltung, Anton Proksch, auf fruchtbaren Boden, sodaß es 1956 zur Gründung des Kuratoriums „Stiftung Genesungsheim" kam. 1961 wurde vorerst der stationäre Betrieb der „offenen Anstalt für Alkoholkranke in Wien Kalksburg", unter der Leitung von Prof. Dr. Hans Hoff eröffnet. Mit der Führung der Anstalt wurde Dr. Kornelius Kryspin-Exner betraut. Nach dem Tod von Anton Proksch wurde die Anstalt in „Anton Proksch- Institut" (API) umbenannt.

Das besondere am Kalksburger Modell im internationalen Vergleich war und ist auch heute noch neben dem Prinzip der Freiwilligkeit der Behandlung, das Prinzip der geschlossenen Behandlungskette (d. h., daß der Patient vom Erstkontakt bis zur Nachbehandlung von einer Institution – im Idealfall von derselben Person – betreut wird; Mader 1981).

Die Entwicklung der ambulanten Behandlung im API

Die zum Zeitpunkt der Gründung des API im Vordergrund stehende stationäre Behandlung Alkoholabhängiger, wurde durch die ambulante Nachbehandlung sinnvoll ergänzt. Da Alkoholabhängigkeit eine Erkrankung ist, die a priori nicht geheilt, sondern nur zum Stillstand gebracht werden kann, kommt der langjährigen Begleitung des Patienten besondere Bedeutung zu. Um die Integration des Kranken in seinem sozialen Umfeld nicht zu gefährden, wurde der stationäre Aufenthalt des Patienten möglichst kurz gehalten (ca. 6 Wochen). Dies war aber nur deshalb möglich, da zahlreiche Therapieaufgaben durch die ambulante Nachbetreuung übernommen wurden.

Jellinger gibt 1969 folgende Hauptaufgaben der ambulanten Nachbetreuung an:

a) Die Kontrolle und Behandlung der psychischen Grundstörung zwecks Verhinderung eines Aufflackern der, der Alkoholkrankheit zugrunde liegenden Persönlichkeitsstörung im Sinne einer teilkausalen Therapie.
b) Die Behandlung und Verhütung periodisch auftretender psychischer oder somatischer Abstinenzsyndrome, die in enger Beziehung zur psychischen Grundstörung stehen, bzw. davon nur schwer abgrenzbar sein können oder davon völlig unabhängig auftreten, und ihrerseits zum Alkoholrückfall führen können.
c) Die Erfassung, Beherrschung und Behandlung kürzer oder länger dauernder Alkoholrückfälle, sowie der daraus resultierenden psychischen, somatischen sowie sozialen Komplikationen, sofern diese eine neuerliche stationäre Behandlung nicht erfordern.
d) Die Beratung und Beeinflussung von Familie und Arbeitsmilieu (Jellinger 1966).

Diese Grundgedanken sind auch heute noch gültig, allerdings hat sich im Laufe der Zeit die Therapie im weitesten Sinne doch verändert. Darauf möchten ich noch später genauer eingehen.

Die Nachbetreuung der Patienten erfolgte zunächst durch die Therapeuten der Station, ohne geregelte Ambulanzzeiten. Da dies aber mit Anwachsen der Patientenzahlen den Betrieb störte, wurde am 15. Jänner 1963 die Ambulanz eröffnet, die zunächst 2 Mal wöchentlich (Mittwoch und Samstag nachmittags) in Betrieb war. In den folgenden Jahren wurde mit der Gründung einer Beratungsstelle in Wien 2, Große Sperlgasse, gemeinsam mit der Magistratsabteilung 12, und einer Beratungsstelle in Wien 1, Wollzeile, gemeinsam mit der Caritas (die 1968 nach Wien 5, Wiedner Hauptstraße verlegt wurde), das ambulante Behandlungsangebot ausgebaut. Auch diese Beratungstellen wurden von Mitarbeitern des API versorgt.

Auch hier zeigt sich eine Besonderheit des Wiener Modells: Im Gegensatz zu anderen Ländern gelang es, die Behandlung durch verschiedene Institutionen (Caritas, Gemeinde Wien) zu koordinieren und zu einem geschlossenen System auszubauen. Auch mit Selbsthilfegruppen besteht traditionell ein guter Kontakt, so halten z. B. die AA monatliche Informationsmeetings im API ab.

Im Gegensatz zur Ambulanz im API, die zunächst nur der Nachbehandlung ehemals stationär aufgenommener Patienten diente, wurden in den Beratungsstellen zunehmend auch rein ambulante Entzugsbehandlungen durchgeführt, was zu einer Erweiterung des Aufgabenbereichs der Ambulanzen führte.

Mit der Bekanntheit des API stiegen auch die Patientenzahlen, was einerseits einen Ausbau der stationären Einrichtungen, und andererseits eine Erweiterung des ambulanten Behandlungsangebotes erforderte. Anfangs wurden nur Männer im API behandelt mit der Zeit kamen vereinzelt auch Frauen zur Aufnahme. Seit den 50er Jahren ist die Zahl der alkoholabhängigen Frauen überproportional angestiegen. Davor betrug das Verhältnis zwischen alkoholabhängigen Männern und alkoholabhängigen Frauen 10 : 1, mittlerweile 3 : 1. Bei Medikamentenabhängigen ist es genau umgekehrt. (Burian 1984). Infolge der zunehmenden Zahl behandlungsbedürftiger Frauen wurde 1974 schließlich die Frauenstation in Kalksburg eröffnet. 1975 wurde der Ambulanzbetrieb an der Frauenstation begonnen.

Heute stehen im Raum Wien 6 Beratungsstellen zur Verfügung (inklusive der beiden Ambulanzen in Kalksburg). Auch heute noch werden die Beratungsstellen hauptsächlich von Mitarbeitern des API betreut, sodaß die geschlossene Behandlungskette gewährleistet bleibt.

Nun noch kurz einige Zahlen zum Vergleich:
Waren 1963 330 Patienten stationär behandelt worden und gab es 1963 2235 ambulante Patientenkontakte, standen 1991 1826 stationäre Behandlungen – in ganz Wien 28 771 ambulanten Patentenkontakten gegenüber (dies entspricht 4430 ambulant behandelten Patienten – sowohl Nachbetreuungen, als auch rein ambulant behandelte). Der Anteil der auschließlich ambulant behandelten Patienten am Patientengut der Beratungsstellen liegt bei ca. 60%, während in der Ambulanz im API in Kalksburg der Anteil an Nachbetreuungen naturgemäß noch immer höher liegt. Wobei im Gegensatz zu den Anfangsjahren durchaus ambulante Entzugsbehandlungen durchgeführt werden (Mader 1981).

Die Kosten der Ambulanzen wurden Anfangs nur von der Stiftung Genesungsheim getragen, die Beratungsstellen wurden teilweise von Caritas und Magistratsabteilung 12 mitfinanziert. Die Krankenkassen leisteten zunächst nur einen Kostenbeitrag für die stationäre Behandlung. Ab 1972 wurden von einigen Krankenkassen, Kostenbeiträge für ambulante Nachbetreuungen nach dem stationären Aufenthalt geleistet, erst seit 1987 tun sie dies auch für rein ambulante Entzugsbehandlungen, wobei aber pro Patient nur eine vierteljährliche Pauschale abgegolten wird. Bisher wurden in Österreich die Kosten für Psychotherapien von den Krankenkassen nicht übernommen, mit den ins Haus stehenden Veränderungen in diesem Bereich ist auch eine Verbesserung in der Finanzierung der Ambulanzen und Beratungsstellen (wo sich inzwischen die anderen Kostenträger weitgehend zurückgezogen haben) zu erhoffen, sodaß in Zukunft noch mehr Psychotherapie angeboten werden kann.

Aufgabe der Ambulanzen (bzw. Beratungsstellen)

Die Aufgabenbereiche der Ambulanzen bzw. Beratungsstellen umfassen heute im wesentlichen folgende Leistungen:

A) Erstgespräche
B) Ambulante Entzugsbehandlungen und Entwöhnungsbehandlungen
C) Nachbetreuung nach stationärer Therapie
D) Beratung von Angehörigen

Bevor ich auf die einzelnen Aufgabenbereiche der Ambulanzen näher eingehe, möchte ich einige allgemeine Bemerkungen zur Therapie Alkoholabhängiger machen.

Meist hat der Patient eine lange Leidensgeschichte hinter sich bis er sich selbst eingestehen kann, daß er Probleme mit dem Alkohol hat. Der nächste Schritt – nämlich sich an eine Beratungsstelle um Hilfe zu wenden – ist sicher der schwerste. Ein Grundprinzip unserer Therapie war immer die Freiwilligkeit der Behandlung, allerdings sind es häufig Ereignisse von außen, die den Patienten schließlich dazu bringen, eine Beratungsstelle aufzusuchen (z. B. Bedrohung oder Verlust des Arbeitsplatzes, angedrohte oder durchgeführte Scheidung, Führerscheinverlust, gesundheitliche Grenzerlebnisse wie epileptische Anfälle, gastrointestinale Erkrankungen oder Delirium tremens u. a.). Da die Bereitschaft, den ersten Schritt zur Therapie zu tun häufig nur kurz anhält, ist es besonders vorteilhaft, daß in Wien, praktisch täglich (außer Sonntag) die Möglichkeit besteht, sich an eine Beratungsstelle zu wenden.

Hat der Patient sich dann zur Behandlung, (sei es stationär oder ambulant) entschlossen, stellt die Motivation zur völligen Abstinenz einen wesentlichen Bestandteil der Therapie dar. Die Erkrankung (wenn sie einmal zum Ausbruch gekommen ist), kann nur durch absolute Abstinenz zum Stillstand gebracht werden. Therapieprogramme mit dem Ziel des kontrollierten Trinkens aus den 70er Jahren zeigten keine Erfolge (Marx 1981).

Bei der Behandlung Alkoholabhängiger muß der phasenhafte Verlauf der Restitution, wie ihn schon 1969 Kryspin-Exner beschrieben hat, und 1986 von Scholz in einem Diagramm anschaulich dargestellt wurde, berücksichtigt und die Therapie daran angepaßt werden (vgl. Abb. 1).

Ich werde bei den einzelnen Aufgabenbereichen der Ambulanz noch darauf zurückkommen. Man sieht aber ganz deutlich, daß der Patient in den ersten beiden Jahren der Abstinenz besonderer Begleitung bedarf und auch nachher noch, zur Aufrechterhaltung der Abstinenzmotivation die Kontakte, wenn auch in größeren Abständen fortgesetzt werden sollen. Es

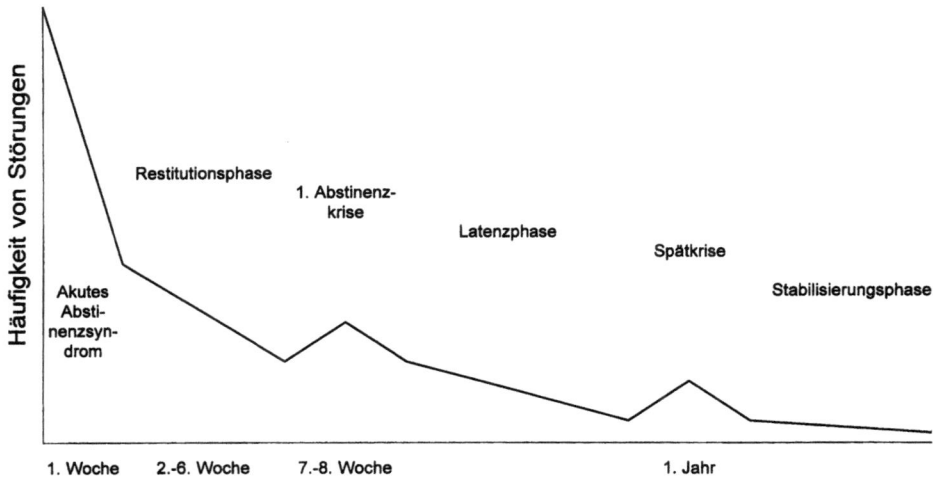

Abb. 1. Der phasenhafte Verlauf der Rückbildungsvorgänge (nach Scholz 1986)

hat sich immer wieder gezeigt, daß Patienten, die sich regelmäßig einer ambulanten Nachbetreuung unterzogen, seltener rückfällig wurden und Rückfälle auch schneller, häufig ambulant, ohne Notwendigkeit einer neuerlichen stationären Aufnahme, aufgefangen werden konnten. Auch hier hat sich die Kontinuität der behandelnden Person als günstig erwiesen, da ein Therapeut, dem der Patient gut bekannt ist, schneller und effektiver auf aktuelle Probleme eingehen kann und der Kranke sich in Krisensituationen leichter entschließt, sich an einen vertrauten Therapeuten zu wenden.

Auch unter den besten Bedingungen können Rückfälle nicht immer verhindert werden, ihre Behandlung gehört also selbstverständlich auch zu den Aufgaben der Ambulanzen, sie wurden aber nicht als eigener Punkt erwähnt, da sie zur laufenden Nachbetreuung gehören und häufig wichtige Angelpunkte der Therapie darstellen.

Nun will ich auf die einzelnen Aufgabenbereiche der Ambulanzen näher eingehen:

A) Erstgespräche

Umfassen:
1) Beratungsgespräche,
2) Erstgespräche, in denen eine weitere Therapieplanung erfolgt,
3) Krisenintervention,
4) Begutachtungen vor stationärer Aufnahme.

1) Beratungsgespräche

Häufig wenden sich Patienten oder deren Angehörige vorerst telefonisch an die Ambulanzen oder Beratungsstellen, um sich über die Erkrankung bzw. die Therapiemöglichkeiten zu informieren. Für diese telefonischen Beratungen stehen vor allem unsere Sozialarbeiter und freiwilligen Mitarbeiter zur Verfügung.

2) Erstgespräche

Wie schon oben erwähnt, ist der erste Schritt zur Therapie für die Patienten sehr schwer, häufig sind sie hauptsächlich von außen motiviert und es erfordert ein hohes Maß an Erfahrung im Umgang mit Abhängigen, die Exploration entsprechend zu führen, die Diagnose zu stellen und einen Therapieplan mit dem Patienten erarbeiten zu können. Neben einer genauen Anamnese des Krankheitsverlaufes wird im Erstgespräch auch die momentane soziale Situation, die früheren Krankheiten und der jetzige Gesundheitszustand besprochen.

Bei der Erstellung eines Therapieplanes müssen viele Faktoren berücksichtigt werden:

a) Die Krankheitseinsicht des Patienten
Wenn sich bei einem Patienten die Krankheit erst im Anfangsstadium befindet und noch wenig Folgeprobleme (sozialer und gesundheitlicher Natur) eingetreten sind und der Patient noch wenig Krankheitseinsicht hat, ist es meist sinnvoll, mit ihm einige ambulante Kontakte zu vereinbaren, um ihm Informationen über Alkoholabhängigkeit zu vermitteln und mit ihm anhand dieser sein Trinkverhalten zu analysieren. Dadurch gelingt es häufig, den Patienten schließlich doch zu einer Therapie zu motivieren.

Bei Patienten, bei denen die Krankheit schon weit fortgeschritten ist, aufgrund der Abhängigkeit eine Wesensveränderung aufgetreten ist und deshalb eine verminderte Krankheitseinsicht besteht, ist es häufig sinnvoll, einen stationären Aufenthalt zu veranlassen (hier ist sehr häufig Druck von außen notwendig, z. B. Arbeitgeber oder Ehefrau), da in der therapeutischen Gemeinschaft mit anderen Patienten und nach Abklingen des organischen Psychosyndroms doch häufig Krankheitseinsicht und Motivation zur Abstinenz erreicht werden können.

Ist im Idealfall der Patient schon zum Zeitpunkt des Erstgespräches krankheitseinsichtig und zur Abstinenz motiviert, dann sind zur weiteren Therapieplanung noch folgende Punkte zu berücksichtigen:

b) Zu erwartende Entzugserscheinungen
Besteht eine deutliche körperliche Abhängigkeit,sodaß eine massive Abstinenzsymptomatik zu erwarten ist, wird man eher zu einer stationären Entzugsbehandlung raten.

Wenn eine Medikamenten-(hauptsächlich Tranquillizer-)-Abhängigkeit oder Polytoxikomanie (in diesem Falle Tranquillizer und Alkohol-Patienten, die harte Drogen mißbrauchen, stehen gesonderte Einrichtungen zur Verfügung) vorliegt, wird man eher von einer ambulanten Behandlung Abstand nehmen, da das Abstinenzsyndrom protrahiert verläuft und die Entzugsmedikation im stationären Bereich besser überwacht werden kann.

c) Soziale Situation

Wenn der Patient in einem konfliktreichen Milieu lebt und ihm bzw. seiner Familie die zusätzliche Belastung durch die ambulante Behandlung nicht zugemutet werden kann, wird man ebenfalls eher zum stationären Aufenthalt raten.

Wenn der Dienstgeber des Patienten auf Entzugsbehandlung drängt, ist meist eine stationärer Aufnahme günstiger, da ein frühzeitiger Rückfall bei ambulanter Behandlung häufig die Geduld des Arbeitgebers überbeansprucht und der Verlust des Arbeitsplatzes droht.

Ist hingegen der Alkoholmißbrauch am Arbeitsplatz noch nicht wesentlich aufgefallen, wird sich ein ambulanter Entzugsversuch lohnen.

Bei Patienten mit massiver sozialer Desintegration (langzeitarbeitslos, wenig soziale Bindungen), wird es häufig sinnvoll sein, ihn an geeignete Stellen (Langzeittherapieprogramme im PKH Baumgartner Höhe und Ybbs, bzw. Institutionen mit Möglichkeit der Tagesklinik – PKH Baumgartner Höhe) zu verweisen.

d) Gesundheitszustand

Bei schweren Begleiterkrankungen (dekompensierte Zirrhosis hepatis, akute Pankreatitis, entgleister Diabetes u. a.), ist es oft notwendig, den Patienten vorerst an der entsprechenden medizinischen Fachabteilung aufnehmen zu lassen und eine ambulante oder stationäre Entzugsbehandlung anzuschließen.

3) Krisenintervention

Wie schon erwähnt besteht die Erkrankung meist schon lange bis sich der Patient, oft durch äußere Ereignisse gedrängt, entschließt Hilfe zu suchen. In vielen Fällen (besonders bei Frauen) sind es akute Krisen (z. B. Eskalation von Gewalt in der Familie) die die Patienten in die Ambulanz führen. Es muß dann zunächst im Sinne einer Krisenintervention gehandelt werden, bevor auf die Alkoholproblematik näher eingegangen werden kann.

4) Begutachtungen vor stationärer Aufnahme

Begutachtungen stellen eine Sonderform des Erstgespräches dar. Da die Entscheidung, ob eine stationäre Behandlung zu diesem Zeitpunkt zielführend erscheint, nur von einem, mit der Behandlung Abhängiger und dem Behandlungskonzept des API vertrauten Therapeuten getroffen werden kann, werden alle Patienten, die von einem niedergelassenen Arzt oder einem Krankenhaus zugewiesen werden oder von selbst um stationäre Aufnahme ansuchen, zunächst begutachtet.

Schon 1966 schreibt Kryspin-Exner: Es galt daher von Anfang an bei der Auswahl der Kranken vor allem folgende Gesichtspunkte zu berücksichtigen:

1) Es muß vermieden werden, daß durch eine schlecht indizierte Anstaltsaufnahme dem Patienten nicht nur nicht genützt, sondern sogar geschadet wird.

2) Muß die Anstaltsleitung dafür Sorge tragen, daß die natürlich beschränkten Mittel der Stiftung in möglichst rationeller Weise eingesetzt werden.
3) Soll das Ansehen der Alkoholbekämpfung an sich nicht durch die Aufnahme primär hoffnungsloser Fälle geschädigt werden (Kryspin-Exner 1966). – D. h., daß die Auswahl der Patienten, die im API aufgenommen wurden, immer sorgfältig getroffen wurde.

Die Begutachtungen wurden anfangs vom ärztlichen Leiter der Anstalt selbst durchgeführt. Mit zunehmenden Patientenzahlen wurde diese Aufgabe vom jeweils verfügbaren Arzt der Anstalt übernommen. Seit 1987 werden die Begutachtungen nun hauptsächlich vom Leiter der Ambulanz durchgeführt. Da akute Aufnahmen aufgrund der Warteliste in der Regel nicht möglich sind, stellt das Begutachtungsgespräch für den Patienten die Möglichkeit dar, das Haus kennenzulernen und Vorurteile und Ängste abzubauen. Er wird dann auch eher zu einer stationären Aufnahme motiviert sein und die Zeit bis zur Aufnahme überbrücken können.

Sollte aus psychiatrischen Gründen eine akute Aufnahme indiziert sein, kann diese meist freiwillig im psychiatrischen Krankenhaus Baumgartner Höhe erfolgen, mit dem eine gute Zusammenarbeit besteht. Patienten, die primär dort wegen Alkohol- oder Medikamentenabhängigkeit aufgenommen werden und eine Entzugsbehandlung wünschen, werden einmal wöchentlich ins API zur Begutachtung gebracht und können in der Regel kurzfristig übernommen werden.

Sollte aus medizinischen Gründen eine akute Aufnahme erforderlich sein, sollte diese in einer geeigneten medizinischen Abteilung erfolgen und der Patient nach Besserung seines Gesundheitszustandes zur Begutachtung vorgestellt werden.

Die Gründe, die eine stationäre Aufnahme im API sinnvoll erscheinen lassen, habe ich oben schon erwähnt.

Gründe die gegen eine stationäre Aufnahme sprechen:
Dies sind vor allem die völlige Uneinsichtigkeit und grob fehlende Kooperationsbereitschaft des Patienten, wobei aufgrund der Erfahrung des Begutachtenden auch nicht zu erwarten ist, daß diese durch einen stationären Aufenthalt verbessert werden kann (dies trifft meist bei ausschließlich fremd motivierten Patienten zu).

Ein weiterer Ausschlußgrund sind der Anstaltspflege bedürftige medizinische Erkrankungen (z. B. floride Psychosen, dekompensierte Leberzirrhose und andere).

Ein massives psychoorganisches Abbaugeschehen mit konsekutiv fehlender Krankheitseinsicht, spricht ebenfalls gegen eine stationäre Aufnahme.

Der Patient muß in gewissem Maß gehfähig sein, um am therapeutischen Angebot teilnehmen zu können.

Wie schon oben erwähnt, sollten Patienten mit massiver sozialer Desintegration, geeigneten Institutionen für Langzeittherapie bzw. Tageskliniken zugewiesen werden.

Patienten, bei denen eine Haftstrafe ausständig ist, sollten diese vor der stationären Aufnahme verbüßt haben, da die Chancen auf Rehabilitation durch die Entzugsbehandlung danach besser sind.

Vor der stationären Aufnahme muß auch die Frage der Kostenübernahme geklärt werden, (was bei regulärer Krankenversicherung kein Problem ist). Im Zweifelsfall werden unsere Sozialarbeiter zu Rate gezogen.

Im Begutachtungsgespräch wird, falls eine stationäre Aufnahme im API nicht zielführend erscheint, auch versucht, mit dem Patienten, ein für ihn geeignetes Therapiekonzept zu erarbeiten (Mader et al. 1991).

B) Ambulante Entzugs- und Entwöhnungsbehandlungen

Die ambulante Entzugs- bzw. Entwöhnungsbehandlung umfaßt folgende Teilbereiche, die teilweise parallel durchgeführt werden:

1) Medikamentöse Entzugsbehandlung,
2) Medizinische Abklärung,
3) Motivationsarbeit,
4) Psychotherapeutische Verfahren,
5) Sozialtherapie,
6) Nachbehandlung.

In den ersten Wochen der Therapie steht naturgemäß die Behandlung der Entzugssymptomatik im Vordergrund. Parallel dazu erfolgt die medizinische Abklärung. Wenn es zum Auftreten einer starken Entzugssymptomatik kommt, die einer höher dosierten medikamentösen Therapie bedarf ist es meist sinnvoll, den Patienten für ein bis zwei Wochen im Krankenstand zu belassen. Die Krankschreibung kann nur über den praktischen Arzt erfolgen, ebenso die Zuweisung zu Labor und sonstigen Untersuchungen, da wir als Sonderkrankenanstalt dazu nicht berechtigt sind. Dies bedingt eine enge Zusammenarbeit mit den praktischen Ärzten.

Während der Behandlung des akuten Abstinenzsyndroms wird der Patient mehrmals pro Woche, unter Umständen auch täglich wiederbestellt. Hier steht die medikamentöse Therapie im Vordergrund. In der Ambulanz der Frauenstation wird als alternative Methode zur medikamentösen Entzugsbehandlung auch Akupunktur angeboten. Nach Abklingen des Abstinenzsyndroms reduzieren sich die Kontrollen meist auf ein bis zwei wöchentliche Termine. Bereits zu diesem Zeitpunkt wird der Kranke nur noch von einem Therapeuten betreut, der die weitere Therapieführung übernimmt (die Bindung an einen bestimmten Therapeuten erhöht die Compliance des Patienten). Hier setzen dann Motivationsarbeit, Soziotherapie und psychotherapeutische Verfahren voll ein, nachdem sie, je nach Dringlichkeit, schon während des akuten Entzuges begonnen wurden. Entsprechend dem phasenhaften Verlauf der Rückbildungsvorgänge bei Alkoholabhängigkeit ist der Patient meist nach 7–8 Wochen relativ gut stabilisiert, die Akutfolgen sind weitgehend abgeklungen, eine gewisse Krankheitseinsicht und Motivation zur Abstinenz sollten erreicht sein, sodaß die Therapie jetzt in die Phase der Nachbetreuung übertritt.

Es kommt natürlich immer wieder vor, daß es dem Patienten nicht gelingt, abstinent zu werden bzw. es bereits frühzeitig zu Rückfällen kommt. Ein Grund für frühen Mißerfolg ambulanter Therapie kann zu geringe Motivation des Patienten sein. Hier ist es vor allem wichtig, ihn damit zu konfrontieren, einige Motivationsgespräche mit ihm zu führen und sollte dabei keine ausreichende Motivation erreicht werden, die weitere Therapie zu diesem Zeitpunkt abzubrechen, um nicht in die Rolle des Co-Alkoholikers zu schlüpfen, der eine Alibitherapie (die der Patient für Dienstgeber oder Ehefrau wünscht) fortführt. Es wird dem Patienten aber angeboten, daß er bei veränderter Therapiemotivation jederzeit wiederkommen kann. In dieser Phase ist die Verabreichung von Psychopharmaka nicht indiziert, da bei nicht gesicherter Abstinenz, sowohl die Gefahr der Kummulation, als auch der Entwicklung einer Polytoxikomanie besteht.

Weitere Gründe für Mißerfolge ambulanter Therapie stellen einerseits massive Entzugserscheinungen, andererseits zu belastende Lebenssituationen des Patienten dar. In diesem Falle sollte auf eine stationäre Entzugsbehandlung bestanden werden.

Ich möchte nun auf die einzelnen Teilbereiche der ambulanten Behandlung näher eingehen:

1) Medikamentöse Entzugsbehandlung

In der Geschichte der Behandlung Alkoholabhängiger hat man bald erkannt, daß der Einsatz von Tranquillizern mit der Gefahr der Suchtverschiebung verbunden ist. Da man in der Therapie des akuten Entzugssyndroms meist nicht ohne Tranquillizer auskommt (Monotherapie mit Neuroleptika hat sich nicht durchgesetzt und wird nur in leichten Fällen angewandt), sollte die Behandlung nur durch erfahrene Fachkräfte durchgeführt werden. In unseren Beratungsstellen gelangt heute hauptsächlich Meprobamat zum Einsatz. Die Dosierung wird der zu erwartenden Abstinenzsymptomatik angepaßt. Die Tageshöchstdosis beträgt 3600 mg, verteilt auf 4 Einzelgaben und liegt damit niedriger als bei stationärer Behandlung, da die Kreislaufsituation nicht so gut überwacht werden kann. Dennoch sollte eine Therapie mit so hohen Dosen nur Fachleuten überlassen bleiben.

Wenn Patienten unter massiven Schlafstörungen leiden, hat sich eine Zusatzmedikation von 80 mg Prothipendylhydrochlorid bewährt.

Der Patient wird mehrmals wöchentlich (je nach Abstinenzsymptomatik unter Umständen auch täglich) zur Kontrolle bestellt, bei dieser Gelegenheit wird meist die Abstinenz mittels Alkomat oder Teströhrchen kontrolliert und die medikamentöse Dosis der Abstinenzsymptomatik angepaßt. Der Patient erhält die Medikamente bis zur nächsten Kontrolle abgezählt mit, um einen Mißbrauch zu verhindern. Die Medikation kann zumeist in ein bis zwei Wochen ausgeschlichen werden, da zu diesem Zeitpunkt die akute Abstinenzsymptomatik abgeklungen ist. Sollte der Patient darüber hinaus noch Medikamente benötigen, muß auf andere Substanzgruppen (Neuroleptika, Antidepressiva) umgestellt werden.

Bestehen anamnestisch ein Schädel-Hirn-Trauma oder epileptische Anfälle, wird entweder zusätzlich zum Meprobamat Carbamazepin (2 mal 300 mg retard) verabreicht, oder das Abstinenzsyndrom mit einer Monotherapie von Diazepam, hier mit einer Höchstdosis von 25 mg verteilt auf 4 Einzeldosen behandelt.

Bei nur geringgradigen Abstinenzsyndrom verabreichen wir tagsüber geringe Dosierungen von Oxazepam (10–45 mg) und abends 25–50mg Oxazepam oder Nitrazepam (2,5–5 mg).

Bei Patienten, die zu Medikamentenmißbrauch neigen und die bisher kein SHT bzw keine epileptischen Anfälle hatten, verordnen wir auch Tiaprid (max. tagsüber 600 mg) und abends 80–160 mg. Prothipendylhydrocolorid. Bei st. post SHT oder epileptischen Anfällen sollte hier unbedingt mit Carbamazepin abgeschirmt werden.

Prinzipiell ist zur antikonvulsiven Medikation zu sagen, daß, wenn es sich um reine Entzugsanfälle handelt, eine ständige antikonvulsive Medikation (unter der Voraussetzung der dauernden Abstinenz) im allgemeinen nicht erforderlich ist und die Medikation, nach Absetzen der Tranquillizer über 2 Wochen ausgeschlichen werden kann. Bei Unklarheiten wird vor und 2 Wochen nach Ausschleichen der Antikonvulsiva eine EEG-Kontrolle durchgeführt.

Von Medikamenten wie Lorazepam, Bromazepam und Flunitrazepam sollte in der Therapie Abhängiger abgesehen werden, da die Gefahr der Suchtverschiebung besonders groß ist. Aus dem gleichen Grund wurde die Behandlung mit Clomethiazol schon vor vielen Jahren verlassen.

Obwohl beim akuten Abstinenzsyndrom in den ersten Tagen häufig depressive Verstimmungen auftreten, sollte in den ersten 10 Tagen auf den Einsatz von Antidepressiva verzichtet werden, da einerseits die Verstimmungszustände häufig mit Abklingen der Abstinenzsymptomatik verschwinden und andererseits die meisten Antidepressiva (vor allem Trizyklika) eine delirogene Wirkungskomponente besitzen und man die Patienten damit ins Delir treiben kann.

Begleitend zu den Psychopharmaka verabreichen wir häufig anfangs Vitamin B – Komplexe (oral oder i.m.), vor allem bei ausgeprägten polyneuropathischen Beschwerden. Die Behandlung mit Vitamin B-Komplexen hat eine lange Tradition. Ihr wurde vor allem in den Anfangsjahren der Behandlung im API besondere Bedeutung zugeschrieben. So wurde in der Ambulanz, im Bereich der Nachbetreuung, praktisch jedem Patienten bei jedem Kontakt Vitamin B zunächst i.v., später, wegen der Gefahr von allergischen Zwischenfällen nur noch i.m. verabreicht. Mit der Zeit hat die Idee der psychischen Stabilisierung durch Vitamin B-Komplexe an Bedeutung verloren und die Patienten erhielten Vitamin B nur noch bei medizinischen Indikationen. In den letzten Jahren kommt aber wieder zunehmend die Diskussion auf, ob bei bestimmten Patienten durch das Ritual der i.m.-Injektion, die Einsicht, daß Alkoholabhängigkeit eine Erkrankung ist, gefestigt und sie dadurch besser zur völligen Abstinenz motiviert werden könnten.

Wie schon erwähnt, sollte der Einsatz von Tranquillizern auf den kurzen Zeitraum des akuten Abstinenzsyndroms (max. 3 Wochen) beschränkt bleiben. In weiterer Folge kommen andere Substanzklassen zum Einsatz:

Bei hartnäckigen Schlafstörungen, die nicht durch ein depressives Syndrom bedingt sind, haben sich Prothipendylhydrocholorid, Dixyrazin, Melperonhydrochlorid und andere Neuroleptika bewährt.

Leichte Stimmungsschwankungen lassen sich mit Opipramol stabilisieren.

Bei Patienten mit Spannungszuständen und gereizt dysphorischer Verstimmung (besonders wenn eine Persönlichkeitsstörung hinter der Symptomatik steht) ist oft eine länger dauernde Medikation mit Thioridazin erforderlich.

Da bei zahlreichen Patienten als Grundstörung eine Zyklothymie, (bis zur Erkrankung aus dem manisch depressiven Formenkreis) vorliegt, kommt natürlich auch die breite Palette der Antidepressiva zum Einsatz wobei, wie schon erwähnt, mit der Medikation erst nach Abklingen des akuten Abstinenzsydroms begonnen werden sollte.

Es gelangen sowohl Trizyklika, wie auch moderne Antidepressiva wie z. B. Serotoninreuptake-Hemmer zum Einsatz. Die Indikationsstellung erfolgt je nach schwere der Symptomatik, es hat sich bisher keine Substanzgruppe mit besonderer Indikation bei Alkoholabhängigkeit hervorgetan.

Eine Sonderform der medikamentösen Behandlung der Alkoholabhängigkeit stellt die Aversivtherapie mit Disulfiram oder Cyanamid dar. Während in den Anfängen der Behandlung des API praktisch jeder Patient auf Disulfiram eingestellt wurde, wird heute die Indikation enger gestellt, zumal sich auch anfängliche Erfolgsstudien nicht reproduzieren ließen. Heute wird Disulfiram nur Patienten verabreicht, die:

a) gut zur Abstinenz motiviert sind
b) über das Medikament und seine Folgen voll aufgeklärt sind
c) keine medizinischen Kontraindikationen aufweisen (im Zweifelsfall wird besonders im ambulanten Bereich die Freigabe durch einen Internisten verlangt)
d) die Unterstützung durch das Medikament wünschen.

Sinnvoll ist der Einsatz dieser Medikamente bei Patienten, die zwar gut motiviert sind, aber häufig mit Alkohol konfrontiert werden (z. B. beruflich – Gastgewerbe, Vertreter usw.), bzw. sich in sozialen Situationen leicht überreden lassen. Die Dosierung beträgt bei Disulfiram eine halbe Tablette (0,25 g) einmal täglich, bei Cyanamid 2 Mal 20 Tropfen (60 mg). Der Vorteil von Disulfiram ist die längere Halbwertszeit, sodaß das Medikament nur einmal täglich, während Cyanamid alle 12 Stunden eingenommen werden muß, um seine Wirksamkeit zu bewahren. Beide Medikamente werden im allgemeinen gut vertragen, allerdings sollte 2 mal jährlich Leber, Nierenwerte und Blutbild kontrolliert werden. Nach 2 Jahren kann, unter der Annahme, daß der Patient zu diesem Zeitpunkt psychisch stabilisiert und das Alkoholablehnungsverhalten internalisiert ist, die Medikation abgesetzt werden. Es gibt aber einige Patienten, die auch später auf den Schutz des Medikamentes nicht verzichten wollen und es in reduzierter Dosis (z. B. eine viertel Tablette Disulfiram) bereits über viele Jahre einnehmen.

Eine Alternative zur medikamentösen Entzugsbehandlung stellt bei entsprechender Indikation und unter Berücksichtigung der Ausschlußkriterien Akupunktur dar. Sie hat sich bei einem mittelschweren bis leichten Entzugssyndrom bei Alkohol- und Medikamentenabhängigen gut bewährt (näheres siehe Kapitel Akupunktur und Sucht).

2) Medizinische Abklärung

Neben der genauen Anamnese früherer Erkrankungen, aktueller Beschwerden und eventueller ständiger Medikamenteneinnahme wird der Patient zur Laboruntersuchung überwiesen. Hier interessieren uns vor allem Leber- und Pankreaswerte, Blutfette und Blutbild, da damit die Folgeerkrankungen der Alkoholabhängigkeit gut überblickt werden können. Sollten sich dabei größere Auffälligkeiten ergeben, wird der Patient dem niedergelassenen Facharzt für innere Medizin zur Therapie zugewiesen. Sind die Veränderungen nicht massiv, beschränken wir uns auf eine Kontrolle nach ca. 4–6 Wochen. Zu diesem Zeitpunkt sind die Werte meist in den Normbereich zurückgekehrt. Diese Maßnahme dient auch der Förderung der Motivation zur Abstinenz, da die Patienten durch die deutliche Besserung der Laborparameter ohne weitere Maßnahmen als die Abstinenz, in ihrem Verhalten verstärkt werden.

Finden sich beim Patienten epileptische Anfälle in der Anamnese, wird eine EEG-Untersuchung veranlaßt, bei massiver Auffälligkeit im EEG, oder massiven polyneuropathischen Beschwerden, wird auch hier zum niedergelassenen Facharzt überwiesen.

3) Motivationsarbeit

Ein wesentlicher Bestandteil der ambulanten Behandlung ist die Arbeit an der Motivation zur völligen Abstinenz. Dies erfolgt einerseits durch Information über das Wesen der Erkrankung (da hierüber in der Bevölkerung noch ein großer Informationsmangel besteht und viele Patienten mit dem Wunsch in die Beratungsstelle kommen, hier das kontrollierte Trinken zu lernen). Des weiteren werden auf die Persönlichkeit und individuellen Möglichkeiten des Patienten zugeschnittene, und nur durch Abstinenz erreichbare Ziele erarbeitet (z. B. Wiedererlangung des Selbstwertgefühles, Verbesserung der Arbeitssituation, wieder ein respektiertes Mitglied der Familie werden). Gelegentlich werden in diese Motivationsarbeit auch Familie oder Dienstgeber einbezogen, indem im gemeinsamen Gespräch besprochen wird, welche Probleme durch das Trinkverhalten aufgetreten sind, und was durch die Abstinenz verbessert werden kann. Die Erfahrung zeigt, daß sowohl in Familien, als auch am Arbeitsplatz das Problem solange totgeschwiegen wird, bis die Situation unerträglich wird, und der Patient lange Zeit in der Illusion lebt, daß sein Trinkverhalten sich ohnehin nicht auf die Umgebung auswirkt, bzw. er nicht auffällt. Ein wesentlicher Bestandteil der Motivation ist also auch, Konfrontation mit den Problemen und gemeinsames Erarbeiten von Lösungsmöglichkeiten. Dies führt uns nun zu:

4) Psychotherapeutische Verfahren

In den Ambulanzen und Beratungsstellen erfolgt die psychotherapeutische Intervention in themenzentrierter Form. Aufgrund der großen Zahl der zu behandelnden Patienten, konnten bisher große Psychotherapien aus Zeitgründen nur in Einzelfällen durchgeführt werden. Wenn sich aus der psychischen Grundstörung des Patienten die Notwendigkeit einer umfangreichen Psychotherapie ergeben hat und der Patient dazu auch motiviert werden konnte, waren wir bemüht, dem Patienten einen entsprechenden Therapeuten zu vermitteln. Es ist aber zu hoffen, daß wir in Zukunft durch die Übernahme der Kosten für Psychotherapie durch die Krankenkassen auch diese Leistung verstärkt selbst anbieten werden können.

Der Hauptteil der Psychotherapien findet in Form von Einzelgesprächen statt, es werden aber auch immer wieder offene Gruppen angeboten, wobei in den letzten Jahren aber zunehmend auffällt, daß männliche Patienten die individuellere Betreuung in Einzelgesprächen vorziehen, während die in der Ambulanz der Frauenstation angebotenen Gruppentherapien von den Patientinnen gut angenommen werden und sich bezüglich Motivation und Arbeit an den Grundstörungen gut bewähren.

Auf die einzelnen Formen der Psychotherapie in der Suchtbehandlung möchte ich hier nicht eingehen, da diesem Thema ein ganzes Kapitel dieses Buches gewidmet ist.

5) Sozialtherapie

Da die Alkoholabhängigkeit eine Erkrankung darstellt, die häufig zu zahlreichen sozialen Problemen führt, ist es ebenfalls ein Bestandteil der ambulanten Therapie, bei deren Lösung zu helfen. Hier ist es vor allem Aufgabe des Therapeuten, dem Patienten wieder Mut zu machen, die Lösung seiner Probleme in Angriff zu nehmen, da der Patient meist über einen langen Zeitraum vor seinen Sorgen in den Alkohol geflüchtet ist und sich inzwischen nicht mehr zutraut, selbst etwas dagegen tun zu können. Es werden zunächst die Probleme nach Dringlichkeit geordnet und Lösungsmöglichkeiten besprochen. Falls erforderlich kann auch ein Sozialarbeiter zugezogen werden, der den Patienten an die entsprechenden Stellen weiterempfehlen kann (z. B. Schuldnerberatung).

Es steht auch in regelmäßigen Abständen ein Jurist zur Beratung zur Verfügung.

Bei besonderen Problemen im Arbeitsbereich kann sich der Patient auch an die Außenstelle des Arbeitsamtes Wien im API wenden, deren Mitarbeiter mit den Problemen Abhängiger vertraut sind, und deshalb auch besonders auf sie eingehen können.

Das Motto der Sozialtherapie ist Hilfe zur Selbsthilfe. Wir sehen häufig, wie sehr die Patienten wieder an Selbstbewußtsein gewinnen (das durch den Prozeß der Abhängigkeit sehr gelitten hat), wenn sie erleben, daß sie durchaus im Stande sind, ihr Leben wieder selbst in die Hand zu nehmen.

6) Nachbetreuung

Die Nachbetreuung nach ambulanter Entzugsbehandlung entspricht im Wesentlichen der Nachbetreuung nach stationärer Entzugsbehandlung.
Ich werde nun also auf den dritten Aufgabenbereich der Ambulanzen und Beratungsstellen kommen.

C) *Nachbetreuung nach stationärer Therapie*

Die ambulante Nachbehandlung erfolgt gemäß dem Prinzip der geschlossenen Behandlungskette in den meisten Fällen durch den Therapeuten, der den Patienten im stationären Bereich betreut hat. Nur in Einzelfällen, wird er zur Nachbetreuung eine andere Beratungsstelle aufsuchen und sich dort einen fixen Therapeuten suchen. Es sollte aber auch die Nachbetreuung durch einen erfahrenen Therapeuten erfolgen, da man mit den speziellen Problemen, die in diesem Bereich auftreten, vertraut sein sollte.

Folgende Aufgaben fallen in den Bereich der Nachbetreuung:

1) Aufrechterhalten der Motivation zur Abstinenz
2) Fortsetzung bestehender medikamentöser Einstellungen bzw. psychotherapeutischer und soziotherapeutischer Verfahren
3) Behandlung von Abstinenzkrisen und Rückfällen

ad 1) Die wesentlichste Aufgabe der Nachbetreuung stellt das Aufrechterhalten der Motivation zur Abstinenz dar. Wir leben in Österreich in einer alkoholpermissiven Gesellschaft. Leider ist in der Bevölkerung auch heute noch die Meinung weit verbreitet, daß ein Abhängiger nach längerer Zeit der Abstinenz wieder kontrolliert trinken könne. Außerdem gehört der nunmehr abstinente Alkoholabhängige neuerlich zu einer Minderheit und steht damit wieder, wie als noch trinkender Abhängiger, am Rande der Gesellschaft. Außerdem geraten die Probleme, die der Patient durch das Trinken hatte, zunehmend in Vergessenheit, sodaß der Wunsch nach dem kontrollierten Trinken immer größer wird. Es ist daher notwendig, diesen Wunsch im Rahmen der Nachbetreuung immer wieder zu diskutieren.

Die Nachbetreuung gibt dem Patienten aber auch Gelegenheit, mit dem Therapeuten zu besprechen, was alles während seiner Abstinenz besser geworden ist.

Außerdem zwingt das Aufsuchen einer Beratungsstelle den Patienten dazu, sich mit seiner Alkoholabhängigkeit zu konfrontieren, er sieht dort auch immer wieder andere Patienten, die noch am Anfang der Therapie stehen und wird damit an seine eigene Vergangenheit erinnert. In diesem Aufgabenbereich haben Selbsthilfegruppen von Patienten, die sich während des stationären Aufenthaltes kennengelernt haben, und die Patientenclubs in den Beratungsstellen, wo sich die Patienten ungezwungen bei Cafe und Kuchen zu Gesprächen zusammenfinden, einen hohen Stellenwert, da der Erfahrungsaustausch mit Mitpatienten gelegentlich motivierender wirkt, als das Einzelgespräch mit noch so erfahrenen Therapeuten.

ad 2) Die Möglichkeiten der medikamentösen Therapie in der ambulanten Behandlung habe ich schon besprochen. Aufgabe der Nachbetreuung ist es nun, die Medikation der jeweiligen Verfassung des Patienten anzupassen, bzw. notwendige Laborkontrollen anzuordnen. Die, während des stationären Aufenthaltes oder der ambulanten Entzugsbehandlung begonnenen, psychotherapeutischen und soziotherapeutischen Verfahren, werden in themenzentrierten Gesprächen fortgesetzt. Bei familiären Problemen wird auch häufig der Partner in die Therapie einbezogen. Dies ist bei Männern häufiger der Fall als bei Frauen, da die Ehen abhängiger Männer länger aufrecht bleiben, als bei abhängigen Frauen und die Partner der Patientinnen weniger bereit sind, am therapeutischen Geschehen teilzunehmen.

ad 3) Eine wichtige Aufgabe der ambulanten Nachbetreuung stellt die Behandlung von Abstinenzkrisen und Rückfällen dar. Wie dem Schema von Scholz (1986) zu entnehmen ist, können in den ersten beiden Jahren der Abstinenz noch Spätkrisen vorkommen, wo es zum Auftreten von Spannungszuständen und emotionaler Labilität kommen kann. Je nach Ausprägung kann hier ein Gespräch mit dem Therapeuten genügen, gelegentlich müssen aber auch kurzfristig Neuroleptika oder Antidepressiva eingesetzt werden. Auch hier stellt Akupunktur eine gute Behandlungsalternative dar, die sich bei Verschlechterung der Stimmungslage, bei Auftreten von Angstzuständen oder bei vermehrt auftretendem Verlangen nach dem Suchtmittel bewährt.

Da es auch immer wieder zu Rückfällen kommt, fällt ihre Behandlung in den Bereich der ambulanten Nachbetreuung. Es kommen hier dieselben Medikamente wie bei der Entzugsbehandlung zum Einsatz. In den Gesprächen wird der Rückfallhergang besprochen und dann häufig wichtige Konsequenzen für die weitere Therapie abgeleitet. Zum Beispiel näheres Eingehen auf eine unterschätzte Eheproblematik, noch nicht genügend modifiziertes Freizeitverhalten, belastende Situation am Arbeitsplatz, mit der Konsequenz eventuell des Arbeitsplatzwechsels.

Bei massiven Rückfällen kann gelegentlich eine stationäre Wiederaufnahme erforderlich sein, die dann vom Therapeuten direkt veranlaßt wird. Bei Patienten, die nur ambulant behandelt wurden, kann es nach längerer Zeit, wenn häufig Rückfälle auftreten oder sich die soziale Situation verändert hat (z. B. Arbeitsplatzverlust), sinnvoll sein, den Patienten zu einem stationären Aufenthalt zu raten.

Patienten, die keine regelmäßige ambulante Nachbetreuung eingehalten haben, müssen sich vor neuerlicher Aufnahme wieder einem Begutachtungsgespräch unterziehen, wo abgeklärt wird, ob eine neuerliche stationäre Aufnahme erfolgversprechend ist. Wenn die Therapiemotivation des Patienten nicht ausreichend erscheint, kann zum Beispiel eine regelmäßige ambulante Vorbehandlung als Motivationsprüfung zur Bedingung gestellt werden.

D) Beratung von Angehörigen

Da Alkoholabhängigkeit eine Erkrankung ist, die die ganze Familie betrifft, werden die Angehörigen in die Therapie miteinbezogen. Die Palette reicht von telefonischer Information bezüglich Behandlungsmöglichkeiten, über Partnergespräche während der Behandlung, bis zu eigenen Informationsabenden für Angehörige.

Zusammenfassend kann man sagen, daß das Kalksburger Modell mit dem Prinzip der geschlossenen Behandlungskette als bewährte Methode in der Behandlung Abhängiger anzusehen ist. Wien ist mit den 6 Ambulanzen bzw. Beratungsstellen, die vom API betreut werden, flächendeckend versorgt. Auch von Seiten der Öffnungszeiten besteht jeden Tag (außer Sonntag) die Möglichkeit eine Beratungsstelle aufzusuchen. In den letzten Jahren besteht – auch international gesehen – ein deutlicher Trend in Richtung ambulanter Behandlung, da sie in Zeiten zunehmender Arbeitslosigkeit langfristige Krankenstände vermeidet und dem Patienten dadurch der Arbeitsplatz erhalten bleibt. Andererseits stellt sie eine kostengünstigere Behandlungsform dar – ein Faktum, das zunehmend an Bedeutung gewinnt. Durch die Kostenübernahme für Psychotherapie durch die Krankenkassen könnte das ambulante Therapieangebot noch erweitert werden, sodaß noch mehr Patienten ambulant versorgt werden könnten.

Abschließend möchte ich noch einen kurzen Überblick über die Ambulanzen und Beratungsstellen in Wien geben. (Ich habe in diese Graphik auch die beiden Beratungsstellen in Niederösterreich aufgenommen, die vom API betreut werden und damit einen großen Teil Niederösterreichs mitversorgen.) Die Ambulanzen bzw. Beratungsstellen sind ein bis mehrmals wöchentlich am späten Nachmittag (da die meisten Patienten berufstätig sind und die Möglichkeit haben sollen, die Beratungsstelle außerhalb der Arbeitszeit aufzusuchen) geöffnet. Nur die Ambulanz in der Männerstation in Kalksburg steht auch Montag bis Freitag vormittags für Begutachtungen und Akutfälle (bzw. Schichtarbeiter) zur Verfügung.

Bei der in der Tabelle enthaltenen Anzahl der Mitarbeiter (die Ärzte, Psychologen, Sozialarbeiter, Schwestern und ehrenamtliche Mitarbeiter umfaßt) muß man festhalten, daß die meisten Mitarbeiter hauptsächlich im stationären Bereich beschäftigt sind und nur einige Stunden pro Woche in den Beratungsstellen bzw. Ambulanzen arbeiten.

Zuletzt noch eine Übersicht über die neuesten Daten (1993):

Tabelle 1

	Öffnungszeiten Std./Woche	Anzahl der Mitarbeiter	Anzahl behandelte Patienten	Anzahl Patientenkontakte
Ambulanzen				
Männerstation	38	19	1961	9290
Frauenstation	8	5	770	3188
Psych. Univ. Klinik	6	9	302	1705
Beratungsstellen				
Wien 3	6	6	261	2045
Wien 5	9	12	834	10621
Wien 21	5	4	131	1860
Baden	2	4	137	789
St. Pölten	2	4	77	522

Danksagung

Ich danke Frau Dr. A. Kostrba für Ihre ergänzenden Bemerkungen über die speziellen Erfahrungen in der ambulanten Behandlung alkoholabhängiger Frauen.

Literatur

Burian W.: Frauenalkoholismus und Polytoxikomanie. In: Die Psychotherapie des Alkoholismus. Göttingen: Verlag für medizinische Psychologie, 1984

Eisenbach-Stangl I.: Treatment-Seeking and Treatment- Reluctant Alcoholics: A Two Class Alcohol-Treatment System in Austria. In: H. Klingemann, J.-P. Takala, G. Hunt (Hrsg.), Cure Care and Control Alcoholism Treatment in sixteen Countries. Albany: State University of New York Press, 1992

Hunt G., Mellor J., Turner: From Alcoholism to Problem Drinking: Alcohol Treatment in England and Wales 1945-1990. In: H. Klingemann, J.-P. Takala, G. Hunt (Hrsg.), Cure Care and Control Alcoholism Treatment in Sixteen Countries. Albany: State University of New York Press, 1992

Jellinger K.: Die ambulante Behandlung Alkoholkranker im Genesungsheim Kalksburg, Erfahrungen und Probeme. In: K. Kryspin- Exner (Hrsg.), Die offene Anstalt für Alkoholkranke in Wien- Kalksburg. Wien: Verlag Brüder Hollinek, 1966

Klingemann H.: The Role of Alcohol Treatment in a Consensus Democracy: The Case of the Swiss Confederation. In: H. Klingemann, J.-P. Takala, G. Hunt (Hrsg.), Cure Care and Control Alcoholism Treatment in Sixteen Countries. Albany: State University of New York Press, 1992

Kryspin-Exner K.: Die Auswahl des Krankengutes. In: K. Kryspin-Exner (Hrsg.), Die offene Anstalt für Alkoholkranke in Wien Kalksburg. Wien: Verlag Brüder Hollinek, 1966

Kryspin-Exner K.: Der phasenhafte Verlauf der Restitution. In: K. Kryspin-Exner (Hrsg.), Theorie und Praxis der Therapie der Alkoholabhängigkeit. Wien: Verlag Brüder Hollinek, 1969

Mader R.: Die Organisation einer geschlossenen Behandlungskette zur Rehabilitation Alkohokranker. Wiener Zeitschrift für Suchtforschung, Jg. 4, Nr. 3, S. 49–51, 1991

Mader R. et al.: Das „Anton Proksch-Institut – Stiftung Genesungsheim Kalksburg". Wiener Zeitschrift für Suchtforschung, Jg. 14, Nr. 1/2, S. 3–25, 1991

Marx B., Jahoda J., Marx R.: Behandlung von Alkoholabhängigen in einer Fachambulanz. Wiener Zeitschrift für Suchtforschung, Jg. 5, Nr. 2, S. 3–12, 1982

Marx R.: Doubtful results of controlled drinking. Kongreßband des Kongresses des International Council on Alcohol and Addictions (ICAA) Wien, 1981

Scholz H.: Die Rehabilitation bei chronischem Alkoholismus. Stuttgart: Enke, 1986

Weisner C., Morgan P.: Rapid Growth and Bifurcation: Public and Private Alcohol Treatment in the United States. In: H. Klingemann, J.-P. Takala, G. Hunt (Hrsg.), Cure, Care and Control. Alcoholism Treatment in Sixteen Countries. Albany: State University of New York Press, 1992

Ein Betreuungsmodell mit Begleitforschung

O. M. Lesch, H. Walter, M. Musalek

Wissenschaftliche Erkenntnisse der letzten hundert Jahre haben gezeigt, daß eine Betreuungskette, die eng mit einer stationären Behandlungsmöglichkeit verbunden ist, eine optimale Therapie psychisch Kranker ermöglicht. Die stationären Aufnahmemöglichkeiten werden dabei durch halbstationäre Einheiten und ambulante Versorgung ergänzt. Die Aufgabe der ambulanten Stellen ist einerseits die gemeindenahe Behandlung und Betreuung der ambulanten Patienten, weiters die Kontaktaufnahme mit einerseits dem praktischen Arzt und andererseits den stationären oder teilstationären Einheiten. Wichtige Faktoren bei dieser Art der gemeindenahen Versorgung sind das hohe Ausmaß an Erreichbarkeit und die Multiprofessionalität des Teams, wie auch die Stabilität der Betreuungsstrukturen und des dort tätigen Personals, nicht zuletzt auch um rasche und unkomplizierte Informationsübermittlung zu gewährleisten.

Das Burgenland mit seinen 270 000 Einwohnern hat bereits vor mehr als 30 Jahren begonnen, eine solche gemeindenahe, regionale Versorgung aufzubauen. Hofrat Dr. Braun und Dr. Demel haben hierfür die primäre Aufbauarbeit geleistet. Im Februar 1976 hat das AP-Institut gemeinsam mit der Psychiatrischen Universitätsklinik Wien die ärztliche Betreuung und Supervision der sozialarbeiterischen Tätigkeit übernommen. Univ.-Prof. Dr. P. Berner und Prim. Dr. R. Mader haben damals Dr. O. M. Lesch beauftragt diese Tätigkeit zu übernehmen, wobei auch gleichzeitig ein Übergangswohnheim mit 22 Plätzen für chronisch psychiatrisch Kranke zu betreuen war.

Seit 1967 wurden die ambulanten Versorgungseinrichtungen ausgebaut, sodaß heute in allen Bezirken eigene Beratungsteams tätig sein können. Jedes Team einer Beratungsstelle besteht aus Diplomsozialarbeiterinnen, Sekretärinnen und entweder in Facharztausbildung stehenden Ärztinnen oder Fachärztinnen. In den 7 Beratungsstellen fanden im Jahre 1992 insgesamt 2 954 Behandlungen statt. Die Diplomsozialarbeiterinnen führten im selben Jahr insgesamt 3 170 Gespräche mit Patienten oder Klienten durch. Davon sind 1 708 Hausbesuche, 779 Aussprachen in stationären Einrichtungen und 683 Beratungsgespräche an Sprechtagen der Sozialarbeiter.

Der Dienstort der Sozialarbeiter ist die jeweilige Beratungsstelle, die ärztliche Versorgung wird über die Universitätskliniken Wien (Schwerpunkt Nordburgenland) und Graz (Schwerpunkt Südburgenland) für Psychiatrie und das Anton Proksch-Institut (Schwerpunkt mittleres Burgenland) sichergestellt. Da an diesen Stellen immer ein Arzt im Dienst ist, kann bei entsprechenden Problemen dieser auch erreicht werden, wobei die im PSD tätigen Ärzte untertags an diesen Dienstorten erreichbar sind. Eine allenfalls notwendige stationäre Aufnahme kann sofort geplant werden, sodaß zwangsweise Aufnahmen in Psychiatrischen Anstalten über die Jahre kontinuierlich reduziert werden konnten (Walter, 1991).

Die kontinuierliche Betreuungsarbeit und die ständige Notwendigkeit der psychiatrischen Fortbildung, wie dies im Anton Proksch-Institut und an der Universitätsklinik für Psychiatrie gegeben ist, haben zu einem qualitativ sehr hohen Niveau der Versorgung geführt. Die in diesem Konzept mögliche Begleitforschung veränderte nicht nur manche theoretische Sichtweisen über den Langzeitverlauf von psychiatrischen Krankheiten, sondern kam auch den Patienten direkt zugute, da durch diese Begleitforschung viele therapeutische Strategien modifiziert wurden. Publikationen über Wahnerkrankungen, endogene Depressionen, Persönlichkeitsstörungen, aber vor allem auch über Abhängigkeitserkrankungen sind in der nationalen und internationalen Fachliteratur zu finden [1–29].

Aus diesen Publikationen gehen unter anderem einige Grundregeln in der Langzeitbetreuung psychiatrischer Patienten hervor:
1) Je früher ein Patient zu einer Lebensstiländerung motiviert werden kann, umso besser ist seine Prognose.
2) Die gleichzeitige Anwendung von psychopharmakologischen und psychotherapeutischen Behandlungen führen zu einem besseren Ergebnis, als die Anwendung von nur einer dieser Therapiemethoden
3) Globale, rein nosologische, diagnostische Kategorien sind für die Therapieplanung nur wenig hilfreich.
4) Je später ein Patient in Behandlung kommt, umso mehr spielen biologische und soziale Faktoren eine Rolle. Psychogene Ätiologien können zu einem späteren Zeitpunkt oft nicht mehr erkannt werden.
5) Stationäre Aufnahmen können oft vermieden werden. Bei vor allem auch zwangsweise durchgeführten stationären Aufnahmen ist die Kontaktaufnahme durch den Psychosozialen Dienst so früh wie möglich zu organisieren. Kontaktaufnahmen mit den Patienten und deren Familien innerhalb der ersten sieben Tage werden als Hilfe erlebt.
6) Die Erreichbarkeit und die Kontinuität des Beratungsteams, sowie dessen Ausbildungsqualität sind für die Betreuung der Patienten wesentlich wichtiger als die Ausbildungrichtung der Einzelpersonen des Betreuungsteams.
7) An Hand der Alkoholkrankheit konnten wir die Heterogenität dieser Diagnose nachweisen und in einem Ätiologiemodell das für die verschiedenen Untergruppen jeweils adäquate, therapeutische Vorgehen darstellen (siehe Abb. 1).

Ein Betreuungsmodell mit Begleitforschung 293

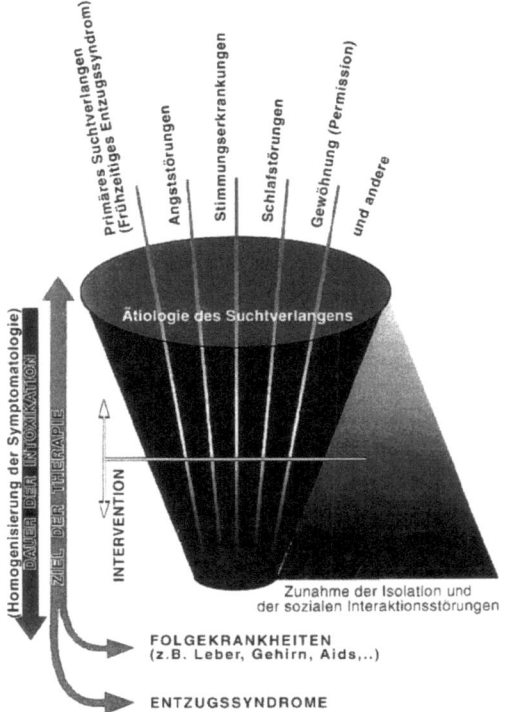

Abb. 1.

Wenn man all diese Punkte zusammenfaßt, wird klar, daß diese Art der gemeindenahen Versorgung – gekennzeichnet durch leichte Erreichbarkeit und durch die Einbindung in ein therapeutisches Netz (mit Vorbehandlung, eventueller stationärer oder halbstationärer Behandlung und Langzeitnachbehandlung), – einen wesentlichen Beitrag für die psychosoziale Betreuung der Bevölkerung des Burgenlandes leistet.

Verbesserungen im ambulanten Bereich, wie z. B. Verbesserung der personellen Ausstattung, Möglichkeiten der nachgehenden Betreuung durch das gesamte Team, sind unbedingt notwendig.

Im stationären Bereich empfiehlt sich – durch die geographische Lage des Burgenlandes – eine Zusammenarbeit mit der Steiermark und Niederösterreich. Zwei eigene, kleine, psychiatrische, stationäre Einheiten, z. B. in Oberwart und Eisenstadt, wären zwar notwendig, aber man sollte solchen stationären Behandlungseinrichtungen nur dann zustimmen, wenn sie den derzeitigen europäischen Normalstandard für Psychiatrie aufweisen. Die personelle Ausstattung mit Fachpersonal (Psychiater, Psychologen, Ergotherapeuten, Sozialarbeiter, Physiotherapeuten u. a. m.) und die entsprechende Infrastruktur (die Station muß einen adäquaten Lebensraum darstellen) müßte gewährleistet sein. Aus internationalen Vergleichen weiß man, daß sich, wenn diese Bedingungen nicht erfüllt sind, die Aufenthaltsdauer unnötig verlängert und daß der Gesamtverbrauch von sedierender Medikation deutlich höher ist als bei Institutionen, die den entsprechenden Ausstattungsstandard haben.

Eine solche, eventuell zu schaffende, stationäre Einheit darf finanziell aber nicht zu Lasten des notwendigen weiteren Ausbaues des ambulanten Bereichs gehen, denn die stationäre Psychiatrie ist einerseits Akuthilfe und Untersuchungshilfe (EEG, CT, NMR, Psychologische Testung, Beobachtung in Ergotherapie etc.) und andererseits soll sie daraus einen klaren Behandlungsplan erarbeiten können. Sie ist damit nur einer der Bausteine in dem gesamten Netzwerk einer modernen psychiatrischen Versorgung.

Danksagung

Die große Unterstützung durch Prim. Dr. Rudolf Mader und durch Prof. Dr. Peter Berner haben es unserem Team ermöglicht, psychiatrische Patienten über lange Zeit zu betreuen. Unser Team konnte dadurch lernen, Lehrbuchwissen zu relativieren und therapierelevante Neuerungen in der Betreuung psychisch Kranker zu entwickeln.

Literatur

1. Berner, P., Lesch, O.M., Walter, H.: Alcohol and Depression. Psychopatology, 19: suppl. 2, 177–183, 1986
2. Freitag, H., Lesch, O. M.: Eine psychiatrische Akutstation. Diagnostische und therapeutische Reflexionen. Österreichische Ärztezeitung. Jg.46, Heft 7, 35–41, 1991
3. Lesch, O. M., Lang, A., Rajna, R.: Bericht über den Einfluß einer Behandlungsstruktur auf das Suchtverhalten der burgenländischen Patienten, die in der Zeit zwischen dem 1. Jänner 1973 und dem 31. Dezember 1975 im Anton Proksch Institut aufgenommen waren. Wiener Zeitschrift für Suchtforschung, Jahrgang 3, 7–14, 1980
4. Lesch, O., Grünberger, J., Rajna, P.: Das Modell „Burgenland". In: Alkohol- und Drogenabhängigkeit, Neue Ergebnisse aus Theorie und Praxis. Hrsg.: R. Mader, 155–189, 1983
5. Lesch, O.: Soziale Folgen des Führerscheinentzuges. Ein Problem für die Begutachtung. Wiener Zeitschrift für Suchtforschung, Jahrgang 6, Nr.1, 35–39, 1983
6. Lesch, O., Walter, H.: Neuere Wege der Diagnostik und Therapie des chronischen Alkoholismus. Gemeindenahe Psychiatrie, Heft 1 und Heft 2, Nr. 17/18, 19–39, 1984
7. Lesch, O., Walter, H.: Chronischer Alkoholismus und Mortalität. Gemeindenahe Psychiatrie, Heft 1 und 2, Nr. 17/18, 46–54, 1984
8. Lesch, O. M., Lentner-Jedlicka, S., Walter, H.: Umgang mit Alkoholkranken und anderen Süchtigen, Wiener klinische Wochenschrift, Jg.96, Heft 21, 790–796, 1984
9. Lesch, O., Grünberger, J., Rajna, P.: Outpatient Treatment of Alcohol Addicts, The Burgenland Model. Medicine and Law, Springer Verlag, Heft 4, 71–76, 1985
10. Lesch, O., Dietzel-Rogan, M., Musalek, M., Rajna, P., Rustembegovich, A., Schjerve, M., Walter, H.: Soziale Integration paraphrener Langzeitpatienten bei niedrigdosierter Depotneuroleptikamedikation. In: Psychiatrische Praxis, Georg Thieme Verlag, Stuttgart New York, Heft 12, 63–68, 1985
11. Lesch, O.: Chronischer Alkoholismus – Typen und ihr Verlauf- eine Langzeitstudie. Thieme Copythek, Georg Thieme Verlag Stuttgart New York, 1985
12. Lesch, O.M., Lesch, E., Dietzel, M., Mader, R., Musalek, M., Walter, H., Zeiler, K.: Chronischer Alkoholismus – Alkoholfolgekrankheiten – Todesursachen. Wiener medizinische Wochenschrift, 19, 20, 505–515, 1986

13. Lesch, O. M., Dietzel, M., Musalek, M., Walter, H., Zeiler, K.: Therapeutische Konzepte und die Langzeitprognose des chronischen Alkoholismus. In: Die Langzeitbehandlung psychischer Störungen, Forum-Psychiatrie 1986, Linz-Salzburg. Hrsg.: W. Schöny, E. Rainer, I. Brandstetter, M. Th. Kris, Ronacher-Verlag München, 55–76, 1986
14. Lesch, O. M., Lesch, E., Dietzel, M., Musalek, M., Walter, H., Zeiler, K.: Chronischer Alkoholismus – Alkoholfolgekrankheiten – Faktoren, die die Lebenserwartung beeinflussen. In: Sammelband der Van Swieten Tagung, Verlag der Österr. Ärztekammer, 92–98, 1986
15. Lesch, O. M., Dietzel, M., Musalek, M., Walter, H.: Probleme bei der Evaluierung sozialpsychiatrischer Beratungsstellen. In: Gesellschaft und Gesundheit. Hrsg.: P. Berner, K. Zapotoczky, Veritas Verlag, Linz, 398–407, 1988
16. Lesch, O. M., Dietzel, M., Musalek, M., Walter, H., Zeiler, K.: The Course of Alcoholism. Long-Term Prognosis in Different Types. Forensic Science International, 36, 121–138, 1988
17. Lesch, O. M., Walter, H., Mader, R., Musalek, M., Zeiler, K.: Chronic Alcoholism in Relation to Attempted or Effected Suicide – A Long-Term Study. Psychiatrie et Psychobiologie, Heft 3, 181–188, 1988
18. Lesch, O. M., Mader, R., Musalek, M., Rajna, P., Spielhofer, H., Walter, H., Wancata, J.: Chronischer Alkoholismus und die Aversionstherapie mit Disulfiram (Antabus) Eine katamnestische Untersuchung. Wiener Zeitschrift für Suchtforschung, Jg. 11, Nr. 1, 27–35, 1988
19. Lesch, O. M., Dietzel, M., Musalek, M., Walter, H., Zeiler, K.: Therapiekonzepte und Therapieziele im Lichte langfristiger Katamnesen In: Psychiatrische und neurologische Aspekte des Alkoholismus heute. Hrsg.: H. Heimann, K. Mayer, H. W. Schied, Gustav Fischer Verlag, 267–284, 1989
20. Lesch, O. M., Bonte, W., Walter, H., Musalek, M., Sprung, R.: Verlaufsorientierte Alkoholismusdiagnostik. In: Suchtkranke – Die ungeliebten Kinder der Psychiatrie. Hrsg.: D. R. Schwoon, M. Krausz, 81–91, Ferdinand Enke Verlag, 1990
21. Lesch, O. M., Musalek, M., Walter, H.: Classification of Personality disorders and demarcation to normals. In: Psychiatry: A world perspective, Vol. 1; Eds: C. N. Stefanis et al., 606–609, 1990
22. Lesch; O. M.: Chronic Alcoholism: Subtypes useful for Therapy and Research. In: Alcoholism: A Molecular Perspective. Nato Asi Series A: Life Sciences Vol. 206, 353–356, Ed: T. Norman Palmer, Plenum Press, New York, 1991
23. Lesch, O. M., Musalek, M., Walter, H., Dietzel, M.: Le Pronostic de l'Alcoolisme Chronique, alcoologie, Revue de la société francaise d'alcoologie, tome 14, nr. 1–92, 5–13, 1992
24. Musalek, M., Lesch, O. M., Kieffer, W.: Dysphoric States in the Course of Manic-Depressive Illness. Psychopathology 20, 107–114, 1987
25. Spielhofer, H., Lesch, O. M.: Probleme bei der Rehabilitation psychisch Kranker im ländlichen Raum. Bericht über ein Wohn- und Arbeitsheim im Burgenland (Großpetersdorf). Psychiatr. Praxis 7, 247–254, 1980
26. Walter, H., Lesch, O. M., Musalek, M.: Motivation zur Lebensstiländerung. In: K. Zapotoczky, P. Berner (Hrsg.): Gesundheit im Brennpunkt, 2, Veritas Verlag, 101–103, 1990
27. Walter, H., Lesch, O. M., Musalek, M., Nimmerrichter, A., Rustembegovich, A.: Burgenländische Alkoholfürsorge. Der praktische Arzt. 43, 1172–1178, 1990
28. Walter, H., Lesch, O. M., Musalek, M.: Psychosozialer Dienst Burgenland: Organisation und Eigenreflexionen. In: Meise, Hafner, Hinterhuber (Hrsg.) Proceedings der Tagung: Versorgung psychisch Kranker in Österreich (Innsbruck 8. bis 9. Nov.1990) Springer Verlag, 1990
29. Walter, H., Lesch, O. M., Musalek, M.: Behandlung chronischer Alkoholiker im Rahmen des PSD Burgenland. Wiener Zeitschrift für Suchtforschung. Jg. 14., Nr. 1/2, 1991

Gemeindenahe Suchtkrankenversorgung unter ländlichen Bedingungen am Beispiel des Burgenlandes

W. Preinsperger

Einleitung

In dieser Arbeit soll auf Grundzüge, Prinzipien und Schwierigkeiten gemeindenaher Arbeit mit Suchtkranken – vor allem mit Alkoholabhängigen – im ländlichen Raum eingegangen werden.

Dabei soll einigen Aspekten einer gemeindenahen Suchtkrankenversorgung besondere Beachtung geschenkt werden, so der Rolle der Zusammenarbeit zwischen ambulanten und stationären Einrichtungen, der Rolle aufsuchender psychosozialer Arbeit im Suchtbereich sowie der Bedeutung des medizinischen Primärversorgungssektors in der Beratung und Behandlung von Suchtkranken. Besonders im Bereich der Kooperation und Koordination zwischen ambulanten und stationären Behandlungsinstitutionen sowie im Bereich aufsuchender Arbeit in Allgemeinenkrankenhäusern, Psychiatrischen Krankenhäusern und zum Teil auch in Form von Hausbesuchen, wurden im Bundesland Burgenland, dessen Suchtkrankenversorgungssystem hier beschrieben werden soll, durchaus beachtenswerte und erfolgreiche Modelle entwickelt.

Allgemeine Grundprinzipien einer gemeindenahen Suchtkrankenversorgung

Am Beginn der vorliegenden Arbeit sollen aber eher allgemeine Überlegungen zur gemeindenahen Suchtkrankenversorgung stehen, ihre Grundgedanken sollen herausgearbeitet werden. Ihr primäres Ziel ist es, den Betroffenen eine abstinente Lebensweise bei bestmöglicher familiärer, beruflicher und sozialer Integration zu ermöglichen, wobei mit den jeweiligen therapeutischen Maßnahmen sowenig wie möglich und soviel wie nötig in das Leben der Abhängigen und der Personen in ihrer Umgebung eingegriffen werden sollte. Natürlich sind auch Aktivitäten erforderlich, die sich an Abhängige wenden, die eine abstinente Lebensweise nicht oder noch nicht zum Ziel haben, das Abstinenzparadigma sollte jedoch auch im Hintergrund derartiger Bemühungen stehen. Obschon die Erfahrung lehrt, daß einzelne Abhängige das Ziel des kontrollierten Trinkens erreichen können, kann dieses kein von therapeutischer Seite empfohlenes Therapieziel sein, da es den bisherigen Erfahrungen nach nur von ganz wenigen Abhängigkeitskranken erreicht wird und keine Prognosekriterien bekannt sind, nach denen eine Vorhersage verläßlich möglich ist. Insofern erscheint es vom therapeutischen Standpunkt aus unverantwortlich, ein Therapieziel zu empfehlen, bei dem die Wahrscheinlichkeit des Scheiterns nur knapp unter 100% liegt.

Zur Erreichung und Erhaltung der Abstinenz gibt es jedoch eine Vielzahl möglicher Wege und nötiger Behandlungs- bzw. Betreuungsformen, die in ihrer Verschiedenartigkeit den unterschiedlichen Bedürfnissen und Möglichkeiten der verschieden stark geschädigten Abhängigen in bestimmten Phasen bzw. Stadien ihrer Abhängigkeitsentwicklung Rechnung tragen sollten. In der Behandlung etwa von Alkoholabhängigen mit einer schematisierten therapeutischen Antwort das Auslangen finden zu wollen und diejenigen, die sich nicht in diesen konzeptuellen Rahmen einfügen lassen wollen oder können, als eben unmotiviert und nicht behandlungsbereit abzutun und diesen Abhängigen damit eine Behandlung vorzuenthalten, erscheint angesichts des derzeitigen Kenntnisstandes der Suchtkrankentherapie als etwas einfältig. Und doch ist dies vielerorts geübte Praxis.

Behandlungsangebote verschiedener Intensitätsstufen sollten auf verschiedene Ausprägungsgrade und Folgeschäden der Substanzmittelabhängigkeit zugeschnitten sein. Auch ist nicht immer im voraus zu bestimmen, durch welche Maßnahmen oder welche Kombinationen von Maßnahmen Abhängigkeitskranke zur Abstinenz finden bzw. diese erhalten können. Oft bedarf es mehrfacher Behandlungen und mehrfacher Rückfälle, bevor die notwendige Motivation zur Abstinenz erreicht werden kann. Dabei sind Rückfälle als Teil der Erkrankung anzusehen und nicht unbedingt Ausdruck eines Scheiterns derselben. Häufig eröffnen erst Rückfälle einen therapeutischen Zugang.

Es erscheint evident, daß nur das Vorhandensein von verschiedenen Einrichtungen und Behandlungsangeboten eine umfassende und bedarfsgerechte Versorgung aller Suchtkranken in einer Region gewährleisten kann. Dabei müssen flexible Übergänge von einer Versorgungsform in die andere möglich sein. Eine leichte Zugänglichkeit, sowie damit zusammenhängende relativ problemlose Kostenübernahmemodalitäten stellen ebenfalls wichtige Voraussetzungen für ein funktionierendes Beratungs- und Therapiesystem für Substanzmittelabhängige dar.

Als Grundprinzipien eines gemeindenahen, differenzierten und integrierten Suchtkrankenversorgungssystems können somit folgende Aspekte angeführt werden:

- das Prinzip der bedarfsgerechten und umfassenden Versorgung, um jedem Suchtkranken gemäß seiner Motivationslage und Mitwirkungsfähigkeit in jedem Stadium seiner Suchtkrankheit eine entsprechende Hilfsmöglichkeit anzubieten,

- damit verbunden das Zurverfügungstellen differenzierter Therapieangebote und – einrichtungen, also die Entwicklung eines möglichst differenzierten Suchtkrankenversorgungssystems,
- die Chancengleichheit für alle Suchtkranken, auch für langfristig akut Suchtkranke (sogennante depravierte Suchtkranke), für alte Suchtkranke, für jugendliche Abhängige, etc.,
- das Ermöglichen eines einfachen Zugangs zu den Versorgungseinrichtungen durch das Beheben eventuell vorhandener finanzieller Barrieren, die Schaffung einfacher und unbürokratischer Kostenübernahmeregelungen, weiter duch Wohnortnähe und gute verkehrsmäßige Erreichbarkeit der Versorgungseinrichtungen vor allem mit öffentlichen Verkehrsmitteln, sowie durch bedarfsgerechte Öffnungszeiten ambulanter Einrichtungen,
- die Möglichkeit eines flexiblen Übergangs von einer Betreuungs- oder Behandlungsform in die andere,
- eine enge Verzahnung des Suchtkrankenversorgungssystems mit dem medizinischen Versorgungssystem, vor allem auf der Ebene der medizinischen Primärversorgung (Allgemeinpraktiker und Allgemeinkrankenhäuser), die einen Basisbereich der Suchtkrankenversorgung darstellt,
- weiters eine enge Kooperation mit dem psychiatrischen Versorgungssystem, sowie den Einrichtungen der sozialen Wohlfahrt (z. B. Jugendämter, Bewährungshilfe, Frauenberatungsstellen, Gesundheitsämter, …),
- das Ziel, den Behandelten die abstinente Lebensweise bei bestmöglicher familiärer, beruflicher und sozialer Integration zu ermöglichen, und dieses Ziel mit möglichst wenig Eingriff in den Lebensalltag der Betroffenen anzustreben,
- damit der Vorrang ambulanter bzw. teilstationärer vor stationären Therapieangeboten, sowie das Reduzieren der Aufenthaltsdauer bei stationären Aufenthalten auf ein im Einzelfall nötiges Ausmaß,
- die Durchführung auch von rein ambulanten Entgiftungen, wenn keine medizinische Indikation für eine stationäre Aufnahme gegeben ist,
- das Vorhandensein von auch medizinisch- psychiatrischer neben psychotherapeutischer, psychologischer, sozialarbeiterischer bzw. sozialpädagogischer Kompetenz in den Ambulanzen und Beratungsstellen,
- die Zurverfügungstellung eines adäquaten Behandlungsangebotes auch für Frauen,
- die Arbeit mit Partnern, Familien, Angehörigen sowie zum Teil auch mit Freunden und Kollegen,
- die Möglichkeit zur Krisenintervention, insbesondere auch die Ermöglichung nachgehender Interventionen neben den üblicherweise meist nur etablierten Komm–Strukturen,
- die Heranziehung eines allgemeinpsychiatrisch/psychosozialen Krisendienstes in den Nächten und an Wochenenden auch für Suchtkranke,
- die Entwicklung von Strukturen und Formen aufsuchender psychosozialer Arbeit auch im Suchtkrankenversorgungssystem,

- die Betonung des Selbsthilfeaspektes, die Einbeziehung und Integration der Selbst- und Laienhilfe ins Suchtkrankenversorgungssystem sowie die Entwicklung von Kooperationsformen zwischen Professionellen und Laienhelfern,
- das Ergreifen von Maßnahmen mit dem Ziel der Wiedereingliederung in Ausbildung und Beruf,
- das Anbieten freizeitpädagogischer Hilfen, vor allem für sozial desintegrierte und langfristig arbeitslose Suchtkranke,
- das Anbieten von bzw. die Beteiligung an präventiven Maßnahmen unter Berücksichtigung des sozioökonomischen Bedingungsgefüges der Region, so z. B. die Beratung von Institutionen, Betrieben und Multiplikatoren, die Durchführung von Fortbildungsmaßnahmen von Personen, die beruflich mit Suchtkranken in Kontakt kommen, sowie die Duchführung von Maßnahmen und Programmen zur Gesundheitserziehung etwa in Betrieben, Schulen, Vereinen und Verbänden,
- die Entwicklung von suffizienten, der regionalen Situation angepaßten Formen der Öffentlichkeitsarbeit sowie,
- eine bestmögliche Koordination und Kooperation aller mit der Beratung und Behandlung Suchtkranker befaßter Berufsgruppen und Einrichtungen des gesamten regionalen Versorgungssystems.

Die Region

Das etwa 270 000 Einwohner zählende Burgenland ist das kleinste und in einem schmalen Streifen entlang der Grenze zu Ungarn gelegene östlichste Bundesland Österreichs. Aufgrund seiner sozioökonomischen Bedingungen weist es im österreichischen Bundesländervergleich, bezogen auf Abängigkeitserkrankungen, besondere Krankheitsrisiken auf. Das Burgenland ist eine Randregion mit sehr schwacher Industriestruktur, wobei die bestehenden Betriebe eher personalintensiven Niedriglohnbranchen mit einem hohen Anteil ungelernter Kräfte angehören. Oft handelt es sich um ausgelagerte Produktionsstätten von Firmen, deren Zentralen in industriell entwickelteren Gebieten bzw. im Ausland gelegen sind, die einen weiteren Produktionsstandort im Burgenland aufgrund des niedrigen Lohnkostenniveaus gewählt haben. Damit verbunden ist oft eine relative Kurzlebigkeit von Betrieben, etwa der Textilbranche, mit den entsprechenden Folgen für die Beschäftigten und die Region.

Das Burgenland hat im Bundesländervergleich die höchste Arbeitslosenrate und das geringste Durchschnittseinkommen. Es hat eine hohe Agrarquote, wobei weite Teile der Region Weinbaugebiete sind. Im Norden des Landes ist der Anteil der aufgrund ihrer Größe lebensfähigen Agrarbetriebe größer, im Süden gibt es eine große Zahl von Nebenerwerbslandwirten. Aufgrund des Arbeitsplätzemangels pendelt ein nicht unerheblicher Teil der Bevölkerung zur Arbeit in umliegende Bundesländer aus. Tägliche Fahrtstrecken in Autobussen von bis zu hundert Kilometern sind für viele

Bewohner Realität. Noch größer ist die Zahl der vor allem in Wien beschäftigten Wochenpendler, die nur das Wochenende in ihrer gewohnten sozialen Umgebung verbringen und die Arbeitswoche über in karg ausgestatteten Firmenquartieren untergebracht sind.

Im Burgenland gibt es keine größeren oder mittelgroßen Städte, dem Bundesland fehlt aufgrund der geographischen Gegebenheiten ein ausgesprochenes Zentrum. Lokale Zentren stellen die Vororte der wie an einer Kette entlanggefädelten Bezirke dar.

Das Burgenland ist eine weinproduzierende Region mit einer für derartige Gebiete typischen Trinkkultur. Alkoholkonsum ist vor allem für Männer eine regelmäßige, nahezu tägliche Gewohnheit, es gibt – im österreichweiten Vergleich – unterdurchschnittlich viele abstinente und überdurchschnittlich viele täglich trinkende Männer. Andererseits gibt es überdurchschnittlich viele Abstinenzlerinnen, während ein ebenso großer Anteil burgenländischer Frauen wie im restlichen Österreich täglich trinkt. Offenbar gilt hier für einen Teil der Bevölkerung die Einstellung „Trinken ist Männersache". Der Druck von Seiten der Umwelt, die gesellschaftliche Einbindung des Trinkens, die manchmal gleichsam in Zwang ausarten kann, ist hier besonders stark ausgeprägt. Dazu kommt die große volkswirtschaftliche und politische Bedeutung der Weinproduktion, die neben der Omnipräsenz alkoholischer Getränke im Alltag der Bevölkerung eine nicht unwesentliche Hürde für die Entwicklung und das Gelingen präventiver Maßnahmen darstellt. Die Permissivität gegenüber alkoholischen Getränken und gegenüber starken Konsumenten ist außerordentlich hoch. Alkoholabhängige werden von der Öffentlichkeit oft lange nicht als solche empfunden daher auch kaum abgelehnt, das eher vorherrschende spiegelmäßige Trinkmuster sowie die Stabilität sozialer Netzwerke und familiärer Bindungen im ländlichen Raum verhindern oft lange eine soziale Auffälligkeit. Vor diesem Hintergrund muß die Arbeit mit Alkoholabhängigen, auf die ich mich hier beschränken möchte, in diesem Gebiet gesehen werden.

Das Suchtkrankenversorgungssystem des Burgenlandes

An der Suchtkrankenversorgung des Burgenlandes sind im wesentlichen folgende Einrichtungen bzw. Institutionen beteiligt:

- das Versorgungsnetz der niedergelassenen Ärzte, vor allem der Allgemeinpraktiker, mit Einschränkung auch der Fachärzte für Innere Medizin sowie der Fachärzte für Psychiatrie und Neurologie,
- die 5 in der Region liegenden sowie dieser eng benachbarte Allgemeinkrankenhäuser, wobei hier vor allem die Abteilungen für Innere Medizin und mit Einschränkungen auch für Chirurgie und Unfallchirurgie, sowie eine vor kurzem eröffnete erste Abteilung für Neurologie eine Rolle spielen,
- die beiden für die stationäre psychiatrische Versorgung (mit Aufnahmeverpflichtung) zuständigen, außerhalb der Landesgrenzen in be-

nachbarten Bundesländern liegenden Psychiatrischen Kranknhäuser in Graz/Steiermark und Mauer bei Amstetten/Niederösterreich sowie mit Einschränkung die Psychiatrischen Universitätskliniken in Wien und Graz (ohne Aufnahmeverpflichtung),
- das Wiener Anton Proksch-Institut als für den ostösterreichischen Raum bedeutendste stationäre Suchttherapieeinrichtung,
- das Netz der in den Bezirksvororten Neusiedel am See, Eisenstadt, Mattersburg, Oberpullendorf, Oberwart, Güssing und Jennersdorf gelegenen Beratungsstellen des Psychosozialen Dienstes Burgenland, denen neben dem Anton Proksch-Institut die zentrale Funktion im gemeindenahen integrierten Suchtkrankenversorgungssystem zukommt,
- die Selbsthilfe- und Angehörigenselbsthilfegruppen,
- sowie Wohnheime und geschützte Arbeitsformen für psychiatrische Patienten, die bei Bedarf auch von Suchtkranken in Anspruch genommen werden können.

Die niedergelassenen Ärzte spielen aufgrund der Struktur des österreichischen Gesundheitswesens im Verlauf einer Abhängigkeitserkrankung sowie im Verlauf der Behandlungskarriere eine zentrale Rolle. Vor allem Praktische Ärzte sind trotz des bei Alkoholkranken oft ausgeprägten Arzt-aversen Verhaltens in der Regel die erste Kontaktperson im Verlauf der Behandlung. Oft werden Abhängige jedoch fast ausschließlich wegen der internistischen Begleit- und Folgekrankheiten behandelt, die Beratung und Therapie im Hinblick auf ihre Abhängigkeit weist meist große Mängel auf. Der großen sozialmedizinischen Bedeutung vor allem der Alkoholabhängigkeit wird in den Ausbildungscurricula und in der Fortbildung der Mediziner bei weitem nicht Rechnung getragen. So sind eine diagnostische Kompetenz bezüglich des Suchtverhaltens oder eine Gesprächsführungskompetenz oft nicht vorhanden, das übrige tut ein therapeutischer Nihilismus, zum Teil aus Mangel an Wissen, zum Teil aus fehlender Einsicht in die Notwendigkeit einer spezifischen Behandlung für Abhängige. Oft fehlt auch eine Überweisungsbereitschaft zu suchtspezifischen Spezialeinrichtungen im ambulanten Bereich, also in die Beratungsstellen des Psychosozialen Dienstes, die für den stationären Bereich ohne weiteres vorhanden ist. Dafür könnte einerseits mangelndes Vertrauen in die Möglichkeiten und Wirksamkeit ambulanter Therapie bei Abhängigen verantwortlich sein, andererseits spielen möglicherweise auch ökonomische Überlegungen bzw. Konkurrenzängste eine Rolle. Bei denjenigen Praktischen Ärzten, mit denen ein Kontakt von Seiten der Beratungsstellen hergestellt werden konnte, den Berührungsängsten also begegnet werden konnte, gehören derartige Barrieren für eine suffiziente Behandlung Suchtkranker der Vergangenheit an.

Künftig wird jedoch noch größeres Augenmerk auf die Entwicklung von Zusammenarbeitsformen zwischen dem spezifischen Suchtkrankenversorgungssystem und den niedergelassenen Ärzten zu legen sein. Auch in den suchtspezifischen Fortbildungsbereich für Mediziner sollten künftig in der Region im Suchtkrankenbereich tätige Ärzte, Psychologen und Sozialarbeiter verstärkt eingebunden werden. Wünschenswert wäre die Entwicklung eines möglichst flächendeckenden, koordinierten Schulungsprogrammes, da die Wirksamkeit kleiner und kleinster Interventionen auf der Ebene der primären Gesundheitsversorgung im Behandlungsverlauf Abhängiger einwandfrei erwiesen werden konnte.

Die Ebene der Allgemeinpraktiker ist im Sinne eines gemeindenahen Versorgungskonzeptes auch deshalb von Bedeutung, da sie leicht erreichbar und mit keiner Stigmatisierung verbunden ist. Außerdem verleiht die relativ gesicherte Glaubwürdigkeit einem von den Ärzten der primären Gesundheitsversorgung erteilten Rat besonderen Nachdruck. Die Interventionen müssen auf das Ausmaß des Trinkens bzw. auf die Probleme jedes Einzelnen zugeschnitten sein, wobei auf dieser Ebene oft mit sogenannten „Minimalinterventionen" das Auslangen gefunden werden kann. So konnte bereits eine eindeutige Wirksamkeit eines 5-minütigen Beratungsgespräches verbunden mit der Mitteilung der Gamma-GT-Werte nachgewiesen werden. Dieser Umstand ist vor allem für die einzelfallbezogene Primärprävention von großer Bedeutung und unterstreicht den Stellenwert der niedergelassenen Ärzte für die Basisversorgung Suchtkranker.

Zur Bedeutung der Nervenärzte im hier beschriebenen Versorgungsgebiet sei angemerkt, daß im gesamten Bundesland gegenwärtig nur 5 Fachärzte für Psychiatrie und Neurologie bzw. für Neurologie und Psychiatrie mit Kassenpraxen niedergelassen sind, davon 2 mit dem Schwerpunkt Psychiatrie und 3 mit dem Schwerpunkt Neurologie. 2 der niedergelassenen Nervenärzte sind in die Arbeit der Beratungsstellen des Psychosozialen Dienstes integriert. Die Kooperationsbereitschaft mit den Beratungsstellen der spezifischen Suchtkrankenhilfe ist unterschiedlich, zum Teil werden die sozialarbeiterischen Ressourcen der Beratungsstellen des Psychosozialen Dienstes zum Wohle der Patienten gut genützt, zum Teil ist eine Intensivierung der Kooperation sicherlich wünschenswert.

Das oben für die Ebene der Allgemeinpraktiker Gesagte gilt mit leichten Akzentverschiebungen auch für die fünf in der Region liegenden Allgemeinkrankenhäuser, in denen Suchtkranke wegen meist internistischer, gelegentlich auch wegen psychiatrischer oder neurologischer mit dem Suchtmittelmißbrauch zusammenhängender Begleit- oder Folgeerkrankungen bzw. im Rahmen von Notfällen oder nach Unfällen aufgenommen werden. Auch dem Personal dieser Einrichtungen, vor allem den dort tätigen Ärzten, kommt eine Schlüsselrolle im Versorgungssystem Suchtkranker zu, die aufgrund von Wissensdefiziten sowie des Fehlens von Motivation oder Zeit oft nur unzureichend wahrgenommen wird. Diesem Mangel wird im Burgenland durch das noch näher zu beschreibende Modell der aufsuchenden Arbeit in den Krankenhäusern entgegengewirkt, wobei stationär aufgenommene Patienten mit Suchtproblemen von Sozialarbeitern der Beratungsstellen in der Klinik aufgesucht und kontaktiert werden.

Auch die in den die Region versorgenden Psychiatrischen Krankenhäusern aufgenommenen Patienten werden von den Mitarbeitern der Beratungsstellen noch während ihres stationären Aufenthaltes kontaktiert, wobei im

Regelfall versucht wird, sie zur Aufnahme einer meist längerfristigen ambulanten Therapie in der jeweiligen Beratungsstelle zu motivieren. Weiters werden diesen Patienten meist die in Wohnortnähe liegenden Selbsthilfegruppen vorgestellt und empfohlen. Eine österreichweite Besonderheit stellt die Lage der beiden das Burgenland versorgenden Psychiatrischen Krankenhäuser dar. Sie liegen beide nicht innerhalb der Landesgrenzen, sondern in den benachbarten Bundesländern Niederösterreich und Steiermark, woraus Distanzen zwischen Wohnort und Krankenhaus bis zu über 200 Kilometern resultieren. Im Bundesland selbst existiert bis heute kein stationärer psychiatrischer Behandlungsplatz, wobei eine psychiatrische Abteilung am Allgemeinkrankenhaus der Landeshauptstadt Eisenstadt konkret in Planung ist, eine zweite, im südlichen Landesteil gelegene – einem inzwischen erstellten Psychiatrieentwicklungsplan nach – ebenfalls notwendige Abteilung wohl noch für längere Zeit auf sich warten lassen dürfte. Die Realisierung auch dieser zweiten Abteilung hätte im Rahmen eines wirklich gemeindenahen Suchtkrankenversorgungssystems eine enorme Bedeutung. Auch die psychiatrischen Universitätskliniken in Wien und Graz spielen für die Versorgung von Suchtkranken aus dem Burgenland eine gewisse Rolle, obzwar ihre Bedeutung für die Versorgung von psychiatrischen Patienten dieser Region ungleich größer ist.

Benötigt ein Suchtkranker aus dem beschriebenen Versorgungsgebiet eine stationäre Therapie im Sinne einer Entwöhnungsbehandlung oder einer kombinierten Entgiftungs-/Entwöhnungsbehandlung, wird er in der überwiegenden Anzahl der Fälle im Kalksburger Anton Proksch-Institut aufgenommen, dessen Behandlungskette für Alkohol- und Drogenabhängige in den übrigen Beiträgen dieses Bandes ja ausführlich dargelegt wird. Das Behandlungskonzept soll daher an dieser Stelle nur grob angerissen werden, außerdem möchte ich mich im Sinne der vorliegenden Arbeit auf das der Abteilung für Alkohol- und Medikamentenabhängige beschränken.

Die beiden Säulen des Kalksburger Modells sind eine außerordentlich kurzzeitige, in der Regel 6–8 wöchige stationäre Behandlung, sowie eine sich daran unmittelbar anschließende ambulante Langzeit-Therapiephase, welche für die Patienten aus dem Burgenland in den Beratungsstellen des Psychosozialen Dienstes durchgeführt wird. Der stationäre Aufenthalt soll im Kalksburger Konzept zur Einleitung einer langzeitambulanten Weiterbehandlung dienen, die als der wesentlichste Abschnitt im gesamten Behandlungsplan angesehen wird.

Zwischen dem Anton Proksch-Institut und dem die ambulante Suchtkrankenversorgung im Burgenland tragenden Psychosozialen Dienst bestehen engste organisatorische Verbindungen. So fungiert der Leiter des Anton Proksch-Instituts, Herr Prim. Dr. Mader, seit 1976 auch als ärztlicher Leiter des PSD Burgenland. Seither wird die ärztliche Tätigkeit im Rahmen des PSD von Ärzten des Anton Proksch- Instituts und der Psychiatrischen Universitätsklinik Wien getragen, wobei hier Herrn Univ.-Prof. Dr. Lesch eine zentrale Rolle im Aufbau der Beratungsstellen des PSD zukam. Inzwischen sind in die Arbeit des PSD auch zwei im Burgenland niedergelassene Nervenärzte sowie die Psychiatrische Universitätsklinik Graz eingebunden.

Geblieben ist jedoch die zentrale Funktion des Anton Proksch-Instituts in der Zurverfügungstellung und Koordination der ärztlichen Leistungen im Rahmen des burgenländischen Suchtkrankenversorgungssystems.

Fachärzte für Psychiatrie und Neurologie sind in diesem System gegenwärtig nur auf Honorarbasis und nicht hauptamtlich tätig, Sozialarbeiter und Psychologen sind vom PSD mit Vollverträgen angestellt und tragen den Hauptteil der Versorgung.

Der PSD fungiert seit 1968 auch als sozialpsychiatrischer Dienst der Region und versorgt neben den Suchtkranken seither auch andere psychiatrische Patienten. Inzwischen existiert eine Sektion für Abhängige von illegalen Drogen und jugendliche Abhängige, sowie eine für Alkoholabhängige und psychisch Kranke. Dieser Beitrag beschränkt sich jedoch auf die Darstellung der Arbeit mit Alkohol- und Medikamentenabhängigen im beschriebenen Versorgungsgebiet.

Das äußerst vielfältige Aufgabenspektrum der Beratungsstellen wurde zwar bereits mehrmals angesprochen, es soll aber an dieser Stelle nochmals zusammenfassend dargestellt werden. Im Mittelpunkt steht die Beratung und Behandlung von Alkoholgefährdeten und Alkoholabhängigen und ihren Angehörigen. Es werden auch Medikamentenabhängige bzw. Mischabhängige behandelt, quantitativ spielt diese Patientengruppe aber eine eher geringere Rolle.

Hat der Rat- oder Behandlungsuchende den Weg in die Beratungsstelle gefunden, wird auf der Grundlage einer ausführlichen Eingangsdiagnostik versucht, einen für den Einzelfall indizierten Behandlungs- und Betreuungsplan zu entwickeln. Die Betroffenen werden entweder in entsprechende stationäre Einrichtungen (in Allgemeinkrankenhäuser oder Psychiatrische Krankenhäuser zur Entgiftungsbehandlung bzw. ins Anton Proksch-Institut zur kombinierten Entgiftungs- und Entwöhnungsbehandlung) vermittelt, oder sie werden in die ambulante Betreuung der Beratungsstellen übernommen. Fallweise werden auch hier Entgiftungsbehandlungen durchgeführt. Es wird versucht, in die ambulante Behandlung auch die Angehörigen, soweit sie dazu bereit sind, einzubinden. Werden Patienten in stationäre Behandlungen vermittelt, wird versucht, schon bei den Kontaktgesprächen eine ambulante Weiterbehandlung für die Zeit nach dem stationären Aufenthalt zu vereinbaren.

Um jeden einzelnen Betroffenen der doch heterogenen Alkoholikerklientel gemäß dem Stadium seiner Krankheitsentwicklung, seines individuellen Symptombildes, seiner Fähigkeiten und Fertigkeiten, seiner Folgeerkrankungen, seiner Motivationslage, sowie seiner Belastbarkeit und Behandlungsbereitschaft wirksam anzusprechen, bieten die Beratungsstellen des PSD Burgenland ein relativ breites Spektrum an Behandlungs- und Betreuungsmethoden an. Es wird in einzel- und paartherapeutischen Settings gearbeitet, sozialtherapeutische Maßnahmen sowie Sozialberatung mit Hilfen in Finanz- und Wohnungsfragen oder bei Problemen in Beruf und Familie nehmen einen wesentlichen Anteil der gesamten Arbeit in den Beratungsstellen ein. Ein Haupttätigkeitsfeld der Beratung und Betreuung liegt in den Aufgaben der Nachsorge nach stationären Aufenthalten. Die ambulanten Dienste unterstützen die Patienten bei der Wiedereingliederung in Ausbildung und Beruf, leisten einzelfallbezogene psychosoziale Hilfen, organisieren fallweise die Unterbringung in betreuten Wohnformen und unterstützen gegebenenfalls auch bei der Freizeitgestaltung und Freizeitorganisation.

Als wesentlicher Teil der Arbeit der Beratungsstellen werden Hilfestellungen zur Integration in den Selbsthilfebereich erachtet. Auf dem Sektor der Selbsthilfegruppen besteht im beschriebenen Versorgungsgebiet ein großer Mangel, Gruppen der AA, des Blauen Kreuzes oder der Guttempler etwa existieren im Burgenland überhaupt nicht, wobei die österreichweite Situation ein etwas anderes Bild zeigt. So sind die Anonymen Alkoholiker relativ verbreitet, das Blaue Kreuz ist mit seinem Angebot in einer Aufbauphase, die Guttempler konnten bislang in Österreich praktisch überhaupt nicht Fuß fassen. Im Burgenland existiert strenggenommen auch keine echte Selbsthilfegruppe, jedoch konnten in Zusammenarbeit mit den Beratungsstellen des PSD einige Gruppen aufgebaut werden. Ein Teil dieser Gruppen entwickelte mittlerweile eine weitgehende Unabhängigkeit auch von gelegentlicher professioneller Unterstützung, andere bedürfen relativ regelmäßiger Hilfestellungen von seiten des Personals der Suchtberatungsstellen. Die Teilnahme an Selbsthilfegruppen als eine Form der Basistherapie von Suchtkranken wird vom Team der Beratungsstellen als eine in vielen Fällen hilfreiche Möglichkeit erachtet. In jüngster Zeit konnten unter ähnlichen organisatorischen Voraussetzungen phasenweise professionell gestützte Angehörigenselbsthilfegruppen aufgebaut werden. In den letzten Jahren wurden auch im präventiven Bereich Arbeitsansätze entwickelt, die Etablierung der Beratung von Institutionen, Betrieben und Multiplikatoren wäre ebenfalls wünschenswert.

Zu Formen aufsuchender psychosozialer Arbeit im Suchtkrankenversorgungssystem

Körperlich Kranke suchen in aller Regel von sich aus Hilfe auf, Süchtige verbergen und verleugnen meist lange Zeit ihr Problem. Sie gestehen anderen und sich selbst ihren Suchtmittelmißbrauch oder ihre Suchtmittelabhängigkeit oft nicht ein, suchen vorhandene Behandlungsangebote nicht auf. Das mag einerseits an der Unkenntnis über vorhandene Hilfsangebote, Therapieformen bzw. Therapieerfolge und Behandlungseinrichtungen liegen, auch an oft abstrusen und angstbesetzten Vorstellungen über Therapiemöglichkeiten, weiters an Angst vor möglicher Diskriminierung als Folge des sich Deklarierens. Suchtkranke sind oft auch entmutigt wegen eines eventuell bereits erfolgten, abrupt und vorzeitig abgebrochenen Behandlungsversuches, verspüren oft auch Gefühle der Hilflosigkeit und Perspektivlosigkeit, wenn sie an eine suchtmittelfreie Lebensgestaltung denken oder herangehen. Einige dieser Gründe, sicherlich auch noch einige weiteren, mögen für das Stadium bei Suchtkranken verantwortlich sein, das üblicherweise als „mangelnde Motivation", „Krankheitsuneinsichtigkeit" oder „Therapieunwilligkeit" beschrieben wird. Jeder Suchtkranke durchläuft dieses Stadium, bei manchen ist es eine temporäre Erscheinung, bei anderen kann es dauerhaft bestehen bleiben. Therapieangebote von Selbsthilfegruppen, Suchtberatungsstellen sowie stationären Suchttherapieeinrichtungen werden daher von einem großen Teil der Suchtkranken gar nicht oder erst sehr spät, in einem fortgeschrittenen Stadium der Krankheitsentwicklung in Anspruch genommen. Diesen Teil der Suchtkrankenklientel jedoch in einer früheren Phase der Erkrankung zu erreichen, anzusprechen, in einer Situation, in der er nicht von sich aus suchtspezifische Hilfe in Anspruch nimmt, ist Absicht verschiedener Formen aufsuchender psychosozialer Arbeit im Suchtbereich.

Ziel derartiger Arbeitsformen ist es, Kontakte zu Suchtkranken außerhalb von spezifischen Suchttherapieeinrichtungen zu knüpfen. Es sollen Abhängige erreicht werden, die von sich aus Hilfe nicht oder noch nicht in Anspruch nehmen. Vertrauen soll auf-, Ängste sollen abgebaut werden, Hilfsangebote werden konkret unterbreitet, es wird auf ambulante und stationäre spezifische Suchttherapieeinrichtungen verwiesen, ebenso auf Selbsthilfegruppen und andere Hilfsmöglichkeiten. Ein wesentlicher Teil dieser Arbeit ist es, bestehenden Leidensdruck herauszuarbeiten und Motivationsarbeit zur Aufnahme einer Therapie zu leisten.

Im Bereich des Psychosozialen Dienstes Burgenland wird diese Tätigkeit von Sozialarbeitern und Psychologen durchgeführt, die in regelmäßigen Abständen die Allgemeinkrankenhäuser der Region, hier vor allem die Internen Abteilungen, sowie die die Region versorgenden Psychiatrischen Krankenhäuser aufsuchen. Die regionalen Allgemeinkrankenhäuser werden wöchentlich, die Psychiatrischen Krankenhäuser sowie das ebenfalls außerhalb des Bundeslandes liegende Anton Proksch-Institut, einmal monatlich besucht. Dort werden die jeweils stationär aufgenommenen Alkoholabhängigen in Einzelgesprächen kontaktiert.

Eine weitere, im PSD Burgenland auch bei Suchtkranken praktizierte Form aufsuchender psychosozialer Arbeit ist die Durchführung von Hausbesuchen. Diese werden bei Abhängigen in wesentlich geringerem Ausmaß durchgeführt als bei psychisch Kranken mit anderen Diagnosen, meist um parallel zu einer Beratung und Behandlung das soziale Umfeld des Patienten, seine Wohnumgebung und seine Lebenssituation kennenzulernen, wenn dies aufgrund der Beratungsgespräche oder Therapiesitzungen angezeigt erscheint. Oft sind Hausbesuche bei Abhängigen auch im Sinne einer Krisenintervention nötig, üblicherweise betrifft dies Besuche von in der Beratungsstelle derzeit oder ehemalig Behandelten, teils auf Ersuchen der Betroffenen selbst, teils auf Ersuchen Dritter (Angehöriger, Arbeitgeber, Freunde).

Nach Möglichkeit wird versucht einen Besuch durch einen Anruf voranzukündigen. In nicht akuten Situationen wird der Kontakt gelegentlich auch brieflich aufgenommen.

Wichtig ist, vor einem Hausbesuch Überlegungen über das geplante Vorhaben anzustellen, klarere Zielsetzungen müssen gerade vor einem Hausbesuch überlegt werden. Es sollte klar sein, welche Angebote für die weitere Arbeit gemacht werden können und warum diese mittels eines Hausbesuches gemacht werden sollen. Trotz notwendiger genauerer vorheriger Überlegungen ist ein situationsabhängiges Reagieren beim Hausbesuch nötig. Als wichtig erscheinen Zuhören beim Agierenden, Reden und ein aktiveres Verhalten beim passiven Kranken, das Unterbreiten von Angeboten anstatt zu fragen und zu werten. Oft wird relativ kurz interveniert und Informationsmaterial hinterlassen. Nach Möglichkeit sollte getrachtet werden, beim Betroffenen, wenn er nicht selbst um den Besuch gefragt hat, vor dem Besuch eine gewisse Bereitschaft, besucht zu werden, herzustellen. War das Erscheinen des Mitarbeiters der Beratungsstelle vom Betroffenen selbst nicht ausdrücklich gewünscht und ist der Hausbesuch trotzdem durchgeführt worden, z. B. auch zur Hilfestellung für die Angehörigen in einer Krisensituation, so sollte so schnell wie möglich wieder Freiwilligkeit hergestellt werden, indem dem Suchtkranken das Angebot zum Besuch der Beratungsstelle gemacht wird. Wo es aufgrund fehlender Dringlichkeit möglich ist, sollte eine briefliche Kontaktaufnahme, wenn irgendwie möglich zumindest eine telefonische Kontaktaufnahme vor dem Hausbesuch erfolgen. Es ist auch auf ein möglichst diskretes Vorgehen zu achten, es sollte vermieden werden, daß Nachbarn von diesem Besuch erfahren.

Wichtig erscheint, sich der Gefahr bewußt zu sein, daß Hausbesuche oft auch Motivation zerstören und negative Bedingungen für eine therapeutische Einflußnahme auf das Suchtverhalten schaffen können. Wenn nicht der Betroffene, sondern ein Dritter den Besuch veranlaßt hat und dem Hausbesuch nicht entsprechende Vorbereitungen im oben geschilderten Sinne vorangegangen sind, ist es nur zu natürlich, daß Abwehr, Aggressivität oder angepaßtes, unechtes Verhalten entstehen. Der Betroffene fühlt sich kontrolliert, erwischt, bloßgestellt oder beschämt. Dies verhindert den Aufbau von Vertrauen und nimmt dem Patienten die Möglichkeit, sich selbst hilfesuchend an die Beratungsstelle zu wenden. Es ist auch darauf zu achten, daß derjenige, der den Hausbesuch durchführt, nicht zum Verbündeten desjenigen wird, der ihn gerufen hat, also in der Regel eines Angehörigen. Daher ist bei Kontaktaufnahme durch Dritte die Indikation für einen Hausbesuch genau zu überlegen, eventuelle Folgen sind abzuschätzen.

Obwohl sich das Team der in der Suchtkrankenhilfe tätigen Mitarbeiter des PSD Burgenland dieser nicht unbeträchtlichen Gefahren bewußt ist, werden neben den Kontakten in Allgemein- und Psychiatrischen Krankenhäusern auch Hausbesuche als notwendige Form aufsuchender gemeindenaher Suchtkrankenarbeit angesehen.

Koordination und Kooperation

Voraussetzung für eine optimale Umsetzung der hier geschilderten besonderen Vorteile einer gemeindenahen Suchtkrankenversorgung ist eine gut funktionierende Kooperation und Koordination zwischen allen an der Betreuung Suchtkranker beteiligten Institutionen in der Region. Dadurch kann flexibel und patientengerecht agiert werden, für jeden Patienten kann die für seine spezifische Situation geeignete Betreuungs- oder Behandlungsform gefunden werden. Zentral ist dabei, daß das Team der Beratungsstellen als zentrale Drehscheibe der Suchtkrankenversorgung gute Kontakte und einen schnellen Zugriff auch auf stationäre Behandlungsplätze hat. Wichtig ist eine gute Kenntnis der Arbeit der verschiedenen Einrichtungen untereinander, die kontinuierliche Einbeziehung der relevanten Bezugspersonen und des beruflichen Umfeldes sowie der Aufbau sozialer Bezüge während aller Phasen des gesamten Behandlungs- und Betreuungsprozesses.

Im Burgenland sind insofern hervorragende Bedingungen für eine gute Koordination der verschiedenen Bemühungen in der Suchtkrankenhilfe gegeben, als in der Hauptsache lediglich zwei Institutionen, der PSD Burgenland und das Kalksburger Anton Proksch-Institut diese Aufgaben in engster organisatorischer Verbindung wahrnehmen.

Literatur

Anderson, P.: Wege zur Bewältigung von Alkoholproblemen. Regionale Veröffentlichungen der WHO, Europäische Schriftenreihe Nummer 32, Kopenhagen 1991.

Deutsche Hauptstelle gegen die Suchtgefahren (Hrsg.): Rahmenplan für den Ausbau von Beratungsstellen für Suchtkranke. In: Suchtgefahren, 25. Jg., Juni 1979, Heft 2

Hubner-Hampp, A.: Unmotivierte Klienten oder versagende Therapeuten? – Ein Plädoyer für Aktivität und Kreativität in der Suchtkrankenarbeit. In: Geier, R. (Hrsg.): Suchtkrankenhilfe. Perspektiven und Tendenzen Freiburg, 1986 Lambertus Verlag

Müller, H. R.: Gemeindenahe Suchtkrankenhilfe, Versorgungswirklichkeit und Entwicklungsmöglichkeiten am Beispiel einer Region. Hamburg, Neuland Verlagsgesellschaft, 1990

Niedersächsische Landesstelle gegen die Suchtgefahren: Aufsuchende psychosoziale Arbeit durch die freiverbandliche ehrenamtliche (freiwillige) und hauptamtliche Suchtkrankenhilfe unter besonderer Berücksichtigung von „Hausbesuchen". In: Suchtgefahren, 36 Js., April 1990, Heft 2, S. 69–148

Das Übergangswohnheim für Alkoholkranke

Ch. Tordy, A. Zips

Das Übergangswohnheim für Alkoholiker befindet sich zur Zeit noch in der Breitenfurterstraße 508, in Wien 23. Der Aufenthalt der Bewohner erfolgt im Rahmen des therapeutischen Rehabilitationsprogrammes des API. Die Gewährung eines Platzes im Wohnheim stellt eine besondere Form der Unterstützung des Aufnahmebewerbers durch das API dar, der in dieser Zeit seine sozialen Kompetenzen erweitern möchte. Wichtigstes Ziel des Aufenthaltes ist die Wahrung der Alkohol- bzw. Medikamentenabstinenz. Grundsätzlich haben alle Bewohner einer geregelten Arbeit nachzugehen. Zum Rehabilitationsprogramm gehört die verbindliche Teilnahme an der wöchentlich stattfindenden psychotherapeutischen Wohnheimgruppe ebenso, wie die Einhaltung der Nachbetreuung beim behandelnden Einzeltherapeuten im Haupthaus.

Das Übergangswohnheim wird traditionellerweise von Sozialarbeitern geleitet. Diese Konstellation führte in der Vergangenheit immer wieder zu Spannungen innerhalb des Spitals. Denn es ist und war nie selbstverständlich, daß Sozialarbeiter auf der gleichen Hierarchiestufe angesiedelt sind wie Ärzte. So nimmt es nicht wunder, daß ein Gutteil der Arbeit Abgrenzungsarbeit ist. Ein weiterer Schwachpunkt der Arbeit am „Sonnenaufgang" ist die geringe Betreuungskapazität, die der Klientel zur Verfügung steht. So befindet sich die Arbeit am und mit dem nachfolgend beschriebenen Konzept immer im Spannungsfeld von

- (berechtigten) Klienteninteressen (Sozialmanagement)
- institutionellen Rahmenbedingungen (Budget, Überstunden)
- Organisationsdynamik (Hierarchie)
- konzeptuellen Ansprüchen (sozialtherapeutisches Arbeiten)
- institutionellem Anspruch (im Rahmen des therapeutischen Rehabilitationsprogrammes des API)
- Multifunktionalismus (oszilieren zwischen Heimleitung, Sozialarbeit und therapeutischem Arbeiten)

Der Alkoholiker im sozial-therapeutischen Wohnheim

Wir lehnen uns in unserem Verständnis vom Alkoholiker den psychotherapeutischen Vorstellungen W. Burians an, beschrieben in „Psychotherapie und Alkoholismus". In diesem Beitrag wird die „alkoholische Persönlichkeit" diskutiert, die Abwehrstrukturen des Alkoholikers, sowie gängige therapeutische Angebote beschrieben. Von besonderem Interesse in diesem Zusammenhang scheint uns die Stellung des Arztes/Therapeuten zu sein, der durch „selektive Aufmerksamkeit" bzw. durch „selektive Vernachlässigung" wichtige Konflikte des Patienten erfaßt und daraus Anforderungen an den Patienten formuliert (vgl. dazu: Burian 1983). Auf unsere Arbeit umgelegt bedeutet dies, daß wir den Schwerpunkt in der psychotherapeutischen Wochengruppe haben, die stark lösungsorientiert an den Konflikten im Hier und Jetzt der Gruppenrealität, aber auch des Einzelnen in der Gruppe ist. Die Methode ist Psychodrama, Schwerpunkt: Soziometrie. Soziometrie ist eine „Technik der Wahlverfahren", mit der Verstrickungen in Strukturen und Beziehungen aufgedeckt und eigene Beteiligungen daran aufgearbeitet werden können (vgl. dazu: M. Gellert in Wosselmann et al. 1993; Moreno 1953). Mit der psychodramatischen Technik der „Zukunftserprobung" (vgl. dazu: G. Leutz: Psychodrama: 1974) können angstbesetzte Ereignisse in der Zukunft „durchgespielt", und Lösungsstrategien erprobt werden. Psychodrama in der Form, wie wir damit arbeiten, ist stark strukturgegeben. Alle anderen Maßnahmen, wie zum Beispiel Sozialmanagement, Einzelbetreuung oder Integrationsmaßnahmen sind einerseits dem gruppentherapeutischen Prozeß flankierend beigestellt und dienen andererseits dem Verstärken des strukturgebenden Elements aus der psychotherapeutischen Gruppenarbeit.

Sozialmanagement

Die Sozialarbeit am Sonnenaufgang bedeutet primär eine „Hilfe zur Selbsthilfe". Gemeint ist damit, den Klienten soviel Informationen zur Verfügung zu stellen, daß sie die Hürden des Alltags meistern können. Wir verstehen uns als „Verteilerstelle" der Probleme, sind aber weniger an der Lösung derselben beteiligt. Stattdessen begleiten wir den Prozeß unterstützend in der Wohnheimgruppe und regen darin auch den Erfahrungsaustausch an. In Einzelfällen werden die Klienten bei Behördenwegen begleitet, ansonsten erledigen sie ihre Agenden selbständig, nach Rücksprache im Einzelgespräch oder nach Erörterung in der Gruppe. Die Ausnahme von der Regel betrifft die Wohnungsproblematik: Hier gibt es eine enge Zusammenarbeit zwischen Wohnheimleitung und MA 50. Die durchschnittliche Aufenthaltsdauer bis zur Zuweisung einer Gemeindewohnung dauert etwa 6 Monate.

Wöchentlich stattfindende psychotherapeutische Heimgruppe

Einmal in der Woche findet im Ausmaß von zwei Stunden eine Heimgruppe statt. Sie dient der Reflexion des Zusammenlebens, schafft Möglichkeiten Bündnisse zu schließen, stärkt das soziale Netz/soziale Atom und bietet die Möglichkeit, Lebensbewältigungsstrategien anzusprechen. Die Aufgabe der Leitung: Strukturgebend und den Gruppenprozeß begleitend. Sinn und Zweck der Heimgruppe: Durch das Miteinanderleben erfahren die Bewohner ein erweitertes Spektrum an Verhaltensmöglichkeiten und Lebensstrategien. Der Umgang miteinander und die Lösung möglicher Konflikte läßt sie lernen, ihr Handeln adäquat umzusetzen.

Die Bedeutung von Integrationsmaßnahmen

Wir verstehen unter „Integrationsmaßnahmen" Gemeinschaftsaktivitäten der Wohnheimgruppe gemeinsam mit einem Heimleiter, wie zum Beispiel ins Kino gehen oder zum Kegeln gehen, den Besuch von Musik- und Sportveranstaltungen oder Kabaretts etc. Langfristig ist auch ein gemeinsamer Ausflug über ein paar Tage vorgesehen. Diese Aktivitäten finden für gewöhnlich am Wochenende statt.

Wir verstehen die Integrationsmaßnahmen als einen Bestandteil unseres Rehabilitationsprogrammes. Die Teilnahme an den Gemeinschaftsaktivitäten ist lt. Wohnheimvertrag verpflichtend. Sie beziehen sich auf den Teil des Lebens, der Frei-Zeit ist, und sollen Vorschläge und Anleitung sein auf dem Wege dazu, derartige Aktivitäten bewußt zu planen. Wir legen daher größten Wert darauf, daß die Entscheidung darüber, was unternommen wird, eine Entscheidung der Gruppe ist, auch wenn wir Hilfestellungen dadurch geben, daß wir Informationen über interessante Veranstaltungen bereitstellen. Die Wohnheimgruppe hat dann die Möglichkeit, aus den eigenen, sowie unseren Vorschlägen eine für sie passende Veranstaltung oder Aktivität zu wählen. Sodann wird die Durchführung vereinbart, wobei manchmal durchaus auch Mitglieder der Gruppe dafür verantwortlich zeichnen, z. B. Programme oder Karten zu besorgen. Alle zeitlichen Vereinbarungen werden großzügig anberaumt um zu gewährleisten, daß die gesamte Gruppe sich zu einer echten Gemeinschaftsaktion versammelt.

Unser wichtigstes Ziel hinsichtlich der Integrationsmaßnahmen ist es, die Gemeinschaft der WohnheimbewohnerInnen zu fördern. Für die Heimleitung ist hier auch Gelegenheit, den KlientInnen in anderem Rahmen als im Setting der Selbsterfahrungsgruppe oder des spannungsreichen Autoritätsverhältnisses zu begegnen. Durch das gemeinsame Erlebnis einer als angenehm wahrgenommenen Zeit, durch eine Änderung der Rahmenbedingungen also, werden neue Formen von Kontakt und Beziehung aktualisiert.

Die berechtigten Interessen unserer KlientInnen beziehen sich auf konkrete sozialarbeiterische Hilfestellungen, vor allem der aktiven Wiedereingliederung in die Gesellschaft, deren Grundpfeiler eigene Arbeit und eigene Wohnung sind. Ein Gutteil unserer sozialarbeiterischen Arbeit läßt sich auch unter diesen beiden Schlagworten zusammenfassen.

Im Gegenteil zur sozialarbeiterischen Einzelarbeit beziehen sich die Integrationsmaßnahmen nicht auf das zukünftige Leben eines jeden Einzelnen, sondern auf das aktuelle Zusammenleben, auf den Modus vivendi im Hier und Jetzt. Denn das Zusammenleben unserer – häufig sozial verarmten – KlientInnen soll u. a. auch dazu genützt werden, Wege zu offenbaren, das persönliche soziale Netz zu erweitern, bzw. in manchen Fällen dieses soziale Netz neu zu beginnen und bewußter zu gestalten.

Literatur

Burian: Psychotherapie des Alkoholikers, in: R. Mader (Hrsg.): Alkohol und Drogenabhängigkeit. Neue Ergebnisse aus Theorie und Praxis, Wien 1983
Jablonski: Psychodrama, Stuttgart 1978
Leutz: Psychodrama, Theorie und Praxis, Heidelberg 1974
Moreno: Who shall survive?, Beacon-House, Beacon 1953
Petzold (Hrsg.): Wege zum Menschen, Paderborn 1984
Wosselmann et al.: Variationen des Psychodrama, Kiel 1993

Das Mödlinger Modell

Die psychodynamische Behandlung der Drogenabhängigkeit und die Arbeit in der Therapeutischen Gemeinschaft

W. Burian

1. Das psychoanalytische Behandlungskonzept

Es ist aus der klinischen Erfahrung heraus nicht gerechtfertigt, einen theoretischen Ansatz über alle anderen Modelle zu stellen und seine Gültigkeit für alle Fälle von Drogenabhängigkeit zu beanspruchen. Bei allen Ähnlichkeiten in der Persönlichkeitsstruktur und in der Vorgeschichte der Drogenabhängigkeit gibt es keine „Suchtpersönlichkeit". Für ein psychodynamisches Integrationsmodell ist es daher von besonderer Wichtigkeit, die psychischen Dispositionen herauszuarbeiten, welche unter traumatischen Erfahrungen dann zur Sucht führen. Im Prinzip führe ich alle Entwicklungen der Drogenabhängigkeit auf ein Krankheitsmodell zurück, die individuelle Pathologie versuche ich durch das psychoanalytische Verstehen zu begreifen. Damit bestreite ich überhaupt nicht soziale oder kulturelle Faktoren, da diese selbst wieder ein bestimmendes Element in der individuellen Pathologie bilden. Ich möchte auch hervorheben, daß ich jene Drogenabhängigen, bei denen die Psychodynamik eine untergeordnete Rolle einnimmt und „endogene Faktoren" eine ausschlaggebende Rolle spielen für eine recht kleine Gruppe halte. Der strukturelle Rahmen wird sicherlich auch durch biologische bzw. genetische Faktoren bestimmt, doch können wir diese nicht kausal beeinflußen. Die eigentliche Kompetenz des Psychoanalytikers und des Psychotherapeuten liegt darin, im therapeutischen Versuch die Bedingungen des individuellen Versagens aufzuklären und zu verändern.

Die Affektentwicklung und die Herausbildung der Affekttoleranz wird von der genetischen Disposition der Affekte, wie auch von der Mutter-Kind-Beziehung geleitet. Vereinfacht können wir sagen, daß die Mutter in der Interaktion mit dem Kind versucht, die Affekte für das Kind erträglich zu gestalten. Die Fähigkeit des Kindes allmählich zu verbalisieren und zu desomatisieren, d. h. wie die Ichfunktionen die Affekttoleranz bestimmen, hängt nicht nur von der Unterstützung ab, die das Kind von seinen Eltern erhält, sondern auch wie seine Eltern tatsächlich sind. Da die Affektäußerung anfänglich die einzige Kommunikationsform des Kindes ist, ruft die Mutter durch ihre Antworten und ihre Empathie Antworten im Kleinkind hervor. Die meisten Mütter verstehen die Gefühle ihrer Kinder als Aufforderung für Hilfe und Unterstützung. Sie unterstützen die Verbalisierung und die Entwicklung der Selbstbeobachtung im Kind, da es notwendig ist, die Forderungen allmählich in Worte zu kleiden. Im Lauf der Entwicklung wird die innere Antwort des Kindes gegnüber den Affekten immer wichtiger. Krystal spricht hier von der Gabelung der Affektentwicklung, die „gesunde Seite" führt zu differenzierender Verbalisierung, während die andere Seite zu den psychosomatischen Krankheiten geht. In der Identifizierung mit den Eltern antwortet das Kind mit Scham und Schuldgefühlen, wenn es seine Affekte nicht kontrollieren konnte (Burian 1982 und Krystal 1988).

Für die kindliche Entwicklung insgesamt spielt sicher eine ausschlaggebende Rolle, daß in der modernen Kultur zusehends antiemotionale Verhaltensweisen und rigide Kontrollen gefördert werden und damit den sozialen Druck auf viele individuelle Entwicklungen derart erhöhen, daß es zu massiven Störungen kommen muß.

In der Adoleszenz soll die infantile Bindung an die Eltern und die Repräsentanzen der Kindheit aufgegeben und durch die Bilder der Erwachsenen ersetzt werden. Diese Aufgabe gestattet dem Heranwachsenden neue Liebesobjekte zu finden und nicht in seinen inzestuösen Wünschen zu verharren. Das ist der zentrale Schritt in der Affektentwicklung: Die Fähigkeit zu trauern bildet sich heraus, sie ermöglicht Verluste zu ertragen und die Grenzen der kindlichen Grandiosität einzugestehen. Anders gesagt wird die Trauerarbeit zu einer zentralen Funktion der Realitätsprüfung.

In der therapeutischen Arbeit sehen wir ein indirektes Verhältnis zwischen der Fähigkeit zu trauern und der Tendenz sich in Depressivität zu verlieren. Diese Diskrepanz entsteht zwischen dem Ichideal bzw. dem idealen Selbst und der Fähigkeit zur Selbstwahrnehmung. Wenn Affekte nicht adäquat verbalisiert werden und dementsprechend somatisiert und undifferenziert bleiben, werden sie als bedrohlich und überwältigend empfunden. Sie sind den infantilen Affekten sehr nahe, welche die Gefahr der Wiederkehr infantiler Traumen verstärken.

Die Affekttoleranz ist eine komplexe und dynamische Funktion, die es möglich macht, Affekte über Affektsignale erkennen, beobachten und kontrollieren zu können und schließlich Entspannung und Beruhigung herbeizuführen. Die Affekttoleranz wird vom jeweiligen Entwicklungsstand der Affektentwicklung abhängig sein. Zur Regression kommt es dann, wenn die Gefühle undifferenziert, deverbalisiert und resomatisiert auftreten, das kann mit dem elementaren Charakter der Affekte oder mit dem aktuellen Entwicklungsstand zusammenhängen. Praktische gesehen stellt sich die Frage, unter welchen Bedingungen der Jugendliche seine, durch Identifikation und Lernen an den Eltern erworbene Affekttoleranz erhalten kann. Der Adoleszente muß allmählich die elterlichen Funktionen selbst übernehmen, er muß lernen sich zu kontrollieren und zu beruhigen.

Diese Funktionen können natürlich nicht ideal gehandhabt werden, das beweist das universelle Bedürfnis nach Religion, Magie und nicht zuletzt nach Drogen. Die Beschränkungen unserer Allmacht können nicht überwunden werden. Die Entfaltung der Adoleszenz verlangt die Privilegien der Kindheit abzugeben und für sich selbst zu sorgen, und unsere Affekte als Teil unseres Selbst zuzulassen. Die Erfahrungen von Depression und Verlust sind daher ganz wesentliche Voraussetzungen der Reife. Der depressive Affekt tritt als Antwort auf Enttäuschung und Verlust , Rückzug, Krankheit und anderen schmerzhaften, aber unvermeidlichen Erfahrungen auf. Neben der Fähigkeit psychischen Schmerz auszuhalten, wird der Jugendliche noch weiter herausgefordert. Die Notwendigkeit zu arbeiten und zu Lernen erfordert Langeweile, Unlust und Schmerz zu ertragen, vor allem sich selbst einzuschätzen, alles Aufgaben , die früher die Eltern wahrgenommen haben. Die Selbsteinschätzung mildert die fehlende elterliche Anerkennung und ist verbunden mit dem Ertragen von Angst und Scham. Die vielen kontrophobischen und exibitionistischen Ausdrucksformen des Jugendlichen sind Gelegenheiten sich Erleichterung zu verschaffen, die aber mit dem Fortschreiten der Entwicklung immer geringere Bedeutung haben sollten.

Die große Herausforderung der Adoleszenz liegt im kontrollierten Gebrauch der Affekte. Die Belebung der ödipalen Konflikte bewirkt auch ein neues Verhältnis der kindlichen Vorstellungen über die Eltern und die kindliche Selbsteinschätzung. In dieser Wiederholung sind die Objektrepräsentanzen, die in der ödipalen Phase geformt worden sind, für den Ausgang der Entwicklung von besonderer Bedeutung. Der Trauerprozeß wird durch die Ambivalenz gegenüber dem verlorenen, oder verloren gegelaubte Objekt immer schwierig bleiben, die Depression liegt immer näher als die Bemeisterung. Gerade Drogenabhängige kommen mit infantilen und aktuellen Trennungen und Verlusten nicht zurecht, gleichgültig ob diese Verluste real oder symbolisch vorkommen. Die Ambivalenz des Süchtigen gegenüber dem begehrten und gleichzeitig gefürchteten Objekt ist wesentlich. Wir müssen annehmen, daß nach den infantilen Traumatisierungen es zu keiner posttraumatischen Bewältigung kam, sonder zu einer Verschärfung der Ambivalenz, die alle späteren Kompensationsversuche schwierig gestalten muß. In dem Maß, als das Objekt als feindlich und gefährlich empfunden wird, muß das Schuldgefühl über die Beseitigung das Trauern pathologisch werden lassen. Bei einem „normalen" Verlauf wird es hier zu einer schweren Depression kommen, bei den schweren Störungen der Affektentwicklung und der niedrigen Affekttoleranz wird es viel häufiger zu psychosymatischen Krankheiten und zu Sucht kommen.

In der therapeutischen Arbeit mit dem Drogenabhängigen müssen wir oft wie mit einem Jugendlichen verfahren. Der Drogensüchtige ist nicht nur jung, er hat fast immer, auch wenn er schon viel älter ist, seine Adoleszenzkrise nicht überwunden. Die Drogeneinnahme und auch die spätere Fixierung an die Droge stellen einen mißlungenen Bewältigungsversuch dar. Die Bindung an die kindlichen Selbst- und Objektrepräsentanzen konnten nur unzureichend oder gar nicht aufgehoben werden, dies könnte nur im Rahmen eines Trauerprozesses erreicht werden. Die Fähigkeit Schmerz und Trauer zu ertragen und auszuleben bleibt der Schlüssel zu einer realistischen und einheitlichen Betrachtungsweise seiner selbst und führt zum Frieden mit den Schwierigkeiten und Enttäuschungen seiner Kindheit. Der Drogenabhängige ist über diese Phase seiner Entwicklung nicht hinausgekommen und seine charakteristischen Verhaltensweisen sind der Ausdruck der Wiederholung seiner Kindheitstraumata.

Theoretisch gesehen ist der Drogenabhängige an den Spätfolgen der infantilen Traumatisierung und ihrer adoleszenten Aktivierung gescheitert. Die psychoanalytische Behandlung versucht die abgespaltenen Affekte, die den Süchtigen ständig bedrohen, wieder zu integrieren. Der Drogenabhängige muß vermeiden, Angst, Depression oder psychischen Schmerz zu erfahren, da er befürchtet, den Schmerz des infantilen Traumas aufs neue zu erleben. Das Ergebnis ist die unbedingte Vermeidung aller Unlustgefühle. Es erlaubt nicht, mit ganz alltäglichen Dingen fertig zu werden, geschweige denn mit der Arbeitswelt oder mit Liebesbeziehungen. Diese Störung der Affekttoleranz beinhaltet nicht nur die generelle Vermeidung von schmerzhaften Gefühlen, sondern bewirkt auch regelmäßig ein Mißverstehen der Bedeutung von Gefühlen überhaupt. Da es so schwierig erscheint, diese Gefühle unter Kontrolle zu bringen, werden unsere Patienten auch nicht fähig sein, kontinuierlich für ihr Wohlbefinden zu sorgen und werden in ihren Beziehungen bzw. in ihren Übertragungsphantasien immer Enttäuschung und Zurückweisung erwarten. Diese Einstellung fördert wieder die Angst und die Befürchtung der Aktualisierung des ursprünglichen Traumas. In der Psychotherapie erleben wir sehr oft wie sie ängstlich werden, und glauben flüchten zu müssen, gerade weil sie ihr Verlangen nach Nähe und Liebe nicht wahrhaben können. Sehr oft kommt es dann zu einer Entwertung des Psychotherapeuten und auch dem symbolischen Versuch ihn zu zerstören, um die eigenen Gefühle von Neid und Wut fernzuhalten. In dieser Phase brechen die Patienten sehr oft die Behandlung ab oder wenden die Aggressionen gegen sich selbst, sei es in Form eines Rückfalls oder eines Suizidversuchs. Das frühe Auftreten der Ambivalenz in der Übertragung ist einer der wesentlichsten Gründe, warum Süchtige in der Privatpraxis kaum an das Setting zu binden sind. Das Ertragen dieser Gefühle ist in der geschützten, therapeutischen Atmosphäre einer Station oder einer therapeutischen Gemeinschaft um einiges leichter.

Die eigentliche Grundstörung des Drogenabhängigen liegt eben darin, daß er nur zum Teil die verschiedenen Teile seines Selbst anerkennen, beanspruchen und diese Funktion nützen kann, er erlebt diese nicht als ein Teil seiner Selbst. Er erlebt immer wieder seine Unfähigkeit sich zu entspannen und für sich selbst zu sorgen, weil gerade dies eine Funktion ist, die nur über die Objektrepräsentanz seiner Eltern wahrgenommen werden kann. Was hält diesen Mensch nun davon ab, diese Funktionen zu internalisieren und selbst zu gebrauchen.

Wir wissen, daß der Säugling und das Kleinkind noch sehr verletzbar sind und können mit Recht behaupten, daß das Neugeborene sich zerstören wird, wenn es von der Mutter nicht angenommen und beschützt wird. Meinem Verständnis nach könnte viel von Melanie Kleins Hypothesen über die frühen destruktiven Impulse des Kindes auf diese Weise verstanden werden. Die Mutter vermittelt dem Kind in der ersten Zeit das Gefühl durch sie zu leben.

Daher haben auch unsere zwei Störfelder, nämlich im Bereich der Affekte und der Aufbau der Selbst- und Objektpräsentanzen, ihre Wurzeln in dieser Spannung. Viele unserer Patienten definieren Liebe und Zuneigung auf der Basis einer „süchtigen Phantasie". Sie empfinden ihre Gefühle nicht nur als Ausfluß des mütterlichen Objekts, welches die gesamte Verantwortung für sie trägt, sondern erleben auch jede Zurückweisung als Zerstörung durch dieses. Sie sind überzeugt davon, daß das mütterliche Objekt gefährlich und böse ist oder daß sie selbst böse sind und dafür bestraft werden. Die Wut über dieses Unglück führt entweder zur Aggression gegen das mütterliche Objekt einschließlich Entwertung und Zerstörung oder richtet sich gegen sie selbst. Wie auch immer, die Gefühle, die der Partner empfindet, liegen in der Verantwortung des mütterlichen Objektes. Es bleibt die Aufgabe der Mutter dem Patienten ein angenehmes und gutes Gefühl zu verschaffen (vgl. Wurmser 1978).

Für unsere Themenstellung bedeutet es, daß der Süchtige sich nicht selbstständig Befriedigung verschaffen kann, dies betrifft auch oft einfache körperliche Funktionen, weil dies in den Aufgabenbereich des mütterlichen Objektes fällt. Der Drogenabhängige kann sich diese begehrten Funktionen nur dann aneignen, indem er die Eigenschaften dieser Objektrepräsentanz der Droge zuweist und sie in ritueller Weise einnimmt.

Die Ambivalenz gegenüber dem introjizierten Objekt drückt sich schon darin aus, daß die lustspendende Droge gleichzeitig in der Umgangssprache als „Gift" bezeichnet wird. Diese Ambivalenz in der unbewußten Einstellung zur Droge findet sich nicht nur bei Junkies, sondern ist ein universelles Phänomen. Dies sehen wir bei den vielen Patienten, die nach dem Arztbesuch ihre Rezepte nicht mehr einlösen wollen oder in den heilenden Wirkungen der Placebos. Offenbar werden hier die lebenserhaltenden Funktionen und ihre affektiven Begleiter als außerhalb des Selbst erlebt und als Teil der mütterlichen Objektrepräsentanz wahrgenommen. Krystal sieht den tiefliegenden Konflikt des Süchtigen weniger in einer Störung der psychosexuellen Entwicklung, wie z. B. M. und E. Laufer (1989). Diese verstehen die Adoleszenzkrise auch als Mangel an Selbstfürsorge und die Gefahr der Zerstörung des Körpers. Während der Adoleszenz verschmelzen der Inhalt der sexuellen Wünsche und die ödipalen Identifizierungen zu einer irreversiblen sexuellen Identität. Gege Ende der Adoleszenz mündet dieser normale Prozeß in die endgültige Differenzierung des Jugendlichen als männlich oder weiblich. Kommt es zu einer Krise, dann drückt diese die Angst des Jugendlichen aus, daß er nun einen sexuell reifen Körper besitzt. „Die Schwere der Krise und ihrer Konsequenzen für das Leben des Jugendlichen und später des Erwachsenen hängen davon ab, welche Bedeutung der Jugendliche – unbewußt – mit seinem sexuellen Körper verbindet und wie weit sein Abwehrsystem aufgelöst wird." (Laufer und Laufer 1989, S. 44) Die Auswirkungen der Krise können sehr unterschiedlich sein.

Drogenabhängigkeit, Depressionen, Suizidversuche usw., werden von den Laufers als spätere Krisenfolge aufgefaßt, „...eher ein Zeichen dafür, daß der sexuelle Körper erst im Anschluß an einen Versuch, den reifen Genitalapparat in die Körperpräsentation hineinzunehmen, zurückgewiesen worden ist" (S. 45). Bei Krystal wird der zentrale Konflikt vor die ödipale Entwicklung gelegt, nämlich in die Beziehung zum mütterlichen Objekt, dem sogenannten Primärobjekt. Für meine Darstellung möchte ich beide Auffassungen berücksichtigen, da ich darin keine Ausschließlichkeit erblicken kann. Krystal meint, daß es nicht um die Erfüllung einer sexuellen Identität geht, sondern um die Frage des Überlebens, aber gibt es ein Überleben ohne sexuelle Identität? Der Konflikt ist ja dadurch bestimmt, daß die infantile Betrachtungsweise die Regulation und die Fürsorge der Mutter zuschreibt.

Die daraus resultierende Verzerrung der Selbst- oder Objektrepräsentanz hat zur Folge, daß die vitalen Funktionen dem Einfluß des Primärobjektes unterstellt werden und der Selbstrepräsentanz fremd bleiben müssen. Die Affekttoleranz ist deshalb beinträchtigt, weil sich die Süchtigen nicht frei genug fühlen, die beruhigende und fürsorgliche Funktion der Mutter selbst zu übernehmen. Die schwere körperliche und soziale Verwahrlosung von Drogenabhängigen ist dafür eine kleine Illustration.

Aber kommen wir noch einmal auf den Placeboeffekt zurück, denn dieser ist ein elementarer Teil der Abhängigkeitsentwicklung. Die abhängigen Patienten können für sich nicht sorgen, ausgenommen unter bestimmten Übertragungsbeziehungen oder unter dem Einfluß eines Placebos bzw. einer Droge. Krystal und Raskin (1970) haben daher das Placebo als extreme Form der Übertragung anerkannt, auch McDougall (1974) hat dieses Phänomen an psychosomatischen Patienten wahrgenommen. Sie beschreibt solche Patienten als sehr abhängig von der Zuneigung anderer Personen, um sich „lebendig" zu fühlen und ihre Tendenz nach Trennungen krank zu werden. Gleichzeitig sind ihre Liebesobjekte austauschbar, der zentrale Wunsch ist die Anwesenheit eines beliebigen Objekts. Diese Objektbeziehungen sind treffend „süchtige Beziehungen" genannt worden, sie erinnern an die Sicherheit spendenden Übergangsobjekte der Kinder. Nach McDougall behandeln diese Patienten die äußeren Objekte wie ein symbolisches Objekt um eine psychische Lücke in sich selbst zu schließen. Diese Lücke ist symbolisch zu verstehen, die Phantasie des „Defektes" kann durch die Aneignung des Objektes ausgeglichen werden.

Viele psychosomatische Störungen sind darauf zurückzuführen, daß Mütter ihre Kinder abhängig halten. Sie behandeln ihre Kleinkinder als wären sie nach ihrer Mutter süchtig, genauso wie ein Drogenabhängiger nach seinen Drogen giert, „...mit totaler Abhängigkeit von einem äußeren Objekt, um mit Situationen fertig zu werden, die sonst durch selbstregulatorische Maßnahmen beherrscht werden könnten" (McDougall 1974, S. 448).

Sowohl der Süchtige als auch der psychosomatische Patient lassen auf der symbolischen Ebene die Abwesenheit der guten Objektrepräsentanz erkennen und daher die Notwendigkeit für konkrete Ersatzstücke. Fraglich ist dieses Verständnis insofern als die Störung oder Blockade der Selbstfürsorge auf einen Defekt zurückführt. Meinem Verständnis nach fehlt die Objektrepräsentanz nicht, sondern scheint nur nicht zugänglich zu sein. Darin liegt auch die Quelle der oralen Gier, um mit der Droge die Gefühlswelt zu manipulieren. Der Süchtige verlangt nach der Droge als ein Placebo, um sich seines Gefühls der Entleerung zu entledigen, das aus der Unterdrückung der Sebstfürsorge resultiert. Er muß daher die Droge=Fürsorge zu einem Teil der Objektrepräsentanz machen, um sein fragiles Selbstbild wiederherzustellen. Wir können annehmen, daß Drogenabhängige psychisch Drogen dazu verwenden, um zentrale Überlebensfuktionen wieder in Gang zu bringen. Das Verlangen die entfremdeten Teile seiner selbst wieder zu erlangen ist der eigentliche Wunsch hinter den Verschmelzungsphantasien der allmächtigen und guten Mutter. Deshalb gestalten sich alle therapeutischen Bemühungen sehr schwierig, die Objektsucht ist einerseits Voraussetzung für die Behandlung aber auch Widerstand gegen eine gute Objektbeziehung.

Wie wir alle wissen, besteht Drogenabhängigkeit nicht nur in der regelmäßigen Einnahme von Drogen, sondern gleichzeitig in ihrem Entzug. Alle psychoaktiven Substanzen sind mehr oder weniger von kurzer Wirkdauer. Daher ist das Nachlassen der Wirkung bzw. der Entzug von Drogen ein integraler Teil des gesamten Abhängigkeitsprozesses. Die Toleranz gegenüber einer Droge entsteht nur zum Teil wegen ihrer pharmakologischen Eigenschaften. Der Süchtige möchte die Macht der Droge für sich haben, verliert die Droge aber ihre Kraft, wird er in Panik geraten. Dies hängt mit der Ambivalenz gegnüber dem mütterliche Objekt=Droge zusammen. Einerseits gieren sie nach der Einnahme der Droge, andererseits fürchten sie das „Gift". Sie wünschen die Verschmelzung mit dem mütterlichen Objekt und fürchten es gleichzeitig. Die Angst vor der Einverleibung geht auf frühe Erfahrungen zurück. Wenn der Drogenabhängige seine verloren geglaubten Funktionen zurückgewonnen hat, ein Symbol der mütterlichen Objektrepräsentanz und ihre magischen Kräfte, wird er gleichzeitig mit der Rückkehr des Unterdrückten konfrontiert, die ambivalente Mutter wiederkehrend in der verführerischen und giftigen Droge. Daraus resultieren auch eine Reihe von psychotherapeutischen Problemen, wie die Unfähigkeit Trauerarbeit zu leisten, Trennungen zu ertragen und Aggressionen zuzulassen usw. Ein wichtiger Schritt im Therapieverlauf wird sein, die aggressiven Impulse zu bearbeiten, die durch die Abtrennung vom mütterlichen Objekt nicht sichtbar wurden. Die Aggression, welche wir im selbstzerstörerischen Leben der Drogenabhängigen erleben, wird im psychotherapeutischen Prozeß auf ihre Wurzeln zurückgeführt. Um dies zu erreichen, muß der Patient mit der fürsorglichen Hilfe des Therapeuten seine Wut und seinen Haß zulassen und bearbeiten. Anstatt sich immer wieder als Opfer zu sehen und in seiner Eigenschaft als Opfer wieder Unschuld zu beanspruchen, wird er mit seinen (selbst)mörderischen Aggressionen konfrontiert. Er muß von der liebgewordenen Rolle des Opfers Abschied nehmen.

Die Störung der Selbstfürsorge und die damit verbundene Aggressivität liegt nicht in einem Defektzustand (Kohut 1977), sondern in einer Blockierung. Das wurde schon ausführlich dargestellt. Die Vorstellung Kohuts und der Selbstpsychologie, daß es sich hier um einen Mangel oder einen Defekt handelt, den der Psychotherapeut mit Zuneigung und Liebe versorgen muß, die diese Patienten niemals bekommen haben, ist nicht eine klinische Wahrnehmung, sondern die Auffassung der Patienten selbst. In Wirklichkeit will der Süchtige nicht nur die Versorgung seines Defizites, sondern er möchte auch diesen Zustand für immer aufrechterhalten, genauso wie die Mutter immer für ihn sorgen sollte. Als Psychoanalytiker werden wir versuchen, seine Verzerrungen der Selbst- und Objektrepräsentanz zu korrigieren.

Unsere Patienten leiden weder an Mängeln, noch sind sie in ihren Gefühlen oder ihrer psychischen Ausstattung mangelhaft. Es handelt sich nicht nur um Zustände, die aus einem Mangel an Internalisierung herrühren. Wir sehen vielmehr an unseren Patienten Unterbrechungen der Selbstfürsorge und der Selbstständigkeit, die zeitweise selbstmörderisch sind, aber keine grundsätzlichen Defekt. Dagegen sprechen auch die Ambivalen des Süchtigen, der Wunsch sich das geliebte Objekt einzuverleiben, und gleichzeitig die Furcht vor der zerstörerischen Auswirkung der Verschmelzung. Wir sehen klinisch eine starke Ähnlichkeit zwischen Suchtpatienten, einigen psychosomatischen Krankheiten und posttraumatischen Störungen. Diese Übereinstimmungen basieren darauf, daß die vitalen Selbstfunktionen in der infantilen Vorstellung als Teil der Objektrepräsentanz gesehen werden, die Übernahme der mütterlichen Objektrepräsentanz in das Selbstbild hat nicht stattgefunden. Das Vorhandensein eines guten Selbstobjektes gestattet nicht nur die natürliche Entwicklung des Selbstgefühls, sondern erlaubt auch die adäquate Selbstfürsorge. Die kindliche Omnipotenz erlaubt schon die Phantasie der Selbstregualtion, wenn diese Kapazität tatsächlich noch recht bescheiden entwickelt ist. Das „good enough mothering" nach Winnicott stattet das Kind mit dem Gefühl aus, daß es über ein bestimmtes Maß an Regulation seiner affektiven Bedürfnisse verfügen kann, daß es sich beruhigen und entspannen kann usw. Eine frühe und schwere Traumatisierung wird für das Kind mit eine zu frühe und überwältigende Konfrontation mit seiner Hilflosigkeit und Abhängigkeit bringen. Die Mutter wird als äußere Stützung fixiert und das Kind verliert in der traumatischen Situation die Chance sich aktiv zu schützen und zu beruhigen. Die unzeitgemäße Beseitigung der Illusion der Allmacht oder der Illusion der Symbiose setzt das Kind einer gefährlichen und bösen äußeren Welt aus, die in keinem Fall genügend kontrolliert werden kann. Unter den vielen Folgewirkungen dieses Traumas ist vor allem der Versuch wichtig, durch Splitting und Idealisierung eine magische Kontrolle über das Objekt zu erlangen. Für die weitere Entwicklung wesentlicher Funktionen werden von nun an den Objektrepräsentanzen zugeschrieben. Durch Neid und Ambivalenz können diese Eigenschaften nicht ohne weiteres introjiziert werden und bleiben fremd und bedrohlich.

Diese kurze Zusammenfassung psychoanalytischer Einsichten über die Bedeutung und den Gebrauch von Drogen muß notwendigerweise lückenhaft und personengebunden bleiben. Trotzdem hat diese Darstellung zu zeigen versucht, daß der Drogenabhängige mit Hilfe der psychoaktiven

Substanz versucht, seine depressive Stimmung oder Dysphorie zu vertreiben, Schmerz und Aggression zu vermeiden und überhaupt Stimmungen zu modifizieren und erträglich zu machen. Alle Versuche gehen dahin, Regression zu erleichtern bzw. die gefährlichen Regressionen zu verhindern. Die Drogeneinnahme ist stets auch eine Selbstbehandlung, die bei Abhängigen der Kontrolle entglitten ist.

2. Die therapeutische Gemeinschaft in Mödling

Die Langzeittherapiestation in Mödling ist mit 35 Behandlungsplätzen das therapeutische Kernstück der Behandlungskette für Drogenabhängige im Anton Proksch-Institut (Behandlungszentrum für Alkohol- Medikamenten- und Drogenabhängige). Die Behandlungskette umfaßt eine Ambulanz im Wiener Allgemeinen Krankenhaus, eine Station mit 10 Plätzen für Entzug und Kurzzeittherapie in Wien-Kalksburg, die Langzeittherapie in Mödling und in der Nachbetreuung ein Half-Way-House sowie ambulante Therapieangebote.

Die Mödlinger Station liegt südlich von Wien, am Rande des Wienerwaldes. Sowohl die zentrale Verwaltung, als auch unsere Station für Entzug- und Kurzzeittherapie sind in der Hauptanstalt in Wien Kalksburg beherbergt. In der Mödlinger Station gibt es 9 Patientenzimmer mit jeweils 3 oder 4 Betten, 2 große Aufenthaltsräume, sowie diverse Therapieräumlichkeiten. In das große Haus integriert sind folgende Arbeitstherapien:

Keramikgruppe, Buchbindergruppe, Hausarbeiter und Küche. Das Team der therapeutischen Gemeinschaft besteht aus 2 Büroangestellten, 5 Arbeitstherapeut/innen, 1 Sozialarbeiter sowie 9 Psychotherapeut/innen, von der wiederrum 3 Psychiater und 3 klinische Psychologen sind. Die Psychtherapeuten sind für Einzel- und Gruppentherapie zuständig. Die Kernarbeitszeit liegt zwischen 8.00 und 14.00 h, danach ist ein Nachtdienst aus dem Team bis zum Morgen zuständig, während am Wochenende und anFeiertagen 2 Diensthabende zur Verfügung stehen. Es besteht eine umfassende Hausordnung, die alle organisatorischen Abläufe, Funktionen, Verbote usw. regelt. Die psychotherapeutischen Veranstaltungen sind ebenso wie die Arbeitstherapien für unsere Patienten verpflichtend.

Im therapeutischen Alltag bauen wir auf 3 Wohngruppen auf, die wöchentlich 2 Gruppentherapiesitzungen und 3 Wohngruppensitzungen, die organisatorischen und disziplinären Fragen gewidmet sind, durchführen. Jeder Patient hat 2 Einzeltherapiesitzungen pro Woche. Die Patienten führen unter der Leitung der Patientensprecher wöchentlich eine Patientengruppe durch, in der Neuzugänge, Rückfälle und andere Probleme behandelt werden. Die Großgruppe, die wöchentlich stattfindet, ist jener therapeutische Ort, wo Patientenwünsche abgehandelt werden. Darüber hinaus gibt es noch andere organisatorische Treffpunkte zwischen Behandlern und Patienten.

Das Behandlungskonzept ist psychodynamisch, allerdings wird zwischen Behandlungsraum und sozialer Realität unterschieden. Unser therapeutisches Modell ist nicht methoden- sondern patientenorientiert in dem Sinn, daß der Drogenabhängige in den therapeutischen Bewußtwerdungsprozeß einsteigen kann. Von der Ausbildung her ist die Mehrheit der Psychotherapeuten psychoanalytisch ausgebildet, es gibt aber auch Gestalttherapeuten und Gesprächspsychotherapeuten. Das therapeutische Geschehen entspricht im wesentlichen einem psychoanalytischen Verstehen. Die Ausdrucksmöglichkeiten des Drogenabhängigen über bewußtloses Handeln, Agieren und Somatisieren wird nicht ausschließlich als Widerstand aufgefaßt, sondern als die einzig verbliebene Ausdrucksform von unbewußt gebliebenen Konflikten begriffen, die durch Klärung, Konfrontation und Deutung bearbeitet werden (Janssen 1987, Simmel 1928).

Die meisten Inhalte des Behandlungsbereiches werden dem Patienten gegenüber nicht direkt als Übertragung oder Widerstand gedeutet. Viel wichtiger scheint mir die verantwortungsvolle Aufgabe des Therapeuten zu sein, für sich verstehend damit umzugehen. Es muß Aufgabe der Fallkonferenz bzw. des Teams bleiben, die therapeutischen Elemente zusammenzufügen und ihre Bedeutung für den therapeutischen Prozeß zu begreifen. Das beinhaltet auch keine Gesamtveröffentlichung des Patienten im Team, aber fallorientierte Diskussion der Psychotherapeuten. Dem einzelnen Therapeuten und seinem Patienten bleibt es überlassen, ihren geschützten therapeutischen Raum, ihren Anspruch auf Intimität zu wahren. Dieses Kennenlernen und Erleben von Intimität ist für eine psychotherapeutische Haltung zentral. Nur Drogenkonsum und Äußerungen von Gewalt unterliegen nicht unserer Verschwiegenheitspflicht.

Wie schon oben gesagt, soll die therapeutische Gemeinschaft nicht als erweitertes psychoanalytisches Setting mißverstanden werden, in welchem alle Lebensäußerungen des Patienten nur zu interpretieren sind. Im Umgang mit dem Drogenabhängigen muß beständig zwischen der Notwendigkeit zur Übertragungsanalyse und dem Eingehen auf reale Interaktionen differenziert werden. Je nach den Erfordernissen und nach der Entwicklung des einzelnen Patienten steht das psychoanalytische Deuten oder das reale, rollenbezogene Üben im sozialen Feld der Gemeinschaft im Vordergrund. Natürlich enthalten nonverbale Äußerungen unserer Patienten, z. B. in der Arbeitstherapie, die gerne ganz einfach dem Realraum zugeordnet wird, schon viele therapeutische Bezüge dadurch, daß sie dem Patienten ermöglicht, Ansätze von Zeit und Ordnungsstrukturen zu entwickeln, als auch neue kreative Befriedigungsmöglichkeiten eröffnet. Wir sehen, daß dieser Bereich der Arbeitstherapie zwar soziale Realität und damit soziales Lernen fördert, aber dem Patienten auch indirekt ermöglicht, bestimmte Affekte zu erfahren, zu differenzieren und damit seine Aggression zu kanalisieren.

Wir erkennen in der therapeutischen Gemeinschaft drei Ebenen der psychotherapeutischen Behandlung.

1.: der versorgende und stützende Bereich der ärztlichen und pflegerischen (einschließlich der administrativen) Fürsorge.

2.: der nonverbale Zwischenbereich, der sowohl Beschäftigung mit Musik und Tanzen beinhaltet, als auch das körperliche Arbeiten und Sport.
3.: der eigentliche therapeutische Bereich mit Einzel- und Gruppenpsychotherapie.

Je nach dem Schweregrad der psychiatrischen Störung und der Psychodynamik des Patienten bzw. der Patientengruppe werden diese Funktionsebenen wirken können. Die Synthese dieser unterschiedlichen Funktionen soll idealerweise im therapeutischen Raum erfolgen: Diese muß aber nicht nur die Gestaltung des therapeutischen Geschehens übernehmen, sondern auch für die Aufrechterhaltung der Rahmenbedingungen sorgen. Als Team bieten wir die zentrale, stützende Funktion für den Patienten, gleichzeitig müssen wir über die Anwendung der Hausordnung Grenzen ziehen können. Das Team muß weiters die therapeutische Arbeitsbeziehung fördern, was sich besonders bei den unvermeidbaren Auffassungsunterschieden schwierig gestaltet. Gefährlich können Spaltungen der Behandlergruppe dann werden, wenn Therapeuten unbewußt Patienten für ihre Sache manipulieren und Patienten die Spaltung unbewußt aufnehmen und vertiefen. Praktisch gesehen treten solche Entwicklungen immer wieder auf, sie können aber durch Supervision beherrscht werden. Ein besonders schwerer Fall einer Spaltung des Behandlungsteams führte 1986 zum Zusammenbruch der therapeutischen Gemeinschaft in der Langzeittherapiestation Mödling. Durch die Spaltung der Behandlergruppe kam es zu tiefgreifenden Auseinandersetzungen die zur Ablöse des damaligen ärztlichen Leiters führten. In der Folge kam es durch die (un)bewußte Manipulation der Patienten, unter der Devise „euer Leiter, der allmächtige Vater, wurde euch geraubt", zu einem wochenlangen Patientenstreik, der im Zusammenbruch der Station mündete. Ein weiteres Problem, das mit der Gruppenspaltung verknüpft ist, liegt in der narzißtischen Beschäftigung der Behandler mit sich selbst. Dies beeinträchtigt den Realitätsbezug und trübt den Blick auf das therapeutische Geschehen (Drogenstation Mödling 1990).

Psychoanalytisch gesehen handelt es sich beim Verhalten zwischen Therapeuten und Patienten in der Gemeinschaft um mehr mütterliche als väterliche Beziehungen bei Regressionsstufen unterschiedlichen Grades. Es werden primitive Übertragungsmuster reaktiviert, die gelegentlich zu Dekompensationszuständen führen. Neben diesen Interaktionen dürfen wir die Beziehungen der Patienten untereinander nicht übersehen, die Kultur der Peergroup (Patientensprecher) unter therapeutischen Gesichtspunkten beobachten und notfalls auch korrigieren.

Gruppenarbeit in der therapeutischen Gemeinschaft

Das Zentrum unserer psychotherapeutischen Bemühung ist die Bearbeitung der reaktivierten infantilen Konflikte. Unsere drogenabhängigen Patienten wiederholen in der therapeutischen Gemeinschaft ihre verinnerlichten Beziehungserfahrungen mit den Eltern in einer personifizierten Auseinandersetzungen. Wir arbeiten einerseits auf der Ebene der Zweierbeziehung in der klassischen Form der Psychotherapie als auch mit den Mitteln des gruppentherapeutischen Prozesses. Für diese Interventionen stehen die Kleingruppen, bei uns Wohngruppen genannt, und die Großgruppe zur Verfügung (z. B. Kreeger 1977 und Khantzian, Halliday, McAuliffe 1990)

Die Großgruppe ist ein Forum, wo alle Patienten und Teammitarbeiter zusammenkommen. Die Großgruppe findet jeden Freitag statt und dauert 75 Minuten. Die Großgruppe schwankt zwischen 40 und 50 Personen. In den regelmäßig wiederkehrenden Krisenzeiten werden zusätzliche Großgruppen verordnet. Die Großgruppe hat für Patienten und Therapeuten unterschiedliche Funktionen. Für die Patienten bietet sich die Möglichkeit, Wünsche und Forderungen einzubringen, die dann auf verschiedenen Ebenen besprochen werden können. Der einzelne Patient erlebt in der Großgruppe „neue" Interaktionsformen, die er in seinem frühen Erfahrungsbereich nicht machen durfte. Er erlebt im Sinne des identifikatorischen Lernens das Team als Familie, die unterschiedliche und differenzierte Meinungen vertritt, die er später für sich selbst und im Umgang mit anderen übernimmt. Die Förderung von Einsicht kann in der Großgruppe initiiert werden, bedarf jedoch der Vertiefung und Bearbeitung in der Kleingruppe und vor allem in der Einzelbehandlung.

Für die Therapeuten besitzt die Großgruppe vor allem diagnostische Funktion. In dieser Gruppenform wird deutlich, welche Beziehungsformen in der Patientengruppe dominieren, welche Rivalitäten oder Koalitionen gegenwärtig vorliegen. Außerdem sehen wir, wie sich die einzelnen Patienten vor der Gruppe präsentieren und wie sie sich zu den einzelnen Therapeuten bzw. zum Gesamtteam stellen. Wir erhalten dabei eine weitere Wahrnehmungsdimension, die wir mit den anderen Teammitgliedern teilen können. Die verschiedenen Therapeuten erleben sich selten im direkten Umgang mit den Patienten, das kann die Großgruppe etwas ausgleichen. Es können auch manche Vorurteile und Projektionen innerhalb des Teams aufgehoben werden, die bei dem unvermeidbaren Nebeneinanderarbeiten, bedingt durch die Wohngruppen und Einzeltherapien, sonst nicht publik geworden wären. Die Großgruppe ist also auch ein Teil der Eigendiagnostik des Teams und diese kann in der Nachbesprechung der Gruppe bzw. in der Superversion weiter aufgearbeitet werden.

Die therapeutischen Funktionen der Großgruppe werden gerne überschätzt, sie können aber ein „Aufweichen" von Abwehrformationen der Gruppe und einzelner Patienten bewirken. Tendenziell werden Spaltungen und Projektion (projektive Identifikation) „aufgelockert" und können bei optimalem Gruppenverlauf durch reifere Abwehren ersetzt werden, wo sich die Patienten als Individuen erleben können, die zwar in ihre Gruppe eingebunden sind, aber nicht darin untergehen.

Ohne Nacharbeiten in der Wohngruppe und in der Einzeltherapie können aber sicher keine bleibenden Veränderungen erzielt werden.

Theoretisch betrachtet können durch die starke Regression in der Großgruppe frühe Konflikte wiederbelebt werden. Diese Tendenzen führe die Teilnehmer auf frühe Entwicklungsstufen mit der Neigung zur Auflösung von Selbst- bzw. Ichgrenzen und dem Austausch von Selbstaspekten in der Gruppe. Der Unterschied zwischen den drogenabhängigen Patienten und den Therapeuten besteht dann einfach darin, daß durch die Selbsterfahrung das Eingeständnis von Differenzen und polaren Gegensetzen nicht in Chaos und Zerfall münden, sondern aufgehoben werden können.

In der therapeutischen Gemeinschaft kommt es also durch die unterschiedlichen Interaktionen zu einer Reinszenierung früher Objektbeziehungen. Besonders die zeitweilig sehr tiefe Regression der Großgruppe bewirkt jene Dynamik, die von Bion als Grundannahme beschrieben worden sind (Bion 1974). Diese 3 Grundannahmen besagen, daß in jeder Gruppe prinzipiell 3 Situationen vorherrschen, nämlich die Abhängigkeitsgruppe, die Paarbildungsgruppe und die Kampffluchtgruppe. In der Abhängigkeitsgruppe werden die Anführer als omnipotent und allwissend wahrgenommen, während die anderen Teilnehmer sich dagegen als unreif und unfähig erleben. Gelingt es dem Anführer nicht der Idealvorstellung von Wissen und Macht zu entsprechen, werden die Gruppenteilnehmer zuerst mit Verleugnung, später mit Abwertung reagieren und erwählen sich schließlich einen Ersatzführer. Psychoanalytisch ausgedrückt charakterisiert diese Gruppe primitive Idealisierung, Verleugnung, Gier und Neid sowie deren Abwehr. Das einzelne Gruppenmitglied erlebt sich in dem gemeinsamen Gefühl der Hilflosigkeit und Angst vor der bedrohlichen Außenwelt, die als leer und frustrierend erlebt wird.

Dagegen wird sich die Kampffluchtgruppe gegen äußere Feinde richten und der Gruppenführer muß diesen Kampf anleiten. Dabei kommt es zu multiplen Spaltungen der Gruppe, die sich gegenseitig befehden. Ein Gruppenteil unterwirft sich dem idealisierten Führer, während eine andere Fraktion diesen angreift oder flieht. Klinisch sehen wir die Tendenz, den Anführer zu kontrollieren oder von ihm kontrolliert zu werden.

Aus psychoanalytischer herrschen Spaltung, Aggression und projektive Identifizierung vor, die für die Abhängigkeitsgruppe typische Abhängigkeit wird in dieser Gruppe durch Konflikte um die aggressive Beherrschung ersetzt, durch paranoide Verdächtigungen sowie Kampf und Angst vor der drohenden Vernichtung.

Die Paarbildungsgruppe dagegen weist schon auf eine reifere Struktur hin. Das Geschehen in der Gruppe ist durch die Hoffnung der Teilnehmer bestimmt, daß ein ausgewähltes Paar sexuell zusammenfindet und sich durch ein Kind reproduziert. Damit könnte die bedrohte Identität und das Überleben der Gruppe durch einen Messias gesichert werden. Die Gruppe soll durch die messianische Hoffnung vor den Konflikten bewahrt werden, welche die Abhängigkeitsgruppe wie auch die Kampffluchtgruppe beherrschen.

In unseren Gruppen dominieren unreife Gruppensituationen, das ist wiederum durch die Störung der Drogenabhängigen und die Tiefe der Regression zu erklären. In diesen großen Gruppen von über 40 Teilnehmern muß notwendigerweise jede Kommunikation fragmentiert werden, jedes Zwiegespräch von dem zusammenhanglosen Gespräch verschluckt werden. Das bedeutet eine Vervielfachung der Projektionen und gleichzeitig ihre

Unbeständigkeit, jedes Gruppenmitglied muß um die Wahrung seiner Identität besorgt sein. Kann sich der Einzelne aus eigenen Kräften zurückziehen, dann kann er damit seinen Identitätsverlust in Grenzen halten und seine Angst kontrollieren, aber um den Preis der Entfernung von der Gruppe und damit einer Verstärkung der Isolation und der Ohnmacht Turkey (in Kreeger 1975) beschrieb diese Gefährdung der Identität und der Verschmelzung als zentrale Erfahrung in der Großgruppe. In unseren Großgruppen bestimmt die Angst vor Aggression, vor Kontrollverlust und vor gewalttätigem Verhalten das Geschehen.

Gerade jene Gruppenmitglieder, welche sich in dieser potentiell gewalttätigen Atmosphäre stabil verhalten, werden immer am stärksten attackiert. Die Großgruppen sind durchsetzt von der lebhaften Aggression und Sexualität, begünstigt durch das jugendliche Alter bzw. die unreifen Persönlichkeiten. Das therapeutische Team wird abwechselnd als sadistische, unbewußt provozierende Gruppe erlebt, welche sich an der Triebhaftigkeit der Patienten ergötzt, oder als sehr puritanisch, konventionell und lustfeindlich. Häufig herrscht in der Großgruppe eine kalte und abweisende Haltung der Patienten vor, die im krassen Gegensatz zum affektgeladenen und aggressiven Umgang der Patienten untereinander steht. Die Versuche der Therapeuten, diese Haltung zu interpretieren führt zu paranoiden Reaktionen und zu gesteigerter Aggressivität. Die Behandlergruppe wird als frustrierende und aggresive Autorität erlebt. Die Patienten erleben unsere Ansprüche als derart aggressiv, daß die Verfolgung durch unsere Autorität oft nur durch stumpfe Passivität und Indifferenz abgewehrt werden kann.

In der Großgruppe besteht auch ein ausgeprägter Neid gegenüber allen Menschen, die ihre Individualität und Sicherheit zu bewahren suchen. Trotzdem muß jede Gruppe versuchen, eine Art Ideologie zu formieren, um die aggressiven Bestrebungen abzuwehren bzw. zu kanalisieren. Ein Beispiel kann denZusammenhang von Ideologieentwicklung und Anführer illustrieren.

Die Patientengruppe entwickelte sich nach einer Krise in Richtung arbeitsorientierte Gruppe und stand dabei unter Führung eines narzißtischen Patienten mit ausgeprägten antisozialen Tendenzen. Von den Therapeuten werden diese antisozialen Patienten besonders in der Großgruppe oft als bedrohlich erlebt. Ganz charakteristisch für derartige Versammlungen ist, daß die narzißtische Persönlichkeit die Gruppe manipuliert, statt aus ihr zu lernen. Der Anführer kann in dieser Situation leicht die Führung an sich reißen. Er hat eine manipulative und ausnützerische Beziehung zu den anderen und gleichzeitig das Bedürfnis, sich immer auf der Bühne der Aufmerksamkeit und der kollektiven Bewunderung zu bewegen. Damit konnte er das Bedürfnis der Gruppe nach Sicherheit und einer gemeinsamen Ideologie befriedigen. Dieser Patient hatte auch noch eine starke sprachliche Gewandtheit, die es ihm leicht machte in Krisenzeiten seinen Anspruch auf Führerschaft herauszukehren. Es war dabei ziemlich gleichgültig, welchen common sense er dabei in Anspruch nahm, da ihm, wie allen narzißtischen Persönlichkeiten, eine tiefe Überzeugung von eigenen Werten fehlt. Seine klischeehaften Vorstellungen wurden daher von allen Gruppenteilnehmern akzeptiert, weil sie oberflächlich und leicht verständlich waren. Der Abgang des Patienten aus unserer therapeutischen Gemeinschaft verursachte in der Patientengruppe über einige Zeit eine lang anhaltende Depression und Leere.

Die relative Unstrukturiertheit der Großgruppe führt zu ausgeprägten Regressionszuständen und primitiven Interaktionsmustern, die eine „Aufweichung" der individuellen Abwehr bewirken. Die Aufarbeitung kann aber nicht in der Großgruppe stattfinden, sondern zuerst in der Gruppe und dann in der Einzeltherapie. Die Gruppentherapie im Rahmen der Wohngruppe kann nur die reaktivierten infantilen Beziehungsmuster und ihre Abwehr bearbeiten. Natürliche werden viele Konflikte auf der Ebene des Hier und Jetzt auftreten. Besonders die Beziehungen der Patienten untereinander sind Gegenstand der Bearbeitung in den Kleingruppen. Wir müssen dabei beachten, daß die Konflikte sowohl durch infantile Störungen, als auch durch die Aktualität der therapeutischen Gemeinschaft geprägt werden. So kann die Gemeinschaft den Realitätsbezug fördern, indem durch die Bedingungen des Zusammenlebens soziale Übereinkunft herrscht. Oft verbünden sich die Patienten untereinander gegen die Therapeuten und rivalisieren mit ihnen wie Geschwister, bilden über die Wohngruppe hinaus Subgruppierungen, bilden Paare usw., mit dem Ziel, die bedrohliche äußere Realität zu vergessen. Gleichzeitig können sie sich dabei auch wechselseitig unterstützen und einer Dekompensation vorbeugen.

Eine ganz besondere Bedeutung für unsere Behandlung haben Patient-Patienten-Beziehungen, in denen infantile Objekte und Beziehungsformen inszeniert werden. Sie sind wertvolles Material für unsere therapeutischen Interventionen. Als Beispiel möchte ich eine Mutter-Tochter-Konstellation einbringen:

Eine 34jährige Frau, die schon viele Jahre drogenabhängig war, kam auf unsere Station. Sie war schon viele Jahre von ihrem Mann getrennt und hatte nur flüchtige heterosexuelle Beziehungen. Mit ihrer älteren Tochter soll sie ein gutes Verhältnis gehabt haben. In der therapeutischen Gemeinschaft war nun von der Schwäche dieser Frau kaum etwas zu spüren. Sie kehrte das Bild einer strengen und dominierenden Mutter hervor, die sich um Mitpatienten bemühte. Wir verstanden ihr Problem als Reaktion auf den frühen Verlust der Eltern. Um sich die Liebe dieser Eltern zu erhalten, durfte sie für sich selbst nichts in Anspruch nehmen und versuchte ihnen alles Recht zu machen. Gleichzeitig bestanden natürlich Wünsche nach realer Versorgung, die sie teilweise, in ihrem spätern Beruf als Krankenschwester in die Pflege von Patienten lenken konnte. Jedoch entgingen uns nicht ihre heftigen oralen, narzißtischen Ansprüche und ihre massiven Stimmungsbrüche und ihre Dysphorie, wenn sie die Aufmerksamkeit nicht bekommen konnte. Sie war in einem Zimmer untergebacht, in dem eine 18jährige Patientin den ganzen Raum für sich wollte. Dieses Mädchen, das in einem langen Kampf mit einer verweigernden und versagenden Mutter verstrickt war, fühlte sich von der älteren Frau bevormundet. Die ältere Patientin hingegen spielte sich als herrschsüchtige Mutter auf und dieser Konflikt wurde anhand der Benutzung eines Kleiderschrankes ausgetragen. Der Streit, der bei vielen Gruppensitzungen leidiges Thema blieb, konnte schließlich zum Nutzen beider Patientinnen gelöst werden und führte zu einer veränderten Paarkonstellation.

Die Gruppenarbeit wird von einer Einzeltherapie begleitet. Diese Therapie schafft dem Drogenabhängigen einen neuen Raum für Intimität und zugleich etwas Distanz von dem Druck der Gemeinschaft, unter diesen Bedingungen kann die Übertragung für die therapeutische Arbeit genützt werden und eine positive Identifikation herstellen. Eine besondere Bedeutung erhält die Beziehung zwischen dem Psychotherpeuten und seinem Patienten bei den regelmäßigen tiefen Regressionen und dem heftigen Agieren, die nur teilweise durch die Gruppe aufgefangen und bearbeitet werden können. Der Psychotherapeut in der Gruppe und in der Einzelarbeit kann noch am ehesten die Funktion eines Hilfsich übernehmen und kann im Lauf der Behandlung von einem schutzgebenden, koordinierenden und positiv besetzten Therapeuten zu einem strukturierenden und einsichtsfördernden Objekt werden. Das Zusammenwirken von therapeutischer Gemeinschaft und Einzeltherapie kann so illustriert werden:

Es handelt sich um einen 26jährigen Mann mit einer Borderlinepersönlichkeit und einer langen kriminellen Vorgeschichte. Dieser Patient richtet seine ausgeprägte Aggressivität auf einige Personen unserer therapeutischen Gemeinschaft und erlebt sie als besonders mächtig, böse und vernichtend. Seine Reaktion geht bis zu einer paranoiden Realitätsverkennung und er fühlt sich besonders von zwei Therapeuten verfolgt und bedroht. Er fühlt sich von seinem Arbeitstherapeuten verfolgt, da er von diesem immer wieder auf die Einhaltung von Arbeits- und Essenszeit hingewiesen wird. Der Arbeitstherapeut hingegen erlebt ihn immer wie ein wütendes und trotziges Kind, „das vor die Tür gestellt werden möchte, um sich zu beruhigen". Bei einem dieser Vorfälle tobt und schreit er, bedroht aber nun den Therapeuten verbal. In der Gruppe wurde dieser Patient auch als „Terrorist" bezeichnet, er lief häufig aus der Gruppe weg bzw. explodierte, wenn er zu einem unangenehmen Thema angesprochen wurde. Dieser Mann wäre sicherlich therapeutische nicht erreichbar gewesen, hätte er nicht zu seinem männlichen Psychotherapeuten eine positive Übertragung entwickelt. Er idealisiert ihn und gab sich bei ihm wie sein kleiner Sohn. Diese Beziehung war stark genug, um Spannungen ertragen zu können. Der Psychotherapeut wurde zum Objekt der Zuflucht, wenn er in anderen Bereichen in Krisen geraten war oder angegriffen wurde. Dies illustrierte auch die Ausnützung der Übertragungsspaltung für die Entwicklung einer tragfähigen Beziehung, indem die aggressiven Anteile des Patienten für die Behandlung fruchtbar gemacht werden konnten und sich besonders in einer erhöhten Gruppenfähigkeit niedergeschlagen haben.

Das psychotherapeutische Modell der Langzeittherapiestation für Drogenabhängige stellt mit seiner Organisation und der Teamstruktur dem Patienten zuerst eine „bewahrende Umwelt" im Winnicotschen Sinne zur Verfügung. In diesem Raum können unsere Patienten von den therapeutischen Objekten ihren Möglichkeiten entsprechend Gebrauch machen. Als

Therapeuten nehmen wir die abgespalteten Selbstanteile des Drogenabhängigen auf und ermöglichen ihm damit, diese zu erfahren. In diesem Entwicklungsprozeß erlebt der Patient, daß abgelehnte und abgespaltete Teile seiner selbst angenommen werden können. Damit wird es ihm möglich, die negativen Erfahrungen aus seinen frühen Objektbeziehungen abzubauen und zu überbrücken. Allein die Annahme der regressiven Wünsche führen jedoch nicht zu seiner Veränderung. Diese kann erst dann in Gang gesetzt werden, wenn sich zu den symbolischen Konstellationen reife Objektbeziehungen gesellen und die „Ödipalisierung von Beziehungen" gestattet wird.

Natürlich erfahren die idealisierenden Beziehungsmuster durch die Realität der Gemeinschaft Begrenzungen, die wiederum zum Freiwerden aggressiver Gefühle führen. Diese werden sowohl agiert, als auch somatisiert, unter therapeutischer Anleitung können sie aber die Loslösung von den mütterlichen Objekten befördern und zur Selbstständigkeit führen. Nicht die Vermeidung der Regression kann die Autonomie fördern, sondern die Unterstützung der aggressiven Verselbstständigungstendenzen führt schließlich zur Trennung von der Gemeinschaft und den Therapeuten.

Von einem erweiterten psychoanalytischen Blickwinkel hat Kernberg die Konzepte der Klinikbehandlung bzw. der therapeutischen Gemeinschaft einleuchtend beschrieben (Kernberg 1981 und 1988). Die Gruppenpsychotherapie bearbeitet die intrapsychischen Objektbeziehungen, während die individuelle psychoanalytische Psychotherapie sich mit den unterschiedlichen Ebenen der Objektbeziehungen und den ihnen entsprechenden Ichproblemen beschäftigt. „Die therapeutische Gemeinschaft mit dem stärkeren Akzent auf der Kontrollfunktion, als auf der inneren Welt der Objektbeziehungen – aber mit starker Konzentration auf die Realität zwischenmenschlicher Interaktionen innerhalb der Klinik –, ist in idealer Weise bei den wenigen regredierten psychotischen Patienten und besonders bei Borderline-Patienten indiziert" (Kernberg 1981, S. 283).

Für den Psychotherapeuten in der Klinik bzw. in der therapeutischen Gemeinschaft ergibt sich damit ein besonderes Problem. Er kann sich nicht auf die Funktion des Therapeuten oder systemisch gesprochen, des Beraters beschränken, sondern er wechselt ständig zwischen der Rolle des Beraters und der Rolle des Hilfsich, der Anleitung und Kontrolle. Das bedeutet die Aufgabe der Neutralität im technischen Sinn und damit das Risiko, das Anpassungspotential des Patienten zu hoch oder zu niedrig einzuschätzen, der damit in seiner Entwicklung behindert werden kann.

Die therapeutische Gemeinschaft kann als soziales System einer Vielzahl von therapeutischen Modalitäten zur Verfügung stellen, die in unterschiedlicher Weise die Kontrollfunktion des Patienten und seine innere Welt der Objektbeziehungen aktivieren. Die therapeutische Gemeinschaft ist für die Heilung schwerer Persönlichkeitsstörungen zwar kein Zauberberg, aber noch am ehesten dafür geeignet, aber problematisch für neurotische Drogenabhängige oder tief regredierte Psychotiker.

Literatur

Anton Proksch Institut (Hrsg.): Drogenstation Mödling 1980–1990, Von der Langzeittherapie zur Therapiekette, Eigenverlag 1990
Bion W. R.: Erfahrungen in Gruppen u. a. Schriften, Stuttgart 1974
Burian W.: Psychotherapie des Alkoholismus, Göttingen-Zürich, 1984
Jannsen P. L.: Psychoanalytische Therapie in der Klinik, Stuttgart 1987
Kernberg O. F.: Objektbeziehungen und Praxis der Psychoanalyse, insbes. Kap. 9: Für eine integrative Theorie der Klinikbehandlung, Stuttgart 1981
Kernberg O. F.: Schwere Persönlichkeitsstörungen, insbes. Kap. 21 bis 23, Stuttgart 1988
Khantzian E. J., Halliday K. S., McAuliffe W. E.: Addiction and the Vulnerable Self (Modified Dynamic Group Therapy for Substance Abusers), New York 1990
Kohut H.: Psychodynamics of Drug Dependence, Einleitung, Washington 1977
Kreeger L.: Die Großgruppe, Stuttgart 1977
Krystal H., Raskin H.: Drug Dependence, Detroit 1970
Krystal H.: Integration and Self Healing (Affect, Trauma, Alexithymia), Hillsdale 1988
Laufer M., M. E.: Adoleszenz und Entwicklungskrise, Stuttgart 1989
McDougall J.: The psychosoma and psy.process, Internat. Rev. Psycho-Anal, 1, S. 437–454, 1974
Simmel E.: Psychoanalytic Treatment in a Sanatorium, Int. J. Psychoanalysis, 10, S. 70–89, 1928
Wurmser L.: The Hidden Dimension, New York 1978

Station für Entzug und Kurzeittherapie „517" der Drogenabteilung des Anton Proksch-Institutes

E. Höld

1. Einleitung

Ich möchte dahin
aber ich hab´ keinen Willen.
Eine schöne gute Hand
führt mich an weißen Fingern
ins Land der Stillen:
Dorthin.
(1904 – aus dem *Magazin für Literatur*)

Ziel von Drogengebrauch-und mißbrauch ist das „Dorthin". Eine Strategie die häufig scheitert und durch selbstdestruktiven Verlauf ersetzt wird. Krankheit als Ausdruck des Scheiterns einer Lebensbewältigung ist die Folge. Therapie muß an diesem Punkt angreifen und hat die Aufgabe, Methoden zu entwickeln um die Richtung die der Patient eingeschlagen hat, die ihn durch Selbstschädigung zu einer Chronifizierung eines Leidens und einem vorzeitigen Tod führt, zu verändern. Auf Grund der höchst individuellen Situation der einzelnen Betroffenen kann die eingesetzte Methodik nur in einem möglichst individuellen Zugang optimal wirksam werden. Verschiedenheiten ergeben sich durch das unterschiedliche Alter, die unterschiedlichen Erfahrungen, die unterschiedlichen Vorerkrankungen, die unterschiedlichen familiären Hintergründe, Geschlechtsunterschiede, etc. Kleine überschaubare Einheiten mit dem Angebot einer möglichst intensiven Beziehungsstruktur eignen sich dafür sehr gut.

Wie die Krankheit im individuellen Bereich Veränderungen und Entwicklungen zeigt, verändert sich auch die „Szene" der illegalen Drogenkonsumenten. Die Veränderungen sind abhängig vom gesellschaftlichen, kulturellen, ökonomischen und politischen Hintergrund. So ändern sich auch die Erfordernisse, die an therapeutischen Institutionen gestellt werden, laufend. Diesen Veränderungen soll und muß Rechnung getragen werden um sich einen Zugang zu den behandlungsbedürftigen Erkrankten zu schaffen.

Auch bei der Installierung der Station für Entzug-und Kurzzeittherapie in der Breitenfurterstraße 517 standen diese Überlegungen der besseren Versorgung, vor dem Hintergrund einer sich verändernden Struktur in der Szene, im Vordergrund.

2. Aus der Geschichte

Am Beginn stand die Station in Neunkirchen, welche als Entzugsstation für die Langzeittherapie in Mödling diente. Diese funktionierte im Zusammenwirken mit dem Anton Proksch-Institut und dem Krankenhaus Neunkirchen.

Vom Krankenhaus Neunkirchen wurde die internistische Betreuung und ein kleiner Teil der Pflege, die spezifische und auch die psychiatrische Konsiliartätigkeit wurde vom Anton Proksch-Institut bewerkstelligt. Diese Station diente ausschließlich als Vorbereitung für Mödling. Durch die Dislozierung und durch die mangelnde Auslastung machte sie organisatorisch Probleme, so daß eine Station in der Nähe von Wien gesucht wurde.

Das, zu dieser Zeit in der Breitenfurterstraße 517 untergebrachte Nachbetreuungswohnheim „Half Way Hause" bot sich an, da es alle erforderlichen Grundbedingungen für ein Spital hatte.

Nach entsprechender Vorarbeit, sowohl organisatorischer als auch konzeptueller Natur von Prim. Burian und mir, konnte nach Übersiedlung der Nachbetreuungseinrichtung in ein anderes Objekt, die Station am 5. 12. 1988 mit Patienten und einem Teil des Betreuungspersonals von Neunkirchen bezogen werden. Den anderen Teil der betreuenden Arbeit übernahm ein Teil des Personals der Drogenstation Mödling.

Die Situation war dadurch angespannt, daß durch den nicht weit zurückliegenden Leiterwechsel und nachfolgender Fluktation auch des Personals, der Teamaufbau nur langsam verwirklicht werden konnte.

3. Einige Überlegungen zum Konzept

Zum Unterschied zur Station in Neunkirchen, die eine reine Entzugs-und Vorbereitungsstation für die Langzeittherapie war, hat die Station in der Breitenfurterstr. 517, kurz „517" genannt, mehrere Funktionen.

Grundsätzlich ist sie abstinenzorientiert, wird aber den individuellen Fähigkeiten und Möglichkeiten der/des Betroffenen angepaßt.

Das bedeutet z. B., daß die Indikation zu einer vollständigen Abstinenz nur in Übereinstimmung mit dem/der Betroffenen unter der therapeutischen Opportunität getroffen wird. Das bedeutet z. B., daß PatientenInnen, welche im Rahmen einer Methadonsubstitutionstherapie Drogenbeigebrauch betrieben haben, lediglich von den zusätzlich konsumierten Mitteln entzogen werden, sonst aber in Methadonsubstitutionstherapie belassen werden.

Ein zweites Beispiel wäre die Weiterführung einer neuroleptischen Medikation, wenn aus Gründen einer Erkrankung eine Dauermedikation not-

Station für Entzug und Kurzzeittherapie 335

wendig ist. Abstinenz wird daher nicht unter allen Umständen und in jedem Fall strikt angeordnet.

4. Die Behandlungsziele sind

1. Durchführung des körperlichen Entzuges
2. Behandlung von Begleiterkrankungen
3. Vorbereitung auf eine Langzeittherapie
4. Mittelfristige Rehabilitation

4.1. Durchführung des körperlichen Entzugs

In der Regel sind die meisten PatientenInnen polytoxikoman mit Opiaten als Leitdroge. Ungefähr die Hälfte sind mit Methadon substituiert. Auch bei den SubstitutionspatientenInnen ist eine deutlich polytoxikomane Entwicklung (Kombination mit Alkohol, Medikamenten, aber auch andere Opiate) festzustellen. Die Entzugsbehandlung beginnt nach Abklingen der Wirkung der zu Hause eingenommenen Suchtmittel, in der Regel am Abend des Aufnahmetages. Je nach Befindlichkeit und Drogeneinnahme wird der körperliche Entzug nach *5 verschiedenen Schemata* durchgeführt:

1.1. Entzug mit opiathältigen oder opiatähnlich Schmerzmitteln in absteigender Dosierung.
1.2. Reduktion der ambulant Methadondosis in kleinen (10mg) Schritten über mehrere Wochen, im Anschluß daran erfolgt eineEntzugsbehandlung wie in 1.1. beschrieben.
1.3. Bei Überwiegen von sedierenden Medikamenten, wird das Barbituratschema (Phenobarbital in absteigender Dosis) angewandt.
1.4. „cold turkey"(Entzug ohne Unterstützung) kommt bei diesen PatientenInnen zum Einsatz, die es wünschen und bei denjenigen, wo nur ein leichtes vegetatives Entzugssyndrom zu erwarten ist.
1.5. Meprobamat und anderen Hypnotika werden bei vorwiegend alkoholdominiertem Entzug verwendet. Symptomatisch erhalten die PatientenInnen kreislaufstützende Medikamente, Magentherapeutika, Antacida, Antiemetica, Sedativa, Obstipantien, Laxantien, Antidepressiva, Neuroleptica, Betablocker etc.

Der körperliche Entzug dauert einige Tage bis zu mehreren Wochen (mit Methadon) und wird als abgeschlossen betrachtet, wenn die Medikamente gänzlich abgesetzt werden können. Da die einzelnen Substanzen schonend und möglichst niedrig dosiert sind, können die PatientenInnen am angebotenen Programm in der Regel aktiv teilnehmen.

Vom ersten Tag an werden die PatientenInnen auf ihre Eigenverantwortung hingewiesen und sie werden motiviert aktiv am Prozeß des Entzuges mitzuarbeiten. Das bedeutet, daß jeder Schritt von der Einstellung der Medikamente bis über die Reduktion und das endgültige Absetzen jeglicher Medikation genauestens mit Ihnen abgesprochen wird. Die PatientenInnen haben dadurch die Möglichkeit in einem klar definierten Rah-

men mitzubestimmen. Auch in diesem Bereich spielt die Einbeziehung der Patientengruppe eine wichtige Rolle.
Bereits entzogene PatientenInnen geben ein gutes Beispiel und definieren sehr anschaulich das zu erreichende Ziel und motivieren die Entzugspatientenlnnen zu einer möglichst raschen Reduktion.

4.2. Behandlung von Begleiterkrankungen

Durch die oft jahrelange Suchtanamnese kommt es zu Erkrankungen welche im ursächlichen Zusammenhang mit der Suchtgifteinnahme stehen. Teils entstehen sie durch die direkte Wirkung der Droge, aber auch durch die Art der Applikation. Viele PatientenInnen haben auch chronische Erkrankungen, welche schon vor der Suchtgifteinnahme bestanden haben (wie z. B.Asthma bronchiale, juveniler Diabetes)

Eine *Internistische* Untersuchung mit einem entsprechenden Labor ergibt eine Diagnose im somatischen Bereich. Die Behandlung wird durch den Entzug positiv beeinflußt. In der Regel kommt es nach anfänglichen Verschlechterungen auch zu Besserungen von chronischen Erkrankungen, welche nicht ursächlich mit der Drogeneinnahme im Zusammenhang stehen.

Eine *psychiatrische* Untersuchung in Kombination mit einem psychologischen Labor diagnostiziert das Ausmaß eines Organischen Psychosyndroms, neurotische Störungen, endogene Psychosen, Borderline-Erkrankung. Die Behandlung erfolgt nach den Methoden der allgemeinen Psychiatrie in Kombination mit den Erfahrungen in der Suchttherapie.

Eine *neurologische Untersuchung* in Kombination mit einem EEG-Labor diagnostiziert entzugsbedingte Dysrhythmien im EEG, Epilepsien, hirnlokale Störungen, Polyneuropathien, Lähmungen, Muskelatrophien, etc. Die entsprechende Behandlung, vor allem der Anfallsneigung vermindert die Komplikationen beim Entzug. Ein Großteil dieser Störungen ist entzugsbedingt und verbessert sich in kurzer Zeit.

Ein spezifisches Problem ist die HIV-Infektion und die daraus resultierenden Erkrankungen.
Fast alle Pat sind mit Methadon substituiert. Die schonendste Entzugsbehandlung ist Teil der prophylaktischen Maßnahmen um das Immunsystem nicht zu belasten. Das Umgehen mit dieser Erkrankung aber auch mit anderen infektiösen Krankheiten, stellt in einer engen therapeutischen Gemeinschaft ein gewisses Problem dar. Dieses muß beachtet werden, der Umgang der Gruppe mit dem Infizierten und umgekehrt ist ständig zu verbalisieren und zu beachten. Schutzmaßnahmen ergreifen sind Teil der Information mit der/die PatientenInnen häufig konfrontiert werden.
Die Zusammenarbeit mit spezifischen AIDS-Einrichtungen (AIDS-Hilfe, AIDS-Station etc.) ist selbstverständlich und sehr hilfreich.

4.3. Vorbereitung auf die Langzeittherapie

Im Rahmen der Behandlungskette dient diese Station als stationärer Teil der Vorbehandlung für eine nachfolgende Langzeittherapie. Neben der körperliche Entzugsarbeit ist auch die Motivationsarbeit für die Langzeittherapie ein wichtiger Bestandteil der hauptsächlich psychotherapeutischen Arbeit. Die Motivation am Beginn der Behandlung in der ambulanten Phase ist in der Regel sehr ambivalent, häufig überwiegt die Fremdmotivation die Eigenmotivation. In der Abstinenzphase nach dem körperlichen Entzug verändert sich das ursprüngliche Ziel oft sehr deutlich und es muß erneut definiert werden. Das Annehmen dieser Veränderung und die daraus folgende Motivationsarbeit erfordert einerseits viel Flexibilität, andererseits zielgerichtetes, strukturierendes, oft aber auch direktives Vorgehen. Diese Vorbereitungszeit dauert in der Regel zwischen 4–8 Wochen.

Vorkontakte mit Betreuern, aber auch mit PatientenInnen und Kontaktbesuche auf der Langzeittherapie fördern die Motivation und sind in der Regel positiv. In einigen Fällen wirken diese Besuche demotivierend, entsprechend der Angst der PatientenInnen vor neuen Situationen und der Angst vor Trennungen (von der Entzugsstation).

4.4. Mittelfristige Rehabilitation

Der Begriff der *Kurzzeittherapie* wurde für die mittelfristige Rehabilitation für die Dauer von drei Monaten gewählt. Die Kurzzeittherapie erhebt nicht den Anspruch die Langzeittherapie zu ersetzen, sondern schafft die Möglichkeit, nach einem kurzen stationären Aufenthalt die Therapie ambulant fortzusetzen. Die Indikation wird in der Ambulanz gestellt.

Sie ist indiziert bei:
- PatientenInnen deren soziale Situation (Familie, Beruf) eine LZ-Therapie nicht erlaubt,
- PatientenInnen welche schon (mehrere Male) eine LZ-Therapie abgeschlossen haben,
- PatientenInnen nach einer mehrmonatigen Haftstrafe,
- PatientenInnen mit einer entsprechenden Weisung vom Gericht,
- PatientenInnen mit einer Aufnahmebeschränkung der Langzeittherapie.

Während der mittelfristigen Rehabilitation durchläuft der/die PatientenInnen nach dem körperlichen Entzug ein Phasenschema, ähnlich dem in einer Langzeittherapie.

Die 1. Phase ist der körperliche Entzug. Hier unterscheidet sich der Verlauf nicht von den übrigen PatientenInnen. Nach vollständigem Absetzen der Entzugsmedikation, ab der 4. Woche des Aufenthaltes, besteht die Möglichkeit, in die 2. Phase „aufzusteigen". Dies geschieht in der Psychotherapiegruppe in Absprache mit den Therapeuten und der Patientengruppe. Diese Phase erlaubt, Besuche, mehrstündige Ausgänge, Übernahme von Verantwortung für MitpatientenInnen im Rahmen von Begleitungen.

Im Haus übernimmt diese/r PatientIn übergeordnete Funktionen für die Hausgemeinschaft(Patientenvertreter, Ordnungsdienste etc.).
In der 3. Phase ist die Orientierung auf soziale Belange draußen wichtig.

Der/die PatientIn ist angewiesen, sich einen Arbeitsplatz zu organisieren, Wohnungsangelegenheiten zu regeln und anstehende soziale Probleme zu erledigen (Schulden, Partner etc.). Dazu wird die Ausgangs- und Telefonmöglichkeit erweitert. Wichtig ist die Organisation der ambulanten Nachbetreuung. Diese sollte sehr frequent, möglichst im Rahmen von einer Einzel- und Gruppenbetreuung stattfinden.

5. Die eingesetzten Methoden und Bereiche

1. Medizin
2. Psychotherapie
3. Ergotherapie
4. Sozialarbeit
5. Pädagogik

5.1. Medizin

Die medizinische Betreuung steht besonders am Anfang des Aufenthaltes im Vordergrund. Ein Internist, Psychiater und Neurologe und medizinisches, diplomiertes Pflegepersonal ist mit Diagnose, Behandlung und Betreuung beschäftigt. Akutinterventionen mit Bedrohung der vitalen Funktionen können während des gesamten Aufenthaltes notwendig werden.

In der Regel sinkt der medizinische Aufwand im Verlauf des Aufenthaltes. Im Vordergrund stehen Erkrankungen aus dem internistischen Bereich, wie Hepatitiden (hauptsächlich B u. C), Asthma bronchiale, chronische Bronchitis, infektiöse Erkrankungen der Urogenitalorgane und verschieden Erkrankungen die aus der herabgesetzten Immunitätslage resultieren (hauptsächlich bei HIV-Infektion). Von der neurologischen Seite sind hirnorganische Schädigungen, sowie genuine und erworbene Formen der Epilepsie im Vordergrund. Von psychiatrischer Seite sind Persönlichkeitsstörungen, Psychose, Boderlinestörungen, neben einer Vielzahl neurotischer Störungen zu diagnostizieren.

Eine weitere Funktion ist auch die Aufklärung über hygienische Maßnahmen im Rahmen von Infektionen, Aufklärung über Kontrazeption und die Vermittlung von medizinischem Basiswissen.

5.2. Psychotherapie

Diese findet in Form von Gruppen- und Einzeltherapien statt. Ein fixer PsychotherapeutIn mit einem wechselndem Co-TherapeutenIn betreuen die

Gruppentherapie, welche täglich stattfindet. Die eingesetzte Methode ist die Gesprächspsychotherapie mit Elementen der Gestalttherapie. Diese Form erlaubt einen guten Zugang, sowohl mit verbalen als auch mit und nonverbalen Elementen. Die vorwiegend bearbeitete Thematik sind gegenwartsbezogene Themen, Interaktionen der Gruppenmitglieder, die Motivation betreffende Fragen. Die Förderung der Kohärenz der Gruppe ist ein wichtiger Faktor um das Zusammenleben einerseits vertrauensvoller, andererseits experimenteller zu gestalten.

5.3. Ergotherapie

Aktivierung ist ein wichtiger Bestandteil im Rahmen einer Entzugs- und Rehabilitationsbehandlung. Passivität verstärkt die entzugsbedingten Beschwerden, Aktivität verkürzt den Entzug. Die Aktivitäten orientieren sich an dem Zustand der Gruppe und werden je nach körperlicher (auch geistiger) Verfassung modifiziert. Im Rahmen der Ergotherapie wird eine Rahmenstruktur vorgegeben (tageweises Programm), welche dann in Zusammenarbeit mit den PatientenInnen detailliert geplant und schließlich auch durchgeführt wird. Im Vordergrund stehen gemeinsame Aktivitäten. Individuelle Förderung kann nur begrenzt erfolgen.

Körperliche Aktivierung, Kreativität, Sensibilisierung der Sinne, Beschäftigung mit dem eigenen aber auch fremden Körper, manuelle Beschäftigung, Grenzen erleben, sind die vielfältigen Themen der Ergotherapie. Schwerpunkte werden durch Seminare von Gästen gesetzt, welche ihre eigene Spezialisierung vermitteln.

5.4. Sozialarbeit

Die Sozialarbeit ist zu Beginn und beim Kurzzeittherapieprogramm am Ende des Aufenthaltes wichtig. Am Anfang erfolgt die Erhebung der anstehenden Probleme, nebst Abklärung der Kostenfrage für den stationären Aufenthalt.

Darauf erfolgt die Einteilung in „dringlich" und „weniger dringlich", vernachlässigbare Erledigungen werden ausgeschieden.

Der/die Sozialarbeiter/in nehmen dann auch die Vertretung des/der PatientenIn in allen Belangen wahr. Ebenso erfolgt die Aufklärung über die erforderlichen Schritte und die rechtlichen Möglichkeiten, um zu sozialen Ansprüchen zu kommen.

Dadurch ergibt sich die enge Zusammenarbeit mit öffentlichen Stellen, Gerichte, Exekutive, Hilfseinrichtungen und anderen ähnlichen Institutionen.

Die Sozialarbeit stabilisiert dadurch die soziale Situation bei PatientenInnen, welche nach 3 Monaten regulär entlassen werden.

Im Haus selbst werden finanzielle Gebahrung, organisatorische Fragen, Probleme das Objekt betreffend, von der Sozialarbeit übernommen.

5.5. Pädagogik

Das Hausgeschehen funktioniert nach weitgehend pädagogischen Gesichtspunkten. Die Einhaltung einer Hausordnung wird abverlangt. Flexibilität hängt von dem Zustand der Patientengruppe ab. Je unstrukturierter die Gruppe, umso strukturierter die Hausordnung. Angestrebt wird eine Veränderung des Biorhythmus, Erarbeiten einer Zeitstruktur, Verbesserung des persönlichen und des hygienischen Status der unmittelbaren Umgebung (Wohnraumpflege). Diese Funktion wird von allen Therapeuten wahrgenommen. Hauptsächlich betrifft dies den Nachtdiensthabenden.

Ein Teilbereich der Pädagogik ist die spezielle Freizeitpädagogik. Sie ist hauptsächlich darauf ausgerichtet, daß die Pat. in der freien Natur Belastbarkeit, Durch-haltevermögen, und Grenzerlebnisse erfahren. Dies geschieht mit ausgesuchten, wenigen und dazu bereiten PatientenInnen. Das Abenteuer in der Natur geschieht durch Paddeln in einem Kanu, Firngleiten, Bergsteigen, Höhlenwandern und Weitwandern.

6. Einiges zum Objekt

Die Kurzzeittherapiestation, Breitenfurterstraße 517 befindet sich im 23. Wiener Gemeindebezirk und ist ein 1-stöckiges Zweifamilienhaus, welches Platz für 10 Patienten bietet (plus 1 Notfallbett). Die räumlichen Möglichkeiten sind sehr beengt, sehr viele Tätigkeiten müssen außer Haus gemacht werden, wie z.B.Gymnastik, prophylaktische Veranstaltungen für interessierte Jugendliche und Erwachsene, welche von außen kommen. Es fehlt eine Werkstätte für ergotherapeutische Tätigkeiten. Ebenso stehen dem Personal nur 1 Sekretariats-und 1 Sozialarbeiterzimmer, 1 Dienstzimmer und 1 Apotheke zur Verfügung. Es fehlen geeignete Einzeltherapieräume. Weiters ist das Archiv derzeit nur notdürftig zu versorgen. In naher Zukunft wird auch dieses nicht mehr dem Anspruch gerecht.

7. Zusammenfassung

Das nunmehr 5 Jahre funktionierende Modell der Kurzzeittherapiestation-Breitenfurterstr. 517 versucht den kritischen Punkt des Entzuges in eine therapeutische Gemeinschaft mit einem strukturierten therapeutischen Programm einzubetten. Der Entzug wird als integrierender Teil im Leben eines Abhängigen, aber auch als wichtiger Schritt in eine dauerhafte Abstinenz angesehen. Die PatientenInnen werden ganzheitlich erfaßt, Strategien zur Übernahme maximaler Eigenverantwortung von Beginn an werden angewendet.

Ca. 100 Pat. werden auf diese Art und Weise pro Jahr behandelt. Die durchschnittliche Aufenthaltsdauer ist 36 Tage. Ca. 40% werden in der Langzeittherapie weiterbehandelt, 10% schließen das 3 Monateprogramm ab.

Der verbleibende Rest verläßt die Station in deutlich gebessertem Zustand.

Das komplexe Erscheinungsbild der Abhängigkeitserkrankung mit seiner multifaktoriellen Genese, verlangt differenzierte Behandlungsstrategien, die oben beschriebene, ist eine von diesen.

Die Drogenambulanzen des Anton Proksch-Institutes

R. Brosch

Die adäquate Versorgung von Suchtpatienten ist ohne ambulante Tätigkeit undenkbar. Die stationären Aufenthalte von Drogenpatienten, zum Beispiel kurzfristige Entgiftungen, stationäre körperliche Entzüge oder stationäre Therapieaufenthalte, sind eingebettet in ein ambulantes therapeutisches Versorgungsnetz. Aus den verschiedenen Bezügen zur aktuellen Situation eines Süchtigen ist die Spezialisierung der ambulanten Aufgabenstellungen bereits ableitbar.

Die Gründe, warum Suchtkranke eine Beratungsstelle aufsuchen, sind vielfältig. Die Meisten leiden unter den seelischen und körperlichen Folgen der Sucht. Ihre Herkunftsfamilien und Partnerbeziehungen sind durch die Sucht schwer beeinträchtigt, ihre Kinder meist in ihrer seelischen und körperlichen Entwicklung retardiert. Arbeitslosigkeit, Kriminalität, Tod von nahen Bezugspersonen und Armut führen im Verlauf einer Suchtkarriere immer wieder zu tiefer Verzweiflung und Depression, die oft der Ausgangspunkt zu einer Veränderung sein können. Äusserer Druck, wie Gerichtsauflagen, Druck von Angehörigen oder ein temporärer Versorgungsengpaß spielen bei Erstkontakten natürlich ebenfalls eine große Rolle. Die Versorgung und therapeutische Begleitung dieser Patienten ist die vorrangige Aufgabe einer Drogenambulanz.

Gesondert davon sind die Nachbetreuungseinrichtungen zu sehen, da in den Nachsorgeambulanzen abstinente Klienten betreut werden und daher andere Schwerpunkte zu setzen sind.

Die ambulante Betreuung von Drogenabhängigen muß folgenden spezifischen Aufgabenbereichen angepaßt sein:

1. Niedrigschwellige Ambulanztätigkeit: Hier findet ein Erstkontakt zum Süchtigen statt, ohne Forderung nach Abstinenzhaltung und ohne spezielle therapeutische Anprüche, eine sogenannte niedrigschwellige Versorgung. Dazu gehört auch die Möglichkeit zur basalen medizinischen und sozialen Versorgung, auch eventuell zum Nadeltausch. Die Anforderung an den Patienten bei dieser Art der Betreuung ist minimal. Er muß nur fähig sein, die Betreuungseinrichtung aufzusuchen. Eine therapeutische Aufgabe im engeren Sinn besteht erst, wenn der Patient dieses Betreuungsstadium verläßt und eine strukturiertere Behandlung annehmen kann.

2. Substitutionsbetreuung: Dies bedeutet die ambulante Versorgung in einer Drogenambulanz, mit der Aufgabe, den Süchtigen in einem Substitutionsprogramm zu betreuen. Dazu gehören, neben der medizinisch-psychiatrischen Behandlung, regelmäßige, therapeutisch orientierte Gespräche, sowie eine individuelle soziale Betreuung. Die Forderung nach schrittweiser Reduktion oder nach Stabilisierung auf einer bestimmten Dosierung des Substitutionsmittels ist abhängig vom individuellen Vertrag mit dem Patienten. Zu den Aufgaben einer Substitutionsbehandlung gehört auch die Kontrolle der Einhaltung der Vereinbarungen bezüglich der Abstinenz gegenüber illegalen Drogen. Dies wird mittels Harnanalysen regelmäßig kontrolliert.

3. Drogenberatungsstellen dienen als allgemeine Beratungs- und Behandlungseinrichtung für Suchtkranke und deren Angehörige. Die Klienten werden diese mit den unterschiedlichsten Erwartungen und Ansprüchen aufsuchen.

Zu den Aufgaben einer Drogenberatungsstelle gehören:

3.1. Erstberatung von Suchtkranken
3.2. Beratung von Angehörigen, mit und ohne Anwesenheit des Suchtpatienten bei dem Beratungsgespräch. Dazu gehören Partner- und Eltern- Geschwister- und Kinderberatungen
3.3. kontinuierliche Betreuung von Substitutionspatienten, meist im Rahmen eines Methadonsubstitutionsprogrammes
3.4. Indikationsstellung und Motivierung zu anderen, höherschwelligen Behandlungsformen
3.5. Vermittlung von geeigneten Behandlungseinrichtungen, insbesondere für den körperlichen Entzug und zur abstinenzorientierten stationären Therapie
3.6. Vorbetreuung zur stationären Psychotherapie, meist in Zusammenarbeit mit einer bestimmten Therapieeinrichtung
3.7. Psychiatrische Begutachtungen entsprechend dem Suchtgiftgesetz, die von den lokalen Amtsärzten zu unterschiedlichen Fragestellungen angefordert werden.
3.8. Nach Maßgabe der personellen Kapazität eine therapeutische Betreuung der Suchtkranken mit dem Ziel der Stabilisierung auf einem erreichten sozialen Niveau oder einer Motivierung zur weiterführenden Therapie.
3.9. AIDS-Prophylaxe durch Aufklärung, Beratung und, bei Bedarf, Vermittlung von Test- und Behandlungsmöglichkeiten. Die Betreuung von HIV-Positiven und AIDS-Erkrankten ist ein mittlerweile fixer Bestandteil auch in allgemeinen Drogenambulanzen
3.10. Eine gute Zusammenarbeit mit lokalen Amtsärzten, Behörden, wie zum Beispiel dem Sozialamt, dem Jugendamt oder der Arbeitsmarkt-

verwaltung, den niedergelassenen Ärzten oder den lokalen Apothekern ist von vielen Faktoren abhängig. Gelingt diese, ohne die Loyalität gegenüber den Klienten zu stören, so resultiert daraus ein für die Klienten förderliches Klima mit klarer Struktur und wechselseitigem Verständnis.

4. Ambulante Nachbetreuung: Im Anschluß an einen stationären Entzugs- und Therapieaufenthalt ist eine ambulante Nachbetreuung unerlässlich, um den Therapieerfolg zu sichern. Die Fortsetzung der Psychotherapie im Einzel- und Gruppengespräch über zumindest zwei Jahre hilft den Klienten, die erworbene Fähigkeit zur Abstinenz trotz der Anforderungen im Alltag nicht wieder aufzugeben. Die wesentlichen Themen in der Behandlung sind das Abfangen von persönlichen Krisen, die Unterstützung bei Schwierigkeiten im Arbeitsprozeß und Hilfestellungen beim Aufbau neuer sozialer Bezugssysteme. Zur Verifizierung der Abstinenzhaltung werden auch in diesem Stadium der Betreuung Harnanalysen durchgeführt.

5. Spezialambulanzen: Um auf die Anforderungen spezieller Klientengruppen adäquat reagieren zu können, hat sich eine Spezialisierung der Ambulanztätigkeit als therapeutisch notwendig herausgestellt.

Klientengruppen, die in einer Spezialambulanz besser versorgt werden können, sind:

5.1. Verwahrloste Jugendliche und jugendliche Probierer
  Eine gemeinsame Betreuung in Drogenambulanzen, die für langjährig Drogenabhängige zur Verfügung stehen, fördert eher eine Integration in die etablierte Drogenszene, als den Ausstieg aus dieser. Eine Trennung dieser Betreuungsbereiche ist auch schon deshalb notwendig, da die Probleme dieser Jugendlichen anders gelagert sind. Der Drogenkonsum ist nicht vorrangig, sondern das Symptom einer sozialen, systemischen oder psychischen Störung, die mit entsprechenden sozio- und psychotherapeutischen Maßnahmen behandelt werden muß. Eine soziale „Verwaltung" als Suchtkranke ist für Jugendliche aus ethischen und therapeutischen Gründen abzulehnen. Die Behandlung muß ansetzen, bevor die Jugendlichen sich selbst als „Drogenabhängige" identifizieren. Die Betreuung der Jugendlichen muß auf deren Eltern, bzw. deren Herkunftssystem ausgedehnt werden. Systemische Therapieansätze gehören daher ebenso dazu, wie Informationsveranstaltungen, Eltern(selbsthilfe)gruppen, und individuelle Elternbetreuung.
5.2. Frauen und Mädchen
  Vielfach ist für Frauen, die in noch funktionierenden Sozialsystemen leben, die Schwelle für ein Beratungsgespräch in einer allgemeinen Drogenambulanz zu hoch. Die Meisten befürchten, das eigene Suchtproblem, meist legale und illegale Drogen gemischt betreffend, könnte die mühsam aufrecht erhaltene Fassade der sozialen Angepaßtheit zum Einsturz bringen. In Ambulanzen, die auf die spezifischen Proble-

me von Frauen und auch Mädchen eingerichtet sind, wird das Symptom einer Suchtkrankheit leichter zugänglich. Im Idealfall erfolgt dann, bei entsprechender Indikation, die Vermittlung in entprechende Therapieeinrichtungen (z. B. Wohngemeinschaften für verwahrloste Mädchen).

5.3. Abstinente Patienten in der Nachbetreuungsphase

Ein wesentlicher Faktor für die Prognose nach einem Therapieaufenthalt, ist das abstinenzorientierte soziale Bezugssystem. Da sich die Frage der Abstinenz auch auf die legalen Drogen, wie Alkohol beziehen muß, fällt dies den Patienten besonders schwer. Ein weiterer Faktor für dauerhafte Abstinenz ist die Fähigkeit zur aktiven Freizeitgestaltung. Eine therapeutisch betreute Ambulanz mit Clubbetrieb und Beratungsmöglichkeit, die als Treffpunkt für Patienten und deren Angehörige dient, geht auf diese Probleme gezielt ein.

5.4. Angehörigenberatungen

Die Suchtkrankheit eines nahen Angehörigen bringt eine deutliche Beeinträchtigung der psychischen Stabilität in das Familiensystem. Eltern, Partner und Kinder von Suchtkranken sind durch die Summe an Belastungen selber sehr gefährdet, ihrerseits eine Suchtkrankheit zu entwickeln. Das Angebot von Beratung und Therapie für Angehörige, das möglichst niedrigschwellig zugänglich sein sollte, ist sowohl kurativ als auch als Maßnahme der Prophylaxe weiterer psychischer Erkrankungen zu werten.

Die Drogenambulanzen des Anton Proksch-Institutes

Die Drogenabteilung des Anton Proksch-Institutes betreibt mehrere Ambulanzen im Raum Wien, Niederösterreich und dem Burgenland, die einer obengenannten Spezifizierung entsprechen. Die Ambulanzen im AKH, im südlichen Niederösterreich, im Burgenland, sowie die Beratungsstelle „Dialog", sind anerkannte Einrichtungen nach § 22 Suchtgiftgesetz.

Die Drogenambulanz im Allgemeinen Krankenhaus

Diese Ambulanz besteht im wesentlichen seit der Gründung der Drogenabteilung des API im Jahr 1972. Seit ihrem Bestehen erfüllt diese Ambulanz innerhalb der Therapiekette eine wichtige Funktion. Nach einer Umstrukturierung der Drogenabteilung im Jahr 1986, wird dieser Ambulanzbetrieb als Vorbetreuungs- und Koordinationsstelle aller Aufnahmen ausgebaut.

Die Ambulanz in den Räumen der Psychiatrischen Universitätsklinik ist zu den gleichen Zeiten wie die Drogenambulanz des AKH geöffnet. Derzeit wird diese Ambulanz von zwei Mitarbeitern geführt. Ein Mediziner und ein Sozialarbeiter betreuen täglich in einem Zeitraum von zwei Stunden zwischen zehn und zwanzig Patienten.

Der Aufgabenbereich dieser Ambulanz umfaßt:
- Erstgespräche und allgemeine Betreuung von Drogenpatienten
- Information über bestehende stationäre Therapieangebote
- Vermittlung von Entzugsplätzen für den körperlichen Entzug
- Koordination der Aufnahmen am Anton Proksch-Institut inklusive der Aufnahmen aus den Bundesländern
- Führen der Warteliste für die Aufnahme zur stationären Therapie
- Stärkung der Motivation der Klienten während der aus Kapazitätsgründen immer wieder sehr langen Wartezeit bis zur stationären Aufnahme
- Basale sozialarbeiterische Versorgung, insbesondere Klärung der Kostenübernahme für den Therapieaufenthalt
- Verbindungsdienst zu Psychiatrischen Abteilungen und zu Einrichtungen der Justiz
- Bei Bedarf wird auch eine Beratung von Angehörigen angeboten.
- Patienten, die bereits auf die stationäre Aufnahme warten, werden, nach Möglichkeit, mittels Methadonzwischensubstituierung vom Drogenmarkt, und somit von der Gefahr, verhaftet zu werden oder zu sterben, distanziert.

Die Anforderungen an diese Ambulanz sind groß.

Im Jahr 1992 wurden insgesamt 315 KlientInnen betreut, davon 224 Männer und 91 Frauen (siehe Statistik). Dies entspricht einer nicht ganz zehn prozentigen Zunahme gegenüber dem Vorjahr. Einhundert Klienten wurden einmalig beraten. 215 Patienten wurden in regelmäßigen Gesprächen bis zur stationären Aufnahme zumindest einmal wöchentlich betreut. Insgesamt wurden 1630 Beratungsgespräche geführt, nicht miteingerechnet eine Vielzahl von Telefonaten. Die Anzahl an Telefonkontakten mit Klienten, anderen Institutionen und Betreuungseinrichtungen und Angehörigen, beträgt in etwa das Doppelte der Klientenfrequenz. Auf der Warteliste für die Aufnahme an der Drogenabteilung sind ständig zwischen sechzig und hundert Patienten. Dies entspricht einer durchschnittlichen Wartezeit von mehreren Monaten.

Bei ständig steigender Nachfrage nach Entzugs- und Therapiemöglichkeiten und gleichbleibendem therapeutischen Angebot, muß es im Bereich der Drogenambulanz zu regelmäßigen Engpässen kommen. Diese wirken sich für die Patienten in einer Verlängerung der Wartezeit bis zur Aufnahme aus. Daraus resultiert ein verstärkter Druck auf die Mitarbeiter, die wie ein zwischengeschalteter Puffer, den Unmut und die Verzweiflung der Betroffenen unmittelbar erleben.

Die Drogenambulanzen in Niederösterreich

In den Städten Wiener Neustadt und Neunkirchen betreibt das Anton Proksch-Institut in Kooperation mit dem Land Niederösterreich jeweils eine Drogenambulanz.

In Neunkirchen befand sich bis zur Eröffnung der Entzugs- und Kurzzeittherapiestation in Wien, Kalksburg, eine stationäre Vorbetreuungsstati-

Statistik der Drogenambulanzen des API

AKH Wien	Wiener Neustadt Neunkirchen/NÖ	Burgenland E/OW/OP/NS
1986 keine Angaben	keine Angaben	
1987 tgl. 17–27 Beratungen insg. zzgl. 16–35 Methadonsubst. Pat.	Station: 74 Aufn. Männer : Frauen = 4 : 1	
1988 tgl. 40 Pat. insg. zuzügl. 25 Methadonsubst. Pat.	Station: 83 Aufn. Männer: 55, Frauen: 28 ENDE DES JAHRES SPERRE DER STATION	
1989 171 Pat. von API Amb. betreut Männer: 133, Frauen: 38 837 Patientengespräche	AMBULANZBETRIEB WrN. 85 Beratungsgespräche NK. 22 Beratungsgespräche	
1990 248 Pat. Männer: 172, Frauen: 38 1107 Beratungsgespräche	WrN. 241 Beratungsg. bei 42 Pat. NK. 189 Beratungsg. bei 49 Pat.	ERÖFFNUNG IM APRIL 1990 OW. 74 Beratungen bei 15 Pat. E. 48 Beratungen bei 19 Pat.
1991 292 Pat. Männer: 219, Frauen: 76 1382 Beratungsgespräche	WrN. 258 Beratungsg. bei 51 Pat. NK. 215 Beratungsg. bei 50 Pat.	insg. 62 Pat. betreut LGH Eisenstadt: 13 männl. Drogenabh. betreut
1992 315 Pat. Männner: 294, Frauen: 91 1603 Gespräche mehr als 100 Pat. auf Warteliste f. Aufnahme	WrN. 256 Gespräche bei 52 Pat. NK. 195 Gespräche bei 49 Pat.	insg. 67 Pat. betreut LGH Eisenstadt: keine genauen Angaben vorliegend
1993 1520 Gespräche (280 Klienten, davon 216 Männer und 64 Frauen), Sperre der Warteliste für mehr als 4 Monate wegen überlanger Wartezeiten bis zur Aufnahme	WrN. 220 Gespräche bei 58 Pat. und 28 Angehörigen	insg. 150 Klienten betreut in E, NS, OP, OW

on. In dieser Abteilung, die sich in Räumlichkeiten des öffentlichen Krankenhauses befand, wurden körperliche Entzüge und die Vorbetreuung für die Langzeittherapie an der Drogenstation in Mödling durchgeführt.

Im Jahr 1988 wurde diese Abteilung aus organisatorischen Gründen nach Wien, Kalksburg, Breitenfurterstraße, verlegt.
Nach dieser organisatorischen Veränderung wurde der Ausbau der lokalen Drogenambulanzen in den beiden Städten im Süden Niederösterreichs forciert.

In Wiener Neustadt und in Neunkirchen werden daher intensiviert, seit der Reorganisation im Jahr 1988, vom Anton Proksch Institut Drogenambulanzen betrieben. Die stetig steigende Frequenz der Ambulanzkontakte bestätigen den regionalen Bedarf ebenso, wie die zunehmende Zahl therapiemotivierter Patienten.

Der Aufgabenbereich ist dem der Drogenambulanz im AKH Wien ähnlich. Er umfaßt im wesentlichen folgende Bereiche:

Erstgespräche, allgemeine Betreuung von Drogenpatienten und deren Angehörigen, Vermittlung von stationären Entzugs- und Therapieplätzen, Vorbetreuung bis zur Aufnahme, Indikationsstellung zur Methadonsubstitutionstherapie, psychosoziale und psychiatrische Betreuung der Patienten im Methadonprogramm in Kooperation mit den verschreibenden Ärzten und den Amtsärzten, Zusammenarbeit mit lokalen Behörden, wie Jugend- und Sozialämtern, und lokalen Schulen, Psychiatrische Begutachtung zu Fragestellungen betreffend das SGG, zunehmend Beratung und Betreuung von Jugendlichen, die meist nur kurzfristig Drogen konsumieren, Aidsberatung.

Diese Ambulanzen werden immer wieder von Alkoholkranken und deren Angehörigen und auch von Patienten des Psychosozialen Dienstes des Landes Niederösterreich frequentiert. Mehrfach suchten Schüler lokaler Schulen ohne Voranmeldung die Ambulanz während der Beratungszeit auf, um Informationen zu Drogenthemen für den Unterricht zu bekommen. Dies wird von seiten der Ambulanz möglichst verhindert.

Die Betreuungsfrequenz nimmt, parallel zur Entwicklung in Wien, auch in diesen beiden Ambulanzen stetig zu. Die Beratungszeiten von einmal drei Stunden pro Woche in einer Ambulanz reicht kaum aus, um eine ausreichende Versorgung der lokalen Drogenabhängigen und ihres Umfeldes zu erreichen. Auch eine Aufstockung der personellen Besetzung – derzeit nur ein Facharzt für Psychiatrie – durch eine(n) SozialarbeiterIn ist zu wünschen. Daß der Bedarf sehr groß ist, zeigt die stetige Zunahme der Frequenz der Klientenkontakte. Allein in Neunkirchen stieg die Anzahl der Gespräche im ersten Halbjahr 1993 um 100% (!) gegenüber dem Vorjahr.

Es werden im Raum südliches Niederösterreich rund 100 Suchtpatienten betreut.

Zusätzlich werden pro Jahr im Schnitt mindestens fünfzig Angehörigenberatungen durchgeführt. Manche der Partner oder Eltern von Suchtkranken suchen über längere Zeiträume regelmäßig die Beratungsstelle auf, um sich zu informieren oder aussprechen zu können.

Die Zahl der Beratungsgespräche beträgt rund 500 pro Jahr und ist in der Tendenz zunehmend.

Die Drogenambulanzen im Burgenland

Seit dem Jahr 1990 sind im Burgenland, in Kooperation mit dem Psychosozialen Dienst des Landes Burgenland, mehrere Drogenambulanzen in Betrieb. Ein Facharzt für Psychiatrie und Neurologie und ein Sozialarbeiter betreuen in einwöchigen bis vierzehntägigen Abständen die Ambulanzen in Eisenstadt, Oberwart, Oberpullendorf und in Neusiedl.

Das Aufgabengebiet entspricht im wesentlichen dem der Ambulanzen in Niederösterreich. Die personelle Besetzung durch einen Arzt und Sozialarbeiter erlaubt, während der Beratungszeit auch die als Begleitmaßnahme zum Methadonsubstitutionsprogramm vorgeschriebenen Harnkontrollen durchzuführen. Das soziale Betreuungsangebot durch beide Berufsgruppen deckt die wesentlichen Erfordernisse einer Drogenambulanz ab. Insgesamt werden in diesen Beratungsstellen etwa achtzig bis hundert PatientInnen betreut. Ein Großteil der PatientInnen kam zur erforderlichen, einmaligen Begutachtung und Beratung nach dem Suchtgiftgesetz, überwiesen vom Amtsarzt, an die Beratungsstelle.

Die Betreuung der Suchtpatienten des Landesgefangenenhauses wurde seit dem Jahr 1991 zu einer regelmäßigen Leistung der Drogenambulanz in Eisenstadt.

Die Beratungsstelle „Dialog"

Das Anton Proksch-Institut unterstützt die Tätigkeit der Drogenberatungsstelle „Dialog" durch die Mitarbeit von zwei Psychiatern. Die bedeutsamste Aufgabe in Kooperation mit der Drogenambulanz des AKH, ist die Möglichkeit zur Aufnahme in ein Substitutionsprogramm bis zur stationären Aufnahme an einer Entzugsstation. Bei den langen Wartezeiten von Beginn der Anmeldung zur Therapie bis zu deren tatsächlichem Beginn, ist ein möglichst frühzeitiges Loslösen der Patienten von der Drogenszene erwünscht. Die gute und rasche Übernahme der Patienten in dieser Warteliste erfüllte somit mehrere Aufgaben:

– Erhöhung der Bindung an Mitarbeiter des API
– Erhöhung der Frequenz von Ambulanzkontakten während der Wartezeit
– Verbesserte sozialarbeiterische Vorbetreuung durch den „Dialog"
– rasche Aufnahme in ein Zwischensubstitutionsprogramm
– Beginn des körperlichen Entzuges bereits ambulant durch stufenweise Reduktion des Substitutionsmittels während der Wartezeit

Aus Kapazitätsgründen muß derzeit eine Veränderung dieser Form der Kooperation diskutiert werden.

Der Club „Drive"

Bei diesem Club handelt es sich um eine ambulante Nachbetreuungseinrichtung, die von Mitarbeitern des API in den Räumlichkeiten der Beratungseinrichtung „Dialog" geführt wird. Da diese Einrichtung im Kapitel über die Nachbetreuungsangebote des API im Detail beschrieben wird, darf hier auf eine genaue Darstellung verzichtet werden.

Schlußfolgerungen

Alle Drogenambulanzen des API erfahren eine kontinuierliche Steigerung der Patientenzahlen und der Frequenz der Klientenkontakte. Auch die zusätzlichen therapeutischen Aufgaben, wie Angehörigenarbeit und Jugendlichenbetreuung, fallen zunehmend in das Aufgabengebiet der bereits etablierten Ambulanzen. Da in den vergangenen Jahren weder eine Aufstockung der Personalressourcen erfolgte, noch die Öffnungszeiten vermehrt wurden, läßt sich sehr leicht der auf diesen Ambulanzen lastende Druck nachvollziehen. Wir sehen uns an der Drogenabteilung einem ständig ansteigenden Bedarf nach Behandlungs- und Betreuungsplätzen gegenüber.

In vielen Fällen muß sich die Beratungstätigkeit auf Schadensminimierung und „Hinhalten" beschränken. Dies erfolgt aber nicht aus dem Grund, daß es den in den Ambulanzen Tätigen an therapeutischen Wissen oder Erfahrung mangelt.

In einem beschränkten Zeitraum, mit einer knappen personellen Besetzung, gilt es, rasch und effizient die anstehenden Probleme des Klienten zu erfassen und darauf zu reagieren.

Bei gleichbleibender Tendenz – und es zeichnet sich kein Rückgang des Bedarfes ab – gilt es nun, die hohe Qualität der Betreuung durch Aufstockung des Ambulanzangebotes zu sichern. Eine Ausweitung der Ambulanzzeiten, Aufstockung des Personales, Spezialambulanzen für bestimmte Klientengruppen, insbesondere für Jugendliche und für Angehörige, erscheinen als die dringlichsten nächsten Schritte.

Die Drogenambulanzen

Drogenambulanz der Psychiatrischen Universitätsklinik
1090 Wien, Währinger Gürtel 18–20
Kontaktperson: DSA Günter Juhnke
Ambulanzzeiten: Mo–Fr 12–14 h
Telefon: 0222/40400/3551

Drogenambulanz Neunkirchen
2620 Neunkirchen Holzplatz 3
Kontaktperson: Dr.Renate Brosch
Ambulanzzeiten: Mo 16–18 h
Telefon: 02635/63 295

Drogenambulanz Wiener Neustadt
2700 Wr. Neustadt, Baumkirchner Ring 4
Kontaktperson: Dr.Renate Brosch
Ambulanzzeiten: Mo 18.30–20.30 Uhr
Telefon: 02622/23 531

Drogenberatungsstelle Eisenstadt
7000 Eisenstadt, Neusiedlerstr. 35–37
Kontaktperson: OA Dr. Ewald Höld
Ambulanzzeiten: jeder 1. und 3. Freitag im Monat, 15–17 h
Telefon: 02682/62 958

Drogenberatungsstelle Oberwart
7400 Oberwart, Spitalgasse 5
Kontaktperson: Dr. Vera Pfersmann
Ambulanzzeiten: jeder 2. und 4. Freitag im Monat, 15–17 h
Telefon: 03352/34 981

Drogenberatungsstelle Neusiedl/See
7100 Neusiedl/See, Lisztgasse 9
Kontaktperson: OA Dr. Ewald Höld
Ambulanzzeit: jeden Dienstag von 9.00–16.00 Uhr
Fachärztliche Beratung jeden 1. Dienstag im Monat von 16.00–18.00 Uhr
Telefon: 02167/3183

Drogenberatungsstelle Oberpullendorf
7350 Oberpullendorf, Hauptplatz 9
Kontaktperson: Dr. Vera Pfersmann
Ambulanzzeit: jeden Dienstag von 9.00–16.00 Uhr
Fachärztliche Beratung einmal monatlich von 16.00–18.00 Uhr
Telefon: 02612/2443

Das Half-Way-House in der Drogentherapie

W. Schobel

Nachdem die Erfahrungen der ersten Jahre der Drogenstation in Kalksburg gezeigt hatten, daß es nur schwer möglich war, Patienten ohne entsprechende stationäre Nachbetreuung erfolgreich zu rehabilitieren, wurde 1978 – nach Überwindung verschiedener Schwierigkeiten – das Half-Way-House für Drogenabhängige (kurz HWH) genannt, in Wien Hadersdorf eröffnet, als erstes seiner Art in Österreich. Nach einer Übersiedlung im Jahr 1981 wurde der Platz zu knapp, und es wurde 1986 eine weitere Nachbetreuungseinrichtung in Betrieb genommen. Nach einer nochmaligen Übersiedlung wurde schließlich ein Haus gekauft und, für die Zwecke des HWH adaptiert, 1992 in Betrieb genommen, sodaß derzeit 3 Einrichtungen mit Platz für insgesamt 19 Patienten zur Verfügung stehen, die als 3-Stufen-Modell geführt werden, mit steigender Verantwortung der Patienten und abnehmender Betreuungskapazität. Die stufenweise Reintegration und eine lange Aufenthaltsdauer wirken sich positiv aus. Ebenfalls sehr wichtig und sicher auch für die Patienten spürbar ist die gute und kontinuierliche Zusammenarbeit unseres Teams, das in der jetzigen Zusammensetzung schon seit vielen Jahren arbeitet. (Übrigens – Erfolg qualitativ betrachtet: Es gibt derzeit in Wien 12 sogenannte „Exuser", die in verschiedenen Drogentherapieeinrichtungen als Mitarbeiter tätig und ausnahmslos „Absolventen" unseres Nachbetreuungsprogramms sind.) Geführt werden diese Einrichtungen von drei hauptamtlich angestellten und zwei Teilzeit-Betreuern.

Das im folgenden näher beschriebene Konzept der stationären (ergänzt durch ambulante) Nachbetreuung ging voll auf, und der Prozentsatz der erfolgreich rehabilitierten Patienten konnte nach 1978 verdoppelt werden. Die Quote liegt im Half-Way-House allein – bei insgesamt bisher 195 aufgenommenen Patienten – bei ca. 70 Prozent.

Ziel der stationären Nachbetreuung ist es, Patienten der Drogenstation nach abgeschlossener Behandlung den Übergang ins Berufs- und in ein selbständiges Leben zu erleichtern bzw. überhaupt erst zu ermöglichen. Es soll zum Abschluß gebracht werden, was in der Ambulanz, in der Entzugs- und Vorbetreuungsstation und in der Drogenstation vorbereitet wurde: Die Wiedereingliederung des ehemaligen Drogenabhängigen in die Gesellschaft, sodaß er sein Leben selbständig, drogenfrei und sinnvoll führen kann.

Fähigkeiten, welche die Patienten im geschützten Milieu neu gelernt bzw. wiederentdeckt haben, wie auf sich zu achten, Gefühle wahrzunehmen und sich an ihnen zu orientieren, soziale Kontakte herzustellen, regelmäßige Verpflichtungen einzuhalten etc., sind durch die veränderten Lebensumstände außerhalb des geschützten Rahmens bedroht. Die Patienten müssen lernen, selbständig zu handeln, neue Erfahrungen des Normalen und Alltäglichen zu sammeln sowie die Anforderungen des Berufslebens mit den dazugehörigen Belastungen und Frustrationen zu ertragen. Viele müssen ihre Vorstellungen von sich und der Welt in Einklang mit der Realität bringen, es müssen tragfähige Beziehungen zu drogenfreien Personen aufgebaut werden, und es soll gelernt werden, die zur Verfügung stehende Freizeit sinnvoll zu strukturieren.

Das aktuelle Nachbetreuungsprogramm ist das Resultat einer mehr als 15jährigen Erfahrung. Die Grundlage des Konzepts bildet ein Programm mit einer klaren und hierarchischen Struktur im Sinne einer traditionellen, abstinenzorientierten Drogentherapie. Der theoretische Ansatz findet seinen praktischen Niederschlag in der mittlerweile ziemlich umfangreich gewordenen Hausordnung, die alle für das Zusammenleben in den Nachbetreuungseinrichtungen und das Erreichen der Behandlungsziele notwendigen Regeln und Vereinbarungen enthält. Diese Hausordnung ist vor der Aufnahme von jedem Patienten zu unterzeichnen, sie gilt als therapeutischer Kontrakt und ist für jeden Hausbewohner verbindlich.

Nimmt ein Patient das Nachbetreuungsangebot für sich in Anspruch, wird er für die Dauer von zumindest 2 Jahren betreut. Er lebt zunächst ca. 6 Monate in unserer Einrichtung in der Hochstraße (mit Platz für 9 Patienten), sodann je ca. 3 Monate in der Einrichtung in der Endresstraße (6 Patienten) und zuletzt im 7. Bezirk in der Zollergasse (4 Patienten). Danach nimmt er für die Dauer von einem Jahr an einer Nachbetreuungsgruppe teil. Während der gesamten Zeit erhält er Unterstützung sowohl durch die vorhandene Struktur und die Gemeinschaft als auch durch allgemeine Beratung und Maßnahmen der Sozialarbeit sowie regelmäßige Psychotherapie.

Die Aufnahme in die erste Stufe in der Hochstraße erfogt nach der abgeschlossenen Therapie an der Drogenstation in Mödling, nach der üblichen Behandlungsdauer und im Einvernehmen bzw. nach entsprechender Vorbereitung mit dem Team der Drogenstation. Die Kontaktaufnahme zwischen Patienten und Betreuern des HWH erfolgt bereits vorher in Sprechstunden, welche monatlich an der Drogenstation abgehalten werden. Die Aufnahme bzw. der Aufenthalt im HWH ist an die Forderung gebunden, entweder einer geregelten Arbeit nachzugehen oder eine Ausbildung zu machen. Fast allen Patienten gelingt es übrigens, sich während der Zeit der Nachbetreuung beruflich zu verbessern im Sinne von mehr Einkommen und/oder einer befriedigenderen bzw. höherqualifizierten Tätigkeit.

Jeder Bewohner durchläuft im Zuge seines Aufenthaltes sowohl das 3-Stufen- als auch ein Phasensystem. Dies bedeutet zunehmend mehr Freizeit im Sinne z. B. einer großzügigen Ausgangsregelung bei gleichzeitiger Übernahme von mehr Verantwortung im Rahmen der Gemeinschaft und den Betreuern gegenüber.

Die exponierteste Funktion in der Hausgemeinschaft, die in der Regel von dem am längsten anwesenden Patienten übernommen wird, ist die des sogenannten Betreuervertreters. D.h. es sind vom Konzept her auch Abende vorgesehen, an denen kein Mitarbeiter des Teams anwesend ist, und an solchen übernimmt der Betreuervertreter die Verantwortung im Haus und trifft notfalls Entscheidungen im Rahmen der Hausordnung.

Die Drogen- bzw. Alkoholabstinenz wird von uns stichprobenartig und bei Verdacht auf Rückfälligkeit kontrolliert. Die Konsequenzen eines Rückfalles sind von der subjektiven Situation des Betroffenen und von der allgemeinen Stimmung im Haus abhängig. Sie reichen von Phasenrückversetzung, Ausgangsverbot und Kontaktverbot zu bestimmten Personen bis zur Entlassung mit Hausverbot.

Der wichtigste Teil unseres Programmes ist die Psychotherapie, die regelmäßig in Einzel- und Gruppensitzungen stattfindet. Entsprechend der Ausbildung der Mitarbeiter wird mit Methoden der Bioenergetischen Analyse, Gesprächstherapie, Gestalttherapie, Transaktionsanalyse, Tanztherapie, des Psychodramas und mit therapeutischer Massage gearbeitet.

Als therapeutisch überaus zweckmäßig haben sich Wochenendseminare erwiesen, die wir ca. 4 mal im Jahr auf dem Land für alle Patienten abhalten. Die Distanz zum Alltag und zur gewohnten Umgebung verbessert die Beziehungen sowohl zwischen den Patienten als auch zwischen Patienten und Betreuern und ermöglicht es, in konzentrierter therapeutischer Arbeit an Problemen zu arbeiten, die in den Gruppen- und Einzelsitzungen unter der Woche nur schwer anzugehen sind. Die Anwendung körperorientierter Verfahren und Übungen gerade bei solchen Gelegenheiten hat sich nicht nur als therapeutisch sehr effektiv, sondern auch bei vielen Teilnehmern als beliebt erwiesen. Zu Beginn jedes Monats findet außerdem eine Teambesprechung aller Mitarbeiter statt, der sich das sogenannte Hausteam anschließt, das allen Betreuern und Patienten gemeinsam zur Erörterung organisatorischer Angelegenheiten dient.

Der wichtige letzte Schritt aus dem Schutz der therapeutischen Gemeinschaft heraus in Richtung Selbständigkeit findet während der letzten 3 Monate in der Einrichtung in der Zollergasse statt. Hier ist das Angebot an Betreuung bzw. auch an Kontrolle durch die Mitarbeiter bereits deutlich reduziert, und die Patienten nehmen auch bereits an der ambulanten Nachbetreuungsgruppe teil. Das Schwergewicht liegt auf Wohnungssuche und Wohnungsbeschaffung, um rechtzeitig über eine geeignete Wohnmöglichkeit zu verfügen, sodaß noch vor dem Abgangstermin probeweise in der künftigen eigenen Wohnung genächtigt werden kann.

Wir forcieren das Wohnen zu zweit oder in Wohngemeinschaften, damit ein Mindestmaß an sozialen Kontakten gegeben ist.

Nach der Entlassung aus der stationären Einrichtung ist die Teilnahme an der ambulanten Nachbetreuung für die Dauer von zumindest einem Jahr geplant, bei Bedarf ist eine beliebige Verlängerung möglich. Sie findet jeden Montag ab 18 h in den Räumlichkeiten der Beratungsstelle „Dialog" im 1. Bezirk statt und wird in 2 Gruppensitzungen angeboten. Gruppe 1 besteht aus Patienten, die in der Wohngemeinschaft in der Zollergasse wohnen, oder die die stationäre Nachbetreuung bereits abgeschlossen haben. Gruppe 2 nimmt Therapieabbrecher oder rückfällige Patienten auf. Nach einer genügenden Verweildauer und Mitarbeit in dieser Gruppe besteht prinzipiell die Möglichkeit eines Wechsels in die Gruppe 1. Die kontinuierliche Teilnahme an den Gruppen ist verpflichtend, und wir überprüfen regelmäßig die Drogenabstinenz. Ergänzend zu den Gruppenterminen bieten wir nach Notwendigkeit auch Einzelgespräche an.

Das Verlassen der ambulanten Gruppe ist – ebenso wie das Verlassen der stationären Einrichtung – oft ein schwieriger Prozeß. Es heißt einen Fixtermin in der Woche aufzugeben, der Aufmerksamkeit, Unterstützung, Hilfestellung und Zuwendung bedeutet. Es bedeutet auch die endgültige Trennung von der Institution und den letzten Schritt zur Selbständigkeit, und es heißt Abschied nehmen von einer Zeit, in der den meisten Patienten Zuwendung und Wertschätzung in einem Ausmaß zuteil wurden wie selten zuvor (oder danach) in ihrem Leben.

Abschließend sei nochmals festgestellt, daß die Inanspruchnahme des Nachbetreuungsangebotes ganz wesentlich zu einer erfolgreichen Rehabilitation beiträgt und neben den bereits angeführten Gründen für die hohe Erfolgsquote des integrativen Konzeptes der Behandlungskette maßgebend ist.

Anwendung der Akupunktur im Rahmen der Behandlung Substanzabhängiger

A. Kostrba

Aus schulmedizinischer Sicht war die Akupunktur eine äußest fragwürdige und in einen exotischen, fast magischen Randbereich gedrängte Behandlungsmethode Suchtkranker. So findet man im Laufe der Zeit in der Diskussion über ihre Wirksamkeit extrem unterschiedliche Positionen: von vehementer Ablehnung bis zur unkritischen Befürwortung. Erste positive Erfahrungen im Einsatz der Akupunktur in Suchtkliniken wurden von Marx, H. G. aus der Bernhard Salzmann-Klinik in Gütersloh in Deutschland und von Smith, M. vom New Yorker Lincoln Hospital berichtet, die seit Anfang der 70er Jahre diese Behandlungsmethode anwenden. Von kritischer Seite wurde häufig argumentiert, daß die Wirkung der Akupunktur nur oder zum größten Teil auf Suggestion beruhe.

Die folgende Darstellung soll dazu dienen, Letzteres zu widerlegen und darüber hinaus die gegenseitige Utilisation der Wirkung von Akupunktur einerseits und hypnotherapeutisch – suggestiven Therapien andererseits, zwei voneinander unabhängige und abgegrenzte Methoden, zu zeigen.

Im I. Abschnitt werden Wirkmechanismen der Akupunktur angeführt, klare Abgrenzungen zu hypnotherapeutischen Phänomenen aufgezeigt und dann die verschiedenen Einsatzbereiche der Akupunktur im Rahmen der Suchttherapie dargelegt, wie sie seit 1987 im Anton Proksch-Institut entwickelt wurden.

Im II. Abschnitt werden Methoden dargestellt, Akupunktur und Hypnotherapie zu kombinieren, wie sie speziell in der Frauenstation des Anton Proksch-Institutes entwickelt wurden, wobei einerseits Akupunktureffekte als Ressourcezustände verwendet werden und andererseits die Akupunktursitzung als günstiger Ausganszustand und geeignetes Setting für den Einsatz hypnotherapeutischer Techniken dienen kann.

I)

Die Lehre der traditionellen chinesischen Medizin, die seit jeher Umweltbeziehungen und die vielfältigen Wechselwirkungen zwischen psychischen und körperlichen Ebenen in der Beschreibung und Theorie der Krankheiten miteinbezogen hat, also keine lineare und monocausale, sondern äußerst vernetzte Sicht hat, entspricht in etwa unserem Wissen über die multifaktorielle Genese der Suchtkrankheiten und leitet zu einer differenzierten Therapie, die einerseits zwischen Grundstörungen und andererseits Folgeerkrankungen der Abhängigkeit unterscheidet, an.

Wer demnach in einer reduktionistischen Weise Therapie durch Akupunktur, eines in Europa öfter als „Suchtpunkt" beschriebenen Punktes anbietet und Erfolg mit nur wenigen Sitzungen verspricht, negiert sowohl den Ansatz der traditionellen chinesischen Medizin, als auch unser psychiatrisch-psychotherapeutisches Wissen, das auch zwischen Entzugs- und Entwöhnungsphase zu differenzieren weiß. Falls der Behandler unerwartet dennoch Erfolg erzielt, dann aufgrund einer günstigen Übertragungssituation, eines guten Raports und bewußter oder unbewußter Suggestionen.

Daß Akupunktur nur, oder zum größten Teil auf Suggestion beruht, ist eines der häufigsten Argumente der Kritiker der Akupunktur gewesen. Dies widerlegen zahlreiche wissenschaftliche Arbeiten, die einerseits den Einfluß der Suggestibilität auf die analgetische Wirkung der Akupunktur untersuchen und andererseits im Tierversuch die Wirkung der Akupunktur auf verschiedene Substanzen im Gehirn, wie zum Beispiel Noradrenalin, Serotonin, Endorphine und Dopamin, nachweisen. (Stern 1977 – „A comparison of hypnosis, acupuncture, morphine, valium, aspirine and placebo in the management of experimentally induced pain", in Annals of the New York Academy of Science 296). Es besteht ein eindeutiger Konsens, daß Suggestion nicht die Grundlage für die Wirkung der Akupunktur auf die Analgesie ist, sie kann jedoch als moderierende Variable angesehen werden, die die Wirkung der Akupunktur verstärkt oder abschwächt.

Der Nachweis erfolgt z. B. über die Messung evozierter cerebraler Potentiale, die durch Schmerzreize ausgelöst und durch Akupunktur und Suggestion vermindert werden und über die Messung von Endorphinen und Histaminen im Blut. Die Aufhebung der analgetischen Wirkung der Akupunktur durch Verabreichung von Naloxon, bestätigen die Wirkung auf die Produktion von Encephalinen und Endorphinen.

Es würde den hier gebotenen Rahmen sprengen, genauer auf die verschiedenen Theorien der traditionellen chinesischen Medizin und Akupunktur einzugehen, aus der Vielfalt der Beschreibungen der Wirkung der Akupunktur sei nun nur folgendes angeführt:

Harmonisierung: Innerhalb von Funktionskreisläufen werden Über- und Unterfunktionen ausgeglichen. Yin und Yang als chinesisches Gegensatzpaar entspricht annähernd unseren Vorstellungen des autonomen Nervensystems und macht vegetative Wirkungen verstehbar.

Dabei sind segmental – reflektorischen Wechselwirkungen zwischen Körperoberfläche und Körperinnerem zu berücksichtigen und mit der Organentsprechung sowohl direkt, als auch über zentralnervöse Verarbeitung Wirkung zu erzielen. So kennen wir über die analgetische Wirkung hinaus Einflüsse, auf die Befindlichkeit, Stimmung, Antrieb und den Elan vital, auf Schlaf- und Wachzustände. Eines der grundlegenden Phänomene der Akupunktur wird als sogenannte „Nadelsensation" (PSC – Propagated Sensation along Channels) oder „Das Ankommen des QI – Spühren" bezeichnet. Eine, an bestimmten Punkten erfolgte Reizung löst Empfindungen aus, die gesetzmäßig streifenförmig ausstrahlen:

1. Empfindung des Anschwellens,
2. Gefühl der Schwere am Reizort,
3. taube, hypesthetische allgemeine Empfindung (Schmerzhemmung),
4. Wärmeempfindung, lokal und ausstrahlend (Gefäßerweiterung),
5. Empfindung eines leichten Schmerzes, „Wundsein",
6. Müdigkeit (schlafanstoßend) – sedierende Wirkung eines starken Reizes,
7. Muskelspannungslösende Wirkung – oft sofort eintretend,
8. Kältegefühl (gefäßverengend) – tonisierende Wirkung eines schwachen Reizes,
9. Parästhetische Sensationen wie Juckreiz, Kribbeln, Klopfen, Brennen u. v. a.

Diese Effekte werden einerseits von den Patienten selbst berichtet, andererseits verstärkt das Auftreten dieser Phänomene bei vorhergehender Ankündigung das Vertrauen auf die Therapieerfolge.

Im Rahmen der Suchtkrankheit ergeben sich folgende relevante Wirkungen der Akupunktur:

1. Wirkung auf die körperliche Entzugssymptomatik durch Verminderung des Tremors, der inneren Unruhe, der Schweißausbrüche, Schlafstörungen, Muskelkrämpfe, Störungen im Magen- Darmtrakt und der Gliederschmerzen.
   Ebenso werden Übelkeit, Brechreiz und Erbrechen reduziert. Die Akupunktur vermindert Muskelverspannungen und lindert Tachykardien. Durch die Wirkung auf die Befindlichkeit werden darüberhinaus Entzugserscheinungen besser toleriert, Spannungszustände vermindert, der Entzugsprozeß verkürzt und damit sedierende Medikamente gespart oder sogar ganz erspart.
2. Durch Verminderung der Unruhe, der Aggressionen und der Dysphorie, kommt es schnell zu einer Stimmungsstabilisierung. Besonders betonen die Patienten die Reduktion der Angst.
3. Verminderung des Verlangens nach dem Suchtmittel. (Eine 1987 durchgeführte Studie von Milton L. Bullock et al. im Hennepin County Medical Center und University of Minnesota, konnte eine signifikante Wirkung der Akupunktur auf Suchtverlangen + Rückfallquote nachweisen).
4. Verbesserung der Motivation und Compliance.
5. Reduktion von Krampfanfällen im Entzug (Marx, H.).

6. Positive Wirkung im Zusammenhang mit der sogenannten Suchtmittelverschiebung.
   Eßgewohnheiten und Nikotinkonsum bleiben in der Behandlungsphase meist unverändert oder werden sogar reduziert, falls ein übermäßiger Konsum vorhanden war.
7. Wirkung auf diverse somatische Symptome:
   Eine besondere Bedeutung erhält die Akupunktur durch ihre analgetische und vegetative Wirkung bei diversen Schmerzzuständen: Kopfschmerzen, Gelenksbeschwerden, Lumbalgien, menstruellen Beschwerden. Die muskelrelaxierende und sedierende Wirkung ist dabei auch von Bedeutung.
   Supraventriculäre Tachyardien im Rahmen der Entzugsphase und auch im Zusammenhang mit Panikattacken oder Phobien können gut beeinflußt werden.
8. Wirkung auf hormonelle Regelkreise durch direkte hormonelle oder zentralnervöse – vegetative Wirkung bei hormonellen Dysfunktionen (prämenstruelles Syndrom, Amenorrhoe).

Durchführung

Für den körperlichen Entzug wird Ohrakupunktur mit einer standardisierten Punktkombination, 51, 55, 95, 98 und 100/101 bevorzugt. Später, je nach Symptomatik, kommen verschiedene Körperpunkte dazu. Für die Entzugstherapie werden Stahlnadeln verwendet, die 45 Minuten belassen werden. Die bisherige Erfahrung zeigte, daß Elektrostimulation keine wesentliche Verbesserung der Wirkung erzielt.

Zunächst wird täglich, möglichst zur gleichen Zeit, eine Akupunktursitzung durch 10 Tage erfolgen, danach 3 mal wöchentlich und schließlich 2 mal wöchentlich, zuletzt nach Bedarf.

Entsprechend der geschlossenen Behandlungskette und den einzelnen Therapiephasen, wie sie am Anton Proksch-Institut durchgeführt werden, ergeben sich daher verschiedene Bereiche, wo Akupunktur sinnvoll angewendet werden kann, wobei die Einbettung in die übrigen medizinischen, psycho- und soziotherapeutischen Maßnahmen absolute Bedingung sein muß:

1. In der ersten Phase, der Entzugsphase eignet sich die Akupunktur als Entzugsbehandlung, als Behandlung der Entzugserscheinungen bei Drogen, Alkohol und Medikamentenentzügen als ausschließliche oder zusätzliche Maßnahme, je nach Schweregrad des Entzugssyndroms und der bereits entwickelten Folgeerkrankungen. Obwohl der Aufwand bei einer Akupunkturbehandlung größer ist, als bei der Verordnung von Medikamenten, ist für viele Patienten die Erfahrung körpereigene Regulationsmechanismen aktivieren zu können, für die weitere Entwöhnungsphase von entscheidender prognostischer Bedeutung.
   In der chinesischen Medizin spricht man bei Substanzabhängigen vom sogenannten „Empty fire", das dem Burnout-Syndrom in der Schulmedizin entspricht. Durch die Aktivierung des Elan vital und der Verbes-

serung der Befindlichkeit, verlaufen Entzüge meist rascher und somit gelingen mehr ambulante Entzüge, sofern nicht, zu erwartende Komplikationen eine stationäre Behandlung erfordern.
Da es bezüglich der Behandlung des Entzugssyndroms bei Alkoholikern keine exakte Effizienz-Evaluierung gibt, wurde in der Frauenstation von Oktober 92 bis August 93 eine Studie, als Diplomarbeit von Krzywon, E., durchgeführt, um die Effizienz der Akupunktur im Entzug im Vergleich zur medikamentösen Therapie mit Meprobamat zu untersuchen.

2. In der zweiten Phase – der Entwöhnungsphase, erhält die Akupunktur durch Verminderung des Craving, durch Stabilisierung der Stimmungslage und Wirkung auf somatische Beschwerden eine motivationsfördernde und psychotherapeutische Prozesse unterstützende Bedeutung. Hier ist die kombinierte Anwendung mit Entspannungs- und Hypnotherapien besonders wirkungsvoll und dient der Arbeit an den Grundstörungen.

3. Im Rahmen der ambulanten Nachbetreuung ist der Einsatz von Akupunktur als Rückfallprophylaxe bei Wiederauftreten von Unruhezuständen, Verspannungen und vermehrtem Auftreten von Verlangen nach dem Suchtmittel sinnvoll, oder auch bei kurzfristigen Rückfällen als Entzugsbehandlung geeignet.

II)

Die kombinierte Anwendung von Akupunktur und Hypnotherapie wurde speziell in der Frauenstation, im Rahmen eines modifizierten Behandlungskonzeptes, entwickelt.

1. Der therapeutische Effekt der Akupunktur wird zu einem Ressourcezustand. Meist nach der 2., spätestens nach der 3. Sitzung, erleben die Patienten, neben dem schon vorher besprochenen „Nadelgefühl", die zunehmende Entspannung, ein angenehmes Gefühl, das sie als Wohlbefinden, bessere und positive Stimmung, „wie ein Schweben", ein Gefühl der Leichtigkeit beschreiben.
Dieses Gefühl kann einerseits durch Bewußtmachen im Gespräch verstärkt und dann geankert werden, sodaß es als Ressourcezustand von den Patienten wahrgenommen wird und später wieder aktualisiert werden kann. Bei einem entsprechenden Trance-Training werden die Patienten in Einzel- oder Gruppentherapien angeleitet, über die Visualisierung eines Ortes des Wohlbefindens – einige Patienten benützen dabei den Therapieraum, wo akupunktiert wird – das Gefühl und den Zustand der durch die Akupunktur erreicht wurde, wieder nachzuvollziehen.
So können die Patienten lernen, bei Schlafstörungen, Unruhe oder Angstzuständen wieder in diesen Ressourcezustand zu kommen.
In schwierigen Phasen mit verstärktem Verlangen nach dem Suchtmittel, kommen die Patienten auch wieder in die Ambulanz, um sich akupunktieren zu lassen.

2. Utilisation der Akupunkur für hypnotherapeutische Arbeit

a) Tranceinduktion
Bei der Akupunktursitzung kann sowohl das natürliche Setting als geeigneter Rahmen, als auch der Prozeß des Akupunktierens selbst genutzt werden, um hypnotherapeutisch zu arbeiten. Der, sich ständig wiederholende Ablauf der Einleitung zur Akupunktur, ist bereits eine Trance-Induktion: Das Begleiten zum bequemen Sessel, das Aufgefordertwerden sich angenehm hinzusetzen, die Beine auszustrecken, all die Anleitungen und Bewegungen des Akupunkteurs pacen die Anspannung zu Beginn und führen allmählich zur Beruhigung. Durch das Lenken der Aufmerksamkeit auf die Nadelung und die, zu erwartenden Effekte – die PSC – entsteht eine Fokusierung und Absorption, die positive Erwartungshaltung wird verstärkt und durch das Eintreten der Muskelentspannung und dem angenehmen Gefühl der Lösung von Schmerz, Unruhe oder Angst, vertieft sich der Trancezustand. Widerstände und Aggressionen verringern sich und die Therapiebereitschaft nimmt zu.

b) Metaphern
Die chinesische Medizin hat eine blumige, poetische Symbolsprache. Wenn der Patient in Trance ist, kann man mit der Erklärung der Punktwahl, der Beschreibung der Punktbedeutung und der Organwirkungen, schöne metaphorische Effekte auslösen.
Ein im Entzug verwendeter Punkt, der analgetisch und sedativ wirkt, wird „ Tor zur göttlichen Gleichmut „ genannt.
Die bildhafte Sprache der chinesischen Medizin entspricht weitgehend den psychosomatischen Systemen. So können bei der Akupunktur bewußte oder unbewußte Suchprozesse ausgelöst werden, Bilder von Transformation und Heilung entstehen.

c) Neue Erfahrungen der Problembewältigung
Durch die Akupunktur und ihre entspannende Wirkung ist es möglich, dem Bedürfnis nach Regression entsprechen zu können. Dies geschieht zunächst durch das eher passive Akupunktur-Bekommen. Die Patienten werden dabei berührt, erleben in diesem Setting Geborgenheit in der Gruppe.
Der angenehme Entspannungszustand ist aber auch Grundlage für das zunehmend, aktive, lösungsorientierte Arbeiten, wobei die Patienten dies spielerisch und zumeist neugierig erleben. Im Gegensatz zu den Erfahrungen mit Hilfe des Suchtmittels einen zunächst angenehmen, aber durchaus nicht problemverändernden Zustand zu erreichen, entsteht hier ein neues Veränderungs- und Lernerlebnis, das dem Patienten auch neues Vertrauen zu sich selbst und seinen Intuitionen gibt.
Dies wiederum fördert die Motivation und verbessert die Einstellung für weitere Therapieschritte.

So kann man zusammenfassend sagen: Im Schnittpunkt von Akupunktur und Hypnose befindet sich ein Kristallisationspunkt, wo Suchtkranke die Transformation von einer regressiv – passiven, problembezogenen Abhängigkeit, zu einem progressiven, aktiven und zielorientierten Zustand erleben können.
Dies sind die ersten Schritte auf dem Weg zur Autonomie.

Literatur

Auerswald, W. (Hrsg.): König, G., König, K.: Ist Akupunkutur Naturwissenschaft? Teil A und B
Bischko, J.: Einführung in die Akupunktur, Haug Verlag, Heidelberg 1979
Feucht, G.: Die Geschichte der Akupunktur in Europa, Haug Verlag 1977
Kaptchuk, T.: Das große Buch der chinesischen Medizin, O. W. Barth Verlag, 1992
König, G., Wancura, I. (Hrsg.): Praxis und Theorie der neuen chinesischen Akupunktur, Band 1–3, 1987, 1989
Marx, H.: Anwendung der Akupunktur in einer Fachklinik für Suchtkranke, Wiener Zeitschrift für Suchtforschung 2/1979
Marx, H.: Medikamentenfreie Entgiftung von Suchtkranken – Bericht über den Einsatz der Akupunktur, Suchtgefahren 30, 1984
Milton L. Bullock et al.: Acupuncture treatment of alcoholic recidivism: A pilot study, Alcoholism: Clinic and experimental research Vol. 11, No. 3,19,87
Smith, M. et al.: Use of acupuncture detoxification in the traditional drug and alcohol abuse treatment setting, Am. J. Acupuncture, No. 2, Vol. 7, 1979

Das Favoriten-Kalksburg-Projekt

Ein Jahrzehnt Erfahrung mit einem neuen Modell der Therapie von alkoholkranken Straftätern

W. Werdenich, S. Lentner, R. Ertl

Im Jahr 1981 wurde von Mader, Lentner und Werdenich für das BM für Justiz ein Modell der Behandlung alkoholkranker Straftäter entwickelt, bei dem versucht wurde, das bewährte Kalksburger Behandlungsmodell für den Strafvollzug in gelockerter Form zu adaptieren. Dabei wurde ein kurzer stationärer Behandlungsblock im Anton Proksch-Institut Kalksburg (d. h. in einer Freiheitssituation) mit der Selektion und Vorbereitung für diesen Block in einer Vorbereitungsgruppe der Sonderanstalt Favoriten kombiniert und im Anschluß an diese Behandlungsphase eine Erprobungsphase im gelockerten Strafvollzg konzipiert.

I. Geschichte und Struktur

In den Jahren vor 1982 wurde zwischen der Behandlung von Alkohol- und Drogenabhängigen kein Unterschied gemacht. Dies hatte zur Folge, daß die Alkoholiker, die in der Regel kürzere Strafzeiten hatten als die Drogenabhängigen, an den angebotenen Behandlungsmaßnahmen nicht interessiert waren. Dementsprechend unbefriedigend waren die Ergebnisse (Gratz, Werdenich 1980).

Das neue Modell hat nun die folgende Struktur: Im Anschluß an die Vorbereitungsphase in Favoriten werden die Insassen 6 Wochen ins API nach Kalksburg überwiesen, um sich dort im Rahmen eines stationären Aufenthaltes mit ihrem Alkohol- und anderen damit zusammenhängenden Problemen zu beschäftigen.

Bei ordnungsgemäßem Absolvieren des Programms im API kommt der Insasse anschließend in der SA Favoriten in den gelockerten Vollzug und dann in den Freigang, wobei in dieser Zeit die Betreuung in Kalksburg ambulant weitergeführt wird.

Um vorhersehbare Probleme zu vermeiden, wurden manche Personen an der Teilnahme des Projekts ausgeschlossen. Dies war der Fall bei:

- Personen bei denen eine Flucht sehr wahrscheinlich war;
- Personen mit schweren Persönlichkeitsstörungen;
- Personen mit fehlender Krankheitseinsicht;
- Personen mit zu geringer Intellingenz;
- Personen mit massiver Aggressivität;

Man muß sich dabei vor Augen halten, daß ein Großteil der in Frage kommenden Personen eine lange Vorhafterfahrung hatte und aus sehr rigiden Vollzugssituationen kam. So war eine wichtige Aufgabe der Vorbereitungsphase auch, mit den Häftlingen die Behandlungsmotivation abzuklären, sie über das Programm zu informieren und – soweit das in dieser kurzen Zeit möglich war, die Selbstständigkeit und Eigenverantwortung zu fördern.

Dieses Modell wird nun seit 1982 praktiziert. Insgesamt konnten bis heute 201 Strafgefangene auf diese Weise einer Behandlung unterzogen werden. 1992 fand im Rahmen einer Diplomarbeit (Ertl 1992) am Psychologischen Institut der Universität Wien (Prof. Guttmann) eine Evaluierung des Projekts statt.

Es interessierte das Verhalten der Insassen *im Verlauf des Programms* (d. h. die Zahl der Rückfälle oder Fluchten bzw. die reguläre Beendigung des Programmes). Vor Einführung des Modells gab es die Überlegung, ob die Insassen mit dieser relativ großen Freiheit umgehen können.

Eine weitere Fragestellung war natürlich, ob *Behandlungserfolge* faßbar sind, und zwar auf der Ebene der Kriminalität. D.h. *nach der Entlassung* aus der SA Favoriten wurde beobachtet, wieviele und welche Insassen wieder straffällig wurden bzw. wieviele und welchen Insassen endgültig ein Ausstieg aus der Kriminalität gelang.

Eine interessante Frage war auch, ob sich das Behandlungsprogramm bei verschiedenen Arten von Delikten unterschiedlich auswirken würde. In der Literatur wird übereinstimmend von höheren Rückfallsraten bei Eigentumstätern und weniger hohen bei Gewalt- bzw. Sexualtätern berichtet (Dünkel 1980).

II. Die Arbeit von Ertl

Die beschriebenen Fragestellungen wurden in der oben genannten Diplomarbeit auf der Basis folgender Daten bearbeitet:

Krankengeschichten umfaßten die Bereiche: psychologische Daten, Sozialdaten, medizinisch-psychiatrische Daten.
    Strafvollzugsakten umfaßten Verlauf und Dauer des Aufenthaltes in Favoriten, die Art der Einweisung, die Art der Entlassung.
    Strafregisterauszüge: Um den weiteren strafrechtlichen Verlauf nach der Entlassung verfolgen zu können, wurden für alle 96 Personen Strafregisterauszüge eingeholt.

Gruppen

Eine Gruppenbildung erfolgte nach dem Verlauf und der Intensität des kriminellen Verhaltens nach der Entlassung aus dem Programm:

Gruppe 1 – Therapiegestützter Ausstieg: Personen die nach der Entlassung aus der SA Favoriten keine Verurteilung mehr hatten.
Gruppe 2 – Abschwächung im Deliktverlauf: Personen, die nur mehr zu Geld-, bedingten Freiheitsstrafen oder zu Haftstrafen unter 6 Monaten verurteilt wurden.
Gruppe 3 – Dauerdelinquente 1: Personen, die nach der Entlassung aus Favoriten zu Geldstrafen, bedingten Freiheitsstrafen, aber auch zu Haftstrafen von über 6 Monaten verurteilt wurden.
Gruppe 4 – Dauerdelinquente 2: Personen, die nach der Entlassung aus Favoriten überhaupt nur mehr zu langen Haftstrafen von über 6 Monaten verurteilt wurden.
Gruppe 5 – Lebensgeschichtlicher Ausstieg: Personen, die seit mindestens 3 Jahren, d. h. seit 1. 1. 1988 keine Verurteilung mehr hatten. Personen, die wegen Verbüßung der letzten Haftstrafe noch gar nicht in Freiheit waren und somit auch nicht verurteilt werden konnten, wurden in diese Gruppe natürlich nicht aufgenommen.

Auswertungsverfahren

Bei der Untersuchung der 5 Kriminalitätsgruppen wurde mit den intervallskalierten Variablen eine Diskriminanzanalyse durchgeführt. Mit Hilfe dieses multivariaten statistischen Verfahrens lassen sich diejenigen Merkmale auffinden, die für die Unterschiede zwischen den Gruppen das meiste beitragen. Es werden diejenigen Merkmale herausgefiltert, die – im Zusammenwirken mit allen anderen – dafür signifikant wichtig waren, daß jemand nach der Entlassung aus Favoriten nicht wieder straffällig wurde, nicht mehr so stark straffällig wurde, genauso massiv kriminell lebte wie vorher, oder im späteren Lebensverlauf aus der Kriminalität aussteigen konnte.

Bei den nicht-intervallskalierten Variablen wurde mit Hilfe von Chi-Quadrat-Tests erfaßt, in welchen einzelnen Merkmalen sich die Gruppen unterscheiden.

Beschreibung der Population

Untersucht wurden 96 alkoholabhängige Insassen, die von 1982–1988 im API Kalksburg ein 6-wöchiges Behandlungsprogramm absolvierten.

Im folgenden wird die Altersverteilung (bezogen auf das Alter zum Zeitpunkt der Entlassung) dargestellt:

Alter in Jahren	Anzahl Personen
bis 20	2
20–25	18
26–30	23
31–35	23
36–40	13
41–45	10
46-50	4
> 50:	3

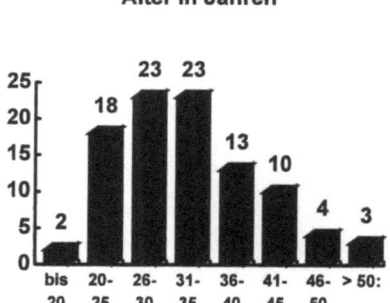

Das Durchschnittsalter ist bei der Entlassung 32,8 Jahre. Am stärksten ist die Altersgruppe von 26–35 Jahren vertreten. Sie macht fast die Hälfte der gesamten Population aus.

Die Situation der Herkunftsfamilie läßt sich wie folgt beschreiben: Dargestellt wird, wie weit die untersuchten Personen bei Ihren leiblichen Eltern aufgewachsen sind:

38 Personen waren von ihren Eltern getrennt.
19 Personen verbrachten einen Teil der Kindheit bei ihren Eltern.
36 Personen waren die ganze Kindheit (16 Jahre) bei ihren Eltern.

Der Großteil der Insassen der nicht bei den leiblichen Eltern aufgewachsen ist, hat die Kindheit in Heimen oder bei Stiefeltern verbracht.

Es lassen sich noch weitere Sozialisationsdefizite ausfindig machen. Auf die Frage, ob die Erziehungsberechtigten bei denen sie aufgewachsen sind, ebenfalls schon Alkoholprobleme gehabt hätten, antworten 38 Personen mit Ja und 24 mit Nein; von 34 Personen wurde diese Frage nicht beantwortet.

Bezüglich der aktuellen Situation ist der Status der Partnerschaft aufschlußreich:

Familienstand	Anzahl Personen
Ledig	49
Verheiratet	7
Geschieden	28
Verwitwet	1

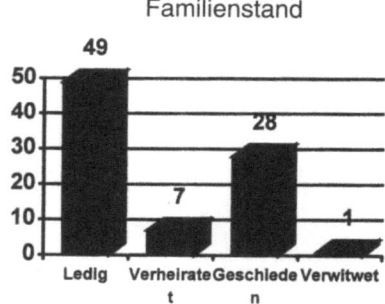

Kriminalität

Um die kriminelle Vorbelastung der Insassen zu erfassen, wird das Alter bei der 1. Verurteilung betrachtet:

Alter	Anzahl
bis 15	15
16–18	36
älter als 18	45

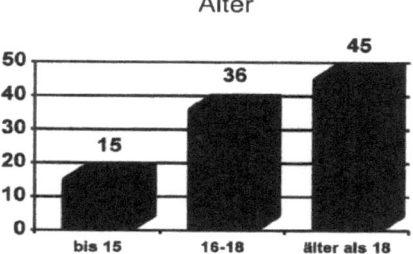

Der Median liegt bei 18 Jahren, d. h. der Großteil der Personen (58%) begeht sein 1. Delikt im Alter bis zu 18 Jahren, 25% werden das erste Mal zwischen 19 und 25 Jahren verurteilt, und nur 13% sind älter als 25 bei der 1. Verurteilung.

Anhand der nächsten Tabelle wird ersichtlich werden, daß es bei einem Großteil der Insassen nicht bei einer Verurteilung blieb, sondern daß sie anschließend einen hohen Anteil ihrer Lebenszeit im Gefängnis verbrachten:

Die Haftzeit betrug insgesamt bei 28 Personen 1–3 Jahre und bei 56 Personen länger.

Durchschnittlich verbrachten die Insassen 5,1 Jahre ihres Lebens im Gefängnis. Der Median liegt bei 4,3 Jahren. 15% waren bis zu zwei Jahren im Gefängnis, die restlichen 85% waren länger als zwei Jahre im Gefängnis. Wenn man sich in Erinnerung ruft, daß das Durchschnittsalter bei der Entlassung nicht ganz 33 Jahre beträgt, wird hier nochmals deutlich, daß die Population die im API einer Therapie unterzogen wurde, extrem vorbelastet ist.

Ergebnisse der Diskriminanzanalyse

Die untersuchten Personen verteilen sich, wenn man die Ergebnisse der langfristigen Nachkontrolle heranzieht, wie folgt auf die oben beschriebenen fünf Gruppen

Gruppe 1: Therapiegestützte Aussteiger	18 Personen
Gruppe 2: Abschwächer	14 Personen
Gruppe 3: Dauerdelinquente 1	22 Personen
Gruppe 4: Dauerdelinquente 2	26 Personen
Gruppe 5: Lebensgeschichtliche Aussteiger	8 Personen

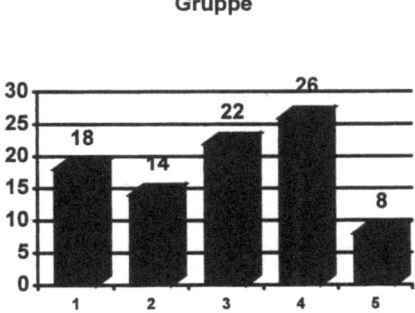

Die Faktoren die den Kriminalitätsverlauf nach der Entlassung aus der SA Favoriten in ihrem Zusammenwirken beeinflussen, sind in der Reihenfolge ihrer Wichtigkeit:

1) Das Alter bei der Entlassung.
2) Die Anzahl der Geschwister.
3) Die Anzahl der Eigentumsdelikte bis zur Einweisung nach Favoriten.
4) Die Zahl der Jahre bis zum 16. Lj. bei beiden leiblichen Eltern.
5) Die Zahl der Jahre bis zum 16. Lj. bei einem leiblichen Elternteil.
6) Die Zahl der Jahre bis zum 16. Lj. in Heimen.
7) Die Anzahl der Gewaltdelikte bis zur Verurteilung zu Favoriten.
8) Das Alter des problematischen Konsumbeginns mit Alkohol.

Das Item das die 5 Gruppen am besten trennt, ist das

1) Alter bei der Entlassung

Die Personen sind in der 1. Gruppe, der Aussteigergruppe, am ältesten (36,3 J.). Das bedeutet, daß mit zunehmendem Lebensalter die Chancen für einen Ausstieg immer besser werden. Bei diesen Personen wurde eine vermutlich schon vorhandene Ausstiegsmotivation durch die Therapie verstärkt, und so gelang es ihnen, den Ausstieg zu vollziehen.

Die Gruppen mit abgeschwächtem Deliktverlauf (2. Gr.) bzw. mit minder schwerer Dauerdelinquenz (3.Gr.) sind deutlich jünger (30,1 bzw. 29,4 J.).

Die Gruppe mit lebensgeschichtlichem Ausstiegsverlauf (5. Gr.) ist ebenfalls älter bei der Entlassung (34,3 J.) und war daher zur Zeit des Ausstiegs aus der Kriminalität noch älter als die therapiegestützte Ausstiegsgruppe (1. Gr.).

2) Die Anzahl der Geschwister

trennt die 5 Gruppen am zweitbesten. Die Gruppe mit abgeschwächtem Deliktverlauf (2. Gr.) und die lebensgeschichtliche Ausstiegsgruppe (5. Gr.) haben am meisten Geschwister (3,3 bzw. 3). Die therapiegestützte Aussteigsgruppe (1. Gr.) hat ebenfalls noch viele Geschwister (2,2). Diese Ergebnisse kann man dahingehend interpretieren, daß durch das Vorhandensein von mehreren Geschwistern der Erwerb von sozialer Kompetenz möglich war, was den Ausstieg bzw. die Abschwächung der Kriminalität erleichterte. Eine andere mögliche Interpretation wäre, daß ein Ausstieg durch das Zurückgreifenkönnen auf familiäre Ressourcen erleichtert wurde.

3) Die Anzahl der Eigentumsdelikte

Allgemein scheint eine hohe Deliktfrequenz mit längerfristigem Ausstieg einherzugehen (siehe auch Anzahl der Gewaltdelikte). Für Personen mit vielen Verurteilungen aufgrund von Eigentumsdelikten scheint ein Ausstieg schwerer verwirklichbar zu sein, als für Personen mit Verurteilungen aufgrund von Gewaltdelikten. Die Gruppe mit abgeschwächtem Deliktverlauf (2. Gr.) und die therapiegestützte Ausstiegsgruppe (1. Gr.) weisen in Relation zu den übrigen Gruppen sehr wenig Eigentumsdelikte auf.

4) Kindheit bei beiden leiblichen Eltern verbracht

Ein eindeutiges Ergebnis, das die Wichtigkeit eines stabilen Elternhauses zeigt. Die therapiegestützte Ausstiegsgruppe hat ihre Kindheit am längsten bei beiden leiblichen Eltern verbracht (10,9 J.). Daran schließt sich die Gruppe mit lebensgeschichtlichem Ausstiegsverlauf an (10,9 J.). Einen viel kürzeren Zeitraum haben die 3. Gruppe (7,3 J.), die 4. Gruppe (6,5 J.) und die 2. Gruppe (5,5 J.) bei beiden leiblichen Eltern verbracht.

5) Kindheit bei einem leiblichen Elternteil verbracht

Von den Personen, die nicht die ganze Kindheit bei beiden leiblichen Eltern verbringen konnten, haben wiederum die Ausstiegsgruppe im lebensgeschichtlichen Verlauf (5. Gr.) und die therapiegestützte Ausstiegsgruppe (1. Gr.) die Zeit am häufigsten zumindest bei einem leiblichen Elternteil verbringen können (3,6 bzw. 2,1 Jahre).

6) Kindheit in Heimen verbracht

In dieselbe Richtung zielt dieses Ergebnis. Die meisten „Heimkinder" finden sich in der Gruppe mit dem massivsten negativen Verlauf (4. Gr.). Am wenigsten die Kindheit in Heimen verbracht haben wiederum die Personen ohne Rückfälle nach der Entlassung aus der SA Favoriten (1.Gr.).

Hier scheint sich abzubilden, daß diese Form der Behandlung nicht für jede Personengruppe die geeignete ist, hier speziell für die Personen, die ihre Kindheit sehr oft in Heimen verbracht hat. Damit Therapie unmittelbar wirksam werden kann, scheint es eines gewissen familiären Hintergrundes zu bedürfen.

7) Anzahl der Gewaltdelikte

Wie schon bei den Eigentumsdelikten erwähnt, weist die Gruppe im lebensgeschichtlichen Ausstiegsverlauf auch hier die größte Anzahl an Gewaltdelikten auf, daran schließt sich die therapiegestützte Ausstiegsgruppe an. Gewaltdelinquenten scheint demgemäß ein Ausstieg aus der Kriminalität leichter zu gelingen als Eigentumsdelinquenten.

8) Alter bei Beginn des problematischen Alkoholkonsums

Deutliche Unterschiede gibt es hier von der lebensgeschichtlichen Ausstiegsgruppe zu allen übrigen Gruppen. Sie ist bei Konsumbeginn deutlich älter (21,5 Jahre). In Verbindung mit dem Ergebnis beim Alter bei der Entlassung würde das bedeuten, daß diese Personen später in die kriminelle Karriere einsteigen, und später aber aus der Kriminalität auch wieder aussteigen können.

Zusammenfassend kann man also sagen: je älter, je mehr Geschwister, je weniger Eigentumsdelikte, je häufiger bei beiden Eltern oder zumindest bei einem Elternteil aufgewachsen und je weniger häufig die Delinquenten in Heimen gewesen sind, desto leichter gelingt ein Ausstieg aus der Kriminalität.

Weitere statistische Ergebnisse

Im folgenden werden die statistischen Ergebnisse bezüglich der Häufigkeitsverteilung des Therapieabbruchs durch Rückfall oder Flucht dargestellt.

Insgesamt sind 13 Personen geflüchtet und 4 mußten wegen eines Rückfalls die Therapie abbrechen.

Von den verbliebenen 79 Personen, die anschließend in der SA Favoriten auf den Freigang kamen, flüchteten 5 Personen, 10 mußten das Programm wegen Rückfällen abbrechen.

In 18 Fällen erfolgte also ein Abbruch des Programms von Seiten der Insassen durch Flucht; bei 14 Personen wurde die Behandlung von Seiten der Anstalt abgebrochen, aufgrund von Rückfällen.

Insgesamt 36% (19% in Kalksburg und 17% in Favoriten) haben die Therapie abgebrochen, 64% haben das Behandlungsprogramm sowohl in Kalksburg, wie in der SA Favoriten regulär beendet.

Es zeigt sich dabei, daß ein Abbruch des Behandlungsprogramms in Kalksburg oder Favoriten ein prognostischer Indikator für den Kriminalitätsverlauf nach der Entlassung ist. Sowohl die Ausstiegsgruppe nach der Entlassung (1. Gr.) als auch die langfristig verurteilungsfreie Gruppe (5. Gr.) brechen die Therapie signifikant weniger häufig ab, als die Rückfälligengruppen. Insgesamt brechen nur jeweils eine Person aus den Ausstiegsgruppen die Therapie ab, hingegen 30 Personen aus den Rückfälligengruppen.

Auch in der Gruppe mit abgeschwächt negativ kriminellem Verlauf nach der Entlassung (2. Gr.) haben relativ viele Personen die Therapie beendet (79%). In den massiv rückfälligen Gruppen (3. + 4. Gr.) hingegen hat die Mehrzahl das Therapieprogramm nicht beendet.

Bringt man nun jedoch die Therapieabbrüche in Zusammenhang mit der Therapiemotivation, erweist sich, daß hier – entgegen den Erwartungen – keine logische Verbindung festzustellen ist.

So zeigt sich z. B. die 4. Gruppe in Kalksburg sehr motiviert, bricht aber dennoch die Therapie zu mehr als der Hälfte ab.

Ganz anders schaut das Bild in der 3. Gruppe aus. Hier brechen folgerichtig etwas mehr Personen die Therapie ab, die sich schon bei der Aufnahme in Kalksburg nicht motiviert und problemeinsichtig gezeigt haben.

Diese Divergenzen zwischen Therapieabbrüchen und -motivation können, wie weiter vorne beschrieben, vermutlich auch darauf zurückgeführt werden, daß Motivation und Einsicht auf subjektiven Einschätzungen des behandelnden Arztes beruhen, die mit der tatsächlichen Motivationslage des Insassen nicht immer übereinstimmen. Man kann bei dieser Population – speziell bei in größerem Ausmaß haft- und heimerfahrenen Personen wie bei der 4. Gruppe – davon ausgehen, daß sie gelernt hat – durch Aufenthalte in den Heimen und in Gefängnissen – sich nach außen hin den Erwartungen und Ansprüchen der „machthabenden" Personen entsprechend zu verhalten.

Im Gegensatz dazu zeigt sich, daß tatsächlich feststellbare Lebensereignisse, wie Therapieabbruch sehr wohl hohen prognostischen Wert haben.

Darstellung der Ergebnisse

18 Personen konnten nach der Entlassung aus Favoriten ihre kriminelle Karriere beenden. Da der Ausstieg dieser 18 Personen direkt im Anschluß an die Entlassung aus der SA Favoriten erfolgte, kann man annehmen, daß die Therapie in Kalksburg bzw. Favoriten ein ausschlaggebender und wichtiger unterstützender Faktor bei dieser Entscheidung war.

Ein Indiz dafür ist auch, daß von diesen 18 Aussteigern nur einer die Therapie nicht beendet hat (Abbruch in KB). Auch in der Gruppe der im längerfristigen Verlauf ausgestiegenen 8 Personen (5. Gr.) findet sich nur ein Therapieabbrecher.

Kennzeichnende Merkmale der therapiegestützten Ausstiegsgruppe
(1. Gruppe mit 18 Personen)

- wächst oft in intakten Familienverhältnissen auf (94%)
- wächst oft die ganze Kindheit bei beiden leiblichen Elternteilen auf
- ist häufiger als die Rückfallsgruppe verheiratet oder geschieden
- kommt häufig aus Kleinstädten oder vom Land
- bricht die Therapie so gut wie nie ab
- ist bei der Entlassung älter als 30
- bekommt bei der Entlassung aus der SA Favoriten häufig BWH
- sind häufiger Sexualtäter
- ist bei der 1. Verurteilung zu 2/3 älter als 18 Jahre
- werden häufig bedingt entlassen
- sind alle Maßnahmenfälle, d. h. nach § 22 StGB in der SA Favoriten, nicht nach § 68a StVG.

Kennzeichnende Merkmale der Ausstiegsgruppe im lebensgeschichtlichen Verlauf
(5. Gruppe mit 8 Personen)

- wächst häufiger in intakten Familienverhältnissen auf (75%)
- ist ledig oder geschieden, niemand verheiratet

- weist ein relativ stabiles Arbeitsverhalten auf (niemand der noch nie regelmäßig gearbeitet hat)
- Wohnmöglichkeit ist nach der Entlassung häufig ungesichert (2/3)
- kommt häufig aus Kleinstädten oder vom Land
- hat häufiger Selbstmordversuche unternommen
- beginnt oft erst nach 18 zu trinken
- hat meist keine organischen Probleme
- bricht die Therapie nicht ab
- ist bei der Entlassung älter als 30
- bekommt häufig BWH bei der Entlassung aus der SA Favoriten
- begeht fast nur Gewalttaten, sowohl vor der Einweisung, als auch nach der Entlassung aus der SA Favoriten
- ist bei der 1. Verurteilung zu 2/3 älter als 18 Jahre
- wird bedingt entlassen
- sind fast nur Maßnahmenfälle
- hat vor Favoriten meist mehr als 2 Jahre Vorhafterfahrung (im Gegensatz zur 1. Gruppe)
- weist die größte Anzahl an Vorstrafen von allen 5 Gruppen vor Favoriten auf
- ist die einzige Gruppe, die keine Geldstrafe und keine bedingten Freiheitsstrafen vor Favoriten bekommt
- weist mehr Haftstrafen vor Favoriten auf, als die 1. Gruppe.

Kennzeichnende Merkmale der Rückfälligengruppen (2., 3., 4. Gruppe)

- wachsen häufiger in nicht-intakten Familienverhältnissen auf (30%; 12%; 42%)
- wachsen häufig bei Stiefeltern oder in Heimen auf (v. a. die 4. Gruppe)
- sind sehr selten verheiratet; oft ledig (3. Gr: 90%) oder geschieden (4. Gr: 57%)
- die Wohnsituation nach der Entlassung aus der SA Favoriten ist häufig ungesichert (v. a. 3. Gr.: 75%)
- kommen vorwiegend aus der Großstadt (4. Gr.) oder aus ländlichen Gebieten (2. und 3. Gr.), nicht aus Kleinstädten
- in der 3. Gruppe befinden sich viele Polytoxikomane
- Therapiemotivation und Problemeinsicht sind in der 3. Gr. tendenziell geringer
- brechen häufiger die Therapie ab (21%; 55%; 58%)
- sind bei der Entlassung jünger als 30 (64%; 64%; 35%) mit Ausnahme der 4. Gruppe.
- bekommen bei der Entlassung häufig keine BWH (31%; 50%; 48%) – mit Ausnahme der 2. Gruppe.
- sind häufiger Eigentumsdelinquenten
- sind bei der 1. Verurteilung jünger als 18 Jahre (57%; 68%; 54%)
- werden häufiger unbedingt entlassen (29%; 41%, 31%)
- kommen häufiger mit § 68a nach Favoriten
- haben tendenziell vor Favoriten mehr Hafterfahrung als 1. Gr.

– die 4. Gr. hat vor Favoriten mehr Hafterfahrung als die anderen Gruppen.

Grundsätzlich ist eine schlechtere psychosoziale Ausgangslage der Rückfälligengruppen festzustellen, wie z. B. eine höhere Vorhafterfahrung, mehr in Heimen oder bei Stiefeltern aufgewachsen und eine schlechtere Wohnsituation. Insassen, die wieder rückfällig werden, kommen häufiger aus Großstädten als aus kleinstädtischen oder ländlichen Strukturen und sind bei der Entlassung jünger als die Aussteiger.

Insgesamt scheint es ein Gefälle von der Gruppe mit abgeschwächtem Deliktverlauf (2. Gr.) zu den zwei anderen Rückfälligengruppen zu geben; speziell was die Kriminalitätsbelastung vor der Einweisung nach Favoriten angeht, ist die Gruppe der Dauerdelinquenten (4. Gr.) am stärksten vorbelastet.

Anzumerken ist hier das erstaunliche Ergebnis, daß es keine Unterschiede zwischen Aussteigern und Rückfälligen in der Arbeitssituation gibt. Die am stärksten rückfällige Gruppe (4. Gr.) hat tendenziell sogar die beste Ausbildung aufzuweisen. Eines der wichtigen Elemente im Strafvollzug ist die Bekämpfung der Rückfälligkeit mittels Erziehung durch Arbeit. In der vorliegenden Population scheint es aber nun so zu sein, daß gute Ausbildung allein nicht ausreicht, um sich an die Gesellschaft wieder anpassen zu können. Der Erwerb von Kompetenz durch Arbeit allein genügt offensichtlich nicht.

III. Perspektiven

Seit 1982 wurden insgesamt 201 Personen in dem Programm behandelt. Um in Favoriten mehr Kapazität zu schaffen, wurde 1991 die Therapievorbereitung für Kalksburg in das Gefangenenhaus Eisenstadt verlegt. Zugleich begannen auch verstärkte Bemühungen zur Regionalisierung der Behandlung an Alkoholabhängigen, um nicht alle Behandlungsbedürftigen nach Favoriten überstellen zu müssen. Generell läßt sich sagen, daß die bisherigen Erfahrungen für einen weiteren Ausbau des Modells in dezentralisierter Form sprechen.

Zusammenfassung

Untersucht wurden 96 alkoholabhängige Rechtsbrecher, die von 1982 bis 1988 im Rahmen ihrer Haftstrafe in der SA Favoriten ein Behandlungsprogramm im Anton Proksch-Institut Kalksburg absolvierten.

Diese 96 Personen wurden gemäß ihres kriminellen Lebensverlaufes nach der Entlassung aus der Sonderanstalt in Gruppen geteilt. Es ergab sich eine Rückfallquote von 81%. Danach gelang 19% der alkoholabhängigen Insassen unmittelbar nach der Entlassung aus der Sonderanstalt der

Ausstieg aus der Kriminalität. Bei dieser Gruppe ist anzunehmen, daß die Unterstützung durch das Behandlungsprogramm einen maßgeblichen Anteil an der Beendigung ihres kriminellen Lebensstils hatte.

Einen Ausstieg nicht sofort im Anschluß an die Entlassung aus der Sonderanstalt Favoriten, sondern erst im späteren lebensgeschichtlichen Verlauf, vollzogen acht Insassen.

Literatur

Collins, J. (Hrsg.): Drinking and crime. Guilford Press, New York, London 2. Aufl. 1984

Dünkel, F.: Legalbewährung nach sozialtherapeutischer Behandlung. Duncker & Humblot, Berlin 1980

Ertl R.: Die strafrechtliche Bewährung von alkoholabhängigen Rechtsbrechern, Diplomarbeit Wien 1992

Feuerlein, W.: Alkoholismus – Mißbrauch und Abhängigkeit. 4. Aufl., Thieme, Stuttgart, New York 1989

Gratz W., Werdenich W.: Von den Schwierigkeiten wenn unter Gefängnisbedingungen Süchtige entwöhnt werden sollen. In: Mader/Strotzka: Drogenpolitik zwischen Therapie und Strafe, Wien 1980

Hauge, R.: Alcohol and crime, Council of Europe, Strasbourg 1984

Salem E., Werdenich W.: Resultate der Behandlung Alkoholabhängiger im Maßnahmenvollzug (1975-1978). In: Wr. Zeitschrift für Suchtforschung 1982

Spirig, H.: Alkoholkonsum bei Häftlingen in Österreich. Unveröffentlicher Forschungsbericht, 1988

Ergebnisse der Zusammenarbeit regionaler Institutionen für Suchtkrankentherapie in Österreich

Aus dem Krankenhaus de la Tour – Psychiatrisches Sonderkrankenhaus zur Behandlung von Abhängigkeitserkrankungen

H. Scholz

Die mit der Gründung der ersten psychiatrischen Sonderkrankenanstalt für Abhängigkeitserkrankungen in Kalksburg einsetzende Pionierphase zur Schaffung ähnlicher österreichischer Therapie-Institutionen war durch mehr oder weniger isolierte Aufbauleistungen einzelner Institutionen in verschiedenen Bundesländern gekennzeichnet.

Systematische Informationskontakte ergaben sich zu Beginn der Achtzigerjahre, da erst zu diesem Zeitpunkt in einigen Bundesländern arbeitsfähige Institutionen entstanden waren. Erst nach deren Konsolidierung ergab sich ein vermehrtes Bedürfnis nach einer überregionalen Kontaktaufnahme mit den Zielen besserer gegenseitiger Information und Zusammenarbeit.

Anläßlich verschiedener Fachtagungen entstand durch Initiative einiger Abteilungsvorstände der Plan jährlicher Zusammenkünfte im Sinne regelmäßiger Arbeitssitzungen.

Kristallisationspunkte der beschriebenen überregionalen Zusammenarbeit waren bisher die bereits angesprochenen Treffen der verantwortlichen Leiter und Teammitglieder, die jeweils an einem der teilnehmenden Zentren, somit bereits in Vorarlberg, Tirol, Salzburg, Oberösterreich, Wien sowie der Steiermark und Kärnten stattgefunden haben.

Im Laufe der nachfolgenden Jahre entwickelte sich ein besonderer Arbeitsschwerpunkt im Austausch von Erfahrungen bezüglich der Überwindung von Schwierigkeiten bei der Schaffung regionaler Betreuungsnetze für Suchtkranke. Dabei zeigten sich in unterschiedlichen Regionen immer wieder ähnliche Mechanismen im Sinne von Unverständnis und Fehleinschätzung der gegebenen Therapiemöglichkeiten durch die öffentlichen Stellen und die etablierte Medizin.

Im Zuge des alljährlichen Erfahrungsaustausches bezüglich Sinnhaftigkeit und Ergebnissen geeigneter Strategien ergaben sich auch Möglichkeiten zum Vergleich positiver Effekte erfolgreich installierter Betreuungssysteme in den einzelnen Gebieten.

Ein nach wie vor zentrales Anliegen der jährlichen Kontakte besteht in der konkreten Erarbeitung von Möglichkeiten einer direkten Zusammenarbeit der einzelnen Institutionen. Schwerpunkte sind der Austausch von Schulungsprogrammen, wissenschaftliche Zusammenarbeit, sowie die Erarbeitung von konkreten Möglichkeiten einzelner Institutionen, sich in ihren speziellen Versorgungsangeboten österreichweit zu ergänzen.

Diese Vervielfältigung der Kräfte hat sich gerade auf dem Sektor der Konzeption überregional angelegter Inforamtionsveranstaltungen segensreich ausgewirkt, da sich mit verbessertem Problembewußtsein der Bevölkerung ein immer größerer Bedarf ergibt, durch Informationsverbesserung gegen den irrationalen Trinkdruck in der Öffentlichkeit vorzugehen.

Im Verlauf der letzten 10 Jahre konnten im Zusammenwirken aller Zentren, praktisch in allen Bundsländern, öffentlich zugängliche Informationstagungen über die Alkoholproblematik abgehalten werden.

Erfreulicherweise besteht dabei auch eine gute Zusammenarbeit mit den Selbsthilfeverbänden, besonders den Anonymen Alkoholikern und dem Blauen Kreuz.

Die wissenschaftliche Zusammenarbeit aller Institutionen ermöglicht, darüberhinaus, die regelmäßige Veranstaltung von überregionalen wissenschaftlichen Tagungen, Seminaren und Fachschulungen.

Konkrete Beispiele der letzten Jahre sind u. a. die von Mader und der Arbeitsgruppe Kalksburg veranstaltete Tagung in Baden, sowie eine mehrwöchige, von Referenten verschiedenster Bundesländer beschickte Informationskampagne gegen den Alkoholismus in Villach, eine große Fachtagung 1992 in Innsbruck auf, Initiative von Univ. Prof. Dr. Hartmann Hinterhuber und Mitarbeitern, sowie eine Fachtagung 1993 in Treffen.

Weitere wissenschaftliche Schwerpunkte sind die, in zweijährigem Abstand stattfindenden, wissenschaftlichen Sitzungen der Arbeitsgemeinschaft für Suchtkrankheit, anläßlich der Tagung der Gesellschaft österreichischer Nervenärzte und Psychiater in Bad Ischl, sowie die Mitarbeit vieler Zentren bei Ausbildungslehrgängen für Suchtkrankentherapeuten.

Ein ganz wesentlicher Faktor für die Qualität der Veranstaltungen lag in der aktiven Teilnahme aller Zentren an derartigen regionalen Aktivitäten.

Die damit öffentlich demonstrierte Zusammenarbeit und gemeinsame Willensbildung der Verantwortlichen in entscheidenden Fragen hat ganz erheblich zur Bereitschaft öffentlicher Stellen für die Förderung weiterer Entwicklungsschritte der Alkoholismustherapie beigetragen.

Die ständige wissenschaftliche Zusammenarbeit hat darüberhinaus eine gemeinsame Erstellung mehrerer größerer Übersichtsarbeiten zur Beschreibung der Versorgungseinrichtungen mit ihrem unterschiedlichen therapeutischen Angebot, sowie die Darstellung der unterschiedlichen wissenschaftlichen Arbeitsschwerpunkte einzelner Zentren ermöglicht.

Zu den bedeutendsten aktuellen Resultaten zählt die Gründung einer Arbeitsgemeinschaft für die Psychotherapie der Abhängigkeitserkrankungen (AIPA), die im Oktober 1993 installiert wurde.

Ihre Zielsetzung besteht in gezielten gemeinsamen Aktivitäten zur Standardisierung, Weiterentwicklung und Lehre integrativer psychotherapeutischer Behandlungskonzepte für Abhängigkeitserkrankungen. Als sichtbarer Ausdruck für das Prinzip ihrer überregionalen Struktur ist, nach der Startphase in Kärnten, eine, jeweils in zweijährigen Abständen stattfindende, Verlagerung der Arbeitsgruppe in ein anderes Zentrum, im Sinne eines „Wandervereins" gedacht. Zu den dringlichsten Aufgaben werden vorerst Maßnahmen zur Absicherung des derzeitigen „State of the Art", sowie Bemühungen zur Qualitätssicherung der Psychotherapie der Suchtkrankheiten zählen.

Aufgrund der ungleichen Verteilung von Behandlungskapazitäten in einzelnen Bundesländern wurden im Zuge der Zusammenkünfte auch Anstrengungen zur konkreten Abgleichung des Therapieangebotes einzelner Regionen unternommen.

Damit ist es in vielen Einzelfällen möglich, auf unbürokratische Weise Patienten rascher zu Behandlungsplätzen zu verhelfen. Institutionen mit größerer Aufnahmekapazität können damit weniger gut versorgte Regionen entlasten. Darüberhinaus ist es den Zentren im Einzelfall möglich, Patienten auszutauschen, bei denen eine regionale Therapiewiederholung keinen Erfolg verspricht. Gerade dieser Handlungsbedarf hat ganz wesentlich zur Intensivierung der regelmäßigen Kontaktaufnahmen und Zusammenarbeit beigetragen, da sich alle Instanzen darüber einig sind, daß die Patienten nach der Akutbehandlung in ihren heimischen Regionen wieder zu einer langfristigen Nachbehandlung motiviert werden müssen, die nach gemeinsam erarbeiteten, fachlichen organisatorischen Kriterien ablaufen muß.

Aus der Sicht des Verfassers muß dabei besonders herausgestellt werden, daß es, in der mehr als 10jährigen Geschichte dieser Zusammenarbeit, praktisch nie zu Kompetenzschwierigkeiten oder Prestigekämpfen gekommen ist.

Der damit erzielte, nahezu ideale Zustand der Bereitschaft zu sachlicher, aber auch freundschaftlicher Zusammenarbeit sollte, auch in Zeiten zunehmender öffentlicher Exposition der einzelnen Zentren, unbedingt weiter gewahrt bleiben.

Gerade in einer Epoche mit nahezu explosionsartiger Entwicklung verschiedenster, nicht immer seriöser, Therapieangebote, kann nur grundlegende Einigkeit über Therapieziele und sinnvolle Methoden, sowie ein weitgehender Verzicht auf unnotwendige Wert- und Kompetenzdiskussionen den weiteren Ausbau der österreichischen Suchtkrankentherapie sicherstellen.

Forschungsschwerpunkte im Anton Proksch-Institut und das Ludwig Boltzmann-Institut für Suchtforschung; die Wiener Zeitschrift für Suchtforschung

A. Springer

1. Forschung im API

Die Mitarbeiter des Anton Proksch-Institutes widmen einen bestimmten Anteil ihrer Tätigkeit der Bearbeitung wissenschaftlicher Fragestellungen. Im Lauf der Zeit haben sich bestimmte Forschungsschwerpunkte ergeben. Diese sollen in diesem Kontext nur kurz Erwähnung finden, da sie in den einzelnen Kapiteln dieses Buches genau beschrieben werden. Zu diesen Schwerpunkten zählen:

- Neurophysiologische Untersuchungen in Kooperation mit internationalen Forschungseinrichtungen.
- Klinisch-psychologische Forschung zu den Bereichen Diagnostik und psychologische Behandlung; besonderes Interesse gilt dabei in diagnostischer Hinsicht der Erfassung und Interpretation der Restitution hirnorganischer Beeinträchtigungen. Hinsichtlich der Begleitforschung zur psychologischen Behandlung ergaben sich als Schwerpunkte ergopsychometrische Fragestellungen und Forschung zum Bio-Feedback.
- Therapieforschung, die sich auf die diversen psychotherapeutischen Methoden und Techniken, die im API zum Einsatz kommen, bezieht. Als Forschungsziel gilt in diesem Kontext die Erarbeitung und der Ausbau eines integrativen Therapieansatzes.
- Klinisch-psychiatrische Fragestellungen. Besonderes Interesse gilt derzeit der Erfassung von Grundstörungen im Sinne des Konzeptes der Komorbidität.
- Klinisch-biologische Forschung in Kooperation mit der Psychiatrischen Universitätsklinik in Wien und anderen, internationalen, Forschungseinrichtungen.

Im letzten Jahrzehnt wurden von Mitarbeitern des Institutes sowohl auf dem Gebiet der Therapie wie auch der Theorie der Suchtkrankheiten wichtige Beiträge geleistet.

Die wissenschaftliche Bedeutung des Institutes dokumentiert sich weiters in der Betreuung von Diplomarbeiten und Dissertationen.

2. Das Ludwig Boltzmann-Institut für Suchtforschung

In den Räumlichkeiten des Anton Proksch-Institutes wird seit Mitte 1972 eine zusätzliche, von der klinischen Arbeit unabhängige Forschungseinrichtung betrieben. Diese Erweiterung der wissenschaftlichen Aktivitäten wurde dadurch ermöglicht, daß Kryspin-Exner als damaliger Leiter des Genesungsheimes Kalksburg, an die Ludwig Boltzmann-Gesellschaft zur Förderung der wissenschaftlichen Forschung in Österreich das Ersuchen richtete, die notwendige Begleitforschung zur modellhaften Einrichtung einer Station zur Behandlung drogenabhängiger Jugendlicher aus ihren Mitteln zu fördern.

Dieses Ansuchen wurde von der Boltzmann-Gesellschaft günstig aufgenommen, und es wurde zunächst mit Vertrag vom 27. 7. 1972 zwischen der Stiftung „Genesungsheim Kalksburg" und der Ludwig Boltzmann-Gesellschaft eine Forschungsstelle gegründet. Diese Einrichtung erwies sich als zu gering dimensioniert, und es wurde rasch, bereits mit Schreiben vom 1. 12. 1972 im Sinne einer ersten Ergänzung zum Vertrag, die Umwandlung der Forschungsstelle in ein Institut für Suchtforschung vollzogen. Fixiert wurde diese Entwicklung durch ein Schreiben vom 5. 12. 1972.

In den Jahren 1972–1975 widmete sich das LBI für Suchtforschung, abgesehen von der Begleitforschung zur Behandlung in der neu eingerichteten Drogenstation überwiegend Fragestellungen aus dem sozialpsychiatrischen, sozialhistorischen und klinisch-psychologischen Bereichen. Besondere Schwerpunkte wurden bereits damals in der Jugendforschung und der Beobachtung geschlechtsspezifischer Bedingungen und Verläufe der Suchtkrankheit gefunden. Vom Boltzmann-Institut wurde die für damalige Verhältnisse großzügige apparative Einrichtung eines psychologischen Labors betrieben. In diesem Labor entstanden dann die ersten Arbeiten, Dissertationen und Diplomarbeiten, die sich als richtungsweisend für die spätere klinisch-psychologische Arbeit des Anton Proksch-Institutes erweisen sollten. 1974 wurde eine Schriftenreihe gegründet, in der Arbeiten von Mitarbeitern sowohl des LBI wie auch des API publiziert werden konnten. Dabei handelte es sich überwiegend um die Ergebnisse empirischer Forschung.

Als Kryspin-Exner den Lehrstuhl für Psychiatrie in Innsbruck übernahm entstand für das LBI eine prekäre Situation. Da die Ludwig Boltzmann-Gesellschaft ihre Institute leiterorientiert betreibt, wurde zunächst einmal mit Schreiben vom 4. 12. 1975 der Vertrag per Ende Juni 1976 gekündigt. Nur der Intervention – in Verbindung mit einer Subventionszusage – der damaligen Frau Bundesminister für Gesundheit, die gleichzeitig Vorsitzende des Kuratoriums der Stiftung „Genesungsheim Kalksburg" war, war es zu danken, daß diese Aufkündigung zurückgenommen wurde. Am 29. 6. 1976 wurde dann mit Wirkung vom 1. 7. 1976 ein neuer Vertrag geschlossen. In diesem wurde festgestellt, daß das Institut unter Leitung von

Dr. Alfred Springer, der bereits seit der Gründung des Institutes sowohl mit Forschungs- wie auch Verwaltungsaufgaben betraut war, weitergeführt werden sollte. In diesem Schreiben war auch davon die Rede, daß der Vorstand der LBG Verhandlungen über die Errichtung eines zweiten LBI für Suchtforschung unter der Leitung von Kryspin-Exner mit Sitz in Innsbruck und einer Außenstelle in Vorarlberg freigegeben habe. Zur Gründung dieses Institutes kam es nicht. Die Pläne waren aber offenkundig Vorläufer der späteren Einrichtung eines Institutes für Suchtprävention an der Psychiatrischen Klinik in Innsbruck mit einer Außenstelle in Frastanz.

Seit 1976 wird das Institut multidisziplinär geführt. Zu den ständigen Mitarbeitern zählen seit 1976 neben dem Leiter Prof. Dr. A. Springer, der Arzt ist, Doz. Dr. I. Eisenbach-Stangl als Soziologin und Dr. A. Uhl als besonders für statistisch-methodische Fragestellungen kompetenter Psychologe. Diese kleine Kerngruppe wird durch freie Mitarbeiter erweitert, die für die Teilnahme an Forschungsprojekten gewonnen werden.

Das LBI suchte sich in der Folge neue Arbeitsbereiche außerhalb des API. Dadurch wurde es möglich, daß innerhalb der Grundstruktur des API sowohl hauseigene Forschung von den Mitarbeitern des API selbst, wie auch empirische Forschung in weiterem Rahmen bis hin zu bundesweiten Repräsentativerhebungen von seiten des LBI betrieben werden kann. Dabei besteht zwischen den Mitarbeitern der beiden Institutionen gute Kooperation. Seit den späten 70-er Jahren werden vom LBI in Österreich große Projekte durchgeführt, die zumeist von befaßten Ministerien oder anderen offiziellen Stellen an uns in Auftrag gegeben werden. Auf diese Weise gelang es dem Institut, sich in Österreich selbst als relevante Stimme innerhalb der Forschungsgemeinschaft und des drogenpolitischen Diskurses zu etablieren.

Zu diesen Projekten zählen (aufgelistet in zeitlicher Reihenfolge):
1. Eine Untersuchung über die soziale und berufliche Integration und Rehabilitation von Drogenkonsumenten und Drogenabhängigen. Diese Studie wurde 1983 vom Bundesministerium für Soziale Angelegenheiten in Auftrag gegeben.
2. Eine empirische Analyse legalen und illegalen Rauschmittelkonsums Wiener Schüler. Veröffentlicht 1984.
3. 1984 wurden wir vom Bundesministerium für Gesundheit mit der Durchführung einer Studie über „Das Cannabisproblem in Österreich" beauftragt. Diese Untersuchung ist bis heute die einzige österreichweit durchgeführte Repräsentativerhebung bezüglich des Konsums illegaler Substanzen geblieben.
4. In den Jahren 1986 und 1987 führten wir wieder im Auftrag des Bundesministeriums für Gesundheit eine Untersuchung des Verlaufes der Heroinabhängigkeit nach stationärem Entzug durch. Bei dieser Studie bestand enge Zusammenarbeit mit Repräsentanten der Wiener Psychiatrischen Universitätsklinik.
5. Erneut im Auftrage des Bundesministeriums für Gesundheit betreiben wir in den Jahren 1990/1991 die Begleitforschung zum ersten Zeit-

raum der peroralen Substitutionsbehandlung bei chronischer Opiatabhängigkeit.
6. In den 90-er Jahren eröffnete sich, in Übereinstimmung mit dem aktuellen Trend im gesellschaftlichen Respons auf das Suchtproblem, als weiteres Aufgabengebiet Präventionsforschung. Im Auftrag des Bundesministeriums für Unterricht und Kunst haben wir zunächst 1993 eine Pilotstudie an Wiener Schulen durchgeführt. Derzeit ist eine bundesweite Repräsentativerhebung zum Thema „Schüler und Drogen: Erfahrung, Wissen und Einstellung" im Gange, mit der wir ebenfalls vom Unterrichtsministerium beauftragt worden sind.

Seit Mitte der 80-er Jahre besteht darüber hinaus enge Kooperation mit internationalen Behörden und eine Beteiligung der Mitarbeiter des Institutes an internationalen Projekten. In Kooperation mit der WHO bestand oder besteht eine Beteiligung sowohl an Projekten, die die Verbesserung der Fähigkeiten von Ärzten und medizinischem Personal, mit dem Suchtphänomen in adäquater Weise umzugehen, anstreben, wie auch an internationalen Projekten zu Detailfragen der Behandlung Suchtkranker oder etwa zum Thema „AIDS und Drogen". Eine Studie über „Soziokulturelle Einflußfaktoren auf den Drogenmißbrauch" wurde von uns für die WHO entworfen. Derzeit ist der Institutsleiter auch in die COST A 6 – Aktion (Evaluation der Europäischen Maßnahmen gegen den Drogenmißbrauch) involviert, die von der Europäischen Gemeinschaft ins Leben gerufen wird. Er koordiniert in diesem Kontext einen Arbeitskreis über Evaluationsforschung hinsichtlich primär-präventiver Maßnahmen.

Doz. Dr. Eisenbach-Stangl repräsentierte Österreich in einer internationalen Vergleichsstudie über die Anonymen Alkoholiker, die in den Jahren 1992–1994 in Europa, Mexiko und Kanada durchgeführt wurde.

Die zunehmende Wertschätzung, die die Arbeit des Institutes auch international findet, schlägt sich darin nieder, daß es in die kleine Kerngruppe jener Institute berufen wurde, die im Februar dieses Jahres in Wien eine „Europäische Gesellschaft für Suchtforschung" gründeten.

Die Mitarbeiter des Institutes sind Mitglieder von internationalen wissenschaftlichen Gesellschaften, wie der Deutschen Gesellschaft für Suchtforschung und Suchttherapie e. V. und der Kettil Bruun Society. An internationalen Projekten, die von diesen Gesellschaften ins Leben gerufen werden, sind sie dementsprechend ebenfalls beteiligt.

Alle Mitarbeiter des Institutes sind als akademische Lehrer tätig. Darüber hinaus stehen sie auch der beruflichen Weiterbildung verschiedener mit der Arbeit mit Suchtkranken befaßter Professionen zur Verfügung. Ebenso sind sie in verschiedene Gremien in beratender Funktion eingebunden.

Im Jahre 1992 feierte das Institut sein 20-jähriges Bestehen mit einem Forschungssymposium unter internationaler Beteiligung. Das Thema dieser Veranstaltung lautete: Von Gegenwart und Zukunft der Süchte. Sie fand am 3. und 4. Dezember 1992 statt.

Die Mitarbeiter des Institutes sind sich der gesundheits- und sozialpolitischen Bedeutung ihres Forschungsgebietes bewußt. Sie sind bestrebt, ihre

Erkenntnisse, die sie sowohl aus ihrer eigenen empirischen Arbeit, wie auch aus der Auseinandersetzung mit Forschungsergebnissen der internationalen Forschungsgemeinschaft schöpfen, in den drogenpolitischen Diskurs, wie er in Österreich besteht, einzubringen.

3. Die Wiener Zeitschrift für Suchtforschung

Im Jahre 1977 wurde der Entschluß gefaßt, als gemeinsame Aktivität des Ludwig Boltzmann-Institutes für Suchtforschung und des Anton Proksch-Institutes ein wissenschaftliches Periodikum herauszugeben. In diesem sollten die Ergebnisse publiziert werden, die die wissenschaftliche Arbeit der beiden Institute erbrachte, darüber hinaus sollte sie jedoch auch als Diskussionsforum für Suchtforschung ganz allgemein dienen. Derzeit erscheint die „Wiener Zeitschrift für Suchtforschung" im 14. Jahrgang. Sie hat sich in der Zeit ihres Bestehens neben der deutschen Fachzeitschrift „Sucht" und dem schweizer Periodikum „Drogalkohol" zu einem der führenden Publikationsorgane für den Forschungsbereich „Sucht" im deutschen Sprachraum entwickelt. Es kommen in ihr sowohl österreichische wie auch internationale Autoren zu Wort. Thematisch offene Hefte wechseln mit solchen ab, in denen bestimmte Inhalte schwerpunkthaft abgehandelt werden. Zur editorischen Philosophie und dadurch auch zu den Charakteristika der Wiener Zeitschrift für Suchtforschung zählt besonders, daß heikle und kontroversielle Themen nicht vermieden werden. Dieser Einstellung ist es zu verdanken, daß zum Beispiel sehr frühzeitig Artikel über die Methadonbehandlung und über niedrigschwellige und suchtbegleitende Maßnahmen veröffentlicht wurden, die den Herausgebern anderer Publikationsorganen noch inakzeptabel schienen.

Ein weiteres Merkmal der Zeitschrift ist die Pflege des Reprints. Wir sind bemüht in jeder Ausgabe eine interessante und zumeist verschollene Arbeit aus unserem Interessengebiet zum Wiederabdruck zu bringen.

Die „Wiener Zeitschrift für Suchtforschung" wird in folgenden Abstraktwerken geführt: Dokumentation, Drogmissbruk, Excerpta Medica, Journal of Studies on Alcohol, Psychologischer Index, PSYNDEX.

Die Herausgabe der Zeitschrift erfolgt unter Förderung von seiten des Bundesministeriums für Wissenschaft und Forschung. Aufgrund einer Spende des LIONS-Clubs in Wien wurde es möglich, den Satz auf einer DTP-Anlage durchzuführen. Das Periodikum erscheint in einer Auflage von 500 Exemplaren zuzüglich ungebundener Sonderdrucke und wird derzeit von rund 300 Abonnenten im In- und Ausland regelmäßig bezogen.

Öffentlichkeitsarbeit

S. Feselmayer, A. Springer

1. Einleitung

Die Satzungen, die die Aufgaben des API definieren, schreiben fest, daß neben der Behandlung Suchtkranker, der naturgemäß in einer Krankenanstalt Vorrang zukommt, der Forschung, der Lehre und ganz besonders der Öffentlichkeitsarbeit innerhalb der Aktivitäten der Mitarbeiter große Bedeutung zuerkannt werden muß. Öffentlichkeitsarbeit umfaßt ein breites Spektrum von Angeboten der Institution und Aktivitäten einzelner Mitarbeiter. Besondere Bedeutung kommt der Fort- und Weiterbildung und Veranstaltungen mit primär- und sekundärpräventiver Zielsetzung zu.

2. Seminare, Projekte, Projektbegleitung und Supervision

In diesem Kontext veranstaltet das API seit dem Jahr 1991 jährlich Seminare zum Thema „Alkohol am Arbeitsplatz". Zielgruppen dieser Veranstaltung sind Führungskräfte von verschiedensten Betrieben und öffentlichen Einrichtungen. Diese Seminare geben einen Überblick über Wirkung, Einfluß und Kosten des Alkoholmißbrauches am Arbeitsplatz. Weiters werden grundlegende Möglichkeiten der primären Prävention und der Intervention vorgestellt. Die bisherigen drei Veranstaltungen wurden von jeweils 80 - 100 Personen besucht.

Da diese Programme den jeweiligen Organisationsstrukturen eines Betriebes angepaßt werden und die durchführenden Personen geschult werden müssen, stehen Mitarbeiter des API im Sinne externer Beratung bei der Implementierung solcher Programme als Trainer und Supervisoren zur Verfügung. Diese Implementierung erfolgt als Teil des Personalentwicklungskonzeptes des jeweiligen Unternehmens nach gesundheitspsychologischen Richtlinien.

Von den Mitarbeitern des Hauses wird auch in anderen Bereichen eine Supervisionstätigkeit ausgeübt.

3. Gesundheitsmessen

Zum Marketingkonzept des API gehört seine Repräsentanz auf den seit 1992 stattfindenden Paracelsus-Messen. Diese Veranstaltungen dienen der Darstellung der psychosozialen Versorgung und der verschiedenen Bereiche des Gesundheitswesens im deutschsprachigen Raum. Zielgruppen dieser Messen sind einerseits die interessierte Öffentlichkeit als auch Betroffene und deren Angehörige. Neben der Information für diese Personengruppe ist die Präsenz unserer Institution auf solchen Veranstaltungen auch ein wichtiger Beitrag zur Enttabuisierung des Themenbereiches „Sucht" und kann somit als Beitrag zur Entstigmatisierung Suchtkranker verstanden werden.

4. Aus- und Weiterbildung

Die Mitarbeiter des Institutes sind in mannigfache Aktivitäten, die der Aus - und Weiterbildung verschiedener Berufs- und Interessensgruppen dienen, involviert. Zu diesen Gruppen zählen: Standesvertretungen, Ärzte, medizinisches Personal, Psychologen, Sozialarbeiter, Exekutivorgane, Suchtberater, Eltern und Elternverbände, Psychotherapeuten, Betriebsräte, Führungskräfte aus dem mittleren und gehobenen Management, Schulbehörden und Lehrer. All diese Aktivitäten folgen verschiedenen Methoden und entfalten sich in verschiedenen Kontexten: als Diskussionen, als Vorträge, als Seminare, im Rahmen akademischer und außerakademischer Lehre.

5. Internationale Kooperation

Seit den späten 80-er Jahren besteht eine Kooperation mit dem Europäischen Büro der WHO in Kopenhagen. Auch diese zentriert sich um Anliegen der Aus- und Weiterbildung und der Problematik der Suchtkrankheiten am Arbeitsplatz. Das API versteht seine Aktivitäten innerhalb des von der WHO erstellten European Alcohol Action Plan. In den letzten Jahren wird vermehrt versucht, Wien als Stützpunkt für die Ausweitung und Intensivierung der Aktivitäten der WHO in der Zentraleuropäischen Region zu benutzen. Seit dieser Zeit wird auch das Ziel verfolgt, das API als Collaborating Center der WHO zu etablieren.

6. Öffentlichkeitsarbeit im engeren Sinn; Outreach-Aktivitäten, mediale Präsenz

Mitarbeiter der Institution sind immer wieder Gast in Rundfunk und Fernsehen (populäre Sendungen wie „Freizeichen", „Wir", „Zick Zack", „Beziehungskiste", etc.). Neben Imagewerbung für das Therapiekonzept des API, besteht ein weiteres Ziel dieser medialen Einsätze darin, kurzfristige Hilfestellung und Beratung für Betroffene und deren Angehörige anzubieten. In diesem Zusammenhang soll besonders die 1992 installierte „Drogenhotline" erwähnt werden, die zur Zeit mehrmals wöchentlich (nach anfänglich 80 Anrufen pro Tag) vor allem von Familienangehörigen Suchtkranker in Anspruch genommen wird. Entsprechende Informationsaufgaben werden auch in der Abteilung für Alkoholkranke von Mitarbeitern des Hauses wahrgenommen. Mehrmals jährlich werden zu gesundheitspolitisch relevanten Fragestellungen aus dem Suchtbereich Pressekonferenzen organisiert.

7. Wissenschaftliche Veranstaltungen

Alle fünf Jahre veranstaltet das API einen großen internationalen Kongreß, in dessen Rahmen traditionell neue themenbezogene Entwicklungen in Theorie und Praxis diskutiert werden. Außerdem werden in unregelmäßigen Abständen mehrmals jährlich kleinere Veranstaltungen abgehalten. Das API scheut dabei auch heikle und kontroversielle Themenstellungen nicht. Es wurden zum Beispiel für den deutschen Sprachraum sehr frühzeitig Konferenzen über Cannabis und über Methadon abgehalten. Des weiteren stellt das API gerne immer wieder seine Räumlichkeiten und Möglichkeiten für Workshops der WHO, von anderen Behörden und von „non-governmental organizations (z. B. ICAA)" zur Verfügung.

Das Kalksburger Informationssystem im Anton Proksch-Institut

E. C. Zach

Computer sind die Allzweckwerkzeuge des ausgehenden 20. und des kommenden 21. Jahrhunderts. Wie ein Faustkeil oder Hammer sind sie für eine Vielzahl unterschiedlicher Tätigkeiten verwendbar. Ihre Universalität unterscheidet sie von hochspezialisierten Maschinerien und hebt sie in ihrer Bedeutung über diese hinaus. Ihr zunehmendes Eindringen in den Alltag, der für alle zunehmende Druck Computer zu verwenden, kann als elektronische Revolution bezeichnet werden. Wie diese Entwicklung im Anton Proksch-Institut vorsich ging, soll in diesem Artikel exemplarisch am Beispiel des hausinternen Informationssystems behandelt werden.

Die Anfänge

Die elektronische Revolution im Anton Proksch-Institut-Kalksburg ist eine sanfte. Mangels großer Brüche läßt sich folgerichtig kein Datum für die elektronische Wende festmachen. Die ersten – aus heutiger Sicht steinzeitlichen – Computer wurden Anfang der 80er Jahre im psychologischen Labor und im EEG-Labor gesichtet: 8-Bit Maschinen mit unglaublichen 64kB Hauptspeicher, teilweise erst in weiterem Ausbau mit Diskettenlaufwerken ausgestattet, CP/M oder selbstgestrickte Betriebssysteme benutzend. Trotz ihrer geringen Leistungsfähigkeit halfen diese Geräte und ihre Programme vorher undenkbare oder nur mit vielfach höherem Aufwand realisierbare Aufgabenstellungen zu leisten.

Im EEG-Labor konnten neue Untersuchungen und Ableitungen vorgenommen werden, im psychologischen Labor wurde es möglich mehr Patienten rationeller mit aufwendigeren Verfahren zu testen. Der Wunsch ein Mehr an Vorteilen nützen zu können, führte sogar dazu, daß Psychologen die vorerst kleine Palette an vorhandenen Testprogrammen durch selbstverfaßte Applikationen ergänzten.

Wie funktionell diese ersten Systeme arbeiteten, zeigte sich unter anderem auch daran, daß sie bis in die 90er Jahre hinein im täglichen Betrieb Verwendung fanden.

1987 kamen als Vorboten einer massiven Entwicklung die ersten beiden Personal Computer ins Anton Proksch-Institut.

Vorläufer des Informationssystems

Erster Vorläufer des Kalkburger Informationssystems kann ein kleines Programm genannt werden, daß bereits 1986 im psychologischen Labor noch unter dem Betriebssystem CP/M geschrieben und später nach MS-DOS portiert wurde. Es diente dazu die Arbeitstherapieeinteilung der Männerstation C organisatorisch zu vereinfachen.

1988 wurde im Rahmen einer Neuorganisation der gesamten Arbeits- und Beschäftigungstherapie der Männerstationen des API die Patienteneinteilung komplett auf EDV umgestellt.

Ebenfalls 1988 erwies sich die bis dahin außer Haus maschinengestützt verarbeitete Patientendokumentation als unzureichend. Die Notwendigkeit KRAZAF-Datenmeldungen gemäß ICD-9 zu erstellen wurde für 1989 bereits absehbar. Logische Folge war die Forderung nach einer Neuorganisation der Patientendokumentation. Verbunden damit war die hausinterne Erstellung einer Datenbank, die, um eine ökonomische Erfassung der Dokumentationsbögen und eine rasche Rückmeldung an die damit befassten Therapeuten zu ermöglichen, direkt im Anton Proksch-Institut installiert wurde.

Einen wesentlichen Impuls bekam die Einführung der EDV im Anton Proksch-Institut durch eine Entwicklung, die für sich gesehen, keinen Bezug zu Computern aufweist: Im Dezember 1988 wurde der erste Patient in der neu geschaffenen Drogen-Kurzzeittherapiestation des API aufgenommen. Gleichzeitig jedoch erhöhte sich durch die Angliederung eines neuen Hauses mit einem Schlag der verwaltungstechnische Aufwand in der Patientenadministration wesentlich. Aus dieser Notwendigkeit heraus wurde die Idee geboren die sehr aufwendige und zeitintensive Patientenverwaltung und -abrechnung über PC durchzuführen. Mit Dezember 1988 wurde nach extrem kurzer Vorlaufzeit von knapp einem Monat die erste lauffähige Version in Echtbetrieb genommen.

Arbeitstherapie-Einteilung, Dokumentation und Patientenverwaltung: Obwohl alle drei 1988 erstellten Datenbanken für sich alleine – stand alone – auf voneinander unabhängigen PC's installiert waren, verband sie als gemeinsame Klammer die Beschäftigung mit Daten identer Patienten. Mit der Fertigstellung der Verwaltungsapplikation wurden die stets gleichbleibenden Stammdaten der Patienten (Name, Geburtsdatum etc.) bereits per Diskette an die weiteren Programme übertragen. Von dieser Praxis profitierte auch die 1989 erstellte Krankengeschichtsverwaltung und das 1990 zugekaufte Programm des medizinischen Labors.

Schwächen der Stand-Alone Lösungen

1990 wurde ein Wendepunkt in der Entwicklung der EDV des Anton Proksch-Institutes. Die vorhandenen Applikationen arbeiteten rationell und zur Zufriedenheit der Anwender, die Grenzen und Schwächen der vorhandenen, auf einzelne voneinander unabhängige PC aufgebauten EDV wurden jedoch mit den gestiegenen Wünschen der Benutzer immer deutlicher:
- Nur vergleichsweise wenige Anwender hatten die Möglichkeit vorhandene Daten auszulesen und zu nutzen,
- die Sicherung der wertvollen Daten gestaltete sich zunehmend aufwendig,
- der Schutz der Daten vor unerlaubten Zugriffen konnte bei größer werdender Zahl an EDV-Arbeitsplätzen nur schwer gewährleistet werden,
- zunehmende Probleme bei der Aktualisierung gleichzeitig, an verschiedenen Arbeitsplätzen veränderter Datenbanken,
- zunehmender Wartungsaufwand bei gestiegener Gerätezahl.

Die Liste könnte fast beliebig fortgesetzt werden. Es war klar, daß ein weiterer sinnvoller Ausbau mehr als die Anschaffung eines neuen PC's sein mußte.

Anforderungen an eine Neustrukturierung der EDV

Ausgehend von den oben beschriebenen Problemen wurde 1990 ein Konzept für eine Neustrukturierung der EDV im Anton Proksch Institut erstellt. Grob zusammengefaßt ergaben sich, neben der ökonomischen, im wesentlichen folgende Anforderungen:

Bereich Hardware:
- Eine leistungsfähige und zukunftssichere Datenleitung im Areal des Anton Proksch-Institutes
- Weitgehende Einbindung der vorhandenen Geräte

Bereich Software:
- Alle bisher möglichen Leistungen (Verwaltung und Abrechnung, Arbeitstherapie, Dokumentation, Krankengeschichten, Labor) sollten weiterhin in zumindest gleicher Funktionalität allen Anwendern gleichzeitig zur Verfügung stehen
- Benutzerfreundlichkeit, kurze Antwortzeiten
- Flexibilität, Wartungsfreundlichkeit

Informationssammlung

Nachdem erste Zielvorstellungen erarbeitet worden waren, wurde bereits 1990 in der Zeit der Konzepterstellung begonnen den EDV-Markt nach leistungsfähigen Anbietern einer Hardware- wie auch krankenanstaltenspezifischen Softwarelösung auszuloten. Als einzige Einschränkung galt, daß nur Anbieter von Systemen auf Basis der Standards MS-DOS und UNIX herangezogen wurden. Alle proprietären Systeme (Systeme, die nur von einer Firma hergestellt und gewartet werden) und Zentralrechnersysteme wurden von vornherein als nicht mehr zeitgemäß ausgeschieden.

Geplant war einen Anbieter zu finden, der Soft- wie auch Hardware anbieten könnte.

Im Bereich der Software ergab sich 1990 folgendes Bild: Fünf Anbieter reklamierten für sich eine Kompetenz im Krankenhausbereich, jedoch nur einem einzigen war es möglich (unter MS-DOS und NOVELL) bereits Programme im Echtbetrieb zupräsentieren. Alle anderen konnten teilweise im Krankenhausbereich Kompetenz unter Verwendung veralteter, eigener, propietärer Systeme nachweisen, waren davon abgesehen jedoch entweder erst im Planungsstadium einer neuen Applikation oder versuchten ein bereits vorhandenes, im Ausland erstelltes Paket auf österreichische Verhältnisse abzustellen.

Am erfolgversprechendsten aus der Gruppe stellte sich die Entwicklung von Philips dar: Einerseits einer der Marktleader Österreichs im Krankenhausbereich (mit eigenem, alten System) schien die Neuerstellung eines Krankenhauspaketes unter UNIX mit einem Auftrag der Oberösterreichischen Landeskrankenhäuser entsprechend finanziell abgesichert.

Bewertung 1990

Im Krankenhaus-Softwarebereich zeigte sich 1990 ein tristes Bild: Software war entweder erst im Planungsstadium oder konnte die speziellen Anforderungen des Anton Proksch-Institutes bei weitem noch nicht erfüllen. Um die bereits gewohnte Funktionalität weiter zur Verfügung zu haben, und alle Optionen für eine zukünftige Entwicklung freizuhalten, konnte die Entscheidung zum damaligen Zeitpunkt deshalb nur wie folgt ausfallen:

Es wurde entschieden, die im Anton Proksch-Institut bereits vorhandenen, selbsterstellten Programme für die gemeinsame Nutzung mehrerer Benutzer zu adaptieren. Diese Programme sollten solange weiterverwendet und gepflegt werden, bis der EDV-Markt eine ökonomisch, wie auch funktionell bessere Lösung anzubieten imstande wäre.

Ausgehend von dieser Weichenstellung wurde die Hardwareentscheidung mitgeprägt: Da die vorhandenen Programme unter MS-DOS erstellt waren, war es sinnvoll eine Vernetzung des Anton Proksch-Institutes mit MS-DOS und dem Marktführer im Netzwerksbereich, NOVELL, vorzunehmen. Als eigentliche Hardware bot sich als zweckmäßigste Lösung eine Verkabelung nach dem Thin- Ethernet Standard – kombiniert mit Lichtwellenleitern bei längeren Distanzen – an. Wesentlicher Vorteil dieser Verkabelung: Sie ist sowohl unter MS-DOS, als auch unter UNIX verwendbar und bietet auch für zukünftige Entwicklungen ein hohes Maß an Investitionssicherheit.

Exkurs: Nachträgliche Bewertung 1993

Innerhalb der letzten drei Jahre sind einige Stürme über die EDV-Branche hinweggefegt: Von den fünf Anbietern des Jahres 1990 ist ein einziger mit ernstzunehmender Ambition im Krankenhausbereich übergeblieben. Die Anforderungen des Anton Proksch-Institutes kann auch er jedoch bislang noch keineswegs erfüllen. Der zuvor genannte erfolgversprechendste Anbieter Philips hat mittlerweile seine EDV-Tochter verkauft. In Österreich war dies für den Krankenhausbereich insbesondere deshalb interessant, da der Käufer (Digital) der Hardwarepartner des zweiten österreichischen Marktleaders (Systema) ist. Nach letzten Aussagen dürfte nun die Firma Systema sich gegen die Ex-Philips Lösung durchsetzen und ein neues Programmpaket entwickeln. Daneben versucht nun ein Büroautomatisationsspezialist in den Krankenhausmarkt zu drängen, weiters existieren noch einige versprengte Kleinlösungen. Zusammengefaßt: Noch immer alles in Entwicklung, noch immer ist nichts den Anforderungen des API entsprechendes am Markt verfügbar.

Grundkonzepte des Kalksburger Informationssystems

„Information at your fingertips"

Der berühmte Ausspruch des unbestrittenen Gurus des Computerzeitalters, Bill Gates, kann als ein wesentlicher Grundpfeiler in der Entwicklung des Kalksburger Informationssystems bezeichnet werden. Information einfach, schnell und übersichtlich allen Berufenen zur Verfügung stellen zu können, ist eine der herausragendsten Forderungen an die Entwicklung des Programmpaketes. Für das Anton Proksch-Institut bedeutet dies: schnellste Verfügbarkeit (innerhalb von Sekundenbruchteilen) der Daten und Krankengeschichten aktuell stationärer wie auch entlassener Patienten jederzeit (0–24 Uhr an jedem Tag des Jahres) an jedem Ort (Stationen, Ambulanzen) des Anton Proksch Institutes.

„Im Zentrum der/die Patient(in)"

Das Informationssystem des Anton Proksch-Institutes ist vor allem für die tägliche Anforderung in der Arbeit mit Patienten gedacht. Dies bedeutet, daß die patientenzentrierte Sammlung, Ordnung und Abrufbarkeit der Daten Priorität vor allgemeinen, statistischen Aussagen haben muß. Der Patient steht im Mittelpunkt, darüber hinausgehende, patientenübergreifende Funktionalitäten sind angenehme Nebenprodukte der Datensammlung.

„Arbeitserleichterung für jeden Anwender"

Jedes EDV-System kann nur so gut wie seine Anwender sein. Jede Leistung bedingt zuvor Motivation. Letztere kann durch das Angebot von Vorteilen durch die EDV-Anwendung stark gefördert werden. Zeitraubende Schreib-, Sortier-, und Sucharbeiten werden abgebaut, Information zur täglichen Arbeit zur Verfügung gestellt: Die Anwender können sich mit Hilfe der EDV von lästigen Arbeitsanforderungen für ihre eigenen, qualifizierten, berufsspezifischen, therapeutischen Aufgaben freispielen. Je effizienter hier EDV wirken kann, desto höher die Motivation sie anzuwenden, desto besser der Gesamtnutzen durch den Computereinsatz.

In diesem Zusammenhang ist anzumerken, daß die Einführung eines EDV-Systems mehr ist als die Übersetzung einer gewohnten Organisation in ein Programm. Ein beispielsweise bereits vorhandener, mit Papier und Bleistift bewältigter Arbeitsablauf läßt sich vielfach nur schwer effizient mit EDV nachvollziehen: Die Effizienz des Computereinsatzes wird gering, die Motivation der Anwender sich umzustellen, kaum vorhanden sein. Richtiger ist es die besonderen Resourcen eines Computersystems für eine vielfach zuvor undenkbare, aber hocheffiziente Umorganisierung der Arbeitsabläufe heranzuziehen.

Eine derartige Neustrukturierung hat nicht zum Ziel Anwender länger am Computer arbeiten zu lassen, sondern ihnen mehr Zeit – in unserem Fall für Arbeit mit Patienten – freizumachen. Positiver Nebeneffekt: Bei einer kompletten Umgestaltung besteht die Möglichkeit historisch gewachsene, mehr oder weniger liebgewordene organisatorische Blinddarmfortsätze zu erkennen und abzubauen.

„Behutsame Einführung eines EDV-Systems"

Diese Forderung hat Zusammenhänge mit der zuvor formulierten. Teilweise handelt es sich hier um Gegenspieler: Effiziente Neuorganisation verlangt oft eine gravierende Änderung gewohnter Arbeitsabläufe. Dies ist meist für alle Betroffenen eine große Bedrohung. Dazu kommt bei Computerunerfahrenen die Angst an der neuen, unbekannten Technologie zu versagen, sich vor den anderen – vielleicht begabteren – zu blamieren. Um dem begegnen zu können, hat sich in unserem Fall bewährt, die Ängste der Betroffenen ernst zu nehmen, ihnen Zeit zu geben und in kurzen, einfachen Einführungen die Möglichkeiten und Vorteile zu demonstrieren. Am besten ist dies in persönlichen Gesprächen möglich. Gruppensituationen hingegen erhöhen die Angst vor der Blamage, mindern die Möglichkeit des Einführenden auf jeden Einzelnen einzugehen und sind somit weit weniger effektiv. Einschulungen sollten weitgehend individuell erfolgen. Wichtig ist es den zukünftigen Anwender möglichst schnell dazu zu bewegen eigenhändig an der Tastatur Vorgänge durchzuführen. Wiederholtes kurzes Üben gleichartiger Vorgänge und das Erleben selbstständig etwas Sinnvolles bewirkt zu haben, bricht die meist unbegründeten Ängste. Um tatsächlich unbegründet zu sein, ist es eine Grundregel die Betroffenen nicht zu überfordern, eher weniger vorzugeben, als zu viel. Es muß ihnen die Zeit gegeben sein selbst zu entscheiden, wann sie den nächsten Schritt wagen möchten. Die einzelnen Schritte müssen sich anfangs in der Gewöhnungsphase der Anwender an gewohnten Arbeitsabläufen orientieren (hier liegt ein wesentlicher Spannungspunkt zu oben vorgestellter Forderung), das Endziel einer EDV-effizienten Struktur darf jedoch nicht verloren gehen. Der Rhythmus der Umstellung sollte vom Anwender ausgehen: EDV-Einsatz sollte nie angeordnet werden, sondern, wann immer möglich, ein auch ablehnbares Angebot zur Vereinfachung von Arbeitsabläufen sein.

„Effiziente, resourcenschonende Umsetzung"

Die Beschränkung auf das Wesentliche ist Grundpfeiler einer resourcenschonenden Umsetzung: Verwendung von maximal 2 Schriftgrößen im Ausdruck, ausschließliche Nutzung der Standardzeichen in der Bildschirmdarstellung ermöglichen einerseits beinahe alle bereits vorhandenen Hardwareanschaffungen weiterzuverwenden, andererseits wird die allgemeine Antwortzeit des Informationssystems kurz gehalten – ein wesentlicher Beitrag zur Praktikabilität für und Akzeptanz durch die Anwender.

Ein nüchterner Aufbau hat neben den Vorteilen der Ökonomie in der Hardwareanschaffung und der Praktikabilität für den Benutzer auch den Vorteil den Erstellungsaufwand einer Applikation zu senken – nur so konnte es möglich sein innerhalb und abgestellt auf die speziellen Bedürfnisse einer Suchtbehandlungseinrichtung, ein umfangreiches Informationssystem zu entwickeln.

Hier findet sich das Kalksburger Informationssystem sicher nicht im derzeit herrschenden Trend zur barocken Üppigkeit, wie sie teilweise durch die hochaktuelle und forcierte Betriebssystemserweiterung Microsoft Windows repräsentiert wird: Die hohe Leistungsvielfalt mit allen Möglichkeiten komplizierteste Anforderungen zu erfüllen, ist unbestritten. Jedoch steht zu bezweifeln, ob sich die Vielfalt mit ihrer Notwendigkeit leistungsfähigste Hardware laufend anzuschaffen, tatsächlich rechnet. Unsere Erfahrungen mit Windows-Arbeitsplätzen im Bereich der Textverarbeitung weisen in eine andere Richtung:
- Es besteht ein hoher Betreuungsbedarf in der Softwarewartung und Benutzerschulung.
- Die ausgefeilten Möglichkeiten der Programme werden mehr zu einer teilweise zweifelhaften, mit verschiedensten Schriften und Layoutierungen vorgenommenen Verschönerung von einfachen Schriftstücken herangezogen als zu tatsächlichen Effizienzsteigerungen: Nur ein geringer Teil der Kapazität der Programme wird genutzt.
- Hardware veraltet sehr schnell: Neue Programmgenerationen bedingen oft gleichzeitig durch gestiegene Anforderungen Neuanschaffungen um gleichen Arbeitskomfort weiter gewährleisten zu können.
- Benutzer sind nach anfänglicher Begeisterung von den Antwortzeiten der Programm/Gerätkombinationen genervt: Dies zeigt sich in wiederkehrenden Behauptungen wie: „An dem Gerät muß etwas kaputt sein, es dauert jetzt alles viel länger."

In zumindest 90% aller Anwendungen – wie beispielsweise dem Schreiben eines einfachen Briefes – bieten einfache, systemnahe Programme die gleiche Funktionalität (sauber und übersichtlich geschrieben) bei höherer Effizenz der Anwender (mehr Briefe in gleicher Zeit) und geringerem Hardware-, Betreuungs- und Schulungsaufwand.

Leistungsumfang des Kalksburger Informationssystems (Stand 1993)

Allgemein: Das Abrufen der und das Hinzufügen von Daten ist für alle Berechtigten an fast allen Orten des Anton Proksch-Institutes unverzüglich und jederzeit möglich. Etwas mehr als 30 miteinander verbundene Arbeitsplätze sind aktuell vorhanden, ein weiterer Ausbau wird mit steigendem Bedarf laufend vorgenommen. 1994 ist aufgrund der aktuellen Nachfrage eine Ausweitung auf bis zu 50 Arbeitsplätze prognostizierbar. Von dem Namen oder der Aufnahmezahl eines Patienten aus besteht das Angebot in Sekundenbruchteilen alle unten angeführten Bereiche zu sehen, anzuwenden oder auch zu verändern:

- Patientenstammdaten (Aufnahme-, grundlegende Aufenthalts-, Abrechnungsdaten etc.)
- Laufende Krankengeschichte mit Dekursen, alle zu einem Patienten erstellten Dokumente (Briefe, Anträge, EEG-Befunde, Psychologische Gutachten, Entlassungsbriefe etc.)
- Einteilung und Organisation der Arbeits- und Beschäftigungstherapie
- Wissenschaftliche, standardisierte Dokumentation (inklusive ICD-Krazaf Datenmeldung)

Zukünftige Entwicklungen

In näherer Zukunft sind folgende Bereiche vorgesehen:
- Einbindung des medizinischen Labors (Verfügbarkeit neuester Daten zu Patienten sofort nach Freigabe)
- Intern-medizinische Dokumentation
- Anforderungswesen: Anforderungen und Evidenzhaltung von medizinischen, psychologischen und EEG-Befunden über Computer
- Verwaltung der Ambulanzbereiche

Geplant und vorbereitet sind:
- Integration von nicht edv-mäßig erfaßter Information als Bilder (Images) in das Informationssystem mit Ziel „Papierarchive" und die dort notwendigen Arbeitsgänge abzuschaffen.

Weitere Entwicklungen sind ebenfalls denkbar und im Gespräch (beispielsweise die Entwicklung oder Einbindung eines Systems zur Diäten-, Küchenverwaltung). Vorausbedingung ist jedoch immer die Bereitschaft und das Interesse der Beteiligten an einem EDV-Projekt, wie auch seine ökonomische Sinnhaftigkeit.

Weitere Entwicklungen in der EDV des Anton Proksch-Institutes

Neben dem bereits beschriebenen patientenbezogenen Informationssystem sind folgende weitere Anwendungen realisiert und sollen nur kurz erwähnt sein:

- Textverarbeitung
  Seit 1988 wird im API in größerem Maßstabe eine Textverarbeitung angewendet. Zu Beginn noch relativ einfach, wurde mit der Entwicklung und Anschaffung leistungsstärkerer Maschinen an Schlüsselstellen kompliziertere Software eingesetzt. Im letzten Jahr übernahm die in das Informationssystem integrierte Textverarbeitung aufgrund ihrer Vorteile wesentliche Anteile der reinen Textverarbeitungsanwendung. Diese wird nunmehr vorwiegend für spezielle Anforderungen eingesetzt.

- Desktop Publishing
  Seit 1987 wird die im Haus erstellte Wiener Zeitschrift für Suchtforschung mittels Desktop Publishing für den Druck aufbereitet. Weitere Anwendungen sind die Erstellung von Vortragsunterlagen, Folien, Plakaten, Beschriftungen, Seminar- und Kongreßprogrammen etc.

- wissenschaftliche Bibliothek – Dokumentation
  Seit 1991 werden Bücher und Zeitschriften mit Hilfe eines im Hause erstellten Programmes verwaltet, ausgegeben und beschlagwortet. Zugang zu dieser Datenbank ist von allen Arbeitsplätzen des Hauses jederzeit möglich.

- Personalverwaltung
  Seit 1989 werden in einem hauseigenen Programm mit integriertem Dienstpostenplan die für die Personaladministration notwendigen Daten verwaltet.

- Rechnungsverwaltung
  Seit Anfang 1993 werden mit einem im Hause erstellten Programm alle eingehenden Rechnungen verwaltet. Das Wiederfinden von Belegen, die Evidenzhaltung von Zahlungsterminen und die Ausnutzung von Skonti ist wesentlich vereinfacht. Im ersten Quartal 1994 werden durch direkte Telephonverbindung mit der Bank die Zahlungen ohne Bankwege und Erlagscheine bei gesenkten Buchungszeilengebühren durchgeführt werden.

- Apothekenverwaltung
  Mit Hilfe eines Programmes der österreichischen Apotheker-Verlagsgesellschaft wird seit 1992 die Hausapotheke in Bestellung und Stand verwaltet.

Weitere Zukunft

Die Zukunft des Kalksburger Informationssystems ist mittelfristig klar und eindeutig als weiterer kontinuierlicher Ausbau definiert. Obwohl im schnellebigen EDV-Bereich Entwicklungen schwer abschätzbar sind (Sind neue, revolutionierende Umbrüche und Technologieschübe am gesamten EDV-Markt zu erwarten?) dürfte auch die längerfristige Entwicklung des Kalksburger Informationssystems gesichert sein:

Die Erfahrungen der letzten Jahre haben gezeigt, daß es nicht lohnt auf die Entwicklung eines Krankenhausstandardprogrammes durch einen Softwareanbieter zu warten. Allgemeingültige Programmstandards im österreichischen Krankenhausbereich (geschweige denn in Europa) zeichnen sich in keiner Weise ab, dem Anton Proksch-Institut in Preis und Leistung annähernd entsprechende Programme sind nicht in Sicht. Zu vermuten ist, daß für ein vergleichsweise kleines Marktsegment, wie es der Bereich Psychiatrie und Suchtbehandlung als Teil der Krankenhausorganisation darstellt, auch in Zukunft keine maßgeschneiderten Lösungen entwickelt werden dürften.

Die Vorteile einer genau auf die Bedürfnisse des Sucht- und Psychiatriebereichs hinorientierten, ökonomischen, bei geänderten Anforderungen schnell und flexibel adaptierbaren Lösung werden, aller Voraussicht nach – gemäß dem Grundsatz „small is beautiful" – auch in weiterer Zukunft die Argumente für die Weiterentwicklung des Kalksburger Informationssystems sein.

Persönlicher Nachsatz

Ein wesentlicher Faktor in der Entwicklung des Kalksburger Informationssystems und aller anderen im Anton Proksch-Institut erstellter Programme muß zuletzt mit Nachdruck herausgestrichen werden:

All diese Entwicklungen konnten nur durch die Überlegungen und Anstrengungen der betroffenen Mitarbeiter realisiert werden. Ihnen gebührt hier ein Dank für ihre Mühe bei der Erklärung, Darstellung und Aufarbeitung notwendiger Arbeits- und Organisationsschritte. Ohne ihre Hilfe und Geduld wären wir nicht annähernd so weit gekommen. Danke.

Literatur

Simon, R., Strobl, M.: Einsatz von EDV in Einrichtungen der Suchtkrankenhilfe – Stand und mögliche Standards. Sucht 5/1993 S. 343–349

Das Dokumentationszentrum und die wissenschaftliche Bibliothek des Anton Proksch-Institutes

H. Köcher

Im Zuge der Entwicklung und des weitern Ausbaues des Anton Proksch-Institutes seit der Eröffnung 1961, wurde im Herbst 1966 ein Dokumentationszentrum eingerichtet. Seine Aufgaben waren vor allem die Vorbereitung und Herausgabe von Publikationen des Hauses, die Unterstützung der wissenschaftlichen Tätigkeit der Mitarbeiter, Öffentlichkeitsarbeit wie z. B. Presseaussendungen und Veranstaltung und Mitarbeit an Studientagungen sowie die Herstellung von internationalen Kontakten.

In den folgenden Jahren entwickelte sich das Dokumentationszentrum immer mehr zu einer wissenschaftlichen Bibliothek, die für das wissenschaftliche Personal an Bedeutung gewann. Es entstand eine Informationsquelle, die in Österreich heute als einzige anerkannte Fachbibilothek große Beachtung findet. Aus der zunehmenden Fülle der Literatur auf allen Gebieten, die sich mit stoffgebundenen und nichtstoffgebundenen Süchten und deren Behandlung befaßt, werden auf Anregung der Mitarbeiter Publikationen angekauft, die aus den Bereichen Psychiatrie, Psychologie, Alkohol-, Drogen- und Medikamentenabhängigkeit, Soziologie, Psychosomatik, Alkohol- und Drogenpolitik, Therapieformen, Sozialarbeit, etc. die neuesten Erkenntnisse und Entwicklungen behandeln.

Diese Fachliteratur wird auch von Schülern und Studenten in zunehmendem Maße als Grundlage für ihre Arbeiten verwendet. Der derzeitige Stand der Bibliothek umfaßt neben ca. 3100 Büchern auch über 60 Fachzeitschriften im Abonnement aus dem deutsch- und englischsprachigen Raum.

Seit 2 Jahren werden alle Bücher und Zeitschriften in das hauseigene Computernetz gespeichert. Das ermöglicht eine größere Effektivität bei der Suche nach Themenbereichen (Schlagworte), Autoren und Titeln.

Darüberhinaus wurde der Bestand an Zeitschriften der Bibilothek in die österreichische Zeitschriftendatenbank aufgenommen und wird laufend ergänzt bzw. erweitert. Damit ist auch eine österreichweite Nutzung durch Universitäts- und Institutsbibliotheken ermöglicht, die über schriftliche Anforderungen die gesuchten Informationen erhalten.

Weiters wird über die Bibliothek eine, von den Mitarbeitern benötigte Literatursuche über die Fernleihe der Universitätsbibliothek Wien, oder über verschiedene Informationsquellen (Datenbanken) abgewickelt.

Veröffentlichungen

Bruck J., Mader R., Sluga W.: Rauschgift- und Drogenmißbrauch – ein aktuelles Problem? in: Wr. Mediz. Wochenschrift, 117/42–43, 1967

Reisner H., Kryspin-Exner K., Mader R., Schnaberth G.: Zur Frage der Antabuspsychosen, in: Wr. Zeitschrift f. Nervenheilkunde 26, 1968

Mader R., Sluga W.: Persönlichkeitsänderungen durch langen Heimaufenthalt, in: Acta Paedopsychiatrica 36/1–2, 1969

Mader R., Sluga W.: Soziale Verläufe und Katamnesen rauschgift- und drogenabhängiger Jugendlicher, in: Wr. Mediz. Wochenschrift 119/37, 1969

Mader R., Sluga W.: Gruppenbeziehungen rauschgift- und drogenabhängiger Jugendlicher, in: Jahrbuch für Psychologie, Psychotherapie und med. Anthropologie 17/3–4, 1969

Mader R.: Soziale Verläufe und Katamnesen rauschgift- und drogenabhängiger Jugendlicher, in: Wr. Mediz. Wochenschrift 119/29, 1969

Mader R., Sluga W.: Veränderungen im Erscheinungsbild suchtkranker Jugendlicher, in: Wr. Mediz. Wochenschrift 120/18–19, 1970

Frank H., Fritsch M., Mader R., Marx R., Zach E. Ch., Marx B.: Quantitsative analysis of EEGs in short- and long-term abstinent alcoholics, in: Electroenceph. Clin. Neurophysiol. 78, 1971

Kryspin-Exner K., Mader R.: Entzugsdelir bei Chlormethiazolsucht, in: Wr. Mediz. Wochenschrift 121/45, 1971

Mader R.: Das Problem der Rauschgift- und Drogenabhängigkeit in psychiatrischer Sicht, in: Psychologischer Dienst der Stadt Wien, Referat 18. Arbeitstagung Österr. Jugendpsychologen, 1971

Berner C., Berner P., Gabriel E., Küfferle B., Mader R., Müller E., Saletu B.: Aktuelle Probleme der Wahnforschung, in: Der Nervenarzt 42, 1971

Mader R.: Die Resozialisierung Jugendlicher, in: Entschluss 28/3, 1972

Mader R.: Sluga W., Grünberger J.: Der kriminelle Hochstapler, in: Kriminalstatistik Heft 11, 1972

Mader R.: Schubert H.: Beobachtung einer Oxazepam-Abhängigkeit, in: Wr. Mediz. Wochenschrift 122/14, 1972

Mader R.: Primäre Valiumabhängigkeit bei einem Jugendlichen, in: Wr. Mediz. Wochenschrift 122/47, 1972

Mader R.: Alkoholismus bei kriminellen Jugendlichen – Eine Vergleichsuntersuchung 1965/66–1969/70, in: Acta Paedopsychiatrica 39/1–2, 1972

Mader R., Sluga W.: Suchtmittelmißbrauch bei Jugendlichen In Österreich, in: Kriminalstatistik Heft 7, 1972

Mader R., Spiel W.: Sozialpsychiatrische Langzeitstudie aus einer Anstalt für jugendliche Kriminelle als Beitrag zur Verwahrlosungsforschung, in: Helmut E. Erhardt (Hrsg.): Aggressivität, Dissozialität, Psychohygiene, Stuttgart, 1973

Kadawy K., Mader R.: Alkoholismus und Fahrtauglichkeit, in: Forensia Nr. 2, Bd. 1975/76

Mader R.: Zur medikamentös erzeugten Alkoholunverträglichkeit. Eine Untersuchung über das neue Präparat COLME (Cyanamid), in: Sonderdruck

Mader R., Pernhaupt G.: Der derzeitige Stand der Suchtszene in Österreich, in: Landespressedienst Berlin (Hrsg.): Jugend und Sucht, Berlin, 1977
Heber G., Frank H., Mader R., Masarik J.: EEG – Längsschnittuntersuchungen bei Alkoholkranken in der Abstinenz nach experimenteller Verabreichung kleiner Alkoholmengen, in: Wr. Zeitschr. f. Suchtforschung 1/2, 1977
Burian W., Mader R.: Soziale Risikofaktoren bei alkoholkranken Frauen, in: Springer A. (Hrsg.): Suchtverhalten und Geschlechtlichkeit, Wien 1977
Heber G., Frank H., Mader R., Masarik J.: Longitudinal EEG studies of abstinent alcoholics after experimental drinking of small quantities of alcohol, in: Electroenceph. Clin. Neurophysiol. 42, 1977
Saletu B., Saletu M., Grünberger J., Mader R.: Drawing interferences about the therapeutic effiancy of drugs in patients from their CNS effect in normals: Comparativ quantitative pharmaco – EEG and clinical investigations, in: Berner P., Hollister L., Saletu B. (Hrsg.): Neuropsychopharmacology, Pergamon Press, 1979
Springer A., Mader R., Pavlis L., Mittendorfer Ch.: Alkoholkonsum in Österreich, in: Almanach 79 der österreichischen Forschung, Wien 1979
Mader R., Mittendorfer Ch., Pavlis L., Springer A.: Alkoholismus im Burgenland, in: Wr. Zeitschr. f. Suchtforschung 3/1, 1980
Mader R., Strotzka H. (Hrsg.): Drogenpolitik zwischen Therapie und Strafe, Verl. Jugend und Volk, Wien 1980
Mamoli B., Brunner G., Mader R., Schanda H.: Effects of cerebral gangliosides in the alcoholic polyneuropathie, in: European Neurologie 19, 1980
Mader R.: Möglichkeiten der Bekämpfung des Suchtmittelmißbrauchs aus der Sicht der Gesundheitsverwaltung, in: Pädagogische Mitteilungen Beilage zum Verordnungsblatt, 1981
Mader R., Mittendorfer Ch., Pavlis L., Springer A.: Österreichische Trinksitten, Konsumation – Einstellung – Gefährdung, Schriftenreihe des Ludwig Boltzmann Instituts für Suchtforschung 4, Wien 1981
Mader R.: Die Organisation einer geschlossenen Behandlungskette zur rehabilitation Alkoholkranker, in: Wr. Zeitschr. f. Suchtforschung 4/3, 1981
Mader R., Mittendorfer Ch., Pavlis L., Springer A.: Die geschlechtliche Differenzierung der Trinksitten, in: Wr. Zeitschr. f. Suchtforschung 4/4, 1981
Mader R.: Die Therapie der Alkoholkrankheit, in: Der praktische Arzt 36/464, 1982
Mader R.: 20 Jahre Genesungsheim Kalksburg, in: Österr. Krankenhauszeitung 23/1, 1982
Mader R. (Hrsg.): Alkohol – und Drogenabhängigkeit, Neue Ergebnisse aus Theorie und Praxis, Wien, Hollinek, 1983
Saletu B., Grünberger J., Saletu M., Mader R., Linzmayer L.: Zur Rückbildung Noo-Thymo-psychischer Störungen beim alkoholischen Psychosyndrom: Psychometrische, neurophysiologische und psychopharmakologische Untersuchungen, in: Wr. Zeitschr. f. Suchtforschung 6/4, 1983
Saletu B., Saletu M., Grünberger J., Mader R.: Spontaneous and drug induced remission of alcoholic brain syndrome, in: Psychological Research 10, 1983
Saletu M., Saletu B., Grünberger J., Mader R., Karobath M.: Clinical Symptomatology and computer analyzed EEG before, during and after anxiolytic therapy of alcohol withdrawal patients, in: Neuropsychobiology, 9, 1983
Mader R.: Addictive disease: Some problems of dependency and their treatment in a major Austrian center, in: Impact of science et societe 133, 1984
Mader R.: L'approches des problemes de l'alcoholism et leur traitment en Autriche, in: Impact science et societe
Heber G., Frank H., Mader R., Masarik J.: Ein Fall von paradoxem EEG bei vorübergehender Bewußtlosigkeit im Rahmen eines Prädelirs, in:
Lesch O. M., Lentner S., Mader R., Musalek M., Nimmerrichter A., Saletu B., Müller-Mittendorfer Ch.: Medikamentengebrauch und Verkehrssicherheit, in: Zeitschr. f. Verkehrsrecht 31/6, 1986
Lesch O. M., Lesch E., Dietzel M., Mader R., Musalek M., Walter J., Zeilner K.: Chronischer Alkoholismus – Alkoholfolgekrankheiten – Todesursachen, in: Wr. Mediz. Wochenzeitschrift 136/19–20, 1986

Mader R.: Zur medikamentös erzeugten Alkoholunverträglichkeit – Eine Untersuchung über das neue Präparat COLME (Cyanamid), in: Der praktische Arzt 40/539, 1986

Feselmayer S., Beiglböck W., Mader R.: Familienstrukturen und soziale Rahmenbedingungen von alkoholkranken und drogenabhängigen Jugendlichen, 20. wissensch. Tagung der Ges. Öst. Nervenärzte und Psychiater Referat, Bad Ischl, 1988

Lesch O. M., Walter H., Mader R., Musalek M., Zeiler K.: Chronic alcoholism in relation to attempted or effected suicide, in: Psychiatr. Psychobiol. 3, 1988

Frank H., Mader R., Marx B., Liebich H., Fritsch M., Marx R., Zach E. Ch.: Elektrophysiologische Indikatoren der Restitution: Zentrale Leitzeit (BAEP) und Informationsverarbeitung (ERO, P300) bei Alkoholkranken nach dem Entzug

Frank H., Mader R., Fritsch M.: Changes in the EEG's of alcoholics as a function of abstinence, in: Kuriyama K., Takada A., Ishi H. (Hrsg.): Biomedical and Social Aspects of Alcohol and Alcoholism, Amsterdam, 1988

Frank H., Mader R., Fritsch M.: Changes in the EEG's of alcoholics as a function of abstinence, in: Alcohol and Alcoholism 23, 1988

Lesch O. M., Mader R., Musalek M., Rayna P., Spielhofer M., Walter H.: Chronischer Alkoholismus und die Aversionstherapie mit Disulfiram (antabus) – eine katamnestische Untersuchung, in: Wr. Zeitschr. f. Suchtforschung 11/1, 1988

Burian W., Mader R.: Möglichkeiten der Bekämpfung des Suchtmittelmißbrauchs aus der Sicht der Gesundheitsverwaltung, in: Kompendium für den Schularzt, Wien, 1989

Frank H., Mader R., Fritsch M., Marx R., Zach E.Ch., Marx B.: Quantitative analysis of EEG in short- and long-term abstinent alcoholics, in: Alcohol and Alcoholism 24, 1989

Frank H., Mader R., Fritsch W.: Hirnstammpotentiale (BAEP) bei chronischem Alkoholismus, in:

Frank H., Mader R., Fritsch M., Marx R., Zach E.Ch., Marx B.: Quantitative Analysen des EEG's Alkoholkranker 8 Monate nach dem Entzug, in: EEG – EMG 24, 1989

Frank H., Mader R., Fritsch M., Marx R., Zach E.Ch., Marx B., Liebich H.: Elektrophysiologische und psychometrische Messungen bei abstinenten Alkoholkranken, in:

Lesch O. M., Kefer J., Lentner S., Mader R., Marx B., Nimmerrichter A., Preinsperger W., Puchinger H., Rustembegovic A.: Diagnosis of chronic alcoholism-classificatory problems

Saletu B., Saletu M., Grünberger J., Frey R., Zatschek I., Mader R.: On the treatment of the alcoholic brain syndrome with an ALPHA-adrenergic agonist Modafinil: Double-blind, placebocontrolled clinical, psychometric and neurophysiological studies, in: Progr. Neuro-Psychopharmacol. Biol. Psychiatry 14, 1990

Mader R., Feselmayer S., Lentner S., Marx R., Nimmerrichter A., Uhl A., Zimmerl H.: Das Anton Proksch-Institut – Stiftung Genesungsheim Kalksburg, in: Wr. Zeitschr. f. Suchtforschung 14/1–2, 1991

Mader R.: Das Anton Proksch-Institut feiert heute seinen 30- jährigen Bestand, in: Wr. Zeitschr. f. Suchtforschung 14/3–4, 1991

Frank H., Mader R., Marx R., Marx B., Fritsch M., Zach E.Ch.: Cognitive potentials in abstinent and relapsed alcoholics, in: Alcohol and Alcoholism, 26, 1991

Frank H., Mader R., Marx R., Marx B., Fritsch M., Zach E. Ch.: Late endogenous potentials in a 3-tone-paradigm experiment in short- and long-term abstinent alcoholics, in: Alcohol and Alcoholism, 27, 1992

Frank H., Mader R., Marx R., Marx B., Fritsch M., Zach E. Ch.: Late endogenous potentials in a 3-tone-paradigm experiment in short – and long-term abstinent alcoholics, in: Alcoholism- Clinical and Experimental Research, 16, 1992

Mader R.: Hans Hoff – Gründer und erster Vorstand des Anton Proksch-Instituts, Stiftung Genesungsheim Kalksburg, in: Neuropsychiatrie 7/2, 1993

Autorenverzeichnis

Andorfer, Christine, Dipl. med. techn. Analytikerin, Leiterin des med. Labors im Anton Proksch-Institut
Beiglböck, Wolfgang, Dr. phil., Univ.-Lektor, Klinischer Psychologe, Gesundheitspsychologe, Psychotherapeut im Anton Proksch-Institut
Berger, Regina, Dipl. Krankenschwester, Psychotherapeutin i. A., Anton Proksch-Institut
Berner, Peter, Dr. med., Univ.-Prof., FA f. Psychiatrie und Neurologie, Psychotherapeut, Vizepräsident des Anton Proksch-Instituts Stiftung Genesungsheim Kalksburg, emerit. Vorstand der Psych. Univ.-Klinik Wien
Brosch, Renate, Dr. med., FA f. Psychiatrie und Neurologie, Psychotherapeutin (Systemische Familientherapie und Organisationsberatung), Drogenabteilung des Anton Proksch-Instituts
Burian, Wilhelm, Dr. med., FA f. Psychiatrie und Neurologie, Psychotherapeut (Psychoanalytiker), Primarius der Drogenabteilung des Anton Proksch-Instituts, Präsident der Wiener Psychoanalytischen Vereinigung
Dachauer, Roswitha, Dipl.-Krankenschwester im Anton Proksch-Institut
Eisenbach-Stangl, Irmgard, Univ.-Doz., Dr. phil., Sozialwissenschaftlerin, Lehrtätigkeit am Institut für Soziologie der Universität Wien, Ludwig Bolzmann-Institut für Suchtforschung
Ertl, Roswitha, Mag. phil., Psychologin, Trainerin am BFI und an der Verwaltungsakademie des Bundes, ehrenamtliche Bewährungshelferin, freie Mitarbeiterin der AIDS Hilfe Wien
Feselmayer, Senta, Dr. phil., Univ.-Lektor, Klinische Psychologin, Gesundheitspsychologin, Psychotherapeutin (ÖGVT, ÖGWG), Leiterin des psychologischen Labors im Anton Proksch-Institut, Präsidentin des Berufsverbandes Österreichischer Psychologinnen und Psychologen.
Fischer, Christine, Dr. phil., Klinische Psychologin, Gesundheitspsychologin, Psychotherapeutin (ÖGWG) im Anton Proksch-Institut
Frank Helga, Dr. phil., Klinische Psychologin, Gesundheitspsychologin, Psychotherapeutin, Leitung des EEG-Labors im Anton Proksch-Institut
Geppert, W., Dr. jur., Präsident des Anton Proksch-Instituts Stiftung Genesungsheim Kalksburg, Generaldirektor des Hauptverbandes der Österreichischen Sozialversicherungsträger
Goos, Cees, Coordinator; Alcohol, Drug and Tobacco Unit, World Health Organisation, Regional Office for Europe
Gursch, Astrid, Dipl. Ergotherapeutin, Psychotherapeutin im Anton Proksch-Institut
Hauk, Edith, Mag.rer.nat., Klinische Psychologin, Gesundheitspsychologin und Psychotherapeutin im Anton Proksch-Institut
Höld, Ewald, Dr. med, FA f. Psychiatrie und Neurologie, Psychotherapeut, leitender OA der Drogenstation für Entzug und Kurzzeittherapie des Anton Proksch-Instituts
Kaiser, Friedrich Ernst, Dr. med., FA f. Innere Medizin, OA am Anton Proksch-Institut
Kendlbacher Manfred, VB des LAA-Wien, Berufsberater am Anton Proksch-Institut

Kostrba Alexandra, Dr. med., FA f. Psychiatrie und Neurologie, Psychotherapeutin, Frauenstation des Anton Proksch-Instituts

Köcher, Hedy, Bibliothekarin im Anton Proksch-Institut

Ladewig, Dieter, Dr. med., Univ.-Prof. d. Psych. Universitätsklinik Basel, FA f. Psychiatrie und Psychotherapie

Lentner, Susanne, Dr. med., FA f. Psychiatrie und Neurologie, Primaria und Anstaltsleiterstellvertreterin des Anton Proksch-Instituts Stiftung Genesungsheim Kalksburg

Lesch, Otto Michael, Univ.-Prof., Dr. med., FA f. Psychiatrie und Neurologie, Psychotherapeut

Loydolt, Renate, Dipl. Sozialarbeiterin an der Frauenstation des Anton Proksch-Instituts

Marx, Rudolf, Dr. phil., Klinischer Psychologe, Gesundheitspsychologe, Psychotherapeut, Leiter des psychologischen Labors im Anton Proksch-Institut, Lehrtherapeut für Verhaltenstherapie (ÖGVT)

Mader, Hannelore, Dipl.-Physiotherapeutin im Anton Proksch-Institut

Musalek, Micheal, Univ.-Doz., Dr. med., FA f. Psychiatrie und Neurologie, OA, Abt. f. Sozialpsychiatrie und Evaluationsforschung, Univ.-Klinik für Psychiatrie

Narath, Ursula, Cand. phil., Klinische Psychologin, Gesundheitspsychologin, Psychotherapeutin i. A., wissenschaftliche Mitarbeiterin der Drogenstation des Anton Proksch-Instituts

Preinsperger, Wolfgang, Dr. med, FA für Psychiatrie und Neurologie, Psychotherapeut, Männerabteilung des Anton Proksch-Instituts

Puchinger, Hans, Dr. med, FA für Psychiatrie und Neurologie, Psychotherapeut, leitender OA der Frauenstation des Anton Proksch-Instituts

Rustembegovic, Avdo, Dr. med., FA für Psychiatrie und Neurologie, Psychotherapeut, OA im Anton Proksch-Institut

Schmidt, Elisabeth, Dr. med., FA f. Psychiatrie und Neurologie, Psychotherapeut (Verhaltenstherapie) im Anton Proksch-Institut

Schneider, Sonja, Dipl. KH.-Betriebswirt, Verwalterin des Anton Proksch-Instituts

Schobel, Wolfgang, Dipl. Sozialarbeiter, Psychotherapeut, Leiter der Übergangswohnheime der Drogenabteilung des Anton Proksch-Instituts

Scholz, Herwig, Dr. med., Univ.-Doz., FA f. Psychiatrie und Neurologie, Psychotherapeut, ärztlicher Leiter des Sonderkrankenhauses De La Tour und ärztlicher Leiter der Abteilung für Neurologie und Psychosomatik am Landeskrankenhauses Villach

Springer, Alfred, Dr. med., Univ.-Prof., FA f. Psychiatrie und Neurologie, Psychotherapeut, Leiter des Ludwig Bolzmann-Instituts für Suchtforschung

Stark-Tomsicek, Eva, Dipl. Ergotherapeutin im Anton Proksch-Institut

Tordy, Christian, Sozialarbeiter, Ausbildung zum Psychodramaleiter im ÖAGG, Heimleiter des Übergangswohnheimes „Sonnenaufgang" des Anton Proksch-Instituts

Uhl, Alfred, Dr. phil., Gesundheitspsychologe, Univ.-Lektor, wissenschaftlicher Mitarbeiter des Ludwig Boltzmann Instituts für Suchtforschung und des Anton Proksch-Instituts

Waigmann, Alexandra, Cand. rer. nat., Studentin der Psychologie, Psychotherapeutin i. A.

Walter, Henriette, Dr. med., Univ.-Doz., FA f. Psychiatrie und Neurologie, Psychotherapeutin, OA der Klinischen Abt. für Allgemeine Psychiatrie, Univ.-Klinik für Psychiatrie

Werdenich, Wolfgang, Dr. phil, Klinischer Psychologe, Gesundheitspsychologe, Psychotherapeut, Univ.-Lektor, Leiter der Justizanstalt Wien-Favoriten

Zach, Ernst Christian, Mag. phil., Klinischer Psychologe, Psychotherapeut, Leiter der Arbeitstherapie des Anton Proksch-Instituts, Verantwortlicher für den EDV-Bereich des Anton Proksch-Instituts

Zips, Astrid, Mag., Psychologin, Sozialarbeiterin im Übergangswohnheim „Sonnenaufgang" des Anton Proksch-Instituts, Ausbildung zur Psychodramaleiterin im ÖAGG

Ute Schlömer

Psychologische Unterstützung in der Strahlentherapie

1994. XV, 326 Seiten.
Broschiert öS 395,–, DM 56,–
ISBN 3-211-82546-0

Die Erfahrungen mit der Integration psychosozialer Unterstützung für Krebspatienten und psychoonkologischer Fortbildung in eine Abteilung für Strahlentherapie werden umfassend dargestellt. Die Situation von schwerkranken Menschen, die sich einer stark belastenden Krebstherapie unterziehen müssen, die Situation ihrer Behandler und Betreuer und daraus resultierende Probleme und Kommunikationsschwierigkeiten werden beleuchtet und analysiert. Die Autorin entwickelte zusammen mit Kollegen und Mitarbeitern an einer Abteilung für Strahlentherapie ein Betreuungskonzept für Krebspatienten sowie Fortbildungsangebote für Klinikmitarbeiter. Psychotherapeutischer Hintergrund ist die Integrative Therapie. Bei der Umsetzung dieser psychosozialen Angebote in den klinischen Alltag dokumentierte sie ihre Erfahrungen mit Hilfe von Feldnotizen. Die Auswertung dieser durch teilnehmende Beobachtung gewonnenen Daten und die Ergebnisse einer anonymen abteilungsinternen Mitarbeiterbefragung fließen in einem differenzierten Erfahrungsbericht zusammen.
Das Buch soll Ärzten, Psychologen/Psychotherapeuten, Medizinisch-Technischen Assistenten, Pflegepersonal, aber auch Laienhelfern und Angehörigen von Krebspatienten helfen, deren Erlebniswelt besser verstehen und letztendlich der Transparenz sogenannter „Hightech-Medizin" dienen.
Forscher, die sich einem qualitativen Forschungsansatz zuwenden wollen, finden hier einen Leitfaden für Feldforschung im klinischen Alltag.

Preisänderungen vorbehalten

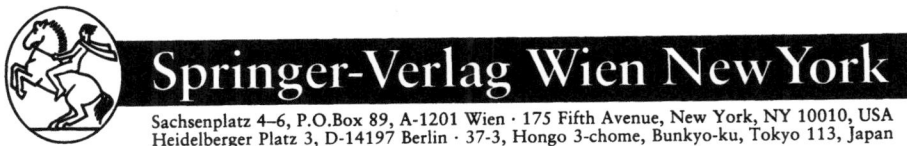

Sachsenplatz 4-6, P.O.Box 89, A-1201 Wien · 175 Fifth Avenue, New York, NY 10010, USA
Heidelberger Platz 3, D-14197 Berlin · 37-3, Hongo 3-chome, Bunkyo-ku, Tokyo 113, Japan

N. Loimer, R. Schmid, A. Springer (eds.)

Drug Addiction and AIDS

1991. 52 figures. X, 431 pages.
Soft cover DM 96,–, öS 675,–
ISBN 3-211-82298-4

AIDS and drug addiction is a topic of great and growing concern. AIDS first appeared among intravenous drug users in Europe in 1984, three years after the first cases were seen among homosexuals. This epidemic has spread more rapidly among intravenous drug users than in any other risk group. The high rates of HIV-1 seroprevalence among drug users in France, Italy, and Spain account for 85% of the total number of AIDS in intravenous drug users in Europe. It is anticipated that HIV-infected drug users will soon place heavy burden on both drug treatment facilities and specialized health care units. The HIV-1 epidemic will also cross the former iron curtain.

This contribution covers the wider and complex scene of drug problems and addiction as a whole and also gives first opportunity for researchers to get background information on the spread of HIV and AIDS among intravenous drug users and on the clinical and psychological effects of HIV-1 infection and AIDS in Europe.

The topics reviewed include surveys of intravenous drug use, HIV prevalence, detoxification, risk reduction, changing health behaviours, evaluating AIDS interventions and the impact of methadone maintenance treatment. This monograph will be of value to all clinicians, researchers, and policymakers who are concerned with the connection between intravenous drug use and AIDS.

Prices are subject to change without notice

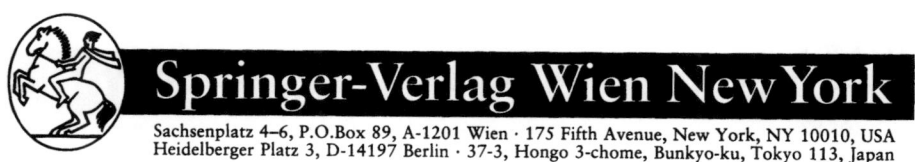

Sachsenplatz 4–6, P.O.Box 89, A-1201 Wien · 175 Fifth Avenue, New York, NY 10010, USA
Heidelberger Platz 3, D-14197 Berlin · 37-3, Hongo 3-chome, Bunkyo-ku, Tokyo 113, Japan

Die Entwicklung des Anton Proksch-Institute

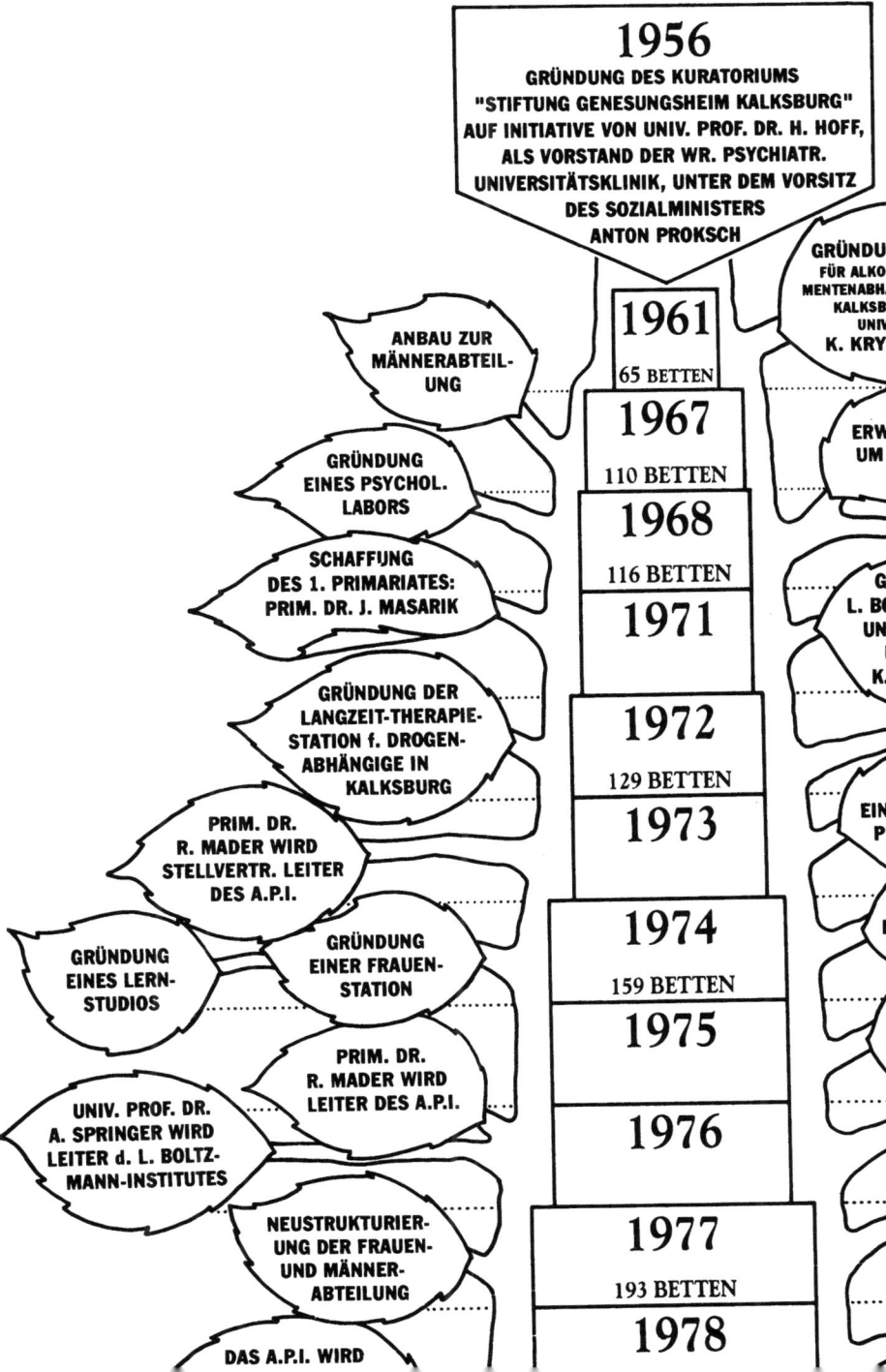

MIX
Papier aus verantwortungsvollen Quellen
Paper from responsible sources
FSC® C105338

If you have any concerns about our products,
you can contact us on
ProductSafety@springernature.com

In case Publisher is established outside the EU,
the EU authorized representative is:
**Springer Nature Customer Service Center GmbH
Europaplatz 3, 69115 Heidelberg, Germany**

Printed by Libri Plureos GmbH
in Hamburg, Germany